Michael M. Zwick · Jürgen Deuschle · Ortwin Renn (Hrsg.)

Übergewicht und Adipositas bei Kindern und Jugendlichen

Michael M. Zwick · Jürgen Deuschle
Ortwin Renn (Hrsg.)

Übergewicht und Adipositas bei Kindern und Jugendlichen

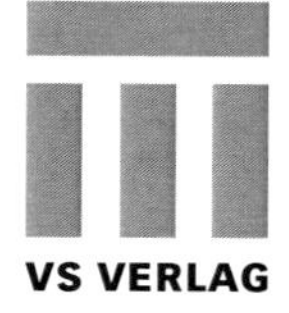

Bibliografische Information der Deutschen Nationalbibliothek
Die Deutsche Nationalbibliothek verzeichnet diese Publikation in der Deutschen Nationalbibliografie; detaillierte bibliografische Daten sind im Internet über <http://dnb.d-nb.de> abrufbar.

1. Auflage 2011

Lektorat: Cori Mackrodt

VS Verlag für Sozialwissenschaften ist eine Marke von Springer Fachmedien.
Springer Fachmedien ist Teil der Fachverlagsgruppe Springer Science+Business Media.
www.vs-verlag.de

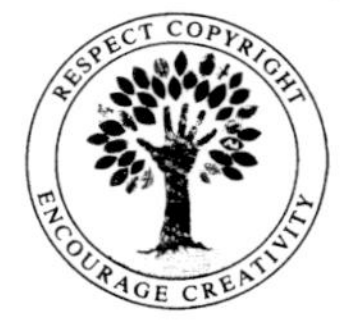

Umschlaggestaltung: KünkelLopka Medienentwicklung, Heidelberg
Gedruckt auf säurefreiem und chlorfrei gebleichtem Papier
Printed in Germany

ISBN 978-3-531-17568-3

Inhalt

Kommentare zum Adipositasprojekt

Einleitung

Michael M. Zwick / Jürgen Deuschle / Ortwin Renn

Ungeachtet ihrer Gleichförmigkeit hat die Adipositas im Kindes- und Jugendalter als gesellschaftliches Problem in den vergangenen zwei Dekaden eine erstaunliche Themenkonjunktur erfahren. Die Entwicklung der Referenz- und Klassifikationssysteme von Rolland-Cachera und Cole leistete der wissenschaftlichen Erforschung und der öffentlichen Problemwahrnehmung Vorschub. Nach dem Medienhype und der Dramatisierung des Adipositasrisikos zu einer ‚Epidemie' von gesellschaftsbedrohlichem Ausmaß zu Beginn der Jahrtausendwende, trugen zunächst die internationale Finanz-, gefolgt von der Banken- und Eurokrise und nicht zuletzt die Natur- und Nuklearkatastrophen Japans dazu bei, dass die Themenarena anderweitig besetzt und die ‚dicken Kinder' weitgehend aus den Medien, der öffentlichen Wahrnehmung und der politischen Bearbeitung verschwunden sind – ohne dass sich an dem realen Kern des Adipositasrisikos freilich Substanzielles geändert hätte.

Die Volatilität des Themas ist Ausdruck der symbolischen Überhöhung oder auch Verharmlosung, je nach gesellschaftlicher Problemwahrnehmung. Damit trägt das Phänomen der juvenilen Fettleibigkeit alle Anzeichen eines Risikos, das massiven gesellschaftlichen Verstärkungs- und Abschwächungsprozessen (Amplifikationen) ausgesetzt ist. Hierin liegt auch der Reiz des vorliegenden Sammelbandes, der es nicht damit bewenden lässt, den ‚realen' Kern von Übergewicht und Adipositas im Kindes- und Jugendalter, einschließlich seiner sozialen und kulturellen Ursachen und Auswirkungen, zu erörtern, sondern darüber hinaus in einer Reihe von Beiträgen den gesellschaftlichen Umgang mit solch einem *sozial amplifizierten Risiko* einer kritischen Würdigung unterzieht.

Alle Beiträge und Kommentare entstanden im Zusammenhang des Projekts *‚Übergewicht und Adipositas bei Kindern, Jugendlichen und jungen Erwachsenen als systemisches Risiko'*, das vom BMBF zwischen Anfang 2006 und Ende 2009 finanziert wurde. Sie spiegeln die Fülle der Forschungstätigkeiten und Themen des Forschungsverbundes wider. Die in diesem Band behandelten Fragestellungen umfassen vier Schwerpunkte:

- Ein *erster* Schwerpunkt zielt auf eine umfassende Problembeschreibung und -diagnose: auf die interdisziplinäre Ermittlung der sozialen Ursachen von Übergewicht und Adipositas im Kindes- und Jugendalter. Dabei kommen im Zuge einer multimethodischen Vorgehensweise zuallererst betroffene Kinder und Jugendliche zu Wort, die in Leitfadeninterviews und Fokusgruppen ausführlich über ihre Sicht der Dinge berichten konnten. Auf qualitativem Weg wurden aber auch Erwachsene befragt, die mit betroffenen Kindern und Jugendlichen befasst sind, sowie ExpertInnen aus einschlägigen Handlungsfeldern. Die umfangreichen qualitativen Methoden wurden ergänzt durch eine Stichprobe von mehr als 2.500 Schülerinnen und Schülern aus fünf Bundesländern, die standardisiert über eine Vielfalt von Merkmalen ihres Lebens, über Ernährungs- und Freizeitgewohnheiten, über das familiäre Mit- und Gegeneinander und ihren Lebensstil befragt wurden. Mit einem Teil dieser Jugendlichen wurden aufwendige Ernährungsinterviews, so genannte ‚Diet-Histories', durchgeführt, andere wurden biometrisch untersucht, wobei teilweise auch Bioimpedanzmessungen zum Einsatz kamen. Das Methoden-Portfolio wurde durch epidemiologische Sekundäranalysen von Mikrozensusdaten und allgemeinen Bevölkerungsumfragen mit gesundheitsbezogenem Schwerpunkt abgerundet.
- Einen *zweiten* inhaltlichen Schwerpunkt bildet die Frage nach den Lebensbedingungen und den subjektiv empfundenen Erlebniswelten unter Bedingungen von Übergewicht und Adipositas. Auch hierzu ließen wir die betroffenen Kinder und Jugendlichen selbst zu Wort kommen und nahmen nach sorgfältiger Analyse der Schilderungen eine angemessene Theoretisierung der gewonnenen Einsichten vor.
- Eine *dritte* Kernfrage zielt auf die praxiswirksame Kommunikation der Projektergebnisse an einschlägige Stakeholder und Interessengruppen. Eine besondere Rolle spielt hierbei die Identifizierung geeigneter, d.h. zielführender, effektiver und umsetzbarer Präventivstrategien, die intensiv erforscht und in einem abschließenden Workshop nach der Methode des Expertendelphi bewertet wurden.
- Ein *vierter* thematischer Schwerpunkt eröffnet sich gleichsam von selbst, denn die Beschäftigung mit dem Adipositas-Thema und seiner gesellschaftlichen Resonanz offenbart einige erklärungsbedürftige Widersprüche, die das Phänomen zwischen physischer Messung und sozialer Konstruktion hin und her bewegen. Sei es bei der Messung und Abgrenzung von Gewichtsklassen, sei es die Einschätzung der Problemschwere oder Prognosen über seine zukünftige Entwicklung – die Kluft zwischen der juvenilen Adipositas als realem Scha-

denpotential und den symbolisch kommunizierten Deutungen in Politik, Teilen der Wissenschaft und den Massenmedien, legt es nahe, die gesellschaftlichen Strategien der Risikogenese und -bearbeitung einer kritischen Reflektion zu unterziehen, wobei vor allem die Ansätze des Sozialkonstruktivismus und der ‚Social Amplification of Risk' hier wertvolle Dienste leisten.

Diese Spannweite der Fragestellungen belegt die Absicht des Auftraggebers, die Analysen *interdisziplinär* durchzuführen. Der vorliegende Band deckt epidemiologische, soziologische, philosophische, psychologische, physiologische, wirtschaftswissenschaftliche und, am Rande, juristische Perspektiven ab, wobei es bereits während der Projektarbeit zu einer Reihe fächerübergreifender Kooperationen kam. Diese drücken sich nicht zuletzt in Koautorenschaften aus, wie zum Beispiel zwischen den Arbeitsgruppen für Soziologie, Epidemiologie und Philosophie. Die intensive Zusammenarbeit zwischen den physiologischen und psychologischen Teilprojekten, die gemeinsam eine große standardisierte Befragung von über 2.500 Jugendlichen organisierten und durchführten, verdient es, besonders hervorgehoben zu werden.

Alle Beiträge, die sich mit den Entstehungsbedingungen von Übergewicht und Adipositas im Kindes- und Jugendalter befassen, teilen die Auffassung, dass es sich hierbei um ein vielschichtiges, komplexes und interpretationsfähiges Phänomen handelt, das weit über individuelle Dispositionen, Gewohnheiten und Präferenzen hinausreicht und Entwicklungen auf institutioneller und gesamtgesellschaftlicher Ebene einschließt. Die offensichtliche Komplexität des Forschungsgegenstandes bedingt eine Vielfalt der disziplinären Zugänge und der multimethodischen Strategien. Unter diesen Umständen ist auch zu erwarten, dass die in den Beiträgen vorgenommenen Deutungen und Einschätzungen variieren. Die AutorInnen bilden in ihren Beiträgen jenen gesellschaftlichen, wissenschaftlichen und methodischen Pluralismus ab, dessen Heterogenität durch die Herausgeber respektiert und bewusst nicht künstlich eingeebnet wurde. Es bleibt dem mündigen Leser überlassen, sich aus den verschiedenen Analysen und Deutungsangeboten ein eigenes Bild zu machen.

Der Band gliedert sich thematisch wie folgt: Einleitend widmen sich zwei Beiträge aus unterschiedlicher Perspektive der Frage der gesellschaftlichen Konstruktion des Adipositas-Risikos und den Versuchen seiner methodischen Absicherung.

Den Anfang macht der Philosoph *Niels Gottschalk-Mazouz*. Er diskutiert aus philosophischer und juristischer Sicht am Beispiel der juvenilen Adipositas die gesellschaftlich teilweise sehr variablen Vorstellungen von ‚Krankheit' sowie die praktischen Folgen, je nachdem von welchen Institutionen die Zuschreibung des Krankheitslabels erfolgt.

Auch *Friedrich Schorb und Uwe Helmert* wenden sich dem Problem der gesellschaftlichen Definition und Abgrenzung von verschiedenen Gewichtsklassen im Kindes- und Jugendalter zu, verwenden hierzu jedoch eine epidemiologische und methodenkritische Perspektive. Mit Gottschalk-Mazouz stimmen sie darin überein, dass es für die Abgrenzung von Gewichtsklassen keine aus der Natur ableitbaren Anhaltspunkte gibt, sondern letztlich nur dezisionistische Normensetzung und Zuschreibungen durch Experten. Je nach verwendetem Referenzsystem, das bei Minderjährigen zur Abgrenzung zwischen normal-, übergewichtig und adipös zugrunde gelegt wird, schwanken die Anteile übergewichtiger oder fettleibiger Kinder beträchtlich. Aus keinem der Referenzsysteme lassen sich qualitative Aussagen über das Problem Adipositas ableiten.

Es folgen vier Beiträge, die sich – gleichfalls aus unterschiedlichen Perspektiven und anhand verschiedener Methoden – auf die Suche nach den Entstehungsbedingungen von Übergewicht und Adipositas im Kindes- und Jugendalter machen. *Uwe Helmert, Friedrich Schorb, Christina Fecht und Michael M. Zwick* versuchen anhand epidemiologischer Analysen von Schuleingangsuntersuchungen und Mikrozensusdaten die Fragen nach der Problemdynamik und -genese zu klären. Für das Zeitfenster zwischen 1999 und 2005 stellen sie eine etwas uneinheitliche, tendenziell jedoch stagnierende Entwicklung des Adipositasproblems in Deutschland fest. Einem geringfügigen Rückgang der Adipositasprävalenz bei Kindern stehen ebenfalls geringfügige Zuwächse bei den Jugendlichen und jungen Erwachsenen entgegen. Zugleich erweisen sich epidemiologische Globalindikatoren bei der Ursachenanalyse als zu grob und wenig hilfreich für eine differenzierte Ursachenforschung. Zwar vermögen die AutorInnen massive Unterschiede im Auftreten von Übergewicht und Adipositas im internationalen Vergleich nachzuweisen, einige der landläufig favorisierten Prädiktoren, wie etwa das Körpergewicht der Eltern oder das verfügbare Haushaltseinkommen, erweisen sich jedoch als erklärungsschwach. Sie schließen daraus, dass nur solche Prädiktoren Erklärungskraft entfalten werden, die zum einen charakteristisch für den individuellen bzw. familialen Lebensstil sind und zum anderen die Lebensbedingungen und den Modernisierungsgrad einer Gesellschaft charakterisieren.

Michael M. Zwick stützt seine Ursachenforschung auf verschiedene qualitative und quantitative Datenbestände und gelangt zu der Einsicht einer trilateralen Ursachenkonstellation, wobei das individuelle Ernährungs- und Freizeitverhalten als scheinbar evidente Hauptursache zu kurz greife. Mit Blick auf internationale Vergleichszahlen sieht er auf der makroskopischen Ebene im soziokulturellen und -ökonomischen Entwicklungsstand von Gesellschaften eine zentrale Bedingung für die Entstehung von Übergewicht und Adipositas. Er interpretiert Übergewicht und Adipositas als eine erwartbare Begleiterscheinung von Überflussgesellschaften. Auf der institutionellen Ebene trage eine prekäre Familienstruktur bzw. -dynamik zur Problemverschärfung bei, weil intakte Familien Kinder nicht nur mit wichtigen Kompetenzen und Ressourcen ausstatten, sondern vor allem auch ein Gegengewicht gegen die mit der Überflussgesellschaft assoziierten Marktimperative darstellen. Bei Personen mit türkischem Migrationshintergrund wird die Kluft zwischen traditionellen Werten und Gewohnheiten und einem Leben in einer modernen, ‚Kräfte sparenden' Sozialstruktur zum Problem, wobei die erforderlichen kulturellen Anpassungsleistungen in vergleichsweise kurzen Zeiträumen oftmals nicht angemessen bewältigt werden können.

Claudia Müller, Kirsten Roscher, Alexandr Parlesak und Christiane Bode stützen ihre Analysen auf einen Survey, bei dem mehr als 2.500 Schülerinnen und Schüler in fünf Bundesländern standardisiert befragt wurden. Eine Vielzahl von Einzelvariablen gehen mit Übergewicht bzw. Adipositas im Jugendalter eher schwache Korrelationen ein, darunter auch das individuelle Ernährungs- und Bewegungsverhalten. Dort aber, wo sich ein wenig gesundheitlich orientiertes Vorbild der Eltern mit Rauchen, hohem Medienkonsum und hochkalorischen Ernährungspräferenzen der Jugendlichen zu einem Syndrom verdichten, sind Übergewicht und Adipositas bei den befragten Jugendlichen weit überproportional anzutreffen. Die AutorInnen folgern, dass bei Prävention und Therapie die Familien systematisch einbezogen werden sollten.

Auch *Dörthe Krömker und Juliane Vogler* bedienen sich bei ihren Analysen der Daten aus der Schülerbefragung. Aus einer vorwiegend psychologischen Perspektive gelangen die beiden Autorinnen gleichfalls zu der Einschätzung, dass Übergewicht und Adipositas im Jugendalter maßgeblich von der Familie beeinflusst werden. Die Reaktionen von Eltern auf Übergewicht oder Adipositas ihrer Kinder zielen nur sehr selten auf die Förderung von Sport und Bewegung, sondern vor allem auf die Durchführung von Diäten. Allerdings erweist sich diese Bewältigungsstrategie zumeist als kontraproduktiv. Mit ihrer Strategie tragen die Eltern oftmals zur Problemverschärfung bei.

Anhand einer qualitativen Feinanalyse von fünf Leitfadeninterviews mit adipösen Kindern, richtet *Claudia Peter* den Blick auf den Einfluss von Familienstrukturen und Familiendynamiken sowie auf die Organisation des Alltags rund ums Essen. Sie beschreibt eine zirkuläre Wechselwirkung zwischen Essstörungen einerseits und ausgeprägten familialen Spannungen bzw. Kränkungen andererseits. Damit bewegt sich Claudia Peters Beitrag an der Grenze zwischen der intersubjektiven Ursachenforschung und den persönlichen Erfahrungsberichten eines Lebens mit einem adipösen Körper. Sie zieht aus ihren Analysen zwei Schlussfolgerungen:

Zum einen geht es mit Blick auf das dicke Kind weniger um ein entgleistes Einzelschicksal – vielmehr gelten ihr die betroffenen Familien als potentiell therapiebedürftig, weil sich ein gestörtes kindliches Essverhalten in den untersuchten Fällen als Begleiterscheinung einer prekären familiären Situation darstellt. Zum anderen übt sie dort Gesellschaftskritik, wo ambivalente oder abweichende Formen des Essverhaltens wissenschaftlich ignoriert werden und, mehr noch, Toleranz gegenüber Dicken verweigert wird.

Der Text von Claudia Peter bildet den Auftakt zu drei weiteren Beiträgen, die sich mit dem Erleben und der Symbolik von Übergewicht und Fettleibigkeit befassen; alle stützen sich auf qualitative Interviews. Gemeinsam teilen sie die Auffassung, dass der dicke Körper in der Selbst- und in der Fremdwahrnehmung eine evidente, fundamentale und kaum kontrollierbare Semantik darstellt.

Jürgen Deuschle und Marco Sonnberger gehen in ihrem Beitrag von zwei grundlegenden Annahmen aus, dass Menschen aufgrund physiologischer Grenzen bei der Informationsverarbeitung zu Typisierungen greifen und dass die offen sichtbare Körperform – zumal das Körpergewicht gesellschaftlich stark normiert ist – Anlass für Stereotypisierungen im Sinne diskriminierender sozialer Vergleiche bietet. Ihrer Meinung nach können Stereotypen zwar nicht vermieden, jedoch auf gesellschaftlicher Ebene massenmedial abgeschwächt werden. Dies gelte jedoch nicht für Kampagnen gegen Übergewicht, da diese im Gegenteil zu einer Verfestigung der geltenden Schlankheitsnormen beitragen.

Eva Barlösius und Axel Philipps wenden sich Körperbildern und Selbstkonzepten übergewichtiger Kinder und Jugendlicher zu. Sie stellen fest, dass sich die Körpergestalt in der Selbst- und Fremdwahrnehmung selbst in ‚ernährungs- oder körperfernen' Lebensbereichen als ein dominierendes Merkmal erweist. Vor dem Hintergrund des gesellschaftlich verbreiteten Deutungsschemas der ‚Eigenverantwortlichkeit' bietet der dicke Körper zudem Anlass zu pejorativen Fremdzuschreibungen. Hierfür finden die AutorInnen in den Interviews Hinweise und benennen Folgen für die alltägliche Interaktion. Als Konsequenz sehen sie weniger, dass Dickleibigkeit ‚automatisch' ein geringes Selbstwertgefühl nach sich zieht, sondern dass sich die Betroffenen vermehrt bewusst um Distanzierungs-, Kontroll- oder Korrekturversuche bemühen. Trotz ihrer Bemühungen gelingt es den Befragten in Auseinandersetzungen mit anderen aber zumeist nur schwerlich, sich der gewichtsbezogenen Fremdwahrnehmung zu entziehen.

Einen ähnlichen Ansatz verfolgt *Daniela Schiek*, wenn sie nach geschlechterspezifischen Unterschieden in den ernährungs- und körperbezogenen Normen fragt. Sie stellt fest, dass Schlankheits- bzw. Gesundheitsnormen einerseits und Geschlechternormen andererseits teilweise paradoxe Anforderungen stellen, wenn beispielsweise von Jungen einerseits mehr Sensibilität für den Körper und bessere Ernährungskompetenzen, andererseits aber die Verinnerlichung und Demonstration unmissverständlicher Maskulinität erwartet wird. Es gelte nicht nur, kontraproduktive Schlankheits-, sondern auch restriktive Geschlechternormen reflexiv zu machen und ihre Wirkung abzuschwächen. Hierzu könnten zum einen die Massenmedien und zum anderen eine gendersensible Gesundheitsprävention wertvolle Beiträge leisten.

Die beiden folgenden Beiträge befassen sich mit möglichen Präventionsstrategien. Einen innovativen ökonomischen Ansatz verfolgen *Henry Schäfer und Elisabeth Ring*. Sie untersuchen die Chancen dafür, nachhaltigkeitsrelevante Aspekte in das Unternehmensrating zu integrieren, wobei sie Übergewicht und Adipositas als systemische Gesundheitsrisiken unter den Nachhaltigkeitsbegriff subsumieren. Wenn es gelingt, qualitative, nachhaltigkeitsbezogene Kriterien in das Unternehmensrating einzubeziehen – die Chancen hierfür haben sich nach Ansicht der Autoren mit dem Basel-II-Abkommen verbessert – verschlechtern sich für Unternehmen, die gegen Nachhaltigkeitskriterien verstoßen und entsprechende Risiken produzieren, die Kreditkonditionen. Henry Schäfer und Elisabeth Ring sind allerdings wenig optimistisch, dass die Bedeutung des Themas Adipositas und Fettleibigkeit so relevant im Rahmen der gebotenen Nachhaltigkeit werden könne, dass Ratingagenturen Unternehmen nur auf der Basis dieses Kriteriums herabstufen würden.

Mit einem deutlich allgemeineren Ansatz wenden sich *Michael M. Zwick und Regina Schröter* der Präventionsfrage zu: Die aus Experteninterviews und Fokusgruppen ermittelten zentralen Optionen zur Prävention von Übergewicht und Adipositas ließen sie im Frühjahr 2008 von ExpertInnen auf Sinnhaftigkeit, Effizienz und Umsetzbarkeit prüfen. Dazu bedienten sie sich der Methode des Gruppendelphis. In ihrem Beitrag berichten sie über die Argumente und Resultate dieses Verfahrens.

Der Band wird abgerundet durch zwei theoretische Beiträge, die aus unterschiedlichen Perspektiven Übergewicht und Adipositas im Kindes- und Jugendalter unter Aspekten der Risikotheorie zu resümieren versuchen. *Susanne Seitz und Michael M. Zwick* behandeln Risiken als soziale Konstrukte. Gestützt auf den ‚Social Amplification of Risk' Ansatz klopfen sie verschiedene Institutionen und Strategien darauf ab, in welcher Weise sie dazu beitragen, dass aus einem bestimmten Phänomen – im vorliegenden Fall dicke Kinder und Jugendliche – ein gesellschaftlich und politisch ‚anerkanntes Risiko' wird und in welcher Weise solchermaßen konstruierte Risiken institutionell verfestigt werden.

Die Autoren *Michael M. Zwick und Ortwin Renn* haben sich am Schluss des analytischen Teils des Buches der das Forschungsprojekt überspannenden Frage gewidmet, ob und inwieweit es sich bei der juvenilen Adipositas um ein systemisches Risiko handelt. Die beiden Autoren kommen zu dem Schluss, dass das Adipositas-Thema zwar die klassischen Merkmale systemisch entgrenzter Risikofolgen vermissen lässt, aber gleichwohl systemische Eigenschaften der multilateralen – individuellen, institutionellen und kulturellen – Risikogenese trägt. Diese multikausale Verknüpfung von unterschiedlichen physischen, sozialen und kulturellen Einflussfaktoren bedingt, dass auch ein effizientes Risikomanagement systemisch ausgelegt werden muss.

Die Kommentare zu unserem Forschungsprojekt am Ende des Buches sind Ausdruck der transdisziplinären Ausrichtung des Forschungsprozesses. Vor allem dort, wo die empirisch gewonnenen Einsichten mögliche Präventionsmaßnahmen betreffen, wurde auf verschiedenen Wegen versucht, den innerakademischen Diskurs zu verlassen und die Diskussion auf einschlägige Institutionen, die Politik und die (Fach-)Öffentlichkeit auszudehnen. Von fünf der eingebundenen Institutionen liegen Kommentare vor, die ganz unterschiedliche Aspekte des Adipositasrisikos im Kindes- und Jugendalter aufgreifen.

Den Anfang macht *Christian Lahnstein* von der Münchener Rückversicherung, der die Adipositas im Kindes- und Jugendalter als ein ‚Änderungsrisiko' interpretiert, dessen Folgen eine ganze Reihe von Versicherungssparten betrifft. Bezüglich haftungsrechtlicher Folgen erscheinen ihm nicht nur die (vermeintlichen) Verursacher von Übergewicht und Adipositas als relevant – aus der Perspektive eines Rückversicherers können auch paradoxe Folgen des Risikomanagements virulent werden. Eine angemessene Risikobewertung hat demzufolge mögliche systemische Schadensaspekte zu antizipieren und zu bewerten.

Susanne Langguth vom Bund für Lebensmittelrecht und Lebensmittelkunde, (BLL) sieht in der juvenilen Adipositas ein komplex verursachtes Phänomen, das maßgeblich durch Bewegungsarmut hervorgerufen werde, wohingegen der Einfluss von Fehl- und Überernährung geringer ausfalle als herkömmlich angenommen. Die Adipositasprävention liege in gesamtgesellschaftlicher Verantwortung, wobei Bildung und die Befähigung zum eigenverantwortlichen Handeln prioritär seien.

Angelika Michel-Drees, die als Referentin für Ernährung und Lebensmittel beim Verbraucherzentrale Bundesverband tätig war, teilt die Einschätzung einer komplexen Verursachung. Dessen ungeachtet will sie die Lebensmittelindustrie und die Politik, wenn es beispielsweise um eine leicht verständliche Lebensmittelkennzeichnung oder die Begrenzung von Lebensmittelwerbung für Kinder geht, nicht aus der Verantwortung entlassen, weil neuere Forschung Dickleibigkeit im

Kindes- und Jugendalter u.a. auf Fehlernährung zurückführe und dieser auch durch aggressive Lebensmittelwerbung und unzureichende Lebensmittelkennzeichnung Vorschub geleistet werde.

Rüdiger Meierjürgen, Leiter des Bereichs Prävention bei der BARMER GEK, setzt an dem Verständnis der juvenilen Adipositas als einem systemisch verursachten Risiko an und zieht Verbindungslinien zu neueren Erkenntnissen und Strategien im Bereich ‚Public Health'. Systemisch verursachte Risiken bedürfen eines Paradigmenwechsels weg von der Einzelverantwortung hin zu einem systemischen Risikomanagement und einer solidarischen, ‚kooperativen Verantwortungsübernahme', der sich alle relevanten Akteure und Institutionen zu stellen haben.

Ausgehend von der Problemstellung Übergewicht und Adipositas im Kindes- und Jugendalter entfalten *Eva Hummel, Friederike Wittig und Ingrid Hoffmann* vom Max Rubner-Institut ein multikausales Wirkungsgeflecht, das neben ‚nahe liegenden' Einflussfaktoren wie Ernährungs- und Bewegungsverhalten weiter entfernt liegenden Ursachen der Adipositas nachspürt. Mit Blick auf wirksame Prävention fordern sie, dass – über proximale Stellgrößen wie Ernährung und Bewegung hinaus – den systemischen Ursachen des Problems Rechnung getragen werden muss.

Der Erfolg eines solch großen, über fünf Jahre interdisziplinär operierenden Forschungsprojekts bedarf der Mitwirkung vieler Akteure, denen unser Dank gebührt. An erster Stelle haben wir dem Bundesministerium für Bildung und Forschung (BMBF) für den Forschungsauftrag und die großzügige Finanzierung unseres Forschungsvorhabens zu danken. Ebenso dankbar sind wir der DLR, unserem Projektträger, und namentlich Dr. Martin Schmied, der unser Projekt mit großem inhaltlichen Interesse verfolgt und uns mit wertvollen inhaltlichen und verwaltungstechnischen Hinweisen und mit großer Geduld geholfen hat, alle auftretenden Hürden zu meistern.

Im Projektverlauf wurden umfangreiche empirische Arbeiten durchgeführt. Allen voran haben wir den vielen ‚dicken' Kindern und Jugendlichen herzlich dafür zu danken, dass sie uns, trotz vermutlich vieler Vorurteilserfahrungen, ihr Vertrauen geschenkt und uns ihre Erfahrungen eingehend geschildert haben. Ihr Mitwirken hat unser Projekt überhaupt erst ermöglicht und dazu beigetragen, dass wir unseren wissenschaftlichen Horizont erweitern konnten. Doch damit nicht genug: Bei manch qualitativem Leitfadeninterview haben sie uns auf beklemmende Weise vermittelt, was es bedeutet, in unserer Gesellschaft ein Leben mit starkem Übergewicht zu führen.

Nicht minder haben wir den Schülerinnen und Schülern zu danken, die sich an unserer Umfrage beteiligt haben – und ganz besonders jenen, die sich freiwillig für anthropometrische Untersuchungen oder langwierige Ernährungsbefragungen bereit erklärt haben. Unser Dank schließt die Schulämter, Schulleiter, Lehrkräfte und Eltern ein für die Erlaubnis, die Untersuchungen an den Schulen durchführen zu dürfen.

Dank schulden wir auch den Erwachsenen, mit denen wir narrative Interviews geführt haben, um die Unterschiede zwischen der Kindheit in den 50er und 60er Jahren und heute verstehen zu lernen, und den rund 100 TeilnehmerInnen an den Fokusgruppen, von denen wir uns aus ganz unterschiedlichen Perspektiven heraus ihre direkten oder mittelbaren Erfahrungen mit Übergewicht und Adipositas berichten ließen, darunter Personen, die von Übergewicht betroffen waren, Kinder, Jugendliche und erwachsene Deutsche sowie Personen mit türkischem Migrationshintergrund, Eltern schlanker und übergewichtiger Kinder, Lehrkräfte und ErzieherInnen, in Selbsthilfegruppen und professionellen Einrichtungen zur Adipositasprävention Beschäftigte, Ärzte, Therapeuten und Akteure aus der Werbebranche.

Sowohl für die Diagnose der Entstehungsbedingungen als auch hinsichtlich der Optionen für eine erfolgreiche Adipositasprävention waren die Einsichten der Expertinnen und Experten von großer Bedeutung, die uns ihre Zeit geopfert haben und für Experteninterviews zur Verfügung standen. Ihnen allen sei hiermit herzlich gedankt.

Bei der Konzeption des empirischen Designs, im Vorfeld der Datenerhebung und bei der Auswertung der qualitativen und quantitativen Daten standen uns Rolf Porst, Dr. Wolfgang Bandilla und Alfons Geis von der GESIS in Mannheim – vormals ZUMA – mit Rat und Tat zur Seite, wofür wir unseren Dank aussprechen wollen.

Für sein besonderes Engagement bei der erfolgreichen Planung und Durchführung der Datenerhebung in den Bundesländern Hessen, Thüringen und Sachsen-Anhalt, sowie für die kompetente Aufbereitung und tatkräftige Mitwirkung bei den Analysen der Surveydaten schulden wir Andreas Stolberg vom ‚Datenpunkt' in Marburg großen Dank. Für die aufwendigen Rekrutierungsarbeiten im Vorfeld der Fokusgruppen gilt unser Dank Frank Ulmer (Kommunikationsbüro Ulmer), der uns ein gleichermaßen kompetenter wie gewissenhafter Ansprechpartner war.

Von Projektbeginn an kamen wir in den Genuss kompetenter Hilfestellung und Beratung durch einen Wissenschaftlichen Beirat, der mit international renommierten Expertinnen und Experten besetzt war. Für die Bereitschaft, trotz teilweise beträchtlicher Entfernungen und großen Aufwandes unentgeltlich an den Beiratstreffen teilzunehmen, für die aufmerksame, hoch kompetente Kommentierung der Projektfortschritte und viele wertvolle Hinweise danken wir Prof. Dr. Marina Fischer-Kowalski (Universität Klagenfurt), Prof. Dr. Ingrid Hoffmann (Max Rubner-Institut), Dr. Andreas Klinke (Swiss Federal Institute of Technology), Dr. Harry

Kuiper (RIKILT, Wageningen, Niederlande), PD Dr. Jürg Lüthy (ehem. Bundesamt für Gesundheit, Bern), Prof. Dr. Erik Millstone (University of Sussex, UK) und Prof. Dr. Stephen G. Sapp (Iowa State University, USA).

Entsprechend der transdisziplinären Ausrichtung unterhielt das Projekt enge Kontakte zu Akteuren aus einschlägigen Institutionen, die auch einen praktischen Zugang zum Problemkreis adipöser Kinder und Jugendlicher haben. Zu diesem Zweck haben die Projektverantwortlichen ein Gremium mit relevanten Akteuren eingerichtet, dem turnusmäßig Bericht erstattet und von dessen Mitgliedern wir beraten wurden. Einige der Teilnehmerinnen und Teilnehmer dieses Arbeitskreises haben außerdem an dem Expertendelphi zur Bewertung von Präventionsoptionen teilgenommen. Für ihre tatkräftige Unterstützung geht unser herzlicher Dank an Friederike Ahlers (Frosta AG), Prof. Dr. Christiane Bode (Deutsche Gesellschaft für Ernährung), Prof. Dr. Bernd Heins (INEP gGmbH Oldenburg), Dr. Rolf F. Hertel (ehem. Bundesinstitut für Risikobewertung), Christian Lahnstein (Münchner Rück), Susanne Langguth (Bund für Lebensmittelrecht und Lebensmittelkunde e.V.), Barbara Leykamm und Dr. Torben Sammet (Regierungspräsidium Stuttgart), Ellen Frings (IFOK – Institut für Organisationskommunikation), Dr. Rüdiger Meierjürgen (BARMER GEK), Angelika Michel-Drees (ehem. Verbraucherzentrale Bundesverband e.V.), Prof. Dr. Carl Joachim Partsch (Klinikum Esslingen), Prof. Dr. Martin Wabitsch und Dr. Anja Moss (Universitätsklinikum Ulm), Prof. Dr. Joachim Westenhöfer (Deutsche Adipositas-Gesellschaft), Axel Wilhelm und Lidija Marjanovic (Scoris Investment Research/Sustainalytics Deutschland), Dr. Markus Scholand (WestLB), Prof. Dr. Wolfgang Schlicht und Dr. Martina Kanning (Institut für Sport- und Bewegungswissenschaft der Universität Stuttgart), Prof. Dr. Ralf Brand und Daniela Kahlert (Sportpsychologie, Universität Potsdam), Dr. Jürgen Wuthe, Regine Merkt-Kube und Wolfgang Sindlinger (Ministerium für Arbeit und Soziales Baden-Württemberg) sowie Christian Barthruff und Zeljko Radinkovic (Universität Stuttgart).

Vor Ort wurden wir von Agnes Lampke und Anja Schnepf in allen Verwaltungsangelegenheiten freundlich und kompetent betreut. Sabine Mertz hat die gewissenhafte Lektüre des Textmaterials übernommen und uns beim Redigieren der Texte unterstützt. Auch ihnen gilt ein herzliches Dankeschön.

Die Zusammenstellung des Sammelbandes erforderte viel Zeit, das teilweise mehrstufige Redigieren und Revidieren der Texte Toleranz und Engagement bei den AutorInnen und KommentatorInnen, denen wir für ihre Geduld und Kooperationsbereitschaft ebenso danken möchten wie Frau Dr. Cori Antonia Mackrodt und Frank Engelhardt vom VS Verlag für die freundliche Betreuung und ihren Langmut bei unserer nachlässigen Handhabung von Terminen. Sie alle haben maßgeblich dazu beigetragen, dass dieses Buch in sozialverträglicher Form entstehen konnte.

Michael M. Zwick, Jürgen Deuschle und Ortwin Renn

Philosophische Aspekte der Diskussion um Übergewicht und Adipositas als systemische Risiken

Niels Gottschalk-Mazouz

1. Einleitung

Im Jahr 2003 hat die OECD den Bericht ‚*Emerging Risks in the 21st Century: An Agenda for Action*' vorgelegt. Darin wird davon ausgegangen, dass sich die Wahrscheinlichkeit und das Ausmaß katastrophaler Ereignisse in Zukunft in ganz unterschiedlichen Bereichen weiter erhöhen wird. Dies liege allgemein gesprochen an Interdependenzen, Verdichtungs- und Vernetzungsphänomenen, wie z.B. der zunehmenden Bevölkerungsdichte in Ballungsgebieten und der wirtschaftlichen Konzentration in bestimmten Räumen. Es würde letztlich dazu führen, dass zunehmend systemische Grundfunktionen bedroht sind: „A systemic risk ... is one that affects the systems on which society depends – health, transport, environment, telecommunications, etc." (OECD 2003: 30). Systemische Risiken können jedoch, so ist hinzuzufügen, nicht nur *für* Systeme, sondern auch *durch* Systeme bestehen. Der komplexeste Fall systemischer Risiken wäre dann derjenige intersystemischer Risiken, bei denen die Risikoketten Systemgrenzen überschreiten und Ereignisse in einem System riskante Ereignisse in einem anderen System auslösen. Diese Risiken sind deshalb schwer zu erkennen, da die Systeme gewöhnlich getrennt überwacht und kontrolliert werden und die Wechselwirkungen zwischen Systemen weniger gut bekannt sind. Doch auch intrasystemische Risiken, die in einem System verbleiben, sind teilweise nur schwer zu erkennen, dann nämlich, wenn das System eine hinreichend komplexe Binnendynamik aufweist und auslösende und ausgelöste Ereignisse zeitlich oder räumlich weit entfernt auftreten.

Die Phänomene *Übergewicht* und *Adipositas* sind sowohl *intrasystemisch* als auch *intersystemisch* erzeugt, da sie einerseits langfristige Eigendynamiken einzelner Systeme widerspiegeln (vgl. Zwick und Renn in diesem Band), andererseits aber auch – und dieser Aspekt wird im Folgenden vertieft – das Zusammenwirken u.a. der Systeme Gesundheit, Ernährung, Erziehung, Ökologie bzw. Stadtplanung, Wirtschaft und Politik. Jedes dieser Systeme bekommt bestenfalls einen Ausschnitt des Phänomens zu fassen und ist mit der Bewertung sowie der Ausarbeitung von Reaktionen und Maßnahmen alleine überfordert.

Ein punktueller Ansatz des Managements solcher Risiken hat wenig Aussicht auf Erfolg. Der Umgang mit systemischen Risiken sollte besser im Kontext von ganz oder teilweise etablierten Risikokulturen diskutiert werden (Gottschalk-Mazouz 2008a): Kultur in diesem Sinne umfasst sowohl die verfügbaren Mittel (Sachebene), als auch die verfügbaren Informationen (Informationsebene) und die anerkannten Praktiken und Normen (Sozialebene). Welche Mittel, Informationen und Praktiken als relevant erscheinen, hängt dabei von der Wahrnehmung und Interpretation des Problems ab. Risikokulturen, wie Kulturen generell, umfassen auch diese Wahrnehmungen und Interpretationen. Diese Wahrnehmungen und Interpretationen sind nun selbst wieder abhängig von Informationen, Praktiken und Normen sowie verfügbaren Mitteln. Risikokulturen können sich daher auch aus sich selbst heraus wandeln. Und diese Wahrnehmungen und Interpretationen sind dabei häufig nicht allgemein geteilt. Unterschiedliche Wahrnehmungen und Interpretationen äußern sich dabei als Dissense über die Relevanz von Mitteln, Informationen und Praktiken.

Indiz für das Vorliegen einer solchen Konstellation auch bei Übergewicht und Adipositas ist, dass Ausmaß und Umfang des Problems in der Literatur sehr unterschiedlich dargestellt werden. Einerseits wird vor der ‚epidemischen' Ausbreitung von Übergewicht und Adipositas lautstark gewarnt, andererseits jedoch werden diese Warnungen teils sehr kritisch kommentiert. So etwa in der ersten ausführlichen Untersuchung der Geschichte der Adipositasforschung: „Mittels ihrer Definitionen haben die Adipositasforscher Adipositas als allgemeines Problem erst geschaffen. Sie haben dieses Problem in die Bevölkerung hineingetragen. Adipositasforscher erscheinen so als Produzenten von Wirklichkeit. Sie haben, ohne zu wissen, welche Gesundheitsgefahren mit Adipositas einhergehen, die Mengen ‚kranker' Dickleibiger erst geschaffen, vor denen sie dann so gerne warnten." (Klotter 1990: 146) Der Begriff Risiko erweist sich als janusköpfig. Er verweist nicht einfach auf manifeste Probleme und damit verbundene Schadenpotentiale, sondern er beruht dabei auf Wahrnehmungs-, Deutungs-, Selektions- und Kommunikationsprozessen einer gesellschaftlichen Definition von Risiken. Hierauf spielt Klotter an.

Es sollte daher nicht einfach vom Bestehen eines erheblichen Risikos ausgegangen und dann nach möglichst effizienten Maßnahmen gesucht werden. Hierbei wäre die Philosophie ohnehin nur ganz am Rande gefragt. Vielmehr ist eine der Komplexität gerecht werdende Wiederannäherung an den Phänomenbereich Übergewicht und Adipositas vonnöten. In drei Schritten haben wir versucht, seitens der Philosophie einen Beitrag zu einer solchen Wiederannäherung zu leisten, nämlich mit erstens einer wissenschaftstheoretischen Analyse des Krankheitsbegriffs, zweitens der Untersuchung des Beitrags der Phänomenologie zu einer (Wieder-) Annäherung an die Phänomene Krankheit und Übergewicht und drittens einer interdisziplinären Integration insbesondere auch entdramatisierender Risikobefunde, mit dem Ziel, Grundlagen für eine ausgewogene Bewertung möglicher Maßnahmen beizusteuern. Der dem ersten Schritt entsprechende Projektteil wurde vom Autor dieser Zeilen bearbeitet, der dem zweiten entsprechende von Zeljko Radinkovic und der dem dritten entsprechende von Susanne Seitz.

Im Folgenden wird ein Teil der Ergebnisse des ersten Schrittes näher dargelegt. Auf eine nähere Darlegung auch der Ergebnisse des zweiten und dritten Schritts wurde verzichtet, um den Rahmen nicht zu sprengen. Die interessierten LeserInnen seien für eine ausführliche Dokumentation der Ergebnisse des Philosophie-Teilprojekts verwiesen auf die Beiträge der genannten Autoren in Gottschalk-Mazouz und Zurhorst (2008) und Gottschalk-Mazouz (2010), sowie auf die gemeinsam mit der Soziologie verfassten Ausführungen von Seitz und Zwick in diesem Band.

2. Krankheitsbegriff und Kriterien der Krankheitswertigkeit von Adipositas

Übergewicht und Adipositas werden in der Öffentlichkeit vor allem als eine Frage von Gesundheit und Krankheit gesehen. Die gegenwärtige Zuschreibung einer *Krankheitswertigkeit* an Übergewicht bzw. Fettleibigkeit variiert jedoch von Land zu Land (Böhler 2005). Auch innerhalb eines Landes ist zu verzeichnen, dass verschiedene Krankheitsbegriffe in der Diskussion sind. Dennoch scheint uns der Krankheitsbegriff weder unscharf noch beliebig zu sein:

- Es gibt verschiedene Krankheitsbegriffe, die in verschiedenen Kontexten verwendet werden (WHO, Arzt-Patientenbeziehung, ICD-10, Kostenübernahme, Arbeitsfähigkeit, Medizinische Forschung). Dass etwas in einem Kontext als Krankheit gilt und in einem anderen nicht, heißt nicht, dass der Begriff vage ist.
- Gegenüber anderen fachkundigen Personen verwendet der Arzt ein hoch differenziertes und absolut nicht vages Klassifikationssystem (ICD-10), das Krankheitstypen aufführt.
- In der Arzt-Patientenbeziehung wird (auch stillschweigend angesichts der Klassifikationsmöglichkeiten) ausgehandelt, was konkret eine Krankheit ist und was behandlungsbedürftig. Dass *dieser* Krankheitsbegriff nicht im

Vorhinein festliegt, ist also Absicht (und kein Zeichen von unzureichender Bestimmtheit des Begriffs).

- Gesundheitspolitik und ‚Public Health' orientieren sich am WHO-Begriff von Gesundheit: „Die Gesundheit ist ein Zustand des vollständigen körperlichen, geistigen und sozialen Wohlergehens und nicht nur das Fehlen von Krankheit oder Gebrechen." (WHO 1946/2009: 1) – Das ist nicht vage, wohl aber sehr weit gefasst und Ausdruck einer sehr weitgehenden Zielsetzung.
- Insbesondere der Krankheitsbegriff des Sozialgesetzbuches (SGB) ist keineswegs unscharf, sondern dient seinem Zweck, nämlich eine Rechtsprechung so weit zu leiten, dass diese Einzelentscheidungen konsistent fällen kann. Doch dazu später mehr.

Dennoch lässt sich zu Recht fragen, was denn neben diesen verschiedenen praktischen Krankheitsbegriffen, die in den je verschiedenen praktischen Kontexten sinnvoll sein mögen, zugrunde liegt: Gibt es einen medizinisch-wissenschaftstheoretisch begründeten Kernbegriff von Krankheit, und wie würde Adipositas gemessen an diesem Begriff zu beurteilen sein?

2.1 Medizintheorie und Wissenschaftstheorie: Theoretischer Krankeitsbegriff

Aus ideengeschichtlicher Perspektive werden in einer Reihe von Arbeiten (Fleck 1980, Fleck 1983, Foucault 1996, Engelhardt 1995) in der gegenwärtigen medizintheoretischen Diskussion normative und nicht-normative Krankheitsbegriffe unterschieden. *Normative Begriffe* (z.B. Engelhardt 1974, Nordenfelt 1987) gehen üblicherweise von subjektiv oder kulturell negativen Bewertungen als ausschlaggebend für eine Bezeichnung als ‚krank' aus. *Nicht-normative Ansätze* fußen auf einer Abweichung von der biologischen Normalität, die entweder ätiologisch auf evolutionäre Selektion von Merkmalen auf Gattungsebene (z.B. Wakefield 1992, der diese mit einem kulturellen Kriterium kombiniert) oder auf individuell nützliche Funktionen wie Reproduktion und Überleben bezogen ist (so z.B. Boorse 1977 und 1997). Dies führt in eine komplexe Grundlagendiskussion der Biologie um die Frage nach dem Stellenwert von Funktionen und funktionalen Erklärungen (Millikan 1989, Boorse 2002).

Zwischen den normativen und nicht-normativen Ansätzen wurden einerseits vermittelnde Positionen gesucht (z.B. Fulford 1993, Fedoryka 1997), bis dahin, dass deren praktische Unterscheidbarkeit bestritten wird (z.B. Fedoryka 1997, Sade 1995). Andere Autoren stellen den Sinn eines allgemeinen Krankheitsbegriffs generell in Frage (z.B. Hesslow 1993, Wiesing 1998, Agich 1997).

Die Kontroverse lässt sich in die allgemeinere Auseinandersetzung zwischen *kulturalistischen* und *naturalistischen* Ansätzen in der Philosophie und Wissenschaftstheorie einordnen (Hartmann und Janich 1996, Keil und Schnädelbach 2000), bezüglich des Krankheitsbegriffs führte dies zu einer Unterscheidung von neun verschiedenen Varianten der Bestimmung (Mazouz 2004).

Die Hoffnung, dass der Rekurs auf die Biologie helfen könnte, auch nur den theoretischen, biomedizinischen Krankheitsbegriff genauer zu bestimmen, hat sich zwar nicht erfüllt. Bei allen Unterschieden zwischen den verschiedenen Positionen stimmen die Parteien jedoch darin überein, dass erstens ein möglicher *naturalistischer Kern* von Krankheiten nicht in statistischen Abweichungen von Normalwerten, sondern in *biologischen Funktionsstörungen* gesucht werden sollte, und dass zweitens dieser naturalistische Kern allein keinen praktischen Krankheitsbegriff begründet, d.h. die Frage der Behandlungsbedürftigkeit weitgehend offen lässt (Gottschalk-Mazouz 2008b und ausführlich Gottschalk-Mazouz und Zurhorst 2008).

Wie sähe ein *praktischer Krankheitsbegriff* nun aus, der diesen beiden Punkten Rechnung trägt? Der praktische Krankheitsbegriff, der im Zusammenhang mit der Diskussion um die Krankheitswertigkeit von Übergewicht und Adipositas in das Zentrum gerückt ist, ist derjenige des Sozialgesetzbuchs.

2.2 Praktischer Krankheitsbegriff: Offene Rechtsbegriffe.

Der *SGB-Begriff* scheint mir den gesellschaftlichen Konsens in Deutschland am besten widerzuspiegeln, da es dabei um die Menge jener Phänomene geht, von denen wir meinen, dass wir für ihre Behandlung solidarisch aufkommen sollten. Die Frage, was Kassen im Zusammenhang mit Übergewicht und Adipositas zahlen dürfen oder müssen, wird übersichtlich in Hebebrand et al. 2004 referiert. Hebebrand und seine Koautoren, unter welchen sich auch ein Jurist befindet, schreiben: „Nach Auffassung der Kasseler Richter kann Adipositas grundsätzlich eine Krankheit sein“ (A 2472), während dies früher bestritten worden sei.

In dem Bundessozialgerichts-Urteil vom 19.2.2003 (B 1 KR 1/02 R) heißt es in Abs. 11 zunächst: „In der Medizin selber ist umstritten, ob bereits der Adipositas als solcher Krankheitswert zukommt.“ Es wird dann jedoch, unter Verweis auf zwei Arbeiten aus dem British Medical Journal bzw. dem Deutschen Ärzteblatt, in diesem Urteil davon ausgegangen, dass Adipositas ab einem Body-Mass-Index (BMI) von 30 behandlungsbedürftig sei, „weil andernfalls ein erhöhtes Risiko für das Auftreten von Begleit- und Folgeerkrankungen, wie Stoffwechselkrankheiten, Herz- und Kreislauferkrankungen, Atemwegserkrankungen, gastrointestinalen Erkrankungen, Krankheiten des Bewegungsapparates und bösartigen Neubildungen, besteht“ (Abs. 11). Schließlich wird argumentiert: „Erfordert die

Adipositas eine ärztliche Behandlung, so belegt das zugleich die Regelwidrigkeit des bestehenden Zustandes und damit das Vorliegen einer Krankheit im krankenversicherungsrechtlichen Sinne." (Abs. 11)

Was das Risiko von anderen Erkrankungen erhöht, ist also selbst eine Krankheit, scheint das BSG hier zu schreiben. Ob ein derart erhöhter BMI das Krankheitsrisiko erhöht, brauchen wir hier nicht zu diskutieren (vgl. dazu den Beitrag von Schorb und Helmert in diesem Band). Die gerade betrachtete Argumentation bezieht sich jedenfalls auf die SGB-Krankheitsdefinition. Diese wurde in einem anderen Urteil (B 1 KR 9/04 R, Abs. 12) so erläutert: „Die Leistungspflicht der gesetzlichen Krankenversicherung setzt nach § 27 Abs 1 Satz 1 SGB V eine „Krankheit" voraus. Damit wird in der Rechtsprechung ein regelwidriger, vom Leitbild des gesunden Menschen abweichender Körper- oder Geisteszustand umschrieben, der ärztlicher Behandlung bedarf oder den Betroffenen arbeitsunfähig macht" (BSGE 85, 36, 38 = SozR 3-2500 § 27 Nr 11 S 38, BSGE 72, 96, 98 = SozR 3-2200 § 182 Nr 14 S 64 jeweils mwN). In diesem Urteil werden auch „Entstellungen" diskutiert, bloßer Körperumfang scheint aber nicht dazugezählt zu werden. Ebensowenig, und das ist von Interesse im Kontext der Fett-*Sucht*-Diskussion, wird Adipositas im Absatz 12 von B 1 KR 1/02 R ausdrücklich als „keine psychische Krankheit" bezeichnet.

Interessant am oben zitierten Urteil (B 1 KR 9/04 R), in dem jemand „unter Vorlage eines fachärztlichen Attestes ... die Kostenübernahme für eine Reduktionsplastik bei juveniler Mammahyperplasie und Adipositas" beantragt hatte, ist außerdem, dass Regelwidrigkeit und Behandlungsbedürftigkeit getrennt und eingehend geprüft werden, so dass man gut sehen kann, wie diese Rechtsbegriffe funktionieren. Die Behandlungsbedürftigkeit scheint dabei das Kriterium zu sein, das schwerer zu erfüllen ist, also der letztlich zentrale Punkt auch für die praktische Krankheitsfrage – und auf die kommt es uns hier an. Unklar scheint mir auch hier nicht der Krankheitsbegriff zu sein, sondern der Umstand, dass Adipositas schlicht einen Grenzfall der Zuordnung eines Phänomens zu einem Begriff (nämlich zur Behandlungsbedürftigkeit und *damit* auch zur Krankheit) darstellt. Solche Grenzfälle gibt es immer.

Insgesamt entsteht der Eindruck eines nicht unklaren, sondern ausdrücklich offen gehaltenen Rechtsbegriffs, der in Einzelentscheidungen mit Augenmaß jeweils zu präzisieren ist.

2.3 Öffentliche Diskussion: Teils sehr verkürzt.

Die öffentliche Diskussion konkreter medizinischer Fragen ist hingegen häufig beherrscht von Durchschnittsvorstellungen von Gesundheit, und das auch in praktischer

Hinsicht. Wenn es um Übergewicht und Adipositas geht, sind die gebräuchlichen Kriterien einerseits absolute Zahlenwerte des BMI und andererseits Veränderungen in bestimmten Perzentilen desselben. Aber auch der Bauchumfang oder verschieden gefasste Bauch-Hüft-Relationen werden herangezogen. Orientiert man sich nur am BMI, erscheinen drei Viertel aller Männer und die Hälfte aller Frauen in Deutschland mindestens als übergewichtig, je fast ein Viertel gar als adipös (Böcken et al. 2003), was den Deutschen die Schlagzeile einbrachte, „die dicksten Europäer" zu sein (Süddeutsche Zeitung vom 18.4.2007 unter Bezug auf einen Vergleich der International Association for the Study of Obesity). Diese Kriterien mögen zur schnellen Orientierung praktisch sein, auch zur Rechtfertigung politischer Maßnahmen gelegen kommen, sagen – wie die wissenschaftstheoretische Analyse zeigt – als solche aber wenig über die medizinische Krankheitswertigkeit und sehr wenig über eine individuelle Behandlungsbedürftigkeit aus. Diese Kriterien dennoch dafür heranzuziehen, ignoriert nicht nur das Problem der teils schwach belegten statistischen Korrelationen zu relevanten Funktionsstörungen (vgl. Zwick 2008: 4f. in Auswertung der ALLBUS-Studie von 2004 und mwN. sowie Schorb und Helmert in diesem Band), sondern auch das Problem der kollektiven und individuellen Bewertungen solcher Störungen. Weitergehende Diskussionen, wie diejenigen nach Ursachen und Maßnahmen, berücksichtigen diese Probleme oft nicht und unterliegen selbst weiteren, dramatisierenden Verkürzungen. Diese wurden im weiteren Projektverlauf aus phänomenologischer und sozialethischer Perspektive näher untersucht (vgl. die Beiträge in Gottschalk-Mazouz 2010 sowie Seitz und Zwick in diesem Band).

3. Resümee

Aus philosophisch-wissenschaftstheoretischer Sicht wurde sowohl der Krankheitsbegriff im Allgemeinen als auch der Begriff von Adipositas im Besonderen untersucht. Es zeigte sich, dass es zwar recht verschiedene Krankheitsbegriffe gibt, darunter auch sehr umfängliche und absichtlich unscharf gehaltene (vgl. Gottschalk-Mazouz und Zurhorst 2008). Nur weil es unterschiedliche Krankheitsbegriffe gibt, ist es aber nicht so, dass Unklarheiten auf Seiten derjenigen bestehen, die Krankheiten zuschreiben. Je nach praktischem Kontext trifft man zwar unterschiedliche Krankheitsbegriffe an, innerhalb des jeweiligen Kontexts werden Krankheiten jedoch relativ einheitlich zugeschrieben.

Die für uns wichtigsten Kontexte sind m.E. diejenigen des SGB und der praktischen Ärzte. Am SGB-Krankheitsbegriff hängt die Frage, ob gesetzliche Krankenkassen eine Behandlung bezahlen dürfen und müssen. Dieser Begriff wird durch gerichtliche Einzelentscheidungen fortgeschrieben und präzisiert. Am ärztlichen Krankheitsbegriff hängt die Frage, ob etwas unabhängig von der Kostenübernahme als behandlungsbedürftig angesehen wird. In ihm kommt zum Ausdruck, ob etwas als ein Zustand angesehen wird, gegen den der Betroffene etwas tun sollte. Der normative Kern beider Krankheitsbegriffe liegt m.E. in der Behandlungsbedürftigkeit (und nicht in der Abweichung von der Norm). Im Fall von Übergewicht und Adipositas handelt es sich *nicht* um einen unklaren Krankheitsbegriff, sondern vielmehr um einen unter vielen Grenzfällen bei Zuordnung eines Phänomens zu einem Begriff (nämlich zur Behandlungsbedürftigkeit und *damit* auch zur Krankheit).

Die Biologie, so zeigte sich weiterhin, kann zur Klärung normativer Fragen nicht viel beitragen (Gottschalk-Mazouz und Zurhorst 2008). Dies ist Aufgabe der Gesellschaft als Ganzer (Rahmen) sowie der Interaktion von Arzt, Patient und ggf. weiteren Personen (Einzelfall). Die öffentliche Diskussion orientiert sich jedoch an abweichungsfokussierten Krankheitsbegriffen; ignoriert wird dabei nicht nur das Problem der teils äußerst schwach belegten statistischen Korrelationen von Abweichungen zu relevanten Funktionsstörungen, sondern auch das Problem der kollektiven und individuellen Bewertungen solcher Störungen im Lichte der ‚Kosten', die ein Beseitigungsversuch hätte.

Literatur

Agich, G. J. 1997: A Pragmatic Theory of Disease, in: Humber, J.M. und Almeder, R.F. (Hg.): What Is Disease? Totawa: 221-246.

Böcken, J., Braun, B. und Schnee, M. 2003: Gesundheitsmonitor. Die ambulante Versorgung aus Sicht von Bevölkerung und Ärzteschaft, hg. von der Bertelsmann-Gesellschaft, www.bertelsmann-stiftung.de/cps/rde/xbcr/SID-8CB0B4F9-76FB615/bst/xcms_bst_dms_15032_15033_2.pdf, verifiziert am 08.10.2010.

Böhler, T. 2005: Kriterien für Adipositas als Krankheit, in: Wabitsch, M., Hebebrand, J, Kiess, W. et al. (Hg.): Adipositas bei Kindern und Jugendlichen: Grundlagen und Klinik, Berlin: 234-238.

Boorse, C. 1977: Health as a Theoretical Concept. Philosophy of Science 44: 542-573.

Boorse, C. 1997: A Rebuttal on Health, in: Humber, J.M. und Almeder, R.F. (Hg.): What is Disease? Totowa: 3-134.

Boorse, C. 2002: A Rebuttal on Functions, in: Ariew, A., Cummins, R. und Perlman, M. (Hg.): Functions: New Readings in the Philosophy of Psychology and Biology, Oxford: 63-112.

Engelhardt, D. v. 1995: Health and Disease: History of the Concepts, in: Reich, W.T. (Hg.): Encyclopedia of Bioethics, New York: 1085-1092.

Engelhardt, T.J. 1974: Disease of Masturbation: Values and the Concept of Disease. Bulletin of the History of Medicine 48, 2: 234-248.

Fleck, L. 1980: Entstehung und Entwicklung einer wissenschaftlichen Tatsache: Einführung in die Lehre von Denkstil und Denkkollektiv. Frankfurt a.M.

Fleck, L. 1983: Erfahrung und Tatsache: Gesammelte Aufsätze. Frankfurt a.M.

Foucault, M. 1996: Die Geburt der Klinik: Eine Archäologie des ärztlichen Blicks. Frankfurt a.M.

Fulford, K.W. 1993: Praxis Makes Perfect: Illness as a Bridge Between Biological Concepts of Disease and Social Conceptions of Health. Theoretical Medicine 14: 305-320.

Fedoryka, K. 1997: Health as a Normative Concept: Towards a New Conceptual Framework. The Journal of Medicine and Philosophy 22: 143-160.

Gottschalk-Mazouz, N. 2008a: Risikokulturen, in: Köngeter, J. (Hg.), Sicherheit und Risiko wasserbaulicher Anlagen (37. IWASA Internationales Wasserbau-Symposium Aachen), Aachen: A1-A22.

Gottschalk-Mazouz, N. 2008b: Bericht: Probleme mit dem Begriff der Krankheit. Über die Normativität von Krankheit und Gesundheit und die Grenzen einer biologischen Fundierung dieser Begriffe. Information Philosophie 5: 12-19.

Gottschalk-Mazouz, N. und Zurhorst, G. 2008: Krankheit und Gesundheit. Reihe ‚Philosophie und Psychologie im Dialog'. Göttingen.

Gottschalk-Mazouz, N. (Hg.) 2010: Übergewicht und Adipositas, Gesundheit und Krankheit. Diskussionsbeiträge aus philosophischer Sicht. Stuttgart, http://elib.uni-stuttgart.de/opus/volltexte/2010/5737/, verifiziert am 02.02.2011.

Hartmann, D. und Janich, P. (Hg.) 1996: Methodischer Kulturalismus. Zwischen Naturalismus und Postmoderne. Frankfurt a.M.

Hebebrand, J., Dabrock, P., Lingenfelder, M. et al. 2004: Ist Adipositas eine Krankheit? Interdisziplinäre Perspektiven. Deutsches Ärzteblatt 101, 37 vom 10.9.: A 2468-2474.

Hesslow, G. 1993: Do we need a concept of disease? Theoretical Medicine 14, 1: 1-14.

Keil, G. und Schnädelbach, H. (Hg.) 2000: Naturalismus. Frankfurt a.M.

Klotter, C. 1990: Adipositas als wissenschaftliches und politisches Problem: Zur Geschichtlichkeit des Übergewichts, Heidelberg.

Mazouz, N. 2004: Krankheit, Gesundheit, gutes Leben und liberale Ethik. Dialektik- Zeitschrift für Kulturphilosophie, 1: 97-116.

Millikan, R.G. 1989: In Defense of Proper Functions. Philosophy of Science 56: 288-302.

Nordenfelt, L. 1987: On the Nature of Health: An Action-Theoretic Approach. Dordrecht.

OECD 2003: Emerging Risks in the 21st Century. An Agenda for Action. Paris, www.oecd.org/bookshop?pub=032003011E1, verifiziert am 08.10.2010.

Sade, R.M. 1995: A Theory of Health and Disease: The Objectivist-Subjectivist Dichotomy. The Journal of Medicine and Philosophy 20: 513-525.

Wakefield, J. C. 1992: The Concept of Mental Disorder: On the Boundary between Biological Facts and Social Values. American Psychologist 47, 3: 373-388.

WHO 1946/2009: Verfassung der Weltgesundheitsorganisation. Unterzeichnet in New York am 22. Juli 1946. Dt. Übersetzung, Stand vom 25. Juni 2009. http://www.admin.ch/ch/d/sr/i8/0.810.1.de.pdf verifiziert am 10.7.2010.

Wiesing, U. 1998: Kann die Medizin als praktische Wissenschaft auf eine allgemeine Definition von Krankheit verzichten? Zeitschrift für medizinische Ethik 44, 2: 83-97.

Zwick, M.M. 2008: Maßnahmen wider die juvenile Adipositas, Stuttgarter Beiträge zur Risiko- und Nachhaltigkeitsforschung Nr. 9, Stuttgart.

Kritische Betrachtungen zur Verwendung des Body-Mass-Index und der Gewichtsklassifizierung bei Minderjährigen

Friedrich Schorb / Uwe Helmert

Die ,Übergewichts-Epidemie'

Adipositas und Übergewicht werden seit einigen Jahren zu den wichtigsten weltweiten Gesundheitsproblemen gezählt. Seit 1997 bezeichnet die Weltgesundheitsorganisation WHO Adipositas als Epidemie (WHO 1997 und 2000). Dies ist eine Deutung, die sich mittlerweile allgemein durchgesetzt hat. Auch in Deutschland werden, spätestens seitdem die ehemalige Verbraucherschutzministerin Renate Künast das Thema in ihrer Regierungserklärung „Eine Ernährungsbewegung für Deutschland" im Jahr 2004 zur Chefsache erklärt hatte (Künast 2004), Übergewicht und Adipositas nicht länger als ein medizinisches oder ästhetisches, sondern als ein *gesellschaftliches Problem* wahrgenommen.

Im Zusammenhang mit Adipositas werden die Ergebnisse epidemiologischer Forschung häufig nicht angemessen wiedergegeben. Dies zeigt sich besonders deutlich an der *,Epidemie-Semantik'* von Übergewicht und Adipositas. Der weltweite mediale Siegeszug der ,Übergewichts-Epidemie' geht auf eine Fachtagung der WHO mit dem Titel: „Obesity. Preventing and Managing the Global Epidemic" vom Juni 1997 zurück. Seither wurde diese Sprachregelung durch die überwiegende Mehrzahl der Medien, Gesundheitsinstitute, -ministerien und -organisationen unhinterfragt übernommen.

Entscheidend für die Wahrnehmung von Übergewicht und Adipositas als einer Epidemie sind die zugrunde gelegten Grenzwerte. Noch bis Ende der 1990er Jahre lagen keine einheitlichen Grenzwerte zur Bestimmung von Übergewicht und Adipositas bei Erwachsenen vor. Nationale Grenzwerte hatten selten bindenden Charakter. Viele Länder, darunter auch Deutschland, kannten nur unverbindliche Faustregeln. In Deutschland wurde zumeist der Broca-Index verwendet. Zur Formel, Körpergröße in Zentimetern minus 100 zur Bestimmung des Normalgewichts, wurden 10 oder 15% für Übergewicht und 20% für Adipositas addiert (vgl. Schorb 2009: 37). Im Alltag war zudem das sogenannte Idealgewicht von Bedeutung. Dafür wurden von obiger Formel bei Männern 10% und bei Frauen 15% abgezogen.

Dieses Gewicht lag, insbesondere bei kleineren Frauen, in der Nähe dessen, was heute als Untergewicht definiert wird.

Anders war die Situation in den USA. Hier existierten schon seit den 1980er Jahren Grenzwerte, die sich an den Perzentilen des in vierjährigen Abständen erhobenen Nationalen Gesundheitssurveys NHANES orientierten. Als Grenzwerte für Übergewicht und Adipositas wurden das 85te und das 95te Perzentil der Altersgruppe der 20-29-jährigen des NHANES von 1980 definiert: BMI 27,8 bzw. 27,3 als Grenzwert für Übergewicht bei Frauen respektive Männern und BMI 32,3 bzw. 31,1 als entsprechende Grenzwerte für Adipositas (vgl. Kuczmarski und Flegal 2000).

1997 legte die WHO erstmals weltweit einheitliche Grenzwerte fest: BMI 25 für Übergewicht und BMI 30 für Adipositas. Die Sprachregelung von der ,Übergewichts-Epidemie' und die strikten Grenzwerte gehen maßgeblich auf die Einflussnahme der von der Pharmaindustrie finanzierten International Obesity Task Force (IOTF) zurück. Sie hatte den Bericht der WHO maßgeblich vorbereitet (vgl. u.a. Campos 2004, Oliver 2006).

Die Festlegung der *Grenzwerte* war von entscheidender Bedeutung für die Darstellung von *Übergewicht und Adipositas* als einer Epidemie. Denn erst durch die global vereinheitlichten Grenzwerte konnten seriöse Schätzungen über die weltweite Betroffenheit vorgenommen werden. Durch die Festlegung auf den Grenzwert von BMI 25 war die Bevölkerungsmehrheit in den meisten Industrieländern als übergewichtig definiert worden. In den USA wurden auf diese Weise mehr als 35 Millionen ,Normalgewichtige' über Nacht zu ,Übergewichtigen' gemacht (Kuczmarski und Flegal 2000). Auf Grundlage der neuen Grenzwerte summierten sich die Schätzungen über die weltweite Betroffenheit von Übergewicht auf die Gesamtzahl von einer Milliarde Menschen. Diese Größenordnung hat hohe Symbolkraft. Denn nach Angaben der Welternährungsorganisation FAO litten zur Jahrtausendwende ebenfalls ca. eine Milliarde Menschen unter Hunger. In der Folge sprachen Ernährungswissenschaftler wie der US-Amerikaner Barry Popkin davon, dass zur Jahrtausendwende die Zahl der Übergewichtigen erstmals größer sein werde als die der Hungernden (vgl. u.a. Popkin 2007). Adipositas wurde durch die International Obesity Task Force (IOTF) zur „millenium disease" erklärt. Aus der globalen Adipositas-Epidemie konstruierten Sprachakrobaten „Globesity" (Delpeuch et al. 2009).

Fest steht: Ohne den Grenzwerte BMI 25 für Übergewicht wäre eine derart dramatisierende Problemwahrnehmung nicht denkbar gewesen. Begründet wurde die Wahl des niedrigen Grenzwertes mit den Ergebnissen von epidemiologischen Studien, die schon bei Werten um BMI 25 ein erhöhtes Risiko für Folgeerkrankungen, insbesondere Diabetes, Krebs, Herzkreislauf- und Gefäßerkrankungen prognostizierten.

Seit einigen Jahren aber werden diese Zusammenhänge von führenden Epidemiologen in Frage gestellt. Meta-Studien finden zwischen vielen der genannten *Krankheiten* und Übergewicht keine oder nur geringfügige Korrelationen. Die *Gesamtmortalität* sei im Übergewichtsbereich nicht höher als im Normalgewichtsbereich fanden Lenz, Richter und Mühlhauser nach einer Auswertung von 27 Metaanalysen über mehr als 400 Einzelstudien und 15 Kohortenanalysen mit insgesamt weit über einer Million Teilnehmern (Lenz et al. 2009). Ihre Ergebnisse fassen sie wie folgt zusammen: „Die Gesamtmortalität bei Übergewicht (BMI 25-30 kg/qm) im Vergleich zum Normalgewicht (BMI 18,5-25 kg/qm) ist nicht bis kaum erhöht... Insbesondere in der Kategorie eines ‚niedrig-normalen' BMI (18,5-22,5 kg/qm) ist das Mortalitätsrisiko gegenüber einem BMI von 27,5-30 kg/qm sogar erhöht. Zum Risikoanstieg oberhalb eines BMI von 28 kg/qm tragen vor allem vaskuläre Krankheiten, in den unteren BMI-Bereichen vor allem Krebserkrankungen bei. Diese Ergebnisse stellen eine Einteilung in BMI-Kategorien wie Normalgewicht oder Übergewicht daher grundsätzlich infrage." (Lenz et al. 2009: 647, vgl. auch Hauner 2009)

Verschiedene Längsschnittstudien bestätigen die Befunde von Lenz et al. So stellte die Düsseldorf Obesity Mortality Study (DOMS) schon 1999 eine signifikant erhöhte Sterblichkeit bei über 50-jährigen Frauen erst ab einem BMI größer 40 und bei entsprechend alten Männern erst ab einem BMI größer 36 fest (Bender et al. 1999).

Die zunehmenden Zweifel an den mit Übergewicht und Adipositas assoziierten Gesundheitsgefahren haben 2005 dazu geführt, dass die angenommene Zahl der mutmaßlich durch Übergewicht und Adipositas verursachten Todesfälle in den USA drastisch gesenkt wurde. Noch 2004 hatte eine Erhebung im Auftrag des staatlichen Gesundheitsinstituts Center for Disease Control and Prevention (CDC) zu den Folgen von Übergewicht und Adipositas prognostiziert, letztere verursachten ca. 400.000 Todesfälle pro Jahr und würden schon in naher Zukunft das Rauchen als vermeidbare Todesursache Nummer eins ablösen (Mokdad et al. 2004). 2005 wurde diese Zahl nach langer institutsinterner wie öffentlicher Diskussion auf 26.000 reduziert. Eine neue Studie kam zu dem Ergebnis, dass *Übergewicht* die *Lebenserwartung nicht einschränke* und dass die Mortalität bei der moderaten Adipositas (BMI 30-35) nur geringfügig erhöht sei (Flegal et al. 2005, vgl. auch Gregg et al. 2005).[1]

1 Die unterschiedlichen Ergebnisse der beiden Studien haben im Wesentlichen zwei Ursachen. Erstens wurden bei der zweiten Studie von Flegal et al. aktuelle Studien zur Bestimmung von

Obgleich die behaupteten gesundheitlichen Folgen von Übergewicht und Adipositas relativiert werden müssen, scheint doch zumindest die *starke Zunahme der Prävalenzen von Übergewicht und Adipositas* unstrittig. Doch auch hier lohnt genaues Hinsehen: denn Daten, die dies belegen könnten, liegen aus den meisten Ländern gar nicht vor. So galt in Deutschland schon in den 1970er Jahren die Bevölkerungsmehrheit als übergewichtig und jedes achte Kind sogar als adipös. Vergleiche mit heutigen Zahlen sind aber gar nicht möglich, denn die damaligen Angaben bezogen sich auf lokale Messungen, und die Definition von Übergewicht orientierte sich am Broca-Index und nicht am BMI; bei den damals untersuchten Kindern wurden nicht Körpergröße und -gewicht, sondern die Hautfaltendicke gemessen (vgl. DGE 1976).

Regionale Daten legen eine deutliche Zunahme von Übergewicht bei Kindern in Deutschland nahe (vgl. u.a Herpertz-Dahlmann et al. 2003). Inwieweit dies landesweite Gültigkeit beanspruchen darf, darüber kann allerdings spekuliert werden. Zudem zeigen aktuelle *Schuleingangsuntersuchungen*, dass der *Anstieg* von Übergewicht und Adipositas, zumindest bei den Schulanfängern, wohl vorerst *gestoppt* ist (vgl. Helmert et al. in diesem Band).

Auch in den USA mehren sich die Anzeichen dafür, dass die ‚obesity epidemic' zeitgleich mit ihrer ‚Entdeckung' ihren vorläufigen Höhepunkt erreicht haben könnte. Zwar hat sich dort die Zahl der erwachsenen Adipösen zwischen 1980 und 2000 verdoppelt, seit 1999 ist aber bei den Frauen kein signifikanter Anstieg mehr feststellbar. Bei den Männern haben sich die Zahlen ab 2003 stabilisiert (Flegal et al. 2010). Bei den US-amerikanischen Kindern, bei denen für die 1980er und die frühen 1990er Jahren ebenfalls ein starker Anstieg belegt ist, stagnieren die Zahlen schon seit Ende der 1990er Jahre (Ogden et al. 2010).

Vor diesem Hintergrund ist es mindestens aus zwei Gründen problematisch, von einer Adipositas- bzw. Übergewichts-Epidemie zu sprechen: Erstens sind die gesundheitlichen Folgen offensichtlich überschätzt worden, so dass die Analogie zu tödlichen Infektionskrankheiten unangebracht erscheint. Zweitens ist der Anstieg in den USA fürs erste gestoppt, während in Ländern wie Deutschland Zwei-

---

relativen Risiken für die wichtigsten Risikofaktoren von Übergewicht zugrunde gelegt. So gab es etwa bei Herzkreislauferkrankungen einen massiven Rückgang bei der Mortalität. Ähnlich wie in Deutschland hat sich in den USA die Anzahl der tödlich verlaufenden Herzkreislauferkrankungen pro 100.000 Einwohner zwischen 1980 und 2000 halbiert. Der Rückgang in der Gruppe der Übergewichtigen und Adipösen fiel noch deutlich höher aus. Die zweite Ursache betrifft die Auswahl des Referenzgewichts. In früheren Studien wurden als Referenzkategorien für Normalgewicht in der Regel Werte um BMI 23 angenommen. Wird im Gegensatz dazu jedoch die ganze Spannbreite des Normalgewichts (BMI 18,5-25) als Referenzkategorie definiert, wird die Relevanz des ‚Risikofaktors' Übergewicht sowie der moderaten Adipositas in Frage gestellt.

fel angebracht sind, ob in den letzten Jahrzehnten ein vergleichbar deutlicher Anstieg überhaupt stattgefunden hat.

Die Aussagekraft des BMI bei Kindern und Jugendlichen

Die *BMI-Grenzwerte* für *Erwachsene* sind nur eine *Hilfskonstruktion*, um den Fettanteil an der Körpergesamtmasse zu ermitteln. Die vergleichsweise hohe Korrelation zwischen BMI und Fettanteil an der Körpergesamtmasse bei Erwachsenen ($0{,}7 < r < 0{,}8$) wird von der Fachwelt als ausreichend angesehen, um die Verwendung des BMI zur Diagnose von Übergewicht und Adipositas zu rechtfertigen.

Eine vergleichbar hohe Korrelation zwischen BMI und Fettanteil an der Körpergesamtmasse liegt bei *Kindern* nicht vor (Widhalm et al. 2001). Bei unter 10-jährigen liegt der Korrelationskoeffizient zwar noch bei 0,63 für Mädchen bzw. 0,73 für Jungen, im Altersintervall von 10 bis 18 Jahren liegt er dagegen nur noch bei 0,38 bzw. 0,27. Spätestens mit Eintritt des zehnten Lebensjahres kann kaum noch von einem nennenswerten statistischen Zusammenhang zwischen BMI und Körperfettmasse gesprochen werden.

Für Kinder und Jugendliche liegen keine Studien vor, die eine Verkürzung der Lebenserwartung bzw. ein signifikant häufigeres Auftreten von Krankheiten ab einem spezifischen BMI-Wert nachweisen könnten (Dekalat 2003). *Grenzwerten für Kinder und Jugendliche* haftet daher stets der Makel an, *keine valide Aussage* bezüglich einer messbaren gesundheitlichen Gefährdung zu treffen.

Auch die häufig geäußerte Behauptung, aus dicken Kindern würden mit hoher Wahrscheinlichkeit dicke Erwachsene, die gerne zur Rechtfertigung der Aussagekraft des BMI bei Kindern herangezogen wird, ist umstritten. „Übergewicht bei Kindern und Jugendlichen ist nicht immer streng mit der Manifestation einer Adipositas im Erwachsenenalter assoziiert", schreiben z.B. die Autoren der renommierten Kieler Adipositas-Präventionsstudie KOPS (Danielzik et al. 2004: 728).

Zu ähnlichen Ergebnissen gelangt auch eine ältere Studie aus den USA, die die Vorhersagekraft des BMI für eine Adipositas im Alter von 35 Jahren ermittelte. Bei Achtzehnjährigen sei die Aussagekraft des BMI sehr hoch, bei Dreizehnjährigen befriedigend, bei vorpubertären Kindern hingegen als mangelhaft einzuschätzen (Guo et al. 1994). Eine Längsschnittstudie aus Großbritannien ermittelte, dass lediglich 52% der adipösen Zehnjährigen im Alter von 30 Jahren ebenfalls adipös waren (Viner und Cole 2005). Wie gering die Aussagekraft dieser Zahlen letztlich ist, zeigt das Gesamtergebnis der Studie. Während im Alter von 10 Jahren 4,3% der Untersuchten als adipös klassifiziert wurden, waren es im Alter von 30 Jahren schon 16,3%. Nur ein geringer Anteil (13,7%) der adipösen Dreißigjährigen galt im Alter von zehn Jahren schon als adipös. Entsprechend hätte eine frühzeitige selektive Prävention selbst bei hoher Erfolgsquote nur einen geringen Teil des Vorkommens an Adipositas im Erwachsenenalter verhindern können.

Offensichtlich ist der BMI von Kindern also weder ein geeigneter Indikator für eine valide Bestimmung von Adipositas im Sinne eines kritisch erhöhten Fettanteils an der Körpergesamtmasse, noch ein brauchbarer Prädiktor für den Eintritt von Adipositas im Erwachsenenalter.

Aufgrund der geringen Vorhersagekraft frühkindlicher BMI-Werte für die Entwicklung der Adipositas im Erwachsenenalter werden in der Literatur andere Indikatoren als Prädiktoren einer späteren Adipositas genannt: dazu zählen u.a. ein hohes Geburtsgewicht (Dekalat 2003, Rasmussen und Johansson 1998, Parsons et al. 1999), eine kurze Stilldauer (Koletzko und v. Kries 2001), starke Wachstumsphasen (Monteiro und Victoria 2005, Baird et al. 2005), der BMI der Eltern (Mossberg 1989) sowie der sozioökonomischen Status des Haushaltes, in dem die Kinder aufwachsen (vgl. u.a. Parsons et al. 1999). Die Aufzählung macht deutlich, dass ein hoher BMI-Wert nur ein Risikofaktor unter vielen für eine mögliche Manifestation von Adipositas im Erwachsenenalter ist.

Die wichtigsten Referenzsysteme zur Bestimmung von Übergewicht, Adipositas und Untergewicht bei Kindern

Ob ein Kind als untergewichtig, übergewichtig oder adipös eingestuft wird, hängt nicht allein von seiner Körpergröße, seinem Gewicht, seinem Alter und seinem Geschlecht ab, sondern auch davon, wo es geboren wurde. Kinder etwa, die in Frankreich das Licht der Welt erblickten bzw. dort eingeschult wurden, gelten im Vergleich mit ihren deutschen Altersgenossen schon mit einem deutlich geringeren BMI als übergewichtig. Es gibt diverse *länderspezifische* und einige *internationale Referenzwerte*, um Übergewicht und Adipositas bei Kindern zu klassifizieren. Vier davon werden in der Literatur besonders häufig verwendet.

Tabelle 1: Übergewicht und Adipositas nach Referenzgruppen (männlich)

Alter [J.]	**Übergewicht männliche Kinder und Jugendliche**				**Adipositas männliche Kinder und Jugendliche**			
	Rolland-Cachera	Kromeyer-Hauschild	Cole	WHO	Rolland-Cachera	Kromeyer-Hauschild	Cole	WHO
2	18,3	18,0	18,4	17,3	19,2	19,1	20,1	18,9
3	17,6	17,6	17,9	16,9	18,4	18,8	19,6	18,4
4	17,2	17,5	17,6	16,7	18,0	18,8	19,3	18,2
5	17,1	17,6	17,4	16,6	17,9	19,0	19,3	18,3
6	17,1	17,9	17,6	16,8	18,0	19,4	19,8	18,5
7	17,3	18,3	17,9	17,0	18,3	20,2	20,6	19,0
8	17,7	19,0	18,4	17,4	18,7	21,1	21,6	19,7
9	18,2	19,8	19,1	17,9	19,3	22,2	22,8	20,5
10	18,6	20,6	19,8	18,5	20,0	23,4	24,0	21,4
11	19,2	21,4	20,6	19,2	20,6	24,5	25,1	22,5
12	19,9	22,3	21,2	19,9	21,4	25,4	21,7	23,6
13	20,6	23,0	21,9	20,8	22,3	26,3	26,8	24,8
14	21,5	23,7	22,6	21,8	23,2	27,0	27,6	25,9
15	22,3	24,4	23,3	22,7	24,1	27,5	28,3	27,0
16	23,0	24,9	23,9	23,5	24,9	28,0	28,9	27,9
17	23,6	25,4	24,5	24,3	25,5	28,4	29,4	28,6
18	24,1	25,9	25,0	24,9	26,0	28,8	30,0	29,2
18+	25,0	25,0	25,0	25,0	30,0	30,0	30,0	30,0

Quellen: Rolland-Cachera et al. 1991, Kromeyer-Hauschild et al. 2001, Cole et a. 2000, WHO 2006

Tabelle 2: Übergewicht und Adipositas nach Referenzsystemen (weiblich)

Alter [J.]	**Übergewicht weibliche Kinder und Jugendliche**				**Adipositas weibliche Kinder und Jugendliche**			
	Rolland-Cachera	Kromeyer-Hauschild	Cole	WHO	Rolland-Cachera	Kromeyer-Hauschild	Cole	WHO
2	18,2	17,9	18,0	17,1	19,1	19,0	19,8	18,7
3	17,5	17,6	17,6	16,8	18,4	18,8	19,4	18,4
4	17,1	17,5	17,3	16,8	17,9	18,9	19,2	18,5
5	16,8	17,7	17,2	16,9	17,7	19,2	19,2	18,8
6	16,8	18,0	17,3	17,0	17,7	19,7	19,7	19,2
7	17,0	18,5	17,8	17,3	18,0	20,4	20,5	19,8
8	17,5	19,3	18,4	17,7	18,5	21,5	21,6	20,6
9	17,9	20,0	19,1	18,3	19,1	22,5	22,8	21,5
10	18,6	20,8	19,9	19,0	19,9	23,5	23,5	22,6
11	19,4	21,6	20,7	19,9	20,9	24,5	24,5	23,7
12	20,3	22,5	21,7	20,8	22,0	25,5	25,5	25,0
13	21,3	23,3	22,6	21,8	23,1	26,3	26,3	26,2
14	22,1	24,1	23,3	22,7	24,2	27,0	27,0	27,3
15	23,0	24,6	23,9	23,5	25,1	27,5	27,5	28,2
16	23,6	24,9	24,4	24,1	25,7	27,7	27,7	28,9
17	23,9	25,1	24,7	24,5	26,1	27,7	27,7	29,3
18	24,2	25,3	25,0	24,8	26,3	27,8	27,8	29,5
18+	25,0	25,0	25,0	25,0	30,0	30,0	30,0	30,0

Quellen: Rolland-Cachera et al. 1991, Kromeyer-Hauschild et al. 2001, Cole et a. 2000, WHO 2006

Rolland-Cachera

Das Referenzsystem von Rolland-Cachera et al. (1982 und 1991) ist das Ergebnis einer französischen Längsschnittuntersuchung der 1950er bis 1970er Jahre (Weiten und Hesse 2005: 201, Dekalat 2003: 54). 494 Kinder wurden von ihrem ersten Lebensmonat an erfasst, 117 von ihnen wurden bis zum Erreichen des 16. Lebensjahrs beobachtet (Rolland-Cachera et al. 1982: 179). 1982 publizierten Rolland-Cachera et al. erste Ergebnisse dieser Studie. Die Daten wurden später mit zusätzlichem Material vervollständigt, so dass nun Tabellen für die jeweiligen Perzentile der französischen Bevölkerung von der Geburt bis zum 87. Lebensjahr vorliegen (Rolland-Cachera et al. 1991). Als Übergewicht definierten Rolland-Cachera et al. das 90. Perzentil, als Adipositas das 97. Perzentil: das sind diejenigen 10 bzw. 3% der Kinder und Jugendlichen, die in der Gewichtsverteilung ihrer Alters- und Geschlechtergruppe das höchste Gewicht aufweisen. Den Studien Rolland-Cacheras et al. verdankt die Fachwelt zudem die Entdeckung des ‚adiposity rebound' (Rolland-Cachera et al. 1984). Unter ‚adiposity rebound' versteht man das Phänomen, dass der BMI bei Kindern nach der Geburt stark ansteigt, bald darauf abfällt und erst im Alter von vier bis sieben Jahren wieder zunimmt. Rolland-Cachera et al. stellten fest, dass der Zeitpunkt, ab dem der BMI eines Kindes erneut ansteigt, eine Prognose über das spätere Gewicht ermöglicht. Im Gegensatz dazu lasse der BMI von Einjährigen keinerlei Rückschlüsse auf deren Gewicht als Jugendliche bzw. Erwachsene zu (Rolland-Cachera et al. 1984: 130).
Bemerkenswert ist, wie viel niedriger die Referenzwerte von Rolland-Cachera im Vergleich zu denen von Cole bzw. Kromeyer-Hauschild liegen. Neben der Tatsache, dass die französische Bevölkerung insgesamt dünner ist als die US-amerikanische, aber auch als die britische oder die deutsche, liegt dies vor allem daran, dass mit der Erhebung der Daten bereits 1953 begonnen wurde. Die Referenzwerte von Rolland-Cachera werden nicht nur in Frankreich verwendet, sondern auch von der European Childhood Obestiy Group (ECOG) empfohlen. Sie gelten als besonders aussagekräftig, weil sie vor dem Einsetzen der ‚Übergewichts-Epidemie' erhoben wurden. Andererseits aber verweist dieser Aspekt auf die Problematik für die Aussagekraft aller Mess- und Klassifikationsverfahren, die anstelle von physiologischen Parametern auf statistischen Verteilungen beruhen: Die schwersten 10% einer Population per Definition als übergewichtig und die schwersten 3% als adipös zu bezeichnen, vermag weder etwas über die Statur der Betroffenen, noch über die physiologische Zusammensetzung ihrer Körper, geschweige denn etwas über gesundheitliche Risiken auszusagen.

Kromeyer-Hauschild

2001 entwickelte ein Team um Kromeyer-Hauschild aus einem Sample an Datensätzen ein eigenes nationales Referenzsystem für Deutschland. Da die Daten der beiden bis dato auch hierzulande eingesetzten Referenzsysteme von Rolland-Cachera und Cole für Deutschland als nicht repräsentativ galten, wurde versucht, einen nationalen Index zu kreieren. Er soll die Voraussetzung dafür bieten, qualifizierte Aussagen über das Problem Übergewicht und Adipositas bei Kindern und Jugendlichen in Deutschland treffen zu können (Kromeyer-Hauschild et al. 2001).

Das Sample, das den deutschen Referenzwerten zugrunde liegt, enthält 17.147 Jungen und 17.275 Mädchen im Altern von 0 bis 18 Jahren. Bei den berücksichtigten Studien handelt es sich ausnahmslos um Querschnittstudien, die nach 1985 erhoben wurden und bei denen, mit Ausnahme der bundesweiten Verzehrsstudie, Körpergröße und -gewicht von qualifiziertem Personal tatsächlich gemessen wurden und somit nicht auf Selbstangaben beruhen (Kromeyer-Hauschild et al. 2001: 809f).

Ein Vergleich der Perzentilkurven von Rolland-Cachera und Kromeyer-Hauschild zeigt, dass die Mediane (50. Perzentile) dieser Referenzsysteme kaum voneinander abweichen, und auch das 3. und 10. Perzentil weitgehend identisch sind. Dagegen liegen die Werte für das 90. und 97. Perzentil, also diejenigen Punkte, die für die Bestimmung von Übergewicht und Adipositas bei Minderjährigen herangezogen werden, bei Kromeyer-Hauschild teilweise erheblich höher, verglichen mit den von Rolland-Cachera ermittelten Werten (vgl. Tabelle 3 & 4), wobei hiervon die jüngeren und jüngsten Kinder noch am wenigsten betroffen sind.

Cole

Der internationale Referenzwert von Cole et al. (2000) wird von der International Obesity Task Force (IOTF) und der mit ihr assoziierten International Association for the Study of Obesity (IASO) empfohlen. Cole et al. haben Daten aus Brasilien, Großbritannien, Hongkong, den Niederlanden, Singapur und den USA zusammengetragen, wobei im Fall der USA darauf geachtet wurde, nicht die neuesten Zahlen einzubeziehen, um die Referenzwerte auf eine Basis vor dem Anstieg des Übergewichts zu stützen (Dekalat 2003: 54). Coles Sample umfasst 97.876 Jungen und 94.851 Mädchen (Cole et al. 2000: 1240). Die Stichproben für die einzelnen Nationen sind in etwa gleich groß. Fast alle Datensätze decken die Altersspanne von 2 bis 18 Jahren ab, für Singapur fehlen Daten für die Gruppe der zwei- bis sechsjährigen (Cole et al.: 1241) Cole errechnete für jeden Datensatz Perzentile und legte die beiden Perzentilkurven als Grenzwert fest, die nach einer Standardisierung durch z-Transformation im Alter von 18 Jahren in die BMI-Grenzwerte für Erwachsene münden (Dekalat 2003: 55). Die jeweiligen Perzentile wurden für jedes Alter als Grenzwert für Übergewicht bzw. Adipositas angenommen. Dieses Vorgehen wurde für alle sechs Datensätze wiederholt. Aus den sechs Perzentilkurven wurde anschließend der Durchschnitt errechnet (Cole et al. 2000: 1241f.). Coles Methode setzt die „mathematisch notwendige Annahme, dass Übergewicht und Adipositas im Kindes- und Jugendalter gleichmäßig über die Altersklassen verteilt sei“ (Dekalat 2003: 55), voraus. Aber nicht nur an dieser Annahme wurde Kritik geübt. So sei auch die Auswahl der Länder für eine internationale Studie fragwürdig. In der Tat fehlt nicht nur Afrika völlig, sondern auch Asien ist mit den beiden südostasiatischen Stadtstaaten Hongkong und Singapur unzureichend repräsentiert. Angaben zur Definition von Untergewicht macht Cole im Gegensatz zu den Indizes von Rolland-Cachera und Kromeyer-Hauschild nicht.

WHO

Der WHO-Index ist aus zwei Referenzwerten zusammengesetzt. Zum einen aus einer US-amerikanischen Längsschnittstudie, die Kinder von der Geburt bis zur Volljährigkeit begleitet hat. Zum anderen aus einem Sample von Längsschnittstudien, die mit Kleinkindern von der Geburt bis zum fünften Lebensjahr in insgesamt sechs Ländern durchgeführt wurden.

Bis 1995 orientierte sich die WHO bei der Bestimmung von idealen Wachstumsverläufen in Bezug auf Körpergröße und Körpergewicht an US-amerikanischen Perzentilen, die auch in den USA zur Definition von Untergewicht, Übergewicht, Adipositas und Wachstumsstörungen bei Minderjährigen herangezogen wurden. Dabei handelt es sich um die 1977 durch das United States National Center for Health Statistics (NCHS) veröffentlichen Tabellen zur Bestimmung eines optimalen Größen- und Gewichtswachstums (Hamil et al. 1977). Diese Tabellen fanden nicht nur in Arztpraxen, Krankenhäusern und Kliniken in den USA Anwendung, sondern wurden auch von der WHO übernommen und weltweit verbreitet (WHO 1978).

Die Daten des NCHS stammen aus einer groß angelegten Längsschnittstudie. Von 1929 bis 1975 wurden Kinder in der Gemeinde Yellow Springs im US-Bundesstaat Ohio regelmäßig gemessen und gewogen (Hamil et al. 1977 und 1979). Doch die Studie blieb aus mehreren Gründen limitiert. Die untersuchten Kinder stammten ausnahmslos aus europäischstämmigen und ganz überwiegend aus Mittelschichtfamilien. Außerdem wurden die Daten in vierteljährlichen Abständen erhoben, was die Exaktheit, insbesondere bei den Säuglingen, fragwürdig erscheinen lässt. Zudem ist das Wachstum von Säuglingen davon abhängig, ob diese gestillt oder mit Flaschenmilch ernährt werden. Nach elf Jahren intensiver Diskussion veröffentlichte die WHO 2006 eigene Grenzwerte für die Gruppe der 0- bis 5-Jährigen (WHO 2006). Die Referenzwerte entstanden auf Basis von Daten, die zwischen 1997 und 2003 in Brasilien, Ghana, Indien, Norwegen, dem Oman und den USA gewonnen wurden. Das WHO-Sample berücksichtigte ausschließlich Säuglinge, die mindestens die ersten sechs Monate gestillt wurden. Um möglichst große Genauigkeit zu erlangen, wurden Größe und Gewicht in den ersten beiden Lebensmonaten vierzehntägig, später monatlich gemessen. Das erklärte Ziel der neuen WHO-Growth Charts war es herauszufinden, „how all children should grow rather than merely describing how children grew at a specified time and place" (de Onis et al. 2006: 942). Ob allerdings ein weltweit einheitlicher Index für Kinder angesichts großer genetischer Unterschiede überhaupt sinnvoll sei, blieb unter den Experten umstritten (Butte et al. 2007: 154).

Neben einer sinnvollen Definition von Untergewicht und Wachstumsstörungen bei Kleinkindern, war die WHO auch an einem *weltweiten Index* zur Definition von Übergewicht und Adipositas bei Kindern und Jugendlichen interessiert. Um diesem Ziel näher zu kommen, kreierten Experten der Organisation einen globalen Index, der drei Kriterien gerecht werden sollte. Erstens sollten darin die neu erhobenen Zahlen für Kleinkinder berücksichtigt werden. Zweitens sollte der neue Index auf Daten beruhen, die vor dem starken Anstieg von Übergewicht und Adipositas bei Kindern erhoben wurden.[2] Drittens sollten die Grenzwerte möglichst nahtlos in die bestehenden Grenzwerte für Erwachsene münden (vgl. de Onis et al. 2007b).

Im Ergebnis wurden die Perzentilverläufe aus der Untersuchung von 2006 (WHO 2006) für Kinder bis zum Alter von fünf Jahren und die NCHS-Charts von 1977 für Kinder und Jugendliche im Alter von fünf bis 19 Jahren zusammengefügt (vgl. de Onis 2007b). Das 85. Perzentil aus den beiden Studien wurde als Grenzwert für Übergewicht definiert, das 97. Perzentil als Grenzwert für Adipositas. Die Perzentilverläufe wurden mit statistischen Verfahren geglättet, so dass die Grenzwerte geringfügig von den Perzentilen abweichen. Der Übersichtlichkeit halber enthalten die Tabellen 3 und 4 neben dem Median (50. Perzentil) nur die 85. bzw. 90. sowie die 97. Perzentile.

2 Auf die Berücksichtigung neuer Daten für die Gruppe der 5- bis 19-Jährigen wurde daher bewusst verzichtet. Zur Begründung hieß es: „It is now widely accepted that using descriptive samples of populations that reflect a secular trend towards overweight and obesity to construct growth references results inadvertently in an undesirable upward skewness leading to an underestimation of overweight and obesity and an overestimation of undernutrition." (de Onis et al. 2007b: 660).

Tabelle 3: Perzentilverläufe nach Referenzsystem (männlich)

Alter [J]	Index / Perzentile bei Kromeyer-Hauschild. Rolland-Cachera und WHO (männlich)								
	R-C 50. P	K-H 50. P.	WHO 50. P	R-C 90. P	K-H 90. P	WHO 85. P	R-C 97. P.	K-H 97. P	WHO 97. P
2	16,6	16,1	16,0	18,3	18,0	17,4	19,2	19,1	18,7
3	16,0	15,6	15,6	17,6	17,6	17,0	18,4	18,8	18,2
4	15,7	15,5	15,3	17,2	17,5	16,7	18,0	18,8	18,0
5	15,5	15,4	15,2	17,1	17,6	16,7	17,9	19,0	18,1
6	15,4	15,5	15,3	17,1	17,9	16,8	18,0	19,4	18,3
7	15,5	15,7	15,5	17,3	18,3	17,1	18,3	20,2	18,8
8	15,8	16,0	15,7	17,7	19,0	17,5	18,7	21,1	19,4
9	16,0	16,4	16,0	18,2	19,8	18,0	19,3	22,2	20,1
10	16,4	16,9	16,4	18,6	20,6	18,6	20,0	23,4	21,0
11	16,7	17,4	16,9	19,2	21,4	19,3	20,6	24,5	22,0
12	17,2	18,0	17,5	19,9	22,3	20,1	21,4	25,4	23,1
13	17,8	18,6	18,2	20,6	23,0	20,9	22,3	26,3	24,2
14	18,5	19,3	19,0	21,5	23,7	21,9	23,2	27,0	25,3
15	19,1	19,9	19,8	22,3	24,4	22,8	24,1	27,5	26,4
16	19,8	20,5	20,5	23,0	24,9	23,7	24,9	28,0	27,3
17	20,4	21,0	21,1	23,6	25,4	24,4	25,5	28,4	28,0
18	21,0	21,6	21,7	24,1	25,9	25,0	26,0	28,8	28,6

Quellen: Rolland-Cachera et al. 1991 (R-C), Kromeyer-Hauschild et al. 2001 (K-H), WHO 2006

Tabelle 4: Perzentilverteilung nach Referenzsystem (weiblich)

Alter [J]	Index / Perzentile bei Kromeyer-Hauschild. Rolland-Cachera und WHO (weiblich)								
	R-C 50. P	K-H 50. P	WHO 50. P	R-C 90. P	K-H 90. P	WHO 85. P	R-C 97. P	K-H 97. P	WHO 97. P
2	16,4	15,9	15,7	18,2	17,9	17,2	19,1	19,0	18,5
3	15,9	15,4	15,4	17,5	17,6	16,9	18,4	18,8	18,2
4	15,5	15,3	15,3	17,1	17,5	16,8	17,9	18,9	18,3
5	15,2	15,3	15,3	16,8	17,7	17,0	17,7	19,2	18,6
6	15,1	15,4	15,3	16,8	18,0	17,1	17,7	19,7	18,9
7	15,2	15,6	15,4	17,0	18,5	17,4	18,0	20,4	19,4
8	15,4	16,0	15,7	17,5	19,3	17,8	18,5	21,5	20,2
9	15,7	16,5	16,1	17,9	20,0	18,4	19,1	22,5	21,1
10	16,2	16,9	16,6	18,6	20,8	19,1	19,9	23,5	22,1
11	16,7	17,5	17,2	19,4	21,6	20,0	20,9	24,5	23,2
12	17,4	18,2	18,0	20,3	22,5	20,9	22,0	25,5	24,4
13	18,1	18,9	18,8	21,3	23,3	21,9	23,1	26,3	25,6
14	18,9	19,6	19,6	22,1	24,1	22,9	24,2	27,0	26,7
15	19,5	20,2	20,2	23,0	24,6	23,7	25,1	27,5	27,6
16	20,0	20,6	20,7	23,6	24,9	24,2	25,7	27,5	28,2
17	20,3	21,0	21,0	23,9	25,1	24,7	26,1	27,7	28,6
18	20,4	21,3	21,3	24,2	25,3	24,9	26,3	27,8	28,9

Quellen: Rolland-Cachera et al. 1991 (R-C), Kromeyer-Hauschild et al. 2001 (K-H), WHO 2006

Diskussion und Fazit

So beschränkt die Aussagekraft des BMI bei Kindern und Jugendlichen hinsichtlich gesundheitlicher Gefährdungen oder der Verstetigung von Adipositas im Erwachsenenalter auch sein mag, kann doch mit Hilfe aller Referenzwerte der Einfluss von soziographischen und geographischen Faktoren ermittelt und mit entsprechendem zeitlichem Abstand eine Zu- bzw. Abnahme der Prävalenz von Übergewicht und Adipositas bei Kindern festgestellt werden. Referenzwerte treffen *keine Aussagen über die Relevanz des Problems*, sondern dienen in erster Linie der vergleichenden Analyse von Zeitreihen, Untergruppen oder Populationen.

Die Wahl des *Referenzsystems* beeinflusst die Beurteilung des Problems Übergewicht und Adipositas bei Kindern in mehrfacher Hinsicht. Zunächst hängt davon die *quantitative Einschätzung des Problems* ab. Die überwiegende Mehrzahl der Journalisten und Politiker sind nicht mit der Aussagekraft der Referenzwerte zur Feststellung von Übergewicht und Adipositas bei Kindern vertraut. Häufig kursieren daher in der öffentlichen Debatte zum Thema Übergewicht bei Kindern hohe Prozentangaben, über deren Zustandekommen weitgehende Unkenntnis herrscht. So beklagte etwa Renate Künast in ihrer Regierungserklärung „Eine neue Ernährungsbewegung für Deutschland" vom Juni 2004, dass in Deutschland jedes fünfte Kind und jeder dritte Jugendliche übergewichtig sei. Diese hohen Zahlen entstehen, wenn Ergebnisse anhand des Referenzsystems von Rolland-Cachera gewonnen werden (Wabitsch 2004). Wird dagegen nach anderen Referenzsystemen, wie dem internationalen Index von Cole oder dem deutschen Index von Kromeyer-Hauschild ausgewertet, fallen die Zahlen deutlich niedriger aus. Seit der Veröffentlichung der Daten des Kinder- und Jugendgesundheitssurveys (KIGGS) im Herbst 2006 gelten 15% der in Deutschland lebenden Kinder und Jugendlichen als übergewichtig und 6% als adipös (Kurth und Schaffrath Rosario 2007). Doch immer noch werden von höchster Stelle sehr viel höhere Zahlen verbreitet. So zitiert die Zeitung ‚Die Welt' im September 2007 die damalige Familienministerin Ursula von der Leyen mit der Aussage, in Deutschland sei „jedes dritte Kind übergewichtig" (Siem 2007).

Die Wahl des *Referenzsystems* kann die Ergebnisse aber auch *inhaltlich beeinflussen* (Dekalat 2003: 62). Wenn z.B. Prävalenzunterschiede zwischen Mädchen und Jungen untersucht werden sollen, macht es einen entscheidenden Unterschied, welcher Referenzwert als Vergleichsbasis herangezogen wird. So sind bei der Auswertung von Schuleingangsuntersuchungen in Berlin signifikante *Unterschiede zwischen den Geschlechtern* nur bei Verwendung von Referenzdaten nach Rolland-Cachera feststellbar (Dekalat 2003: 62). Auch bei der Auswertung von Schuleingangsuntersuchungen in Bayern hängen Prävalenzunterschiede zwischen den Geschlechtern von der Wahl des Index ab. Während bei Verwendung von Kromeyer-Hauschild die Adipositasprävalenzen von Schulanfängern in Bayern für Jungen und Mädchen fast identisch sind, liegt die Prävalenz übergewichtiger Mädchen bei einer Auswertung nach Cole signifikant höher als die der Jungen (Gesundheitsmonitor Bayern 2004: 2).

Obwohl sich der nationale Index von Kromeyer-Hauschild in Deutschland faktisch durchgesetzt hat, reißt die Debatte darum, welcher Referenzwert zur Darstellung der Problematik angemessen ist, nicht ab. Dies zeigt u.a. die Diskussion, die nach Veröffentlichung der bislang größten Studie mit Messdaten zur Prävalenz von Übergewicht und Adipositas in Deutschland, dem Kinder und Jugendgesundheitssurvey (KiGGS), eingesetzt hat.

„Um die aktuellen Ergebnisse des KiGGS zu Übergewicht und Adipositas bei Kindern und Jugendlichen in Relation zu vorhergehenden Resultaten setzen zu können, wurden die repräsentativen KiGGS-BMI-Daten trotz bekannter Mängel des Kromeyer-Hauschild-Referenzsystems in Relation zu letzterem gesetzt", kommentieren Kurth und Schaffrath Rosario die Wahl des deutschen Indexes zur Darstellung der KiGGS-Ergebnisse (Kurth und Schaffrath Rosario 2007). „Dies ersetzt aber nicht die Diskussion zur Notwendigkeit eines neuen Referenzsystems", fahren sie fort und bringen dafür die von ihnen ermittelten Perzentile ins Spiel.

Problematisch an der Verwendung von aus KiGSS-Daten gewonnenen Perzentilen zur *Etablierung eines neuen deutschen Referenzsystems* sei aber, dass diese zu einem Zeitpunkt erhoben worden seien, als die ‚Übergewichts-Epidemie' in Deutschland bereits eingesetzt habe. Da sich bei einem Anstieg der BMI-Werte in einer Population auch die Perzentile so veränderten, dass Prävalenzdaten zu Übergewicht und Adipositas zwangsläufig deutlich niedriger ausfallen müssten, würde ein neuer Index das Problem als weniger gravierend darstellen, selbst wenn der Anteil von Menschen mit zuviel Körperfett und -gewicht faktisch angestiegen ist. Auf dieses Dilemma könne man wiederum durch die Festlegung von niedrigeren Perzentilen als Grenzwerte reagieren. Statt des 90. Perzentils wäre dann beispielsweise das 80. oder das 85. Perzentil als Grenzwert für juveniles Übergewicht und statt des 97. – vergleichbar mit der Praxis in Großbritannien und den USA – das 95. Perzentil zur Definition von kindlicher Adipositas denkbar, so Kurth und Schaffrath Rosario (2007: 741).

Für den Vorschlag des KiGGS-Teams spricht, dass die Qualität ihrer Erhebung dem Datensample von Kromeyer-Hauschild weit überlegen ist. Problematisch an dem Vorschlag ist allerdings, dass ein solcher auf KiGGS-Datenbasis erhobener Index jede Aussage über die Zu- bzw. Abnahme von Übergewicht und Adipositas bei Kindern unmöglich machen würde, und zwar unabhängig davon, welche Perzentilen zur Definition von Übergewicht und Adipositas herangezogen werden. Ganz abgesehen davon, dass dieses Verfahren an der grundsätzlichen Problematik der fehlenden wissenschaftlichen Begründung der Grenzen für Unter-, Normal-, Übergewicht und Adipositas bei Kindern und Jugendlichen anhand plausibler physiologischer Parameter nichts ändern würde.

Bleibt die Frage, ob ein internationaler Grenzwert einem nationalen Grenzwert vorzuziehen ist. Der Versuch von Cole et al., einen internationalen Grenzwert zur Definition von Übergewicht und Adipositas bei Kindern zu definieren, kann als gescheitert betrachtet werden. Er spielt in der aktuellen Literatur kaum noch eine Rolle. Die meisten Industrieländer haben mittlerweile nach US-amerikanischem Vorbild nationale Referenzwerte entwickelt. Es bleibt offen, ob der erneute Versuch der WHO, einen internationalen Referenzwert zu etablieren, erfolgreicher sein wird. Wahrscheinlich ist, dass vor allem Entwicklungsländer, die bislang noch keine nationalen Referenzwerte ermittelt haben, sich am WHO-Referenzwert orientieren werden. Denkbar ist außerdem, dass der WHO-Referenzwert für internationale Vergleich an Bedeutung gewinnen und den hierfür bislang benutzten Referenzwert von Cole et al. sukzessive ablösen wird.

Der WHO-Referenzwert von 2006 erlaubt eine quantitative Vergleichbarkeit von Prävalenzen über Staatsgrenzen hinweg. Eine qualitative Aussage über das Problem Übergewicht und Adipositas bei Kindern lässt sich mit ihm allerdings ebenso wenig treffen wie mit den anderen Referenzwerten.

Literatur

Baird, J., Fisher, D., Lucas, P. et al. 2005: Being big or growing fast: Systematic review of sights and growth in infancy and later obesity. In: British Medical Journal 331: 929.

Bender, R., Jöckel, K.-H., Trautner, C. et al. 1999: Effect of Age on Excess Mortality in Obesity. Journal of the American Medical Association 281: 1498-1504.

Butte, N., Garza, C. und de Onis, M. 2007: Evaluation of the Feasibility of International Growth Standards for School-Aged-Children and Adolescents. The Journal of Nutrition Symposium. A New 21st Century International Growth Standard for Infants and Young Children: 153-157.

Campos, P. 2004: The Diet Myth. Why America's Obsession with weight is hazardous to your health. New York.

Cole, T., Bellizzi, M., Flegal, K. et al. 2000: Establishing a standard definition for child overweight and obesity worldwide: international survey. British Medical Journal 320: 1240-1245.

Danielzik, S., Czerwinski-Mast, M., Langnäse, K. et al. 2004: Parental overweight, socioeconomic status and high birth weight are the major determinants of overweight and obesity in 5-7-year old children. Baseline data of the Kiel Obesity prevention study (KOPS). International Journal of Obesity 28: 1494-1502.

de Onis, M., Onyango, A., Borghi, E. et al. 2006: Comparison of the WHO Child Growth Standards and the National Center for Health Statistics/WHO international growth reference: implications for child health programmes. Public Health Nutrition 9: 942-947.

de Onis, M., Garza, C., Onyango, A. et al. 2007a: Comparison of the WHO Child Growth Standards and the CDC 2000 Growth Charts. In: The Journal of Nutrition Symposium: A New 21st Century International Growth Standard for Infants and Young Children: 144-148.

de Onis, M., Onyango, A., Borghi, E. et al. 2007b: Development of a WHO growth reference for school-aged children and adolescents. Bulletin of the World Health Organization 85: 660-667.

Dekalat, D. 2003: Zur gesundheitlichen Lage von Kindern in Berlin – Ergebnisse und Handlungsempfehlungen auf Basis der Einschulungsuntersuchungen 2001, Berlin.

Delpeuch, F., Bernard, M., Monnier, E. et al. 2009: Globesity: A Planet Out of Control? London.

Deutsche Gesellschaft für Ernährung 1976: Ernährungsbericht 1976, Frankfurt a.M.

Flegal, K., Graubard, B., Williamson, D. et al. 2005: Excess Deaths Associated with Underweight, Overweight and Obesity. Journal of the American Medical Association 293: 1861-1867.

Flegal, K., Caroll, M., Ogden, C. et al. 2010: Prevalence and Trends in Obesity Among US-Adults, 1999-2008. Journal of the American Medical Association 303: 235-241.

Gesundheitsmonitor Bayern 2004: Übergewicht und Adipositas bei Kindern in Bayern. http://www.gapinfo.de/gesundheitsamt/alle/technik/download/schulges/SEU_Adipositas.pdf, verifiziert am 12.12.2010.

Gregg, E., Cheng, Y., Cadwell, B. et al. 2005: Secular Trends in Cardiovascular Disease Risk Factors According to Body Mass Index in US Adults. Journal of the American Medical Association 293: 1868-1874.

Guo, S.S., Roche, A.F., Chumlea, W.C. et al. 1994: The predictive value of childhood body mass index. Values for overweight at age 35 y. American Journal of Clinical Nutrition 59: 810-819.

Hamil, P., Drizid. T., Johnson, C. et al. 1977: NCHS growth curves for children birth-18years: In: United States Vital and Health Statistics. 11: i-iv und 1-74.

Hamil, P., Drizid, T., Johnson, C. et al. 1979: Physical growth. National Center for Health Statistics percentiles. American Journal of Clinical Nutrition 32: 736-748.

Hauner, H. 2009: Overweight – Not such a Big Problem? In: Deutsches Ärzteblatt 106: 639-640.

Herpertz-Dahlmann, B., Geller, F., Böhle, C. et al. 2003: Secular trends in body mass index measurements in preschool children from the City of Aachen, Germany. European Journal of Pediatrics 162: 104-109.

Koletzko, B. und v. Kries, R. 2001: Gibt es eine frühkindliche Prägung des späteren Adipositasrisikos? In: Monatsschrift für Kinderheilkunde 149: 11-18.

Kromeyer-Hauschild, K., Wabitsch, M., Kunze, D. et al. 2001: Perzentile für den Body-Mass-Index für das Kindes- und Jugendalter unter Heranziehung verschiedener deutscher Stichproben. Monatsschrift Kinderheilkunde 149: 807-818.

Kuczmarski, R. und Flegal, K. 2000: Criteria for definition of overweight in transition: background and recommendations for the United States. The American Journal of Clinical Nutrition 72: 1074-1081.

Künast, R. 2004: Eine neue Ernährungsbewegung für Deutschland. Regierungserklärung im Deutschen Bundestag am 17. Juni, Berlin.

Kurth, B.-M. und Schaffrath Rosario, A. 2007: Die Verbreitung von Übergewicht und Adipositas bei Kindern und Jugendlichen in Deutschland. Ergebnisse des bundesweiten Kinder- und Jugendgesundheitssurveys (KiGGS). Bundesgesundheitsblatt 50: 736-743.

Lenz, M., Richter, T. und Mühlhauser, I. 2009: Morbidität und Mortalität bei Übergewicht und Adipositas im Erwachsenenaltern. Eine systematische Übersicht. Deutsches Ärzteblatt 106: 641-648.

Mokdad, A., Marks, J., Stroup, D. et al. 2004: Actual Causes of Death in the United States 2000. Journal of the American Medical Association 291:1238-1245.

Monteiro, P.O. und Victoria, C.G. 2005: Rapid growth in infancy and childhood and obesity in later life – a systematic review. Obesity Reviews 6: 143-154.

Mossberg, H.O. 1989: 40 years follow up of overweight children. The Lancet 355: 491-493.

Ogden, C., Caroll, M., Curtin, L. et al. 2010: Prevalence of High Body Mass Index in US Children and Adolescents, 2007-2008. Journal of the American Medical Association 303: 242-249.

Oliver, J.E. 2006: Fat Politics. The Real Story Behind America's Obesity Epidemic. Oxford.

Parsons, T.J., Power, C., Logan, S. et al. 1999: Childhood predictors of adult obesity. A systematic review. International Journal for Obesity Related Metabolic Disorders 23: 1-107.

Popkin, B. 2007: The World is Fat. More people in the developed world are now overweight than hungry. How can the poorest fight obesity? Scientific American Magazine 19.08.

Rasmussen, F. und Johansson, M. 1998: The relation of weight, length and ponderal index at birth to body mass index in overweight among 18 year old males in Sweden. European Journal of Epidemiology 14: 373-380.

Rolland-Cachera, M.-F., Sempé, M., Guilloud-Bataille, M. et al. 1982: Adipositas indices in children. American Journal of Clinical Nutrition 36: 178-184.

Rolland-Cachera, M.-F., Deheeger, M., Bellislse, F. et al. 1984: Adiposity rebound in children: a simple indicator for predicting obesity. American Journal of Clinical Nutrition 39: 129 -135.

Rolland-Cachera, M.-F., Cole, T., Sempé, M. et al. 1991: Body Mass Index variations: centiles from birth to 87 years. European Journal of Clinical Nutrition 45: 13-21.

Schorb, F. 2009: Dick, Doof und Arm? Die große Lüge vom Übergewicht und wer von ihr profitiert, München.

Siem, D. 2007: Kinder haben Angst vor schlechten Noten. Die Welt, 26.09.

Viner, R. und Cole, T. 2005: Adult socioeconomic, educational, social, and psychological outcomes of childhood obesity: A national birth cohort study. British Medical Journal 330: 1354-1358.

Wabitsch, M. 2004: Kinder und Jugendliche mit Adipositas in Deutschland. Bundesgesundheitsblatt 47: 251-255.

Weiten, J. und Hesse, V. 2005: Adipositas bei Kindern. Referenzsysteme und Normdaten im Vergleich. In: Pädiatrie hautnah 4: 200-204.

Widhalm, K., Schönegger, K., Huemer C. et al. 2001: Does the BMI reflect body fat in obese children and adolescents? A Study using the TOBEC-Method. International Journal of Obesity 25: 279-285.

World Health Organization 1978: A Growth Chart for International Use in Maternal and Child Health Care Personel. Genf.

World Health Organization 1997: Obesity: Preventing and managing the Global Epidemic. Report of a WHO Consultation on Obesity, 3-5 June 1997. Executive Summary. http://www.who.int/nutrition/publications/obesity_executive_summary.pdf, verifiziert am 12.12.2010.

World Health Organization 2000: Obesity: Preventing and managing the Global Epidemic. Report of a WHO Consultation. Genf.

World Health Organization 2006: WHO Child Growth Standards. http://www.who.int/childgrowth/standards/Technical_report.pdf, verifiziert am 12.12.2010.

Epidemiologische Befunde zum Übergewicht und zur Adipositas bei Kindern, Jugendlichen und jungen Erwachsenen

Uwe Helmert / Friedrich Schorb / Christina Fecht / Michael M. Zwick

1. Einführung

Das Ziel dieses Beitrages ist die epidemiologische Auffächerung der Adipositasproblematik bei Kindern, Jugendlichen und jungen Erwachsenen in Deutschland. Insbesondere vor dem Hintergrund der für Deutschland vorliegenden teilweise verwirrenden empirischen Resultate zur Prävalenz von Übergewicht und Adipositas für die Personengruppe im Alter bis zu 25 Jahren erscheint es unabdingbar, auf der Basis verlässlicher Daten genauer zu analysieren, welche Trends in Deutschland hinsichtlich der Prävalenz von Übergewicht und Adipositas zu konstatieren sind. Dies ist auch deshalb von Bedeutung, weil seit mehreren Jahren in den Massenmedien, oftmals ohne ausreichende empirische Belege, der Eindruck vermittelt wird, dass der Anteil übergewichtiger Kinder und Jugendlicher unaufhörlich ansteigt. Kinder und Jugendliche und auch deren Eltern sind mittlerweile einem hohen gesellschaftlichen Druck ausgesetzt, alles dafür zu tun, im Rahmen der individuellen Verhaltensprävention Übergewicht zu vermeiden. Begründet wird dies auch mit den voraussichtlich hohen Folgekosten von Übergewicht und Adipositas für die Gesellschaft. Demgegenüber ist es bisher, nicht zuletzt wegen des starken Einflusses von Lobbygruppen wie z.B. der Ernährungs- und Genusswarenindustrie, nicht gelungen, durch umfassende strukturelle Maßnahmen, das Risiko übergewichtig zu werden, zu vermindern (vgl. Zwick und Schröter in diesem Band). In diesem Kontext sollte nicht vergessen werden, dass stark übergewichtige Kinder oft unter psychosozialen Problemen wie geringem Selbstbewusstsein, reduzierten sozialen Netzwerken und sozialer Ausgrenzung leiden. Stark übergewichtige Kinder erfahren oftmals eine soziale Stigmatisierung (vgl. Deuschle und Sonnberger in diesem Band). Dies kann in ihrem Entwicklungsprozess zu erhöhten Raten von Schulabbruch, geringeren akademischen Leistungen, reduzierten Chancen auf dem Arbeitsmarkt und damit einhergehend geringeren Verdienstmöglichkeiten führen (Gortmaker et al. 1993).

2. Datenquellen

Neben den Schwierigkeiten bei der Definition des kindlichen Übergewichts (vgl. Schorb und Helmert in diesem Band) und den Problemen beim Umgang mit Daten, die mit unterschiedlichen Methoden erhoben wurden (Helmert und Schorb 2007), ist die Ermittlung geeigneter Datenquellen eine weitere Hürde, deren Überwindung eine realistische Einschätzung des Problems Adipositas und Übergewicht zur Voraussetzung hat. Die meisten Untersuchungen zu Übergewicht und Adipositas, gleichgültig ob es sich dabei um Messdaten oder Befragungsdaten handelt, sind regional begrenzt. Dagegen existiert nur wenig bundesweites Datenmaterial. Zuverlässige Quellen mit Messdaten sind neben den *Schuleingangsuntersuchungen*, die aus nahezu allen Bundesländern vorliegen, der Kinder- und Jugendgesundheitssurvey (KiGGS) des Robert-Koch-Intitutes.

Leider stand der KiGGS-Datensatz nicht für Sekundäranalysen zur Verfügung. Daher musste auf *Mikrozensus*daten zurückgegriffen werden. Ausgewählt wurden die Datensätze von 1999, 2003 und 2005. Zunächst wird der Mikrozensus 2003 auf verschiedene Fragestellungen hin analysiert, um dann im Vergleich mit den Mikrozensus-Daten der Jahre 1999 und 2005, bei denen ebenfalls nach Gewicht und Größe gefragt wurde, Prävalenzveränderungen aufzeigen zu können.

Der Mikrozensus wurde aufgrund seiner großen und repräsentativen Stichprobe, die so in keinem anderen Datensatz zur Verfügung steht, ausgewählt. Da zudem bislang noch keine umfassenden statistischen Auswertungen für die Gewichtsverteilung bei Kindern und Jugendlichen mit Daten des Mikrozensus durchgeführt wurden, erhoffen wir uns hiervon wichtige Erkenntnisse für weitergehende Analysen.

3. Schuleingangsuntersuchungen

Die Schuleingangsuntersuchungen wurden als relevante Quellen ausgewählt, weil sie als Messdaten mit einer Beteiligungsrate nahe 100% höchst präzise und valide Aussagen zur Adipositasproblematik bei Schulanfängern liefern. Wenn Programme zur Adipositasprävention, wie derzeit diskutiert (Harms 2006, Friedrich-Ebert-Stiftung 2007), möglichst schon im Kindergarten stattfinden sollen, können Schuleingangsuntersuchungen zudem dazu benutzt werden, festzustellen, ob diese Präventionsbemühungen erfolgreich waren oder nicht.

Zahlen über die Übergewichts- bzw. Adipositasprävalenz bei Schulanfängern liegen mit Ausnahme von Sachsen-Anhalt und Thüringen aus allen Bundesländern vor.[1] Die Daten stammen aus den Jahren 2005 bzw. 2006. Die höchsten Werte finden sich mit 6,0% für die Adipositas und 12,8% für Übergewicht einschließlich Adipositas bei Schulanfängern in Mecklenburg-Vorpommern (Tabelle 1). Die niedrigsten Werte wurden mit 3,8% für die Adipositas in Rheinland-Pfalz und für Übergewicht inklusive Adipositas mit 8,8% für Bayern errechnet. Ingesamt kann aufgrund der Daten nicht von einem nennenswerten Ost-West Unterschied gesprochen werden. So liegen beispielsweise die Werte von Sachsen und Brandenburg niedriger als die Werte von Baden-Württemberg. Allenfalls ein geringes Nord-Süd-Gefälle ist aus den Schuleingangsuntersuchungen ablesbar. Im Zwei-Jahres-Vergleich, dem Daten aus den Jahren 2003 und 2005 zugrunde liegen, ist kein Anstieg der Prävalenzen von Adipositas und Übergewicht feststellbar (Tabellen 1 und 2).

Tabelle 1: Übergewicht und Adipositas bei Schuleingangsuntersuchungen 2005-2006

Bundesland	Schul- bzw. Untersuchungsjahr	Übergewichtige (inkl. adipöse) Kinder in %			Adipöse Kinder in %		
		gesamt	männlich	weiblich	gesamt	männlich	weiblich
Baden-Württemberg	2006	11,3	11,5	11,1	4,7	4,9	4,6
Bayern	2005/2006	8,8	9,0	8,6	5,1	5,4	4,7
Berlin	2005	12,0	12,0	12,0	5,1	5,4	4,7
Brandenburg	2006	9,7	9,9	9,4	4,1	4,3	3,8
Bremen (Stadt)	2005	10,5	10,4	10,6	4,3	4,3	4,3
Hamburg	2004/2005	11,8	12,1	11,5	5,4	6,0	4,5
Hessen	2005/2006	11,1	11,3	10,9	4,7	5,1	4,4
Mecklenburg-Vorpommern	2005/2006	12,8	12,8		6,0		
Niedersachsen	2005/2006	10,2	10,2	10,3	4,4	4,6	4,3
Nordrhein-Westfalen	2006	10,9	10,9	10,8	4,6	4,8	4,3
Rheinland-Pfalz	2005/2006	10,1			3,8		
Saarland	2006/2007	11,0	10,7	11,2	5,1	5,5	4,6
Sachsen	2005/2006	9,4			3,9		
Sachsen-Anhalt	keine Daten verfügbar						
Schleswig-Holstein	2005	10,6	10,4	10,8	4,7	4,9	4,5
Thüringen	keine Daten verfügbar						

Quelle: Eigene Darstellung auf Basis von: Bayerisches Landesamt für Lebensmittelsicherheit und Gesundheit 2006

1 Falls nicht anders angegeben, wird im Folgenden unter Übergewicht ein Wert oberhalb des 90. Perzentils und unter Adipositas ein Wert oberhalb des 97. Perzentils nach Kromeyer-Hauschild verstanden.

Tabelle 2: Übergewicht und Adipositas bei Schuleingangsuntersuchungen 2003-2005

Bundesland	Schul- bzw. Untersu-chungsjahr	Übergewichtige (inkl. adipöse) Kinder in %			Adipöse Kinder in %		
		gesamt	männlich	weiblich	gesamt	männlich	weiblich
Baden-Württemberg	2005	10,5	10,9	10,2	4,3	4,5	4,2
Bayern	2003/2004	9,3	9,3	9,2	3,9	4,1	3,7
Berlin	2004	12,2	12,6	11,7	5,3	5,6	5,0
Brandenburg	2003/2004	11,5	11,2	11,8	5,1	5,1	5,1
Bremen (Stadt)	2003	10,9	10,9	11,0	4,4	4,7	4,0
Hamburg	keine Daten verfügbar						
Hessen	2003/2004	11,3	11,5	11,0	4,7	4,8	4,6
Mecklenburg-Vorpommern	2003/2004	13,3	14,7	11,8	6,9	8,3	5,3
Niedersachsen	2003	10,8	10,4	11,5	4,8	4,6	5,1
Nordrhein-Westfalen	2003/2004	11,0	11,0	10,9	4,7	4,4	4,9
Rheinland-Pfalz	keine Daten verfügbar						
Saarland	2004/2005	11,6	11,2	12,1	5,5	5,6	5,5
Sachsen	2004/2005	8,1			3,2		
Sachsen-Anhalt	keine Daten verfügbar						
Schleswig-Holstein	2003/2004	10,3	9,9	10,7	4,4	4,5	4,2
Thüringen	keine Daten verfügbar						

Quelle: Eigene Darstellung auf Basis von: Bayerisches Landesamt für Lebensmittelsicherheit und Gesundheit 2006

Neben den Prävalenzen für Übergewicht und Adipositas bei Schulanfängern, die in den Tabellen 1 und 2 dargestellt sind, wurden für die Bundesländer Bayern (Bayerischer Gesundheitsmonitor 2004, Bayerisches Landesamt für Lebensmittelsicherheit und Gesundheit 2006), Berlin (Dekalat 2003), Bremen (Gesundheitsamt Bremen 2007), Hamburg (Saier 2007), Hessen (Hessisches Sozialministerium 2006), Niedersachsen (Bruns-Philipps und Dreesman 2004) und Schleswig-Holstein (Thyen und Meyer 2005) unterschiedlich tiefe und differenzierte Analysen vorgelegt. Dabei ergab sich, von Ausnahmen abgesehen, ein insgesamt eher heterogenes Bild für die Merkmale, die mit Übergewicht und Adipositas zum Zeitpunkt der Einschulung zusammenhängen. Nachfolgend sollen daher nur die wesentlichsten Befunde resümiert werden.

Die *Prävalenz von Adipositas und Übergewicht*, die von den 1980er Jahren bis Ende der 1990er Jahre in allen Bundesländern anstieg, *stagniert seit der Jahrtausendwende*, in einigen Bundesländern geht sie sogar leicht zurück. Geschlechtsspezifische Unterschiede spielen für die betroffene Altersgruppe keine große Rolle. In einigen Bundesländern (z.B. Brandenburg und Niedersachsen) sind Mädchen häufiger betroffen, in anderen Jungen (z. B. Bremen und Hamburg).

4. Auswertungen mit dem Mikrozensus

Der Mikrozensus, umfasst eine Zufallsstichprobe von 1% der Wohnbevölkerung in Deutschland und enthält jährlich ca. 390.000 Haushalte bzw. 830.000 Einzelpersonen (Statistisches Bundesamt 2006: 4f.). Neben einer Reihe von Grundfragen, welche im jährlichen Turnus im Fragenkatalog des Mikrozensus enthalten sind, werden etwa alle vier Jahre zusätzliche Fragen (z.B. zum Gesundheitszustand) mit in den Fragebogen aufgenommen. Bis 2004 wurden für bestimmte Fragen bzw. Themenkomplexe Unterstichproben genommen. Fragen wie z.B. nach Körpergröße und -gewicht mussten nur von Haushalten in der Unterstichprobe beantwortet werden, die gleichwohl Repräsentativität beanspruchen kann.

Der Mikrozensus lässt sogenannte Proxy-Interviews zu, d.h. Auskunft über alle Haushaltsmitglieder innerhalb eines Haushaltes durch eine einzige Person.

Um die Problematik der Adipositas im Kindes- und Jugendalter mithilfe des Mikrozensus zu untersuchen, wurde die Gruppe der 3- bis 18-jährigen, teilweise zusätzlich die der 18- bis 25-jährigen Teilnehmer für die Datenanalyse ausgewählt. Für die Alterskategorie der unter 25-Jährigen fielen 56.569 Befragte in die Unterstichprobe. Abzüglich 32% ‚Verweigerern‘ stehen die Daten von 38.513 Kindern, Jugendlichen und jungen Erwachsenen für die Analysen zur Verfügung.

Mithilfe der gemachten Angaben konnte der Body-Mass-Index berechnet und die Referenzsysteme von Cole, Rolland-Cacherra und Kromeyer-Hauschild angewendet werden. Vergleicht man die Perzentilwerte des Mikrozensus 2003 für den BMI, die Körpergröße und das Körpergewicht mit dem Referenzsystem von Kromeyer-Hauschild, dann lassen sich deutliche Abweichungen feststellen: Nach den Zahlen des Mikrozensus sind die Kinder und Jugendlichen im Median ca. 4 cm größer als jene aus dem Sample von Kromeyer-Hauschild. Im 90. Perzentil beträgt die Abweichung bis zu 10 cm. Ein ähnliches Bild ergibt sich beim Gewichtsvergleich. Während sich das Gewicht der im Mikrozensus Befragten im Median nur leicht erhöht darstellt, weicht es im 90. Perzentil bis zu 5 Kilo von den Referenzwerten von Kromeyer-Hauschild nach oben ab. Auffällig ist, dass sowohl bei den Werten für den Median als auch bei den Werten für das 90. Perzentil die Abweichungen von den Referenzwerten von Kromeyer-Hauschild mit steigendem Alter nachlassen.

Aus dem Umstand, dass sowohl die Körpergröße als auch das -gewicht im Durchschnitt höher angegeben werden als bei Kromeyer-Hauschild, folgt, dass der Median des BMI über alle Altersklassen hinweg kaum von den Referenzwerten Kromeyer-Hauschilds abweicht. Beim 90. Perzentil beträgt die Differenz der BMI- Werte bis zu 2,5 Punkte. Mit zunehmendem Alter nähert sich der BMI den von Kromeyer-Hauschild ermittelten Werten an.

Auffällig ist, dass nach den Daten des Mikrozensus die kleineren Kinder ungewöhnlich hohe Prävalenzen für Untergewicht und Adipositas aufweisen. Diese reduzieren sich allerdings mit zunehmendem Alter auf ein akzeptables Maß. Da diese Abweichungen auf beiden Seiten (Unter- wie Übergewicht) bestehen, kann davon ausgegangen werden, dass die Daten des *Mikrozensus 2003* trotzdem *repräsentativ* sind. Dafür spricht auch, dass sich der Median des BMI in allen Altersklassen kaum von den Werten von Kromeyer-Hauschild und auch kaum von den Werten des Index von Rolland-Cachera unterscheidet. Somit drängt sich auch beim Mikrozensus der Eindruck auf, dass sich insbesondere bei Kindern und Jugendlichen weniger das durchschnittliche Gewicht, als vielmehr die Extremwerte verändert haben.

Eine mögliche Erklärung für die auffällig hohen Prävalenzen von Unter- und Übergewicht bei den Kleinkindern könnte am *mangelnden Einschätzungsvermögen der Eltern* liegen. Da vor allem kleine Kinder schnell wachsen, ist es schwer, das Gewicht und die Größe richtig einzuschätzen. Eine falsche Einschätzung von Gewicht und Größe hat im Kleinkindalter viel stärkere Auswirkungen auf die Gewichtsklassifizierung als bei Jugendlichen und Erwachsenen, wie anhand des folgenden Beispieles aufgezeigt werden soll. Es macht auch deutlich, dass bei Minderjährigen – ceteris paribus – schon wenige Kilogramm Gewichtsunterschied dazu führen können, dass Kinder und Jugendliche bei Experten als unter-, normal- oder übergewichtig gelten (vgl. zur fraglichen Validität der Referenzsysteme Schorb und Helmert in diesem Band).

Ein vierjähriges Mädchen, 1,07 m groß und 18 kg schwer, mit einem BMI von 15,6 würde sich nach dem Referenzsystem von Kromeyer-Hauschild geringfügig oberhalb des Medians bewegen und wäre somit ‚normalgewichtig'. Wird das Gewicht um 2,5 kg auf 20,5 kg überschätzt, so läge der BMI bei 17,8 und damit nach Kromeyer-Hauschild nur knapp unterhalb des 97.ten Perzentil. Das Mädchen würde gerade noch in die Kategorie ‚Übergewicht' fallen. Verschätzen sich die Eltern hingegen um 2,5 kg nach unten, wäre das Kind mit einem BMI von 13,6 nach Kromeyer-Hauschild bereits untergewichtig'.

Eine Frau von 20 Jahren, 1,65 m groß und 58 kg schwer, wäre mit einem BMI von 21,3 laut den internationalen WHO-Grenzwerten für Erwachsene im ‚normalen' Gewichtsbereich. 2,5 kg schwerer läge sie mit einem BMI-Wert von 22,2 nach wie vor im ‚Normbereich', und bei einer Unterschätzung ihres Gewichts um 2,5 kg (= 55,5 kg) und einem BMI von 20,4 gälte sie Experten noch immer als ‚normalgewichtig'.

Das Ziel der Analyse des Mikrozensus 2003 ist es, mögliche Bestimmungsfaktoren für Übergewicht und Adipositas zu ermitteln. Als potenzielle Einflussfaktoren wurden der Wohnort, die Familienverhältnisse, der Kindergartenbesuch, die soziale Lage und die Staatsbürgerschaft untersucht.

Prävalenz

Die Prävalenz beschreibt die Verteilung von Krankheiten und Risikofaktoren innerhalb einer Population. Epidemiologisch gesehen ist sie „der Quotient aus der Anzahl der Fälle und der dazugehörigen Bevölkerung zu einem bestimmten Zeitpunkt" (Kuhn und Wildner 2006: 12). Mittels des Referenzsystems von Kromeyer-Hauschild für Kinder und Jugendliche und den internationalen Grenzwerten der WHO für Erwachsene wurde die Unter- und Übergewichtsprävalenz für die Altersgruppe zwischen 3 und 25 Jahren errechnet. Bei Auswertungen für die gesamte berücksichtigte Altersgruppe von 3 bis 25 Jahren wurden für die Gruppe der 18-Jährigen die Grenzwerte für Übergewicht und Adipositas von Kromeyer-Hauschild verwendet, um einen weniger bruchhaften Übergang zu den Grenzwerten für Erwachsene zu gewährleisten.

Nach den Daten des Mikrozensus 2003 sind 8,6% der Jungen und jungen Männer und 12% der Mädchen und jungen Frauen von Untergewicht betroffen. Während bei den Jungen und jungen Männern 71,2% der Untersuchten normalgewichtig sind, liegt dieser Prozentsatz bei den Mädchen und jungen Frauen bei 72,7%. 20,2% der Jungen und jungen Männer und 15,4% der Mädchen und jungen Frauen sind übergewichtig, *davon* 6,7% bzw. 6,1% adipös.

Prävalenzraten nach regionaler Zugehörigkeit und anderen Prädiktoren

Die Analyse der Übergewichtsverteilung nach Bundesländern wurde für die Altersgruppe der 3- bis 25-Jährigen durchgeführt (Tabelle 3). Dabei werden eher schwache Unterschiede zwischen den Bundesländern erkennbar. Jungen und junge Männer weisen im Saarland mit 26,0% die höchsten Anteile an Übergewichtigen auf, etwa 10 Prozentpunkte mehr als in Berlin, wo nur 15,9% der männlichen 3- bis 25-Jährigen übergewichtig oder adipös sind. Auch die saarländischen Mädchen bzw. jungen Frauen sind mit 19,6% am stärksten von Übergewicht betroffen. Hingegen findet sich in Baden-Württemberg mit 12,1% der niedrigste Anteil übergewichtiger Mädchen und junger Frauen – eine Prozentsatzdifferenz von bescheidenen 7,5% Punkten.

Tabelle 3: Übergewicht und Adipositas bei Personen im Alter von 3 bis 25 Jahren nach Bundesländern 2003

Bundesland	Übergewicht männlich		Adipositas männlich		Übergewicht und Adipositas männlich		Übergewicht weiblich		Adipositas weiblich		Übergewicht und Adipositas weiblich	
	n	%	n	%	n	%	n	%	n	%	n	%
Schleswig-Holstein	65	12,1	34	6,3	99	18,4	56	11,1	34	6,7	90	17,8
Hamburg	34	13,1	18	6,9	52	20,0	28	11,5	17	7,0	45	18,5
Niedersachsen	212	14,5	127	8,7	339	23,2	164	10,5	120	7,7	284	18,2
Bremen	31	13,7	14	6,2	45	19,9	15	6,6	22	**9,6**	37	16,2
Nordrhein-Westfalen	444	14,3	223	7,2	667	21,5	332	10,7	183	5,9	515	16,6
Hessen	243	14,5	126	7,5	369	22,0	134	8,1	113	6,8	247	14,9
Rheinland-Pfalz	183	14,7	88	7,1	271	21,8	107	8,6	71	5,7	178	14,3
Baden-Württemberg	313	12,7	167	6,8	480	19,5	180	7,6	107	4,5	287	12,1
Bayern	425	13,1	186	5,7	611	18,8	293	9,0	194	6,0	487	15,0
Saarland	43	**14,9**	32	**11,1**	75	**26,0**	34	10,6	29	9,0	63	**19,6**
Berlin	107	12,4	30	3,5	137	15,9	78	8,5	34	3,7	112	12,2
Brandenburg	78	11,7	40	6,0	118	17,7	62	10,5	27	4,6	89	15,1
Mecklenburg-Vorpommern	52	14,5	15	4,2	67	18,7	39	**11,8**	25	7,6	64	19,4
Sachsen	162	12,7	80	6,3	242	19,0	116	9,3	76	6,1	192	15,4
Sachsen-Anhalt	153	13,9	77	7,0	230	20,9	101	9,7	75	7,2	176	16,9
Thüringen	57	11,5	30	6,0	87	17,5	35	7,7	26	5,7	61	13,4
Gesamt	2602	13,5	1287	6,7	3889	20,2	1774	9,3	1153	6,0	2927	15,3

Quelle: Eigene Berechnung auf Basis des Microzensus 2003.

Die bescheidenen länderspezifischen Unterschiede bei den Übergewichts- und Adipositas-Prävalenzraten geben immer wieder Anlass zu Spekulationen über ein mögliches Nord-Süd- bzw. Ost-West-Gefälle. Die Mikrozensusdaten erlauben es außerdem, weitere Strukturdaten auf mögliche Assoziationen mit Übergewicht und Adipositas im Kindes- und Jugendalter zu untersuchen, beispielsweise die Größe des Wohnortes, die Frage, ob Kinder und Jugendliche in einer strukturell vollständigen Familie aufwachsen oder von einem allein erziehenden Elternteil erzogen werden, die Geschwisterzahl oder ob sich das nach Alter und Körpergröße standardisierte Körpergewicht zwischen Kindern danach unterscheidet, ob diese einen Kindergarten besuchen oder nicht.

In all diesen Fällen ergeben die Analysen *minimale, kaum interpretationswürdige Unterschiede in den Prävalenzen* von Übergewicht einschließlich Adipositas. Die größten festgestellten Differenzen belaufen sich beispielsweise bei den regionalen Unterschieden auf 2,1%Punkte. In vergleichbarer Größenordnung liegen die Unterschiede zwischen den verschieden großen Wohnorten (Gemeindegrößenklassen). Die Übergewichts- und Adipositas-Prävalenzen differieren aber auch zwischen Minderjährigen, die in einer strukturell vollständigen Familie aufwachsen und jenen, die von einem allein erziehenden Elternteil erzogen werden um nur 2,1%Punkte. Geringfügige 2,9%Punkte mehr Übergewichtige (einschließlich Adipöser) finden sich in Familien mit mehr als zwei Kindern, aber auch die Tatsache, ob Kinder vor der Einschulung einen Kindergarten besuchten oder nicht, hat auf ihre Chance, Übergewicht oder Adipositas zu entwickeln, sehr geringe Auswirkungen. Die Prävalenz für Übergewicht oder Adipositas liegt bei jenen, die einen Kindergarten besuchten um 3,5%Punkte *über* Kindern ohne Kindergartenbesuch.

Wenn die auf qualitativem Weg gewonnenen Erkenntnisse triftig sind (vgl. Zwick in diesem Band) und die Entstehung von Übergewicht und Adipositas im Kindes- und Jugendalter, neben kulturellen Faktoren, vor allem vor dem Hintergrund bestimmter *individueller und familialer Lebensstile* gesucht werden muss, dann können die referierten, sehr schwachen Assoziationen zwischen globalen Indikatoren und den Prävalenzen für Übergewicht und Adipositas kaum überraschen. Allenfalls von Prädiktoren, die stärker auf die konkreten Lebensumstände der betroffenen Menschen verweisen, wie etwa die Ausstattung mit ökonomischen, kulturellen oder sozialen Ressourcen, sind substanzielle Zusammenhänge mit der Übergewichtsprävalenz zu erwarten.

Sozialer Status

Der soziale Status eines Haushaltes, in dem Kinder und Jugendliche heranwachsen, gilt vielfach als ein relevanter Einflussfaktor auf das standardisierte Körpergewicht (vgl. Kapitel 4). Als Prädiktoren ziehen wir im Folgenden einerseits den Bildungsstand der 18- bis 25-jährigen Frauen und Männer heran, und zum anderen den sozioökonomischen Status der Haushalte.

Bildung

Da das deutsche Schulsystem nach Bundesländern unterschiedlich organisiert ist, ist ein bundesweiter Vergleich der BMI-Verteilung nach Schultypen nicht möglich. Für die Überprüfung des Zusammenhanges zwischen Bildung und Übergewicht wurde daher der Schulabschluss der 18- bis 25-Jährigen untersucht. Der Bildungsstand wurde nach den Abschlüssen ‚kein Schulabschluss', ‚Hauptschulabschluss', ‚Realschulabschluss' und ‚Abitur' unterteilt, wobei wegen der großen Ähnlichkeit der Ergebnisse und geringer Fallzahlen Personen ohne Schulabschluss zur Gruppe derer mit Hauptschulabschluss addiert wurden (neuer Gruppenname ‚maximal Hauptschulabschluss'). Volljährige Schüler, die die gymnasiale Oberstufe besuchen, wurden zur Kategorie ‚Abitur' gezählt.

Sowohl bei den Männern als auch bei den Frauen ist ein deutliches Muster zu erkennen. Übergewichtig oder adipös sind am häufigsten jene mit maximal Hauptschulabschluss, gefolgt von Realschulabsolventen und Abiturienten, die die geringste Prävalenz aufweisen.

Tabelle 4: Gewichtsklassen nach Bildungsabschluss bei 18- bis 25-Jährigen

Gewichts-klasse	Höchster Bildungsabschluss männlich			Höchster Bildungsabschluss weiblich			Höchster Bildungsabschluss gesamt		
	max. Haupt-schule	Mittlere Reife	Abitur	max. Haupt-schule	Mittlere Reife	Abitur	max. Haupt-schule	Mittlere Reife	Abitur
Unter-gewicht	87 4,2%	87 3,7%	95 3,6%	140 9,5%	255 10,4%	384 11,9%	227 6,4%	342 7,2%	479 8,2%
Normal-gewicht	1383 66,0%	1710 73,5%	2047 77,9%	980 66,4%	1768 72,3%	2527 78,3%	2363 66,2%	3478 72,9%	4574 78,1%
Übergewicht	501 23,9%	445 19,1%	420 16,0%	260 17,6%	323 13,2%	257 8,0%	761 21,3%	768 16,1%	677 11,6%
Adipositas	125 6,0%	84 3,6%	67 2,5%	95 6,4%	101 4,1%	58 1,8%	220 6,2%	185 3,9%	125 2,1%
Gesamt	**2096** **100,0%**	**2326** **100,0%**	**2629** **100,0%**	**1475** **100,0%**	**2447** **100,0%**	**3226** **100,0%**	**3571** **100,0%**	**4773** **100,0%**	**5855** **100,0%**

Quelle: Eigene Beechnung auf Basis des Microzensus 2003.

Tabelle 4 zeigt zunächst, dass die weiblichen Befragten weitgehend unabhängig vom Bildungsstand stärker zu Untergewicht neigen als Männer. Der Unterschied beträgt etwas mehr als 8%Punkte. Darüber hinaus zeigt Tabelle 4 einen zwar substanziellen, doch eher bescheidenen Zusammenhang zwischen dem Bildungsstand und der Gewichtsklasse, und zwar in negativer Richtung: *Je niedriger der Bildungsstand, desto höher die Anteile der Übergewichtigen oder Adipösen*, wobei dieser Zusammenhang seitens der Frauen etwas stärker ausgeprägt ist als bei den Männern. Beim Übergewicht beträgt die Differenz zwischen den am höchsten und am niedrigsten gebildeten Frauen 9,6%Punkte, bei den Männern sind es ceteris paribus lediglich 7,9%Punkte. Dieses Muster wiederholt sich bei Betrachtung der Adipösen. Hier übertrifft die Prävalenz der am niedrigsten gebildeten Frauen die der Frauen mit Abitur um 4,6%Punkte; bei den Männern beläuft sich die Differenz hingegen auf nur 3,5%Punkte. Zieht man zur Charakterisierung der Stärke der Zusammenhänge in den dargestellten Teiltabellen den Koeffizienten Gamma heran, so nimmt dieser für die Partialtabelle der Frauen einen Wert von -0,22 und für Männer -0,17 an: Durch Kenntnis des Bildungsstandes lässt sich die Vorhersage der Gewichtsklassen bei Männern um 17%, bei Frauen um 22% verbessern.

Einkommen

Das Einkommen gehört zu den klassischen Indikatoren für die Einschätzung der sozialen Lage. Der Mikrozensus enthält das monatliche Haushaltsnettoeinkommen. Dies zeichnet jedoch kein realistisches Bild der Einkommenssituation. Bei Berechnung der finanziellen Situation in Privathaushalten muss nämlich zweierlei beachtet werden. Zum einen, dass sich durch das Zusammenleben von mehreren Personen in einem Haushalt Kostenvorteile ergeben – die sogenannte economics of scale –, „so dass z.B. ein Zweipersonenhaushalt weniger als das doppelte eines Einpersonenhaushaltes benötigt" (Strengmann-Kuhn 1999: 381). Zweitens ist in Betracht zu ziehen, dass Kinder abhängig vom Alter einen anderen finanziellen Bedarf haben als Erwachsene. Aus diesen Gründen bedarf es der Gewichtung des Haushaltsnettoeinkommens, um ein realistisches Maß für die ökonomische Situation zu bekommen. Man berechnet das *bedarfsgewichtete Pro-Kopf-Einkommen*, auch Äquivalenzeinkommen genannt, aus der Zahl und dem Alter der Haushaltsmitglieder. „Eine in der deutschen Armutsforschung verwendete Äquivalenzskala ist die BSHG-Skala, die auf den Bedarfsgewichten des Bundessozialhilfegesetzes (BSHG) beruht. Nach dem Bundessozialhilfegesetz hat der Haushaltsvorstand ein Bedarfsgewicht von 1,0. Jede weite Person über 18 wird mit dem Faktor 0,8 gewichtet, Jugendliche zwischen 15 und 18 erhalten den Faktor 0,9, für Kinder von 7 bis 14 Jahren gilt der Faktor 0,65 und Kinder unter 7 Jahren werden mit dem Faktor 0,5 gewichtet" (vgl. ebd.: 383).

Mit Hilfe der beschriebenen Äquivalenzskala wird die im Mikrozensus zur Verfügung stehende Variable ‚monatliches Haushaltsnettoeinkommen' auf die Bedürfnisse jedes einzelnen Haushaltsmitgliedes umgerechnet und so das *gewichtete Einkommen pro Kopf* ermittelt. Davon ausgehend werden die Haushaltspersonen gemäß ihres Einkommens in drei Klassen – eine untere, eine mittlere und eine obere Einkommensschicht – eingeteilt. Bei dem Vergleich der 18- bis 25-Jährigen gilt es zu beachten, dass hier nicht zwischen Volljährigen, die mit ihren Eltern zusammen in einem Haushalt leben, und solchen, die bereits einen eigenen Haushalt gegründet haben, unterschieden werden kann.

Tabelle 5: Gewichtsklassen nach bedarfsgewichtetem Haushaltsnettoeinkommen und Geschlecht bei Minderjährigen

Gewichtsklasse	Männlich			Weiblich			Gesamt		
	untere Einkommensschicht	mittlere Einkommensschicht	obere Einkommensschicht	untere Einkommensschicht	mittlere Einkommensschicht	obere Einkommensschicht	untere Einkommensschicht	mittlere Einkommensschicht	obere Einkommensschicht
Untergewicht	736 10,7%	1248 11,3%	546 12,6%	790 11,7%	1406 13,0%	570 13,3%	1526 11,2%	2654 12,1%	1116 13,0%
Normalgewicht	4568 66,6%	7900 71,2%	3229 74,5%	4586 68,1%	7872 72,9%	3254 76,2%	9154 67,3%	15772 72,1%	6483 75,3%
Übergewicht	826 12,0%	1100 9,9%	352 8,1%	696 10,3%	838 7,8%	224 5,2%	1522 11,2%	1938 8,9%	576 6,7%
Adipositas	730 10,6%	842 7,6%	208 4,8%	664 9,9%	676 6,3%	224 5,2%	1394 10,3%	1518 6,9%	432 5,0%
Gesamt	**6860** **100,0%**	**11090** **100,0%**	**4335** **100,0%**	**6736** **100,0%**	**10792** **100,0%**	**4272** **100,0%**	13596 **100,0%**	21882 **100,0%**	8607 **100,0%**

Quelle: Eigene Berechnung auf Basis des Microzensus 2003.

Tabelle 5 zeigt für die unter 18-Jährigen beiderlei Geschlechts einen schwach negativen Zusammenhang zwischen dem bedarfsgewichteten Nettoeinkommen und der Prävalenz von Übergewicht und Adipositas – im Falle der männlichen Kinder und Jugendlichen beläuft er sich auf Gamma = -0,13, bei den weiblichen Fällen auf -0,14. Je höher das Nettoeinkommen, desto geringer die Betroffenheit von Übergewicht und Adipositas. Die Differenzen belaufen sich bei beiden Geschlechtern zwischen der ärmsten und der reichsten Einkommensgruppe bei Übergewicht und Adipositas auf 4 bzw. 5%Punkte. Noch geringer fallen die einkommensspezifischen Unterschiede bei der Betroffenheit von Untergewicht aus. Bei beiden Geschlechtern liegen sie unterhalb von 2%Punkten. *Übergewicht* und *Adipositas* sind nur *schwach mit dem Einkommen assoziiert*, die Prävalenz von *Untergewicht* ist nahezu vollständig *einkommensunabhängig*. Auffallend ist, dass bei den unter 18-Jährigen beide Geschlechter annähernd gleich stark von Unter-, Übergewicht und Adipositas betroffen sind.

Tabelle 6 zeigt die geschlechts- und einkommensabhängige Verteilung auf die verschiedenen Gewichtsklassen für 18- bis 25-Jährige. Sie bietet damit einen direkten Vergleich zu Tabelle 5, in der die Verteilung der Gewichtsklassen vor dem Bildungshintergrund der 18- bis 25-Jährigen dargestellt wurde.

Tabelle 6: Gewichtsklassen nach bedarfsgewichtetem Haushaltsnettoeinkommen und Geschlecht bei 18- bis 25-Jähringen

Gewichtsklasse	Männlich			Weiblich			Gesamt		
	untere Einkommensschicht	mittlere Einkommensschicht	obere Einkommensschicht	untere Einkommensschicht	mittlere Einkommensschicht	obere Einkommensschicht	untere Einkommensschicht	mittlere Einkommensschicht	obere Einkommensschicht
Untergewicht	137 8,8%	306 9,2%	224 8,9%	394 22,9%	810 23,2%	544 23,9%	531 16,2%	1116 16,3%	768 16,0%
Normalgewicht	1039 66,9%	2251 67,4%	1731 68,8%	1029 59,8%	2120 60,6%	1451 63,6%	2068 63,2%	4371 63,9%	3182 66,3%
Übergewicht	313 20,1%	645 19,3%	473 18,8%	213 12,4%	452 12,9%	214 9,4%	526 16,1%	1097 16,0%	687 14,3%
Adipositas	65 4,2%	137 4,1%	88 3,5%	84 4,9%	115 3,3%	71 3,1%	149 4,6%	252 3,7%	159 3,3%
Gesamt	**1554** **100,0%**	**3339** **100,0%**	**2516** **100,0%**	**1720** **100,0%**	**3497** **100,0%**	**2280** **100,0%**	3274 **100,0%**	6836 **100,0%**	4796 **100,0%**

Quelle: Eigene Berechnung auf Basis des Microzensus 2003.

Im Gegensatz zu den Befunden aus Tabelle 5 finden sich bei den 18- bis 25-Jährigen so gut wie keine Zusammenhänge zwischen dem bedarfsgewichteten Nettoeinkommen und der Verteilung auf die verschiedenen Gewichtsklassen mehr. Für die Partialtabelle der jungen Männer beläuft sich das Zusammenhangsmaß Gamma auf -0,02 und für die jungen Frauen auf -0,05. Die einkommensspezifischen Unterschiede sind in allen Gewichtsklassen minimal.

Der Vergleich von Tabelle 5 mit Tabelle 6 verweist aber noch auf eine andere Auffälligkeit: Offensichtlich bietet ein hohes Nettoeinkommen nur befristet, nämlich nur bei Minderjährigen noch einen, wenn auch schwachen, Schutz vor Übergewicht und Adipositas, wohingegen die Betroffenheit von Übergewicht und Adipositas bei den 18- bis 25-Jährigen nahezu vollständig einkommensunabhängig ist.

Mit Blick auf eine nachhaltige Prävention von Übergewicht und Adipositas ist zu erwarten, dass monetäre Maßnahmen, die die finanzielle Lage von Haushalten verbessern, kaum zielführend sein werden. Allenfalls die Verbesserung der Bildungsressourcen verspricht eine präventive Wirkung. Da sich beide Indikatoren der sozialen Lage von Haushalten – Bildung und Einkommen – als eher schwache Prädiktoren für Übergewicht und Adipositas erweisen, bietet es sich an, für eine wirksame Übergewichtsprävention auf der einen Seite nach strukturellen und kulturellen Einflüssen zu suchen, die – weitgehend unabhängig von der individuellen sozialen Lage – die gesellschaftsweite Tendenz zu Übergewicht und Adipositas fördern, und zum anderen nach soziokulturellen Charakteristika des familialen oder individuellen *Lebensstils* – z.B. Werte, Präferenzen, Gewohnheiten beim Ernährungs- und Freizeitverhalten –, die Einfluss auf die Entwicklung des Körpergewichts nehmen können.

Staatsangehörigkeit

Für die Analyse des Zusammenhangs zwischen der Nationalität und der Übergewichtsprävalenz wurden zunächst alle Personen in ‚Deutsche' und ‚Ausländer' unterteilt. In Tabelle 7 lässt sich die Verteilung der Gewichtsklassen jeweils getrennt nach Geschlecht für die Altersgruppe der unter 18-Jährigen ablesen. Hierbei wird erkennbar, dass vor allem die *männlichen* Kinder und Jugendlichen mit Migrationshintergrund etwas überproportional häufig von Übergewicht bzw. Adipositas betroffen sind. Nimmt man Übergewicht und Adipositas zusammen, liegt die Prävalenz für ausländische Jungs unter 18 Jahren um 11,6%Punkte höher als in der autochthonen Vergleichsgruppe. Der Zusammenhang in der ‚männlichen' Partialtabelle beträgt V = 0.08.

Tabelle 7: Gewichtsklassen nach Nationalität u. Geschlecht bei unter 18-Jährigen

Gewichtsklasse	Nationalität, männlich		Nationalität, weiblich		Nationalität, gesamt	
	deutsch	nicht deutsch	deutsch	nicht deutsch	deutsch	nicht deutsch
Untergewicht	2388 11,5%	142 9,0%	2592 12,8%	174 11,5%	4980 12,1%	316 10,2%
Normalgewicht	14708 71,1%	980 62,0%	14684 72,4%	1028 68,2%	29392 71,7%	2008 65,0%
Übergewicht	2060 10,0%	218 13,8%	1590 7,8%	168 11,1%	3650 8,9%	386 12,5%
Adipositas	1540 7,4%	240 15,2%	1426 7,0%	138 9,2%	2966 7,2%	378 12,2%
Gesamt	**20696 100,0%**	**1580 100,0%**	**20292 100,0%**	**1508 100,0%**	**40988 100,0%**	**3088 100,0%**

Quelle: Eigene Berechnung auf Basis des Microzensus 2003.

Überraschenderweise finden sich bei den *Mädchen und jungen Frauen* kaum vergleichbare Unterschiede, wenn man die Nationalität betrachtet: Die Prävalenz für Übergewicht und Adipositas liegt bei minderjährigen Mädchen mit Migrationshintergrund nur um 5,5%Punkte über der einheimischen Vergleichsgruppe, die Stärke des Zusammenhanges beträgt in der ‚weiblichen' Partialtabelle V = 0,04 und ist kaum interpretationsfähig.

Insgesamt überraschen die schwachen Zusammenhänge. Allerdings muss berücksichtigt werden, dass es sich bei den Kindern und Jugendlichen mit Migrationshintergrund um verschiedenste Nationalitäten mit unterschiedlichem kulturellem Hintergrund und Integrationsgrad, um mehr oder minder modernisierte Lebensstile und spezifische Ressourcenausstattung handelt.

Analysen mit den Mikrozensus-Datensätzen 1999, 2003 und 2005

Im Folgenden soll auf der Basis der Mikrozensus-Datenbestände der Jahre 1999, 2003 und 2005 der Fragestellung nachgegangen werden, wie sich in diesem Zeitraum die Prävalenz für Adipositas verändert hat (Tabelle 8). Betrachtet man die Adipositas, dann zeigt sich indes kein einheitlicher Trend. Bei beiden Geschlechtern ergeben sich für die Gruppe der 11- bis 25-Jährigen geringe Steigerungen der Adipositasprävalenz, wohingegen die Betroffenheit von Adipositas bei den 3- bis 11-jährigen Mädchen stagniert und bei den Jungs sogar leicht rückläufig ist. Insgesamt kann für den ausgewiesenen Sechs-Jahres-Zeitraum allenfalls ein geringfügiger Anstieg der Adipositasproblematik festgestellt werden.

Tabelle 8: Adipositasprävalenz nach Altersgruppen und Geschlecht in den Mikrozensus-Datensätzen 1999, 2003 und 2005

Mikrozensus	männlich, Altersgruppen			weiblich, Altersgruppen		
	3-10 J.	11 - 18 J.	19-25 J.	3-10 J.	11 - 18 J.	19-25 J.
1999	6114 11,9%	7376 3,3%	6595 3,4%	6051 9,5%	7163 5,5%	6479 3,1%
2003	5654 12,0%	7052 4,8%	6543 4,1%	5545 11,2%	6899 6,4%	6626 3,8%
2005	12698 10,3%	15222 4,5%	14824 4,0%	12176 9,2%	14195 6,1%	14196 4,1%
2005 -1999 [%Punkte]	-1,6	+1,2	+0,6	-0,3	+0,6	+1,0

Quelle: Eigene Berechnung auf Basis der Microzensusdatensätze 1999, 2003 und 2005.

Bei der genaueren Betrachtung liefern die Daten in Tabelle 8 Hinweise für die im Beitrag von Schorb und Helmert erwähnten, erheblichen Probleme der Grenzwertsetzungen auf Basis der Perzentile nach Kromeyer-Hauschild: Es erscheint hochgradig unplausibel, dass Kinder im Alter von 3 bis 10 Jahren rund doppelt so häufig adipös sein sollen als Jugendliche und junge Erwachsene im Alter von 15 bis 25 Jahren. Es wurde gezeigt, dass nach der geltenden Definition bei Kindern nur wenige Kilogramm Körpergewicht mehr oder weniger darüber entscheiden, ob sie als unter- oder übergewichtig gelten, ohne dass es hierfür valide physiologische Gründe gäbe. Die Daten in Tabelle 8 bestärken diesen Verdacht, dass es im Kindesalter weniger um den realen Tatbestand von ‚zu viel' oder ‚zu wenig' Körperfett geht, sondern um eine unzureichend begründete soziale Zuschreibungspraxis durch ‚Professionals'. Dieser Befund verweist auf die *Notwendigkeit*, überzeugendere *Definitionen und Abgrenzungskriterien für Gewichtsklassen* bei Minderjährigen zu entwickeln.

Abschließend soll untersucht werden, welche Zusammenhänge *zwischen den einzelnen Haushaltsmitgliedern* für den BMI bestehen. Dies ist für die Mikrozensusdaten erstmals im Erhebungsjahr 2005 möglich. Einbezogen wurden dafür alle Haushalte mit mindestens zwei Personen im Alter bis 45 Jahren (N = 7308). Die in Tabelle 9 abgebildete Matrix enthält die Korrelationen für den BMI zwischen folgenden Personen: Vater, Mutter, erstes, zweites und drittes Kind – jeweils getrennt nach Geschlecht –, im Alter bis zu 18 Jahren.

Tabelle 9: Korrelationen des Body-Mass-Index zwischen Hauhaltsmitgliedern 2005 [r; n]

Person	Mutter	1. Sohn	2. Sohn	1. Tochter	2. Tochter
Vater	0.20 7308	0.07 3012	0.13 635	0.05 2773	0.01 191
Mutter	---	0.15 4611	0.15 891	0.14 4402	0.11 377
1. Sohn	---	---	0.69 1822	0.43 2539	0.42 168
2. Sohn	---	---	---	0.68 148	0.31 323
1. Tochter	---	---	---	---	0.68 1225

Quelle: Eigene Berechnung auf Basis des Microzensus 2003.

Tabelle 9 zeigt einen interessanten Befund: Sowohl zwischen den beiden Elternteilen als auch zwischen den *Eltern* und ihren minderjährigen *Kindern*, die noch im Haushalt der Eltern leben, bestehen nur bescheidene Korrelationen des BMI. Hingegen weisen die BMI-Werte der *Geschwister untereinander mäßige oder so-*

gar starke Korrelationen auf und zwar unabhängig davon, ob es sich um Töchter oder Söhne handelt. Diese Resultate sind *nicht* geeignet, die häufig vertretene These zu stützen, dass Eltern ihr Übergewicht sozial oder genetisch *direkt* an ihre Kinder ‚vererben'. Die starken Zusammenhänge der BMI-Werte zwischen den Geschwistern können vielmehr als ein deutliches Indiz dafür gewertet werden, dass das familiäre Umfeld mit seinem spezifischen Lebensstil – darunter Sozialisationsbedingungen, der familiäre Zusammenhalt, die Alltagsorganisation, aber auch Ernährungs- und Freizeitgewohnheiten (vgl. Peter in diesem Band) – einen wichtigen Einfluss auf das Körpergewicht der im Haushalt lebenden Kinder ausüben kann: Auch schlanke Eltern können, etwa bei ‚funktionaler Abwesenheit', mangelndem Interesse oder Problembewusstsein und entsprechendem Erziehungsstil einen Lebensstil etablieren, der dem Körpergewicht der in ihrem Haushalt lebenden Kinder zuträglich ist – und vice versa. Der jeweils spezifische, von den Eltern initiierte oder moderierte *Lebensstil*, der für das Leben der Kinder prägende Kraft annimmt, wird damit zum *erklärungskräftigen Prädiktor* des kindlichen Körpergewichts, *nicht* das Körpergewicht der Eltern selbst.

5. Internationaler Vergleich

Abschließend soll noch ein Blick auf das Ausmaß des Problems übergewichtiger und adipöser Kinder im internationalen Maßstab geworfen und die Frage beantwortet werden, wo Deutschland steht.

Ein internationaler Vergleich der Prävalenz von Übergewicht und Adipositas von Kindern und Jugendlichen gestaltet sich aus verschiedenen Gründen als schwierig (WHO 2007). Die Erhebungsmethoden- und -zeiträume fallen je nach Land unterschiedlich aus. Zudem nutzen viele Länder nationale Referenzwerte, während internationale Organisationen wie die WHO mit dem Referenzwerten des Teams um Cole arbeiten (Cole et al. 2000). Eine der wenigen vergleichenden Studien, die eine standardisierte Erhebungsmethoden anwendet, ist die ‚*Health Behaviour in School-aged Children (HBSC)*', die in 41 Ländern alle vier Jahre Schüler im Alter zwischen 13 und 15 Jahren zu gesundheitsrelevanten Themen befragt (Currie et al. 2004). Ziel dieser Befragung ist es, verschiedene gesundheitsrelevante Verhaltensweisen wie Alkohol- und Nikotinkonsum, Lebenszufriedenheit und Ernährungs- bzw. Bewegungsgewohnheiten zu analysieren. Abgefragt werden unter anderem auch Körpergröße und Körpergewicht. Die uns zur Verfügung stehenden Daten stammen aus dem Erhebungszeitraum 2001 bzw. 2002.

Tabelle 10: Prävalenz von Übergewicht und Adipositas bei 15-jährigen Mädchen und Jungen im internationalen Vergleich 2001/2002

Land	Übergewicht Jungen [%]	Adipostitas Jungen [%]	Übergewicht Mädchen [%]	Adipositas Mädchen [%]
USA	23,5	10,5	15,0	5,3
Grönland	16,4	2,7	30,1	1,2
Malta	18,6	9,3	11,9	4,8
Kanada	20,7	4,3	13,0	4,6
Wales	16,6	5,6	14,4	3,0
Griechenland	20,3	2,7	7,5	1,1
Spanien	17,7	2,9	10,0	0,7
England	11,8	4,5	10,1	2,8
Italien	17,1	2,5	6,6	1,1
Finnland	14,3	2,8	7,9	1,4
Slowenien	16,6	1,9	6,2	0,8
Ungarn	11,7	3,7	7,5	1,8
Schottland	12,6	1,7	8,1	2,3
Norwegen	12,6	2,0	8,4	1,1
Portugal	15,1	1,7	6,4	0,8
Dänemark	12,8	1,4	8,6	0,9
Irland	9,6	1,4	10,8	1,8
Deutschland	*13,7*	*2,1*	*5,5*	*1,1*
Kroatien	14,7	1,5	5,6	0,5
Frankreich	10,3	1,8	7,6	2,4
Belgien (Flämisch)	10,7	2,0	7,2	1,9
Schweden	12,7	1,9	6,0	1,1
Österreich	10,0	3,3	7,5	0,7
Israel	11,1	2,7	6,4	1,0
Belgien (Franz.)	10,3	1,3	7,9	1,6
Mazedonien	13,0	1,8	4,6	1,2
Tschechische Republik	11,5	1,6	5,0	0,5
Schweiz	10,2	1,2	5,5	1,2
Niederlande	8,8	1,0	7,1	0,8
Estland	8,1	1,2	3,8	0,8
Polen	7,0	0,8	4,2	1,1
Litauen	7,9	0,7	3,5	0,7
Ukraine	6,1	0,4	4,3	0,3
Russland	6,4	0,6	2,8	0,3
Litauen	4,4	0,6	3,0	0,3
HBSC Durchschnitt	***12,2***	***2,3***	***7,1***	***1,4***

Quelle: Eigene Zusammenstellung auf Basis von HBSC 2002.

Die Daten in Tabelle 10 wurden nach der *Summe der Übergewichts- und Adipositasprävalenzen beider Geschlechter* sortiert. Die Liste wird mit deutlichem Abstand von den USA angeführt, gefolgt von Grönland. Im oberen Drittel befinden sich neben einer Reihe angelsächsischer bzw. unter angelsächsischem Einfluss stehender Länder – England, Wales, Schottland, Malta –, auffallend viele südeuropäische Mittelmeerländer wie Griechenland, Spanien, Portugal oder Italien. Im Mittelfeld liegen viele der modernen, mitteleuropäischen Gesellschaften, darunter Deutschland, das bei den Jungen die durchschnittlichen Prävalenzen aller aufgeführten Länder knapp über-, und bei den Mädchen knapp unterschreitet.

Besonders wenig von juvenilem Übergewicht betroffen sind diejenigen Länder, die einen geringeren sozioökonomischen Entwicklungsstand aufweisen: Estland, Polen, die Ukraine, Russland und Litauen. Sowohl bei den Jungen als auch bei den Mädchen beträgt die Spannweite der Prävalenzen für Übergewicht und Adipositas zusammen genommen zwischen den am stärksten und am geringsten betroffenen Ländern rund 30%Punkte. Offensichtlich werden Übergewicht und Adipositas im Kindes- und Jugendalter in den verschiedenen Ländern in erheblichem Maße durch den Modernisierungsgrad bzw. den sozioökonomischen Entwicklungsstand eines Landes beeinflusst: Vor allem Lebensbedingungen in ‚Überflussgesellschaften' scheinen der Entstehung von Übergewicht und Adipositas im jungen Lebensalter zuträglich zu sein, nicht zuletzt deshalb, weil sie die Ernährungs- und Freizeitgewohnheiten vieler Menschen überformen (Zwick 2007 und 2010). Von Interesse ist in diesem Zusammenhang aber auch der neuere interessante Befund von Robertson et al. (2007), dass der Anteil übergewichtiger Kinder in einem deutlichen Zusammenhang steht mit verschiedenen Maßzahlen der sozialen Ungleichheit wie z.B. dem Gini-Index.

Im Rahmen dieses internationalen Vergleichs soll abschließend darauf hingewiesen werden, dass seit 2006 eine Reihe von Studien aus verschiedenen Ländern wie Frankreich, den USA, der Schweiz und Schweden vorliegen, die darauf hindeuten, dass sich der *Anstieg der Prävalenz des Übergewichts und der Adipositas* bei Kindern und Jugendlichen in den letzten Jahren *nicht weiter fortgesetzt* hat (Sassi 2010).

6. Resümee

Wenn versucht wird, die Prävalenz von Übergewicht und Adipositas bei Kindern, Jugendlichen und jungen Erwachsenen anhand von demographischen oder strukturellen Prädiktoren statistisch zu ‚erklären', so erbringen unsere empirischen Befunde hierzu überwiegend unbefriedigende Ergebnisse. Allenfalls solche Variablen, wie etwa der Bildungsstand, die einen spezifischen Einfluss auf die Lebenslage, den familialen oder individuellen Lebensstil nehmen, zeigen überhaupt nennenswerte Kovarianzen mit dem Vorliegen von Übergewicht oder Adipositas. Der Grund hierfür: Der überwiegende Anteil der Kinder und Jugendlichen, gleichgültig welchen Alters oder Geschlechts, welcher Geschwisterzahl oder Nationalität, weitestgehend ungeachtet, ob der Haushalt arm oder reich ist, ob es sich um eine allein erziehende oder vollständige Familie handelt, ist weder übergewichtig noch adipös.

Die Ursachen von Übergewicht sind multifaktoriell. Sie resultieren aus dem Zusammenspiel einer Vielzahl von individuellen und kulturellen Faktoren, Umweltdispositionen und den sozioökonomischen Strukturen einer Gesellschaft. In den klassischen Industrieländern wie Deutschland, aber zunehmend auch in Schwellenländern, sind sozioökonomisch benachteiligte Gruppen etwas stärker von Übergewicht und Adipositas betroffen als der Bevölkerungsdurchschnitt. Dies gilt ebenfalls für ethnische Minderheiten, in den USA vor allem Afroamerikaner und Hispanics, in Deutschland vor allem Menschen mit türkischem Migrationshintergrund und Zuwanderer aus dem Vorderen Orient. Die stärkere Betroffenheit dieser Gruppen hat zum einen mit sozioökonomischen Lebensbedingungen zu tun, zum anderen aber auch mit alternativen Schönheitsidealen und abweichenden Vorstellungen von gutem Essen und Leben (vgl. exemplarisch Zwick 2007). Wer hier Interventionen fordert, sollte genau abwägen, inwieweit eine Beeinflussung dieser Schönheitsideale vor dem Hintergrund der Problematik von Essstörungen und gestörten Körperbildern bei Jugendlichen und jungen Erwachsenen aus gesundheitswissenschaftlicher Sicht tatsächlich zielführend ist.

Der internationale Vergleich hat gezeigt, dass die Entwicklung des Körpergewichts im Kindes- und Jugendalter in erheblichem Maße die soziokulturellen *Lebensbedingungen* und den *Modernisierungsgrad einer Gesellschaft* widerspiegelt: Juveniles Übergewicht und Adipositas finden sich vor allem in den industriell entwickelten Überflussgesellschaften. In zweiter Linie sind Migranten aus traditionellen Gesellschaften betroffen, die für ihre Gesellschaftsmitglieder spezifische kulturelle ‚Risiken' für die körperliche Entwicklung bereithalten, wie beispielsweise eutrophe, hochkalorische Ernährungsnormen und -gewohnheiten, die unter den Bedingungen einer hoch technisierten Gesellschaft mit verbreitet bewegungsarmer Lebensweise, zu einem fortwährenden Überschuss an aufgenommener gegenüber der benötigten Energie führen und längerfristig Übergewicht und Adipositas verursachen.

Literatur

Bayerischer Gesundheitsmonitor 2004: Übergewicht und Adipositas bei Kindern in Bayern. Erlangen: Bayerisches Landesamt für Gesundheit und Lebensmittelsicherheit.

Bayerisches Landesamt für Lebensmittelsicherheit und Gesundheit 2006: Gesundheit der Vorschulkinder in Bayern. Ergebnisse der Schuleingangsuntersuchung zum Schuljahr 2004/2005. Statistisch-epidemiologischer Bericht. Erlangen.

Bruns-Philipps, E. und Dreesman, J. 2004: Übergewicht bei Schulanfängern. Eine Auswertung von Schuleingangsuntersuchungen 1993-2003. Hannover: Niedersächsisches Landesgesundheitsamt.

Cole, T., Bellizzi, M., Flegal, K. et al. 2000: Establishing a standard definition for child overweight and obesity worldwide: international survey. British Medical Journal 320: 1240-1245.

Currie, C., Roberts, C., Morgan, A. et al. 2004: Young people's health in context: Health Behaviour in School-aged Children (HBSC). International study report from the 2001/2002 survey, Kopenhagen.

Dekalat, D. 2003: Zur gesundheitlichen Lage von Kindern in Berlin – Ergebnisse und Handlungsempfehlungen auf Basis der Einschulungsuntersuchungen 2001, Berlin.

Friedrich-Ebert-Stiftung 2007: Übergewicht und Adipositas bei Kindern und Jugendlichen, Berlin.

Gesundheitsamt Bremen 2007: Gefährdete Kindheit. Auswirkungen sozialer Ungleichheit auf die Entwicklungschancen von Kindern in Bremen. Bremen.

Gortmaker, S.L., Must, A., Perrin, J.M. et al. 1993: Social and economic consequences of overweight in adolescents and young adulthood. New England Journal of Medicine 329: 1008-1012.

Harms, E. 2006: Die deutsche Strategie zur Prävention von Übergewicht bei Kindern und Jugendlichen. http://www.ernaehrung-und-bewegung.de/fileadmin/ media/Aktuelles/peb_stellt_sichin_bruessel_vor/ 201_176_Rede_Prof_Harms_deutsch_komplett.pdf, verifiziert am 10.10.2010.

Helmert, U. und Schorb, F. 2007: Übergewicht und Adipositas: Fakten zur neuen deutschen Präventions-Debatte, in: Gesundheitsmonitor Sonderausgabe 2007, Gütersloh.

Hessisches Sozialministerium 2006: Hessischer Kinder- und Jugendgesundheitsbericht 2006. Dillenburg.

Kohlmeier, L., Kroke, A., Pötzsch, J. et al. 1993: Ernährungsabhängige Krankheiten und ihre Kosten. Baden-Baden.

Kuhn, J. und Wildner, M. 2006: Gesundheitsdaten verstehen, Bern.

Robertson, A., Lobstein, T., Knai, C. 2007: Obesity and socio-economic groups in Europe: Evidence review and implications for action. Report prepared for the European Commission. http://ec.europa.eu/health/ph_determinants/life_style/ nutrition/documents/ev20081028_rep_en.pdf, verifiziert am 7.12.2010.

Saier, U. 2007: Kindergesundheit in Hamburg. Hamburg.

Sassi, F. 2010: Obesity and economics of prevention. Fit not fat. Paris: OECD.

Statistisches Bundesamt 2006: Mikrozensus-Qualitätsbericht. Wiesbaden.

Statistisches Bundesamt 2006b: Leben in Deutschland. Haushalte, Familien, Gesundheit. Ergebnisse des Mikrozensus 2005, Wiesbaden, http://www.destatis.de/jetspeed/portal/cms/Sites/destatis/Internet/DE/Presse/ pk/2006/Mikrozensus/Pressebroschuere,property=file.pdf, verifiziert am 15.10.2010.

Strengmann-Kuhn, W. 1999: Armutsanalysen mit dem Mikrozensus. ZUMA-Nachrichten Spezial, Band 6: Sozialstrukturanalysen mit dem Mikrozensus. Mannheim: 376-402.

Thyen, U. und Meyer, C. 2005: Bericht über die Untersuchungen des Kinder- und Jugendärztlichen Dienstes in Schleswig-Holstein im Jahr 2004, Kiel.

WHO 2007: The challenge of obesity in the WHO European Region and the strategies for response, Kopenhagen.

Zwick, M.M. 2007: Migration, Ernährung und Körper – das Beispiel türkischer MigrantInnen in Deutschland. In: SIETAR Journal 2/07.13-17.

Zwick, M.M. 2010: Übergewicht und Adipositas im Kindes- und Jugendalter: Soziale Ursachen und Lösungsansätze, in: Heintze, C. (Hg.): Adipositas und Public Health, Weinheim: 97-114.

Die Ursachen der Adipositas im Kindes- und Jugendalter in der modernen Gesellschaft

Michael M. Zwick

1. Problemaufriss und Fragestellung

Entgegen der allfälligen ‚Epidemie-Semantik' (exemplarisch IOTF 2004, Fankhänel 2007: 418, WHO 2009) zeichnen sich für die Entwicklung von Übergewicht und Adipositas in Deutschland in den letzten Jahren drei bemerkenswerte Trends ab.

Gemeinhin wird der enorme Umfang des Problems mit der hohen Prävalenz Adipöser *und* Übergewichtiger begründet. Neuere Studien haben allerdings erbracht, dass Personen, die nach den geltenden Standards als ‚übergewichtig' gelten, kaum mit gesundheitlichen Folgen, geschweige denn mit einer verminderten Lebenserwartung rechnen müssen (Flegal et al. 2005, zusammenfassend Lenz et al: 2009).

Bezogen auf Kinder und Jugendliche glaubt die WHO sogar, einen ‚besonders alarmierenden Trend' beobachten zu können (Branca et al. 2007: 64), wobei im Lichte neuerer Entwicklungen berechtigte Zweifel bestehen, ob die Befürchtungen der WHO auch für Deutschland ihre Berechtigung haben. Auch wenn sich in den letzten Jahren über die verschiedenen Bundesländer hinweg ein uneinheitliches Bild abzeichnet (vgl. Beitrag von Helmert et al.), glaubt Kuhn, Anzeichen für eine *Stagnation* zu erkennen. Er schreibt: „In fast allen Pressemeldungen wird pauschal festgestellt, dass die Kinder in Deutschland immer dicker werden. Das ist aber seit einiger Zeit nicht mehr der Fall, vielmehr sind inzwischen differentielle Entwicklungen in den einzelnen Altersgruppen zu beobachten. Bei den Schulanfängern scheint der Anstieg der Adipositas-Prävalenz zum Stillstand gekommen zu sein, zumindest in einigen Bundesländern." (Kuhn 2007: 4) Es bleibt abzuwarten, ob sich hier ein Kohorteneffekt abzeichnet, der sich im Zeitverlauf auch in höheren Altersklassen fortsetzt. In manchen Bundesländern scheint sich diese Entwicklung zwischenzeitlich zu verfestigen, darunter Brandenburg, wo sich zwischen 2000 und 2009 bei den Schuleingangsuntersuchungen die Anteile adipöser Jungen von 5,6% auf 3,2% und bei den Mädchen von 4,9% auf 2,7% sogar spürbar verringert haben (Land Brandenburg 2010).

Im *europäischen Vergleich* stellt man fest, dass die Anteile übergewichtiger oder adipöser Kinder und Jugendlicher in der Bundesrepublik – gemessen anhand der Referenztabelle von Cole (et al. 2000) – weit unten rangieren. Nach Daten der IOTF (Rathmanner 2006: 88f.) nimmt Deutschland bei den 7- bis 11-jährigen *Kindern* mit 11% Übergewichtigen und 3% Adipösen Rang 19 von 21 untersuchten europäischen Ländern ein. Bei den 13- bis 17-jährigen *Jugendlichen* liegt Deutschland mit 8% Übergewichtigen und 3% Adipösen unter 16 europäischen Ländern auf einem der letzten Plätze und wird nur noch durch die Slowakei, Tschechien und die Niederlande unterboten. Mit deutlichem Abstand führen Griechenland, Irland, Zypern, Italien und an der Spitzenposition England mit jeweils 17% bis 19% übergewichtigen und 5% bis 6% adipösen Jugendlichen (Rathmanner et al. 2006: 89).

Ausgeprägte Fettleibigkeit ist mit spezifischen Nachteilen behaftet: Sie kann die bekannten Folgeerkrankungen nach sich ziehen (vgl. Hauner 1996, Lauterbach et al. 1998, Kap. 6 und Reinehr 2005), Kosten verursachen und die Lebens- und Selbstverwirklichungschancen der Betroffenen beeinträchtigen. Korpulente Kinder und Jugendliche sind oftmals Hänseleien und Stigmatisierungsprozessen ausgesetzt, die sich negativ auf ihre Lebensqualität und psychische Verfassung auswirken.[1] Insoweit ist die Frage nach den Entstehungsbedingungen von Übergewicht und Adipositas, der ich mich im Folgenden zuwende, durchaus triftig.

2. Das Datenmaterial

Mein Beitrag stützt sich überwiegend auf umfangreiches qualitatives Datenmaterial, das im Verlauf der Projektarbeit gewonnen und ausgewertet wurde, darunter 4 Erwachsenen- und 38 Leitfadeninterviews, die mit schlanken, übergewichtigen und adipösen Kindern deutscher Herkunft bzw. mit türkischem Migrationshintergrund geführt wurden. Ferner stehen die Daten aus 10 Experteninterviews und 11 Fokusgruppen mit ca. 100 Teilnehmern zur Verfügung, an denen ExpertInnen aus den verschiedensten für das Thema einschlägigen Forschungs- und Arbeitsbereichen teilnahmen. Das gesamte Datenmaterial wurde transkribiert und systematisch mit MaxQda ausgewertet.

Wo es zweckmäßig erschien, wurde auf Datenmaterial aus anderen Studien bzw. auf weitere Datenquellen zurückgegriffen, etwa die ‚Allgemeine Bevölkerungsumfrage der Sozialwissenschaften' (ALLBUS), eine bundesweite Repräsenta-

1 Dies belegen eine Reihe von Beiträgen: Deuschle und Sonnberger, Barlösius und Philipps, Krömker und Vogler sowie Schiek.

tiverhebung, die im Zwei-Jahres-Turnus durchgeführt wird und 2008 u.a. das Thema Gesundheit zum Gegenstand hatte.[2]

3. Die sozialen Ursachen von Übergewicht und Adipositas

3.1 Übergewicht und Adipositas in der autochthonen Bevölkerung

3.1.1 Der gesellschaftliche Wandel von Sozialstruktur und Leitbildern

Übergewicht und Adipositas gelten als *verhaltensinduzierte Phänomene*, die überall dort entstehen, wo die individuelle Energieaufnahme langfristig den Energieverbrauch übersteigt. Ein allzu opulenter Ernährungsstil bzw. ein passiv-konsumtives Freizeitverhalten setzen an diesen beiden Schlüsselvariablen an und begünstigen die Gewichtszunahme.

Bei genauerer Betrachtung erscheint die Erklärung steigender Anteile übergewichtiger und adipöser Personen über individuelles Verhalten jedoch als unzureichend. Überindividuelle gesellschaftliche Aspekte von Übergewicht und Adipositas werden augenfällig, wenn man die Prävalenz von Übergewicht und Adipositas einem *internationalen Vergleich* unterzieht.

Die Verhältnisse in Abbildung 1 (folgende Seite) verdeutlichen, dass das Ausmaß von Übergewicht und Adipositas *hochgradig* mit dem *sozioökonomischen Entwicklungsstand* und den *Lebensbedingungen* in unterschiedlichen *Weltregionen* assoziiert ist. Während es sich in sehr armen Regionen allenfalls eine kleine Schicht Privilegierter leisten kann, einen Lebensstil zu pflegen, der zu Übergewicht und Adipositas führt, besteht in den hoch entwickelten, ökonomisch saturierten Industrie- und Wohlfahrtsstaaten die Kunst darin, dem Überfluss zu trotzen und ‚trotzdem' schlank zu bleiben. Übergewicht und Adipositas sind in ihrem Kern *Epiphänomene moderner Industrie- und Überflussgesellschaften*.

Die besondere Ironie dieses Schicksals liegt darin, dass die Realisierung des ‚Traums vom Schlaraffenland' in den hoch industrialisierten Ländern für viele Menschen ambivalente Züge angenommen hat: Das Projekt ‚Schlanksein' ist unter den Lebensbedingungen einer Überflussgesellschaft zumeist schwierig zu realisieren – in aller Regel ist es mit bestimmten Kompetenzen, regelgeleitetem Handeln und der Bereitschaft zur Askese verbunden. Der schlanke Körper ist unter diesen Bedingungen zu einem Symbol sozialer Distinktion geworden.

2 Ich danke Gesis für die Überlassung des ALLBUS 2008 zum Zweck der Sekundäranalyse.

Abbildung 1: Die Prävalenz von Übergewicht und Adipositas bei 5- bis 17-Jährigen nach WHO-Regionen 2003

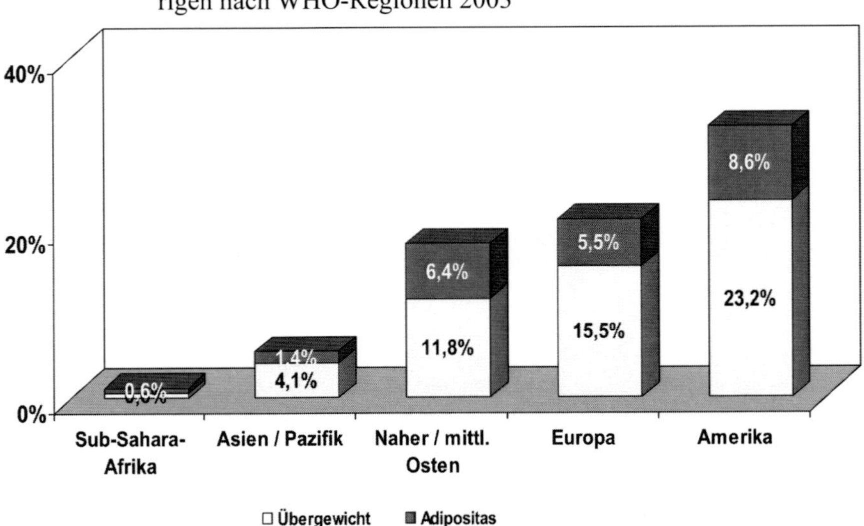

Quelle: Eigene Darstellung auf Basis von IOTF, zit. In: Rathammer et al. 2006: 86. Den Prävalenzraten liegt die Klassifikation nach Cole et al. 2000 zugrunde.

Trifft unsere These zu, dann sollte man erwarten dürfen, dass die Anteile beleibter Menschen vor allem in jenen Gesellschaften schnell anwachsen, die sich ökonomisch rasch entwickeln. Dort ist mit einem Gestaltwandel zu rechnen: von der Beleibtheit weniger Privilegierter zur Zunahme der Leibesfülle breiter Bevölkerungskreise. Für diese Vermutung spricht, dass verbreitetes Übergewicht und Adipositas in allen entwickelten Industrienationen bekannt sind und die Problemgenese in Schwellenländern, wie etwa China, ein ganz besonderes Ausmaß annimmt: Dort haben sich zwischen 1989 und 1997 die Anteile adipöser Schulanfänger verachtfacht. (Herpertz 2007: 13).

Deutschland hat einen derartigen Phasenübergang nach dem zweiten Weltkrieg durchlaufen, als die kriegsbedingte Knappheit und ‚Fleischlosigkeit' von den Wirtschaftswunderjahren, einer ‚allgemeinen Fresswelle' (Andersen 1997, Becker 2002) und einer neuen Körpersemantik abgelöst wurden. Reminiszenzen daran finden sich auch in unserem qualitativen Datenmaterial. Einige der befragten Erwachsenen, die in den 50er- und 60er Jahren aufgewachsen sind, erinnern sich:

> „Ich glaube nicht, dass es Übergewicht schon immer gab. Wenn man mal die Nachkriegszeit anschaut, dann findet man wahrscheinlich kaum Übergewichtige."

Bei Ernährung und Bewegung drückt sich in den beiden folgenden Aussagen kein Voluntarismus, sondern eine *‚Semantik der Notwendigkeit'* aus:

> „Das Essen zuhause hab ich damals als ausgesprochen schlecht empfunden. Meine Eltern waren sehr arm. Und ich erinnere mich noch, ... als wir dann freitags zum Lebensmittelladen gegangen sind. Da gab's diese Rabattmarken, und da wurde dann von Rabattmarken für's Wochenende noch ein bisschen was gekauft. Billige Sachen, also sagen wir mal so für Pfennigbeträge."

Die Fähigkeit, sich mit dem Verfügbaren zu arrangieren, fand in der Freizeitgestaltung ihre Fortsetzung:

> *„Mit dem Roller, mit dem Fahrrad, wir waren immer draußen und immer unterwegs, weil die Wohnungen eigentlich viel zu klein waren, um sich dort aufzuhalten. Wir hatten keinen Fernseher... Durch mein vieles Herumturnen war ich natürlich spindeldürr."*

Aber auch für die ‚Fresswelle' nach der überwundenen Knappheit der Nachkriegsjahre lassen sich Erinnerungen in dem qualitativen Datenmaterial finden, wobei die Körpergestalt in der nachfolgenden Schilderung schon in den 60er Jahren mit dem sozialen Status zusammenhängend gedeutet wird:

> „Man hatte in den 60er Jahren dick zu sein. Wer es sich leisten konnte, hatte in den sechziger Jahren nach dem überstandenen Krieg zu dokumentieren, ‚wir können's uns leisten! Wir sind rund und gesund!'. Dick ist gleich gesund."

Und ein anderer Gesprächspartner fügt hinzu:

> „Es wurde extrem fett gekocht. Was draufzuhaben auf den Rippen, bedeutete damals Wohlstand".

Die Folgen dieser opulenten Ernährungsweise beschreibt ein etwa Mitte 50-jähriger Gesprächspartner folgendermaßen:

> „Als ich vielleicht sechs war, ... sind wir oft nach Italien gefahren zum Baden. Und da war ich kleiner, spindeldürrer Knirps unter lauter so Fleischbergen, germanischen Fleischklößen drin."

Interessanterweise werden selbst heute noch Fälle berichtet, in denen sich die Normen und Werte der Knappheitserfahrungen als habituierte ‚kollektive historische Erfahrungen' (Mannheim 1964) intergenerationell fortpflanzen, so beispielsweise die damals offensichtlich verbreitete, in den Leitfadeninterviews mehrfach erwähnte Norm, den Teller leer zu essen, oder, wie in der nachfolgenden Aussage, die latente Absicht, gleichsam im Vorgriff auf schlechtere Zeiten, Kaloriendepots anzulegen. Diese Absicht wird von der jugendlichen Gesprächspartnerin voll erfasst:

> „Das sind Nachkriegsmenschen. Meine Oma war auch so: ‚Kind iss doch noch was'... Die hatten in der Generation erst nichts und dann viel. Dann war es halt so: man ‚braucht' es, man muss es bunkern. Man muss es auch die Kinder und Enkel ‚bunkern' lassen."

Flankiert wurde die gesellschaftliche Metamorphose von der Knappheits- zu einer Wohlfahrts- bzw. Überflussgesellschaft durch eine wachsende und schließlich *durchdringende Technisierung des Arbeits- und Alltagslebens*, aber auch einer zunehmenden Nutzung technischer Artefakte in der Freizeit. Allein die hochgradige Ausstattung mit motorisierten Fortbewegungsmitteln und Bewegungshilfen und ihre intensive Nutzung bewirken eine immense Kraftersparnis im Alltag, tragen aber mit zu Bewegungsarmut und zu einem Ungleichgewicht der körpereigenen Energiebilanz bei.

Gleiches gilt im Falle der *Freizeittechnik*: Die wachsende Verfügbarkeit von IT-Technologien in Haushalten und deren extensive Nutzung, gerade auch durch Kinder und Jugendliche, ist ein bekanntes Phänomen (Pfeiffer et al. 2007). In den hoch industrialisierten Gesellschaften dominiert heute ein sitzender Lebensstil, und zwar bereits im frühen Kindesalter (Hebebrand und Bös 2005). So zeigte eine Analyse von Bewegungstagebüchern von 1000 Grundschülern, dass diese heutzutage durchschnittlich 18 Stunden täglich liegen oder sitzen, fünf Stunden stehen und sich eine einzige Stunde bewegen (Obst und Bös 1997). Nicht zufällig folgen viele technische Innovationen dem kulturellen Leitbild von Bequemlichkeit und Komfort.

Dieselben *Modernisierungsprozesse* sind es, die zu Veränderungen im Nahrungsmittelangebot und Ernährungsverhalten führen. So gilt es unter Ernährungswissenschaftlern als unstrittig, dass sich das Nahrungsmittelangebot und die Ernährungssituation auch für Kinder in den letzten Dekaden massiv verändert haben (Kersting 2005). Offensichtlich wurde vor allem der Konsum von Zuckerwaren, Fleisch, Alkohol und Erfrischungsgetränken seit den 50er Jahren deutlich gesteigert (DGE 2008: Kap. 1.2.2). Kinder sind „heute mehr denn je einem Angebot attraktiver preiswerter Lebensmittel und andauernden Aufforderungen zum Konsum ausgesetzt." (Kersting 2005)

Vor diesem Hintergrund – einer modernisierungsbedingten Umstellung auf eine hochkalorische Ernährungsweise und einem körperlich passiven, weitgehend sitzenden Lebensstil in Schule, Beruf und Freizeit, flankiert von neuen gesellschaftlichen Leitbildern – verwundert es wenig, dass die modernen Industrienationen aufs Ganze betrachtet mit einer durchschnittlichen Zunahme des Körpergewichts ihrer Bevölkerung zu rechnen haben – ein Prozess, der bereits im Kindes- und Jugendalter seinen Ausgang nimmt. Anders ausgedrückt: Das verstärkte Auftreten von Übergewicht und *Adipositas ist in den hoch industrialisierten Überflussgesellschaften ein normal erwartbares Phänomen, das weitgehend aus den veränderten Lebensbedingungen resultiert.*

Die Ursachen für Übergewicht und Adipositas sind sozialer Natur. Gegen eine genetische Deutung rasch ansteigender Anteile von übergewichtigen und adipösen Personen in den Industriegesellschaften in nur wenigen Dekaden spricht, „dass kaum angenommen werden kann, dass sich der genetische Pool innerhalb einer Generation verändert." (von Kries 2005) Auch nach Auffassung der ‚International Obesity Task Force' (IOTF) können zur Erklärung des Phänomens nur in seltenen Ausnahmefällen genetische Gründe herangezogen werden: „The sudden and significant increase in the proportion of the population which is overweight or obese is not related to genes... Although there are powerful genetic factors affecting individual families who have genetic susceptibility, the overwhelming influence for 99% of the population is environmental. The remarkable changes in prevalence in each European country and the different prevalences between countries are environmentally based... the causes are clearly societal." (IOTF 2002: 8).

3.1.2 Institutionelle Erosionsprozesse

Die Entstehungsbedingungen für Übergewicht und Adipositas sind freilich *nicht ausschließlich gesamtgesellschaftlicher Natur*. In der modernen Überflussgesellschaft spielen hierfür sowohl die individuellen Präferenzen, Gewohnheiten und Kompetenzen eine Rolle als auch Institutionen, in welche Menschen eingebunden sind.

Während und unmittelbar nach dem Krieg wurde Schlank-Sein gewissermaßen strukturell, durch die vorherrschenden Verhältnisse erzwungen. Im Gegensatz dazu verlangt die moderne Überflussgesellschaft den meisten Menschen, die schlank bleiben wollen, sowohl hinsichtlich der Ernährungsweise als auch bezüglich des Freizeitverhaltens kompetente Entscheidungen und ein regelgeleitetes, diszipliniertes Verhalten ab.[3] Beides wird normalerweise in jungen Jahren im Elternhaus erlernt, aber auch geschmackliche Präferenzen und viele Gewohnheiten werden in jungen Jahren im Elternhaus erworben und internalisiert.

Seit den 70er Jahren zeichnen sich in der Bundesrepublik jedoch zunehmend *Desinstitutionalisierungsprozesse* ab, von denen praktisch alle großen Institutionen der bürgerlichen Gesellschaft betroffen sind, auch die *Familie*. Verschiedene Ursachen – Trennungen, Scheidungen, Alleinerziehendenhaushalte, veränderte Bildungs-, Erwerbs-, und Karrierechancen von Frauen, das allmähliche Verschwin-

3 Allenfalls einige „schlechte Futterverwerter" scheinen – offenbar aufgrund einer besonderen Eigenschaft der Darmflora – hiervon ausgenommen zu sein (vgl. Parlesak und Krömker 2008).

den der Institution „Hausfrau“[4], die Berufstätigkeit beider Eltern, aber auch eine Ausweitung und Verdichtung von Anforderungen im Erwerbsleben (Beck-Gernsheim 1994; Meyer 2002; Peuckert 2008) – bewirken eine zunehmende Zahl von Haushalten, die Funktionsdefizite oder sogar Merkmale von Desorganisation aufweisen. Vor allem im Zusammenspiel mit sozialen Benachteiligungen, wie einem niedrigen sozioökonomischen Status, einem geringen Bildungsgrad, schlechter Wohnsituation oder einem problematischen Wohnumfeld, werden familiäre Probleme wie Sozialisationsdefizite, die Neigung zu einem dysfunktionalen Erziehungsstil, ein geringer familiärer Zusammenhalt bis hin zu wechselseitigem Desinteresse und prekäre Eltern-Kind-Interaktionen beschrieben (Frick 1998, Gadow 2003, vgl. Beitrag von Peter). Peuckert beklagt in diesem Zusammenhang – auch mit Blick auf die staatliche Familienpolitik – eine ‚strukturelle Rücksichtslosigkeit der gesellschaftlichen Verhältnisse gegenüber der Familie‘ (Peuckert 2008). Dabei handelt es sich um gesamtgesellschaftliche Trends, von denen zwar nicht alle, aber offenbar steigende Anteile von Familien betroffen sind, vorwiegend solche aus sozial schwachen Milieus.

Familiale Desintegration und das Ernährungsverhalten

In unserem Datenmaterial werden die beschriebenen familialen Erosionsprozesse aus unterschiedlichen Perspektiven beschrieben. Eine Lehrkraft beklagt:

> „Die Eltern arbeiten den ganzen Tag und sind abends noch bei Zusatzjobs unterwegs. Die haben weder Zeit für ihre Kinder noch für die Zubereitung eines anständigen Abendessens.“

Das Fehlen oder die Abwesenheit von Familienmitgliedern – und sei es nur aufgrund asynchroner Tagesabläufe – führt zu einer Desinstitutionalisierung des Ernährungssettings. Ein Erwachsener erinnert sich:

> „In meiner Kindheit wurde gemeinsam gegessen. Heute ist das wegen unterschiedlicher Zeitabläufe nicht mehr so.“

Dies befördert die individuelle, voluntaristische Ernährungsweise, für die es gleichfalls unzählige Beispiele in dem Interviewmaterial gibt. Diese Sichtweise wird auch in zahlreichen Gesprächen mit Kindern und Jugendlichen offenbar:

> „Wir essen ganz selten zusammen. Morgens nie. Ich esse meistens im Dönerladen.“

---

4 „Während 1950 nur jede vierte Frau mit Kindern unter 18 Jahren erwerbstätig war – 75% der Mütter waren Vollzeithausfrauen – ist es … 1997 bereits mehr als jede zweite“ (Meyer 2002).

Das Fehlen gemeinsamer Mahlzeiten hat zwei komplementäre Effekte: Die Vergesellschaftung der Ernährung und – damit verbunden – den Verlust der elterlichen Kontrolle über das kindliche Ernährungsverhalten:

> „Meine Tochter nascht viel. Sie isst unkontrolliert. Ich habe nicht immer die Zeit dazu, sie zu kontrollieren. Das Kind setzt das Taschengeld in Süßigkeiten um."

Familiale Desintegration und das Freizeitverhalten

Ähnliche Folgen zeigen sich bei der Freizeitgestaltung: In mehreren Fällen berichteten Kinder und Jugendliche, dass die Familie keine gemeinsamen Freizeitaktivitäten unternimmt, sondern jedes Familienmitglied die Freizeit nach eigenen Vorstellungen gestaltet, wobei die Mediennutzung typischerweise einen breiten Raum einnimmt. Der nachfolgende Fall mag extrem sein, demonstriert aber eine in unserem Datenmaterial keineswegs unübliche Grundtendenz. Ihr Vater arbeitet in einer Spedition, …

> „Außer am Wochenende. Da hat er was Anderes zu tun. Seinen Computer anschreien." Int: „Seinen Computer anschreien?" „Der läuft momentan gar nicht richtig. Stürzt immer ab." … Int: „Und deine Geschwister?" „Computer!" … Int: „Hat von euch jeder einen eigenen Computer?" „Ich will auch einen, aber ich krieg grad noch keinen. Nur mein Bruder hat einen… Ich bekomme ein Laptop, hat mein Papa gesagt." Int: „Der Computer spielt bei euch zu Hause wohl eine wichtige Rolle – hab ich den Eindruck. Dein Bruder sitzt viel vor dem Computer, dein Papa schreit den Computer an, und du möchtest auch unbedingt einen Computer haben?" „Meine Geschwister sind am meisten am Computer." Int: „Auch die kleinen?" „Oho, die kleinen auch! Die sind jeden Tag am Computer. Von morgens bis abends, ununterbrochen." Int: „Ja was machen die da?" „Irgendwelche grusligen Spiele spielen."

Eine adipöse Jugendliche erzählt:

> „Nach der Schule bin ich nach Hause, hab Computer und Fernseher angemacht, hab schnell mein Essen gekocht, und dann hab ich mich hingesetzt… Da (deutet links von sich) steht der Computer und da (deutet nach rechts) der Fernseher und dann saß ich dazwischen." Int: „Und die waren beide an?" „Ja."

Teilweise wird die Mediennutzung aber auch aus Langeweile, zur psychischen Entlastung oder, wie im nachfolgenden Fall, zur Frustrationsbewältigung eingesetzt:

> „Ich war von mir enttäuscht und habe die Motivation [zum Abnehmen, d.V.] verloren. Mit Essen habe ich mich besser gefühlt und mit der Playstation. Ich war frustriert über die Situation und habe mich verkrochen. Ich habe mich gehen lassen."

Offensichtlich verfügen viele Kinder und Jugendlichen einfachen Zugang zu IT-Medien und oftmals auch über eigene Geräte. Dies wirft die Frage auf nach dem Zusammenhang von Adipositas und der sozialen Lage des Elternhauses.

3.1.3 Übergewicht, Adipositas und die soziale Lage

Der Zusammenhang zwischen ungünstiger sozialer Lage und hohen Prävalenzraten von Übergewicht und Adipositas ist vielfach empirisch belegt worden (Sobal und Stunkard 1989). Dabei wird in aller Regel mit einem ‚mehrdimensionalen aggregierten Index‘ (Lampert und Kurth 2007) operiert, wobei die soziale *Schichtzugehörigkeit* durch Variablen wie *Schulbildung, Berufsprestige sowie das Haushaltsnettoeinkommen* operationalisiert wird. Wechseln wir für die nachfolgenden Analysen auf die Ebene der über 18-jährigen Erwachsenen.

Ein etwas anderes Verfahren wird in der allgemeinen Bevölkerungsumfrage der Sozialwissenschaften (ALLBUS) gewählt. Hier werden die Befragten um eine Schichtselbstzuordnung gebeten. Insgesamt zeigt Tabelle 1, dass, anders als gemeinhin unterstellt, Übergewicht und Adipositas zwar statistisch signifikant, jedoch inhaltlich nur schwach mit dem sozialen Gradienten – ‚Schichtzugehörigkeit‘ – assoziiert sind (C_{korr} = .17). Entlang der Schichten findet man in dieser Repräsentativerhebung für die erwachsene Wohnbevölkerung Deutschlands lediglich 16,4 Prozentpunkte Differenz zwischen den Anteilen Übergewichtiger und Adipöser, wobei die obere Mittelschicht und Oberschicht mit einem Anteil von 42,6% die wenigsten Übergewichtigen und Adipösen zählt.

Tabelle 1: Anteile von über 18-Jährigen unterschiedlicher Gewichtsklassen nach Schichtselbstzuordnung, Bildungsstand und dem monatlichen Haushaltsnettoeinkommen (2008)

Gewichtsklasse	Schichtselbsteinstufung			Haushaltsnettoeinkommen [€]				Bildungsstand		
	Unter- / Arbeiterschicht	Mittelschicht	obere Mitte / Oberschicht	< 1000	1000 < 2000	2000 < 3000	ë 3000	max. Hauptschule	mittlere Reife	(Fach-) Abitur
Unter- und Normalgewicht	41,0%	52,3%	57,4%	47,4%	41,6%	44,7%	57,9%	38,4%	51,2%	61,1%
Übergewicht / Adipositas	59,0%	47,7%	42,6%	52,6%	58,4%	55,3%	42,1%	61,6%	48,8%	38,9%
n	1536			1325				1553		
Ckorr	0,17			0,18				0,27		
Signifikanz	0.000			0.000				0.000		

Quelle: Eigene Berechnung anhand des ALLBUS 2008

Dass Schichtzugehörigkeit bzw. ‚soziale Lage' als mehrdimensionale Konstrukte Anlass zu Fehlinterpretationen bieten, machen die beiden weiteren Teiltabellen in Abbildung 1 deutlich. Trennt man nämlich analytisch die soziokulturellen und die sozioökonomischen Dimensionen von Schicht, dann wird erkennbar, dass Übergewicht und Adipositas ähnlich schwach (C_{korr} = .18) mit dem Haushaltsnettoeinkommen, jedoch mäßig stark mit dem Bildungsstand assoziiert sind (C_{korr} = .27). Entlang der Einkommensklassen variieren die Anteile Übergewichtiger und Adipöser etwas uneinheitlich und um maximal 16,3 Prozentpunkte. Hingegen liefert der Bildungsstand ein einheitliches und deutliches Bild: Je höher der Bildungsstand desto geringer die Anteile Übergewichtiger und Adipöser. Die Prozentsatzdifferenz zwischen den Anteilen Übergewichtiger und Adipöser unter den Befragten mit maximal Hauptschulabschluss und jenen mit Fachhochschul- oder Hochschulreife beläuft sich auf 22,7 Prozentpunkte.

In Tabelle 2 wurde anhand derselben Daten der Einfluss des Haushaltsnettoeinkommens auf Übergewicht und Adipositas nach dem Bildungsstand kontrolliert. Getestet wird damit, ob es bei dem Zusammenhang zwischen Einkommen und Adipositas um eine Scheinkorrelation handeln könnte. Dabei wird ein interessantes Muster erkennbar:

Tabelle 2: Anteile von über 18-Jährigen unterschiedlicher Gewichtsklassen nach monatlichem Haushaltsnettoeinkommen, kontrolliert nach Bildungsstand (2008)

Bildungsstand	max. Hauptschulabschluss				mittlere Reife				Fachhochschulreife / Abitur			
Haushaltsnetto-einkommen [€]	< 1000	1000 < 2000	2000 < 3000	≥ 3000	< 1000	1000 < 2000	2000 < 3000	≥ 3000	< 1000	1000 < 2000	2000 < 3000	≥ 3000
Anteil Normal- und Über-gewichtiger	36,5%	35,5,%	36,4%	48,6%	50,0%	47,1%	50,2%	53,7%	76,3%	49,0%	50,4%	63,0%
Anteil Überge-wichtige und Adipöse	63,5%	64,5%	63,6%	51,4%	50,0%	52,9%	49,8%	46,3%	**23,7%**	51,0%	49,6%	37,0%
n	572				355				379			
Ckorr	0.13				0.07				0.24			
Signifikanz	0.18				0.82				< 0.01			

Quelle: Eigene Berechnung anhand des ALLBUS 2008

Tatsächlich verschwinden die Zusammenhänge zwischen dem Haushaltseinkommen einerseits und Übergewicht bzw. Adipositas andererseits in zwei der drei Partialtabellen. In der dritten Partialtabelle der am höchsten Gebildeten besteht ein mäßig starker, statistisch gesicherter Zusammenhang, der ein U-förmiges Muster annimmt, wobei sich die mit Abstand niedrigsten Anteile Übergewichtiger und Adipöser unter den Befragten mit der höchsten Bildung und dem niedrigsten Nettoeinkommen befinden.

Tatsächlich ist der Nachweis gelungen, dass zwischen Einkommen und Körpergewicht nur scheinbar ein Zusammenhang besteht, der ‚in Wirklichkeit' aber durch den Bildungsstand bestimmt ist: Menschen mit niedriger Bildung haben, infolge ihrer geringen kulturellen Ressourcenausstattung, zum einen ein durchschnittlich geringeres Nettoeinkommen, und sie sind bildungsbedingt schwerer als Menschen mit hohem Bildungsstand.

Theoretisch erklärungsbedürftig bleibt noch der scheinbar paradoxe Zusammenhang in der Partialtabelle der am höchsten Gebildeten. Warum die *am höchsten Gebildeten* mit dem *niedrigsten Nettoeinkommen* die *geringsten Anteile Übergewichtiger und Adipöser* stellen, wird in Rückgriff auf Max Webers Rationalisierungsthese erklärbar: Dieser Personenkreis verfügt nur über geringe ökonomische, jedoch über hinreichende kulturelle Ressourcen (Bourdieu 1982), um diese knappen Mittel effektiv zu seinem Nutzen – hier Körpergewicht und damit assoziierte Gesundheit – einzusetzen. Max Weber hatte solches Handeln in seiner ‚protestantischen Ethik' seinerzeit als die Fähigkeit zu einer ‚rationalisierten Lebensführung' bezeichnet (Weber 1978).

Übergewicht und Adipositas nicht als Armutsfolge sondern als eine Folge kultureller und – wie unsere qualitativen Daten zeigen – sozialer Ressourcen. Mangelndes Wissen um Körper, Gesundheit, Ernährung und Lebensstil, inkompetente Entscheidungen, aber auch Defizite beim Erlernen, Internalisieren und Anwenden von Regeln, die unzulängliche Fähigkeit zur Selbstbeschränkung und nicht zuletzt fehlende soziale Unterstützung bei dem Versuch, dem Lebensstil eine gesundheitsadäquate Wendung zu geben, bilden jenen Nährboden, auf dem Übergewicht und Adipositas gedeihen.

In den ALLBUS-Daten ist das Haushaltsnettoeinkommen ziemlich stark negativ (Gamma = -.38) mit dem Bildungsstand assoziiert. Insofern überrascht der Befund von Pfeiffer und seinem Team, in welch hohem Ausmaß niedrig gebildete Eltern diese knappen Finanzmittel – oftmals zum Schaden ihrer Kinder – für IT-Technik ausgeben.

Die Tabelle offenbart massive Zusammenhänge zwischen der Verfügbarkeit von IT-Technik in den Kinderzimmern beziehungsweise der Mediennutzungsintensität und dem elterlichen Bildungsstand. Besonders deshalb, weil ein niedriges Bildungsniveau in der Regel ein niedriges Einkommen nach sich zieht, entlarven sich die Medienaffinität und -verfügbarkeit sozial schwacher Familien und die von

Pfeiffer und seinem Team beschriebenen, nachteiligen Folgen für die Kinder und Jugendlichen als Kompetenzdefizite und keineswegs als Armutsfolge. Im Gegenteil: Offensichtlich werden knappe finanzielle Ressourcen in weniger privilegierten, bildungsfernen Schichten ineffizient, das heißt, nicht zum Wohl der Familienmitglieder eingesetzt. Pfeiffer und sein Team führen schlechte schulische Leistungen direkt auf hohe Mediennutzungsintensität zurück.

Tabelle 3: Ausstattung der Kinderzimmer mit Medientechnik und durchschnittlicher täglicher Medienkonsum nach Bildungsstand der Eltern und Migrationshintergrund

Medienausstattung Kinderzimmer	Elterlicher Bildungsstand			Migrationshintergrund	
	hoch	mittel	niedrig	Deutsche	Migranten
eigener PC	32,6%	38,3%	42,3%	34,5%	41,7%
eigene Spielkonsole	11,3%	31,1%	42,7%	22,3%	43,5%
eigener Fernseher	16,0%	43,1%	57,3%	31,9%	51,6%
Tägliche Mediennutzung [Min.]	77	124	175	106	166

Quelle: Eigene Darstellung auf Basis von Pfeiffer et al. 2007: 5f.

Auch der Umstand, dass verfügbares Taschengeld von der Mehrzahl der uns befragten, übergewichtigen oder adipösen Kinder und Jugendlichen für Snacks oder Fastfood ausgegeben wird, kann allenfalls mit kulturellen oder sozialen Defiziten – inkompetente Entscheidungen bzw. mangelndes Regelwissen einerseits und unzureichende soziale Aufmerksamkeit und Unterstützung durch die Eltern andererseits – erklärt werden, nicht jedoch mit ökonomischer Knappheit. Ein stark übergewichtiger Junge bringt es, stellvertretend für viele andere Beispiele, auf den Punkt:

> „Wenn ich Geld habe, gehe ich gern mal zum Chinesenschnellimbiss. Ansonsten gibt´s Döner oder McDonalds."

In Tabelle 3 wird außerdem ersichtlich, dass die Spielzimmer von Kindern mit Migrationshintergrund von ihren Eltern ähnlich stark mit IT-Technik ausgerüstet werden und sich auch der Medienkonsum in ähnlichen Größenordnungen bewegt wie bei Kindern wenig gebildeter deutscher Eltern. Dies gibt einen ersten Hinweis für die Deutung der Ursachen von Übergewicht und Adipositas bei Kindern und Jugendlichen mit Migrationshintergrund.

3.2 Übergewicht bei Kindern und Jugendlichen mit türkischem Migrationshintergrund[5]

Eine Bevölkerungsgruppe, die durch besonders hohe Anteile übergewichtiger und adipöser Kinder hervorsticht, sind Personen mit türkischem Migrationshintergrund: Bei Schuleingangsuntersuchungen im Jahr 2003/2004 waren 9,1% der Kinder mit türkischem Migrationshintergrund, aber nur 3,5% der deutschen Kinder adipös (Bayerisches Landesamt für Gesundheit und Lebensmittelsicherheit 2005: 3). Bei aller Verschiedenheit zur autochthonen Bevölkerung im Detail, bietet sich auch hier eine modernisierungstheoretische Deutung der Ursachen von Übergewicht und Adipositas an.

Mit Blick auf die Verhältnisse in der Bundesrepublik hatten wir bereits gesehen, dass ein tief greifender gesellschaftlicher Wandel mit teilweise fundamental neuen Anforderungen an die handelnden Menschen verbunden ist. Wer sich in seinem Ernährungs- und Freizeitverhalten den veränderten Lebensverhältnissen nicht anzupassen versteht, dem drohen Übergewicht und gesundheitliche Probleme. Migration aus einem traditionellen Land bedeutet, diesen gesellschaftlichen Wandel und seine Herausforderungen im *Zeitraffertempo* bewältigen zu müssen. In Analogie zu den oben beschriebenen Prozessen darf vermutet werden, dass das Aufeinandertreffen von *traditionellen Normen, Werten* und daran angelehnten *Gewohnheiten* mit den *sozialstrukturellen Gegebenheiten einer spätindustriellen Überflussgesellschaft* in vielen Fällen zu massiven Problemen führen wird, die sich u.a. im Körpergewicht niederschlagen können. Es bietet sich an, das gehäufte Auftreten von Übergewicht und Adipositas bei Kindern und Jugendlichen mit türkischem Migrationshintergrund als Folge einer *Ungleichzeitigkeit zwischen Sozialstruktur und Kultur* – einer Art ‚cultural lag' (Ogburn 1969) – zu deuten.

3.2.1 Die familiären Verhältnisse bei türkischen Migranten: Ernährung und Erziehung

Im Gegensatz zu den deutschen Befragten sind bei den türkischen Migranten die Familien zumeist intakt. Die Kindererziehung und die Verantwortlichkeit für das leibliche Wohl liegt in den Händen der Mutter. Bei genauer Betrachtung wird aber deutlich, dass die Normen, Institutionen und Gewohnheiten, die im Herkunftsland erworben und auch über den Zeitpunkt der Migration hinaus beibehalten werden, zum Problem werden können (vgl. Zwick 2007). So ist die türkische Küche zwar sehr gemüseorientiert, aber die Zubereitung gestaltet sich durch die reichliche Verwendung von Olivenöl und häufiges Frittieren außerordentlich kalorienreich.

5 Mein besonderer Dank gilt Ilker Vidinlioglu für die kritische Durchsicht dieses Kapitels.

Daneben zollen die Erziehungsgewohnheiten den kargen und oftmals harten Lebensbedingungen in der ländlichen Türkei Tribut: Etwas auf den Rippen zu haben kann im Ernstfall das Überleben sichern. Ein kulturschaffender Deutsch-Türke erklärt:

> „‚Was bedeutet es für eine Mutter, einem Kind essen zu geben?' ‚Je mehr desto besser!' Sie erfüllt ihre mütterlichen Pflichten. Hier geht es nicht um Erziehung, sondern das Kind zu stopfen... Dieses Viel-Essen, das ist für ... Eltern ein Ausdruck von ‚sich kümmern' um jemanden. Jemanden mögen heißt, immer danach zu schauen, dass genug zu essen da ist... Dieses Insistieren zum Essen, glaube ich, dass das schon etwas typisch Anatolisches ist."

Eine türkische Frau hat dies am eigenen Leibe erfahren. In einer Fokusgruppe berichtet sie:

> „Vor ein paar Jahren war ich schlanker, da hatte ich Idealgewicht. Das war für meine Mutter schlimm, und sie drängte mich ständig dazu, zu essen, gab mir Honigmilch zu trinken. Heute ist meine Mutter froh, weil ich einige Kilo mehr drauf habe als damals."

Wie tief die Bedeutung opulenter Ernährung in der türkischen Kultur verankert ist, wird an der immensen Bedeutung der Gastfreundschaft deutlich, wobei der soziale Status – ähnlich wie im Nachkriegsdeutschland – über Nahrung ausgedrückt wird:

> „Gastfreundschaft ist wirklich ein sehr hoher Wert. Viel, viel höher als man es in deutschen Familien oder überhaupt der deutschen Gesellschaft erahnen kann. Und das ist ernst gemeint:... Gastfreundschaft ist, ... durchflochten mit dem Wunsch, den Reichtum der Familie darzustellen. Das heißt, ‚wir können uns das leisten'... Auch wenn man genau weiß, es sind nur zehn Leute eingeladen... würde es ja ausreichen, so viel bereit zu halten, dass es auch genug ist. Aber nein, dann tut man noch mal einen drauf, und dann gibt es noch Pute plus Lamm plus irgendwas. Also ... die Kaufkraft, das Ansehen der Familie spielt immer irgendwie eine Rolle. Bei allen Feierlichkeiten spielt es eine Rolle, dass es immer genug zu essen gibt – im Gegenteil: dass viel übrig bleibt. Das ist die eigentliche Messlatte!"

Anders als Deutschland kennt die Türkei keine Individualisierung der Ernährung.

> „Ich meine auch, dass das Essen in der Türkei mehr zelebriert wird. In Deutschland lebt man eher alleine und isst eher alleine."

Aber noch in einer anderen Hinsicht glaubten die Gesprächspartner, einen Unterschied zwischen einer deutschen und einer türkischen Erziehungspraxis bei kleinen Kindern festzustellen, wobei es dem türkischen Modell an Disziplin und Konsequenz fehle:

> „Also irgendwie merke ich, da gibt es so eine Konsequenz, eine Strenge. Und bei den türkischen Eltern merke ich, dass ein kleines Kind einfach sagt, ich will das haben... Und dann sagt die Mutter nein... Dann fängt das Kind an zu schreien... und dann schauen schon andere. Und

in dem Moment ... läuft ein Programm ab: ‚Oh Gott, wenn uns jetzt irgendwelche Leute sehen, dann denken die, wir können uns nicht mal dieses eine Hanuta leisten!‘ ... Und dann kommt diese Sache mit dem Reichtum der Familie ins Spiel und so weiter... Und das finde ich halt das Fatale, nachdem man dem Kind mindestens dreimal nein gesagt hat, dann doch das Ding in die Hand gibt... Und ich glaube, dass die [türkischen] Kinder dadurch auch eher gefährdeter sind."

3.2.2 Freizeitverhalten bei türkischen Migranten

Auch bei der Freizeitgestaltung spielt das gemeinsame Essen eine wichtige Rolle:

„Auch bei Besuchen spielt das Essen die Hauptrolle... An den Wochenenden macht man in der Türkei gerne Verwandtschaftsbesuche. Feiern ist mit Essen verbunden. Geht eine türkische Familie z.B. schwimmen, dann verbindet sie das mit einem Picknick."

Demgegenüber spielen körperliche Ertüchtigungen – wegen zumeist körperlich anstrengenden Tätigkeiten im Alltags- und Berufsleben – allenfalls eine untergeordnete Rolle:

„Bewegung und Sport ist mit Anstrengung verbunden. Türken kommt es nicht in den Sinn, sich am Wochenende anzustrengen, also Sport zu treiben. Da macht man lieber Familienbesuche... Ich habe auch noch keine türkische Frau gesehen, die mit den Stöcken laufen geht. [gemeint ist Nordic Walking]"

Von Jungs wird berichtet, dass diese in der Türkei gerne nach draußen gehen, vor allem um Fußball zu spielen, wohingegen die Beschäftigung mit IT-Technik schon aus Kostengründen eine Seltenheit darstellt:

„Die deutschen Jugendlichen spielen sehr viel Computer". In der Türkei sei das aber „zu teuer. Das ist absoluter Luxus."

In diesem Punkt bringt der Schritt der Migration in ein hochtechnisiertes Land einen massiven Wandel des Freizeitverhaltens mit sich. Zum einen in Richtung einer intensiven Mediennutzung, zum anderen leben türkische Migranten oftmals in wenig privilegierten und stark urbanisierten Stadtvierteln, mit der Folge, dass das Spiel im Freien zum gefährlichen Abenteuer werden kann.

3.2.3 Körperbilder und körperbezogene Normen

Dass ein auf den Haushalt orientiertes Leben bei Fehlen körperlich anstrengender Arbeit und Ausgleichssport, verbunden mit opulenter Ernährung in vielen Fällen zu einer Gewichtszunahme führt, überrascht wenig. In Fokusgruppen wurde zu diesem Thema Klartext gesprochen, wobei in vielen Gesprächsbeiträgen das Geschlecht, aber auch modernisierte Sozialräume in der Türkei eine Rolle spielten:

> „Mir fällt auf, dass es in der Türkei wenig übergewichtige Kinder gibt, aber viele übergewichtige Hausfrauen und Mütter."

Anders als in Deutschland, wo die Körpernormen universellere Geltung beanspruchen, sei es türkischen Frauen …

> „gar nicht bewusst, dass das Übergewicht schlimm ist. Sie sehen das als normal an, wenn man nach ein paar Kindern dicker ist." Im Gegenteil: „Wenn eine Frau abnimmt, meinen die Leute, sie sei krank."

Rituell wird weibliches Übergewicht durch Sprichworte abgesichert:

> „Es gibt ein türkisches Sprichwort, das das beschreibt: ‚Ein Gramm Fleisch verdeckt viele schlechte Eigenschaften'. Ein anderes Sprichwort lautet: ‚Beim Essen darf das Tomatenmark nicht fehlen und bei einer Frau die Hüfte.'"

In der Fokusgruppe bestand diesbezüglich Übereinstimmung:

> „Türkische Frauen sind stolz darauf, diese Figur zu haben." … „Türkische Frauen haben kein Problem damit, dick zu sein, da alle dick sind."

Allerdings wurde eingeräumt, dass derartige Körperbilder und -normen mit der Modernisierung der Türkei, beginnend in Großstädten wie Ankara, Istanbul oder Izmir, allmählich an Bedeutung verlieren und durch die westlichen, ‚modernen' Schlankheitsnormen ersetzt werden. Für unseren Zusammenhang sollten die Ausführungen der befragten türkischen Migranten aber deutlich gemacht haben, wie sehr sich die ‚gültigen' Körpernormen hierzulande von den türkischen ‚Traditionen' unterscheiden. Die Migrationserfahrung ist für Türken deshalb auch mit einem ambivalenten Gefühl von ‚Druck' verbunden, sich einerseits den hiesigen Körper- und Schönheitsnormen anzupassen und andererseits den traditionellen Wettbewerb um die beste Küche nicht aufzugeben. Wir erfahren hierzu:

> „In Deutschland gibt es sehr viele Sportmöglichkeiten. Die Konkurrenz ums Aussehen ist groß… Da braucht man sich doch nur mal die Werbung im Fernsehen ansehen, wie die Frauen da aussehen. Da sehen selbst Frauen mit sechzig noch super aus. Da ist der Druck auf die Frauen groß."
>
> „Türkinnen stehen auch immer im Wettbewerb – was das Kochen anbelangt. Sie wollen sich gegenseitig übertreffen."

3.2.4 Migration nach Deutschland – Modernisierung im Zeitraffer

Erfolgt die Migration nach Deutschland, dann brechen Widersprüche zwischen diesen traditionellen kulturellen Normen, Werten und Gewohnheiten und der Sozialstruktur einer spätkapitalistischen Überflussgesellschaft auf, mit einer oftmals raschen Gewichtszunahme bereits im Kindes- und Jugendalter. Die autochthone Gesellschaft hat sich nach dem Krieg (mit unterschiedlichem Erfolg) an die sich verändernden Lebensbedingungen anpassen können. Migranten sind einem viel dramatischeren Wandel ausgesetzt, wenn sie innerhalb kürzester Zeiträume aus einer traditionell geprägten Kultur in eine moderne Industriegesellschaft katapultiert werden und sich dort häufig in einer sozioökonomisch und soziokulturell randständigen Lage befinden. Ungeachtet ihrer vergleichsweise ausgeprägten Ressourcenschwäche sollen sie die neuen Anforderungen und ihre dafür vielfach untauglichen Verhaltensweisen im Zeitraffertempo in ein neues Gleichgewicht bringen. Der Wegfall körperlich harter Arbeit und der traditionelle Verzicht auf Sport lassen bei all jenen die Entstehung von Übergewicht erwarten, die an ihren angestammten Ernährungs- und Bewegungsmustern festhalten. Die gegenwärtige gesellschaftliche Situation, in der Nahrungsmittel und Freizeittechnik im Übermaß verfügbar sind, erfordert vom Einzelnen stärker denn je ein informiertes, kompetentes, aber auch diszipliniertes Entscheiden und Handeln – Anforderungen, denen noch nicht einmal all jene gerecht werden, die unter diesen modernen Verhältnissen aufgewachsen sind.

4. Resümee

Es sollte deutlich geworden sein, dass – bei allen individuellen Problemlagen und Unterschieden – die Entstehung von Übergewicht und Adipositas im Kindes- und Jugendalter ‚systemische Züge' trägt: Verstanden als ein Risiko von *gesellschaftlicher* Tragweite, fußt es im Wesentlichen auf einem Zusammenwirken von individuellen Präferenzen und Gewohnheiten, institutionellen Rahmenbedingungen – wobei ich in erster Linie an den Strukturwandel und die daraus resultierenden Sozialisationsdefizite von Familien erinnern möchte – und dem Wandel der Sozialstruktur in der Bundesrepublik in Richtung einer hoch technisierten Überflussgesellschaft. Nicht nur im Kindes- und Jugendalter können Übergewicht und Adipositas als gesellschaftliche Produkte verstanden werden, die ein Spiegelbild der modernen Lebensbedingungen sind und sich deshalb ausgesprochen persistent erweisen werden. Was kann hieraus gelernt werden?

Wenigstens eine Schlussfolgerung scheint mir plausibel, dass nämlich, komplementär zu der Konfiguration der Ursachen, auch Präventionsmaßnahmen ‚systemisch' ausgerichtet werden. Vorschläge hierzu haben wir erarbeitet (Zwick 2008) und einem Expertendelphi zur Begutachtung vorgelegt (vgl. den Beitrag von Zwick und Schröter in diesem Band).

Literatur

Andersen, A. 1997: Die Fresswelle, in: Ders.: Alltags- und Konsumgeschichte vom Wirtschaftswunder bis heute, Frankfurt a.M.: 34-88.

Bayerisches Landesamt für Gesundheit und Lebensmittelsicherheit 2005: Gesundheitsmonitor Bayern 2, 2004, Erlangen.

Beck-Gernsheim, E. 1994: Auf dem Weg in die postfamiliale Familie, in: Beck, U. und Beck-Gernsheim, E. (Hg.): Riskante Freiheiten, Suhrkamp, Frankfurt a.M.: 115 – 138.

Becker, H. 2002: Von karger Selbstversorgung zur Vielfalt der Supermärkte, in: Gedrich K, Oltersdorf U (Hg.). Ernährung und Raum. Tagungsband zur 23. Jahrestagung der AGEV 2001, hg. von der Bundesforschungsanstalt für Ernährung. Karlsruhe: Berichte der Bundesforschungsanstalt für Ernährung BFE-R-02-01.

Branca, F., Nikogosian, H. und Lobstein, T. 2007: Die Herausforderung Adipositas und Strategien zu ihrer Bekämpfung in der Europäischen Region der WHO. Hg. von der WHO, Kopenhagen, http://www.euro.who.int/__data/assets/ pdf_file/0003/98247/E89858G.pdf, verifiziert am 4.12.2010.

Bourdieu, P. 1982: Die feinen Unterschiede, Frankfurt a.M.

Cole, T.J., Bellizzi, M.C., Flegal, K.M. et al. 2000: Establishing a standard definition for child overweight and obesity worldwide: international survey. British Medical Journal 320: 1240-1243.

DGE 2008: Ernährungsbericht 2008, hg. von der Deutschen Gesellschaft für Ernährung, Bonn: CD-ROM.

Fankhänel, S. 2007: Epidemie Adipositas. Jahrestagung der Deutschen Adipositas-Gesellschaft, in: Ernährung 1:418–420.

Flegal, K.M., Graubard, B.I., Williamson, D.F. et al. 2005: Excess Deaths Associated With Underweight, Overweight, and Obesity, JAMA 293, 15: 1861-1867.

Frick, P.J. 1998: Conduct Disorders, in: Ollendick, T.H. und Hersen, M. (Hg.): Handbook of Child Psychopathology, New York, Plenum Press: 213-237.

Gadow, T. 2003: Die Bedeutung des sozial-kognitiven Lernens für die Entwicklung externalisierenden Verhaltens, Universität Dortmund.

Hauner, H. 1996: Gesundheitsrisiken von Übergewicht und Gewichtszunahme, in: Deutsches Ärzteblatt 93, 51-52: A3405-A3409.

Hebebrand, J. und Bös, K. 2005: Umgebungsfaktoren – Körperliche Inaktivität, in: Wabitsch, M. Hebebrand, J, Kiess, W und Zwiauer, K. (Hg.): Adipositas bei Kindern und Jugendlichen. Berlin: 50-60.

Herpertz, S. 2007: Ursachen, Ausmaß und Auswirkungen der Adipositas bei Kindern und Jugendlichen, in: Friedrich Ebert Stiftung (Hg.): Übergewicht und Adipositas bei Kindern und Jugendlichen, Berlin: 13-17

IOTF 2002: Obesity in Europe. The Case For Action, http://www.iotf.org/media/ euobesity.pdf, verifiziert am 05.05.2009.

IOTF 2004: EU Childhood Obesity 'out of Control', Prag.

Kersting, M. 2005: Umgebungsfaktoren – Ernährungsgewohnheiten, in: Wabitsch, M. Hebebrand, J, Kiess, W. und Zwiauer, K. (Hg.): Adipositas bei Kindern und Jugendlichen. Berlin: 61-69.

von Kries, R. 2005: Epidemiologie, in: Wabitsch, M. Hebebrand, J, Kiess, W und Zwiauer, K. (Hg.): Adipositas bei Kindern und Jugendlichen. Berlin: 16-23.

Kuhn, J. 2007: Adipositas. Berichterstattung zwischen Aufklärung und Vernebelung. In: Prävention extra, 1: 1-5.

Lampert, T. und Kurth, B.-M. 2007: Sozialer Status und Gesundheit von Kindern und Jugendlichen. Deutsches Ärzteblatt 104 Heft 43: 26. Oktober: 2944-2949.

Land Brandenburg 2010: Zeitreihe zum Indikator ‚Adipositas bei Einschülern im Land Brandenburg', in: Landesamt für Umwelt, Gesundheit und Verbraucherschutz (Hg.): Gesundheitsplattform, http://www.gesundheitsplattform.brandenburg.de/sixcms/detail.php?gsid=bb2.c.479429.de&template=gesi_zeitreihe_d, verifiziert am 03.02.2011.

Lauterbach, K. W., Westenhöfer, J., Wirth, A. et al. 1998: Adipositas Leitlinie, Köln.

Lenz, M., Richter, T. und Mühlhauser, I. 2009: Morbidität und Mortalität bei Übergewicht und Adipositas im Erwachsenenalter. Deutsches Ärzteblatt 40: 641-648.

Mannheim, K. 1964: Das Problem der Generationen, in: Ders.: Wissenssoziologie. Auswahl aus dem Werk, Berlin: 509-565.

Meyer, T. 2002: Private Lebensformen im Wandel, in: Geißler, R. (Hg.): Die Sozialstruktur Deutschlands. Opladen: Westdeutscher Verlag 401-433.

Obst, F. und Bös, K. 1997: Akzeptanz und Wirkung zusätzlicher Sportstunden in der Grundschule. Sportpraxis 2: 44-48.

Ogburn, W.F. 1969: Die Theorie der kulturellen Phasenverschiebung, in: Ogburn, W.F. und Duncan O.D. (Hg.): Kultur und sozialer Wandel – Ausgewählte Schriften, Neuwied: 134-145.

Parlesak, A. und Krömker D. 2008: Obesity – a social and physical risk. In Journal der Deutschen Dermatologischen Gesellschaft 2008, Band 6: 1-8

Peuckert, R. 2008: Familienformen im sozialen Wandel, Wiesbaden.

Pfeiffer, C., Mößle, T., Kleimann, M. und Rehbein, F. 2007: Die Pisa-Verlierer – Opfer ihres Medienkonsums. Hg. vom Kriminologischen Forschungsinstitut Niedersachsen (KFN), Hannover.

Rathmanner T, Meidlinger B, Baritsch C. et al. 2006: Erster österreichischer Adipositasbericht 2006, Wien, http://www.adipositas-austria.org/pdf/ 3031_AMZ_Adipositas_3108_final.pdf verifiziert am 3.5.2009.

Reinehr, T. 2005: Folgeerkrankungen der Adipositas im Kindes- und Jugendalter, Witten-Herdecke, http://www.a-g-a.de/Folgeerkrankungen.doc, verifiziert am 4.12.2010.

Sobal, J. und Stunkard, A.J. 1989: Socioeconomic status and obesity. Psychological Bulletin 105: 260–275.

Weber, M. 1978: Vorbemerkung, in: Ders.: Die protestantische Ethik I, hg. von Winckelmann, J., Gütersloh: 9-26.

WHO 2009: Obesity. Preventing and Managing the Global Epidemic. Technical Report 894, Genf.

Zwick, M.M. 2007: Migration, Ernährung und Körper – das Beispiel türkischer MigrantInnen in Deutschland. SIETAR 2/07:13-17.

Zwick, M.M. 2008: Maßnahmen wider die juvenile Adipositas, Stuttgarter Beiträge zur Risiko- und Nachhaltigkeitsforschung Nr. 9, Stuttgart.

Systemische Risikofaktoren relativieren den alleinigen Einfluss von Ernährung und Bewegung bei der Entstehung von Übergewicht und Adipositas bei Kindern und Jugendlichen

Claudia Müller / Kirsten Roscher / Alexandr Parlesak / Christiane Bode

1. Einleitung

Vor dem Hintergrund einer steigenden Prävalenz von Adipositas und Übergewicht bei Kindern und Jugendlichen, die manchen Institutionen zufolge epidemische Ausmaße anzunehmen scheint (WHO 1998), und dem Versagen der meisten bisherigen therapeutischen und präventiven Maßnahmen (Stice et al. 2006) wurde in der vorliegenden Arbeit das komplexe Problem Adipositas auf physiologischer, soziologischer und psychologischer Ebene untersucht. Mittels standardisierter Datenerhebung wurde die Lebenssituation von 13-18jährigen Jugendlichen und ihren Eltern in ihren verschiedenen Facetten erfasst und die Risikofaktoren für Übergewicht und Adipositas im Jugendalter ermittelt. Diese Altersgruppe ist von besonderer Relevanz, da übergewichtige und adipöse Jugendliche das höchste Risiko haben, diesen Gewichtsstatus im Erwachsenenalter beizubehalten (Wabitsch et al. 2002), und Präventionsprogramme im Vergleich zu anderen Altersgruppen (Kinder, Präpubertierende) den größten Erfolg versprechen (Stice et al. 2006).

2. Studiendesign, Methoden und statistische Auswertungen

2.1 Stichprobenziehung und Studiendesign

Um Zugang zu Jugendlichen in der gewünschten Altersgruppe (13 bis 18 Jahre) zu bekommen, wurde der Weg über Schulen gewählt. Die Stichprobenziehung der Schulen in den fünf Bundesländern Hessen, Thüringen, Baden-Württemberg (hier nur die Regierungsbezirke Stuttgart und Tübingen), Sachsen-Anhalt und Nordrhein-Westfalen erfolgte per Zufall nach den Prinzipien eines disproportional geschichteten ‚Random-Cluster Designs', wobei eine Schichtung nach den Kriterien Schulform (Haupt-, Real-, Gesamtschule, Gymnasium, Sekundarschule bzw. Staatliche Regelschule) und Lage der Schule (städtische und ländliche Gebiete) vorgenommen wurde. Die Erhebungen fanden in sog. Klumpenstichproben (‚cluster samples‘) statt, in diesem Fall in denjenigen Schulklassen, die sich bereit erklärten an der Studie teilzunehmen. Die Auswahl der Schulen erfolgte proportional zur Anzahl der Schulen je Schulart, jedoch disproportional zur Anzahl der SchülerInnen je Schulart. Aus diesem Grund kann nur bedingt von einer repräsentativen Zufallsstichprobe für die genannten Regionen gesprochen werden.

In der vorliegenden Studie kam sowohl ein Fragebogen für SchülerInnen als auch für deren Eltern zum Einsatz. Beide Fragebögen wurden vom Institut Ernährungsphysiologie der Universität Hohenheim in Kooperation mit dem Institut für Psychologie der Universität Kassel entwickelt. Sie wurden vor Beginn der Feldphase mehrfach getestet und von Experten des Zentrums für Umfragen, Methoden und Analysen in Mannheim (ZUMA) evaluiert. Die Elternfragebögen wurden über die SchülerInnen an ihre Eltern weitergeleitet und im Anschluss ausgefüllt an uns zurückgesandt. Die Jugendlichen füllten den Fragebogen unter Anleitung selbständig innerhalb einer Schulstunde aus. An der Studie teilnehmen durften diejenigen SchülerInnen, die das Einverständnis ihrer Eltern vorlegen konnten. Im Anschluss an die Befragung mittels Fragebogen wurden diejenigen Jugendlichen, die sich dazu bereit erklärten, gemessen und gewogen sowie ihr Taillenumfang bestimmt. Zusätzlich wurde bei einer Teilstichprobe der Jugendlichen eine Diet History (Software DISHES-Junior) durchgeführt sowie die Körperzusammensetzung mittels bioelektrischer Impedanzanalyse (BIA) genau bestimmt.

Die Datenerhebung in Baden-Württemberg sowie Nordrhein-Westfalen wurde von der Arbeitsgruppe Physiologie der Universität Hohenheim durchgeführt. In den anderen drei Bundesländern war die Arbeitsgruppe Psychologie der Universität Kassel für die Datenerhebung verantwortlich

2.2 Aufbau der eingesetzten Fragebögen

Der Fragebogen für Jugendliche (‚Schülerfragebogen‘) beinhaltet insgesamt 47 Fragen, derjenige für die Eltern (‚Elternfragebogen‘) 43, wobei einige Fragen wiederum in mehrere Unterfragen (sog. Items) gegliedert sind. Beide Fragebögen enthalten Fragen zu folgenden Themengebieten: Ernährungsverhalten, Mahlzeitenstruktur, Bewegungsverhalten, Medienkonsum, familiäres Umfeld, sozioökonomische, psychosoziale und frühkindliche Faktoren, Migrationshintergrund sowie weitere persönliche Fragen (wie z.B. zur Körpergröße und zum -gewicht).

2.3 Anthropometrische Messungen

2.3.1 Bestimmung des Gewichtsstatus

Zur Bestimmung des Gewichtsstatus der Jugendlichen wurde zunächst der Body-Mass-Index (BMI) als Quotient aus dem Körpergewicht [kg] dividiert durch die Körpergröße [m] zum Quadrat berechnet.

Die Beurteilung des BMI erfolgte gemäß alters- und geschlechtsspezifischer BMI-Perzentile nach Kromeyer-Hauschild (et al. 2001). Nach den Empfehlungen der Arbeitsgemeinschaft Adipositas im Kindes- und Jugendalter (AGA Leitlinien; 2006) wurden die Jugendlichen anhand dieser BMI-Perzentile in 4 Gewichtsgruppen eingeteilt (< 10. Perzentile = untergewichtig, 10. bis 90. Perzentile = normalgewichtig, > 90. bis 97. Perzentile = übergewichtig, > 97. Perzentile = adipös).

Um Jugendliche unterschiedlichen Alters und Geschlechts miteinander vergleichen zu können, wurde zusätzlich jeweils der individuelle BMI-SDS (BMI-standard deviation score) wie folgt berechnet:

$$SDS_{LMS} = \frac{[BMI / M_t]^{L_t} - 1}{L_t \cdot S_t}$$

t: Alter
L(t): Box-cox-power-Transformation
M(t): Median
S(t): Variationskoeffizient

Der BMI-SDS-Wert gibt an, um wie viele Standardabweichungen der individuelle BMI bei gegebenem Alter und Geschlecht ober- oder unterhalb des BMI-Medianwertes liegt (Kromeyer-Hauschild et al. 2001)[1]. Der BMI-SDS kann somit als Äquivalent zum BMI aufgefasst werden und bildet positive und negative Abweichungen des BMI vom 50. Perzentil in der alters- und geschlechtsspezifischen Referenzpopulation ab.

Aus den Selbstangaben zu Körpergröße und -gewicht wurde der Gewichtsstatus von insgesamt 2571 SchülerInnen bestimmt. Von einer Teilstichprobe (N = 1168) lagen auch gemessene Werte dieser Körperparameter vor. Aufgrund des wesentlich größeren Stichprobenumfangs und der beinahe perfekten Korrelation zwischen den Selbstangaben und den gemessenen Werten (p < 0,001, r = 0,900), wurden nahezu alle statistischen Analysen mit dem BMI bzw. BMI-SDS durchgeführt, welcher auf den Selbstauskünften der SchülerInnen zu Körpergröße und –gewicht beruht. Bei den Auswertungen der Daten der Diet History kamen hingegen die gemessenen Werte zum Zug, da bei allen Jugendlichen, die interviewt wurden, auch eine Messung der Körpergröße und des Körpergewichts stattfand.

1 Tabellen und Grafiken zu den Referenzwerten unter http://psylux.psych.tu-dresden.de/ i2/klinische/publikationen/literatur/481.pdf.

Bei 28 Jugendlichen, bei denen sowohl gemessene als auch geschätzte Werte zu Körpergröße und/oder -gewicht vorlagen, wich der geschätzte Wert um 10 kg bzw. 10 cm und mehr vom gemessenen ab. Diese ‚Ausreißer' wurden für die weiteren statistischen Analysen, bei denen Variablen verwendet wurden, die auf den Selbstangaben zu Körpergröße und -gewicht beruhen, nicht mit einbezogen. Es ergibt sich somit für die statistischen Analysen eine Gesamtstichprobe von N = 2543.

Der Gewichtsstatus der Eltern wurde anhand der mittels Elternfragebogen erfassten Körpergröße und des Körpergewichts bestimmt. Es handelt sich somit um die Selbstangaben der Eltern. Aus Körpergröße und -gewicht wurde wie bereits bei den Jugendlichen beschrieben, der individuelle BMI berechnet.

2.3.2 Bestimmung der Körperzusammensetzung

Zur Quantifizierung des Körperfettgehalts sowie der fettfreien Körpermasse (‚Magermasse') wurde bei einer Teilstichprobe der Probanden (N=204) eine bioelektrische Impedanzanalyse (BIA) durchgeführt.

Zusätzlich fand bei 775 SchülerInnen eine Messung des Taillenumfangs statt um das adipositasassoziierte Gesundheitsrisiko besser abschätzen zu können. Denn neben der Körperfettmasse bestimmt die Verteilung des Fettes das individuelle metabolische und kardiovaskuläre Risiko, welches mit dem Auftreten von Übergewicht und Adipositas einhergeht. Dem viszeralen Fett, welches gut angenähert durch Messung des Taillenumfangs bestimmt werden kann, kommt hier eine zentrale Bedeutung zu (Després et al. 2001).

Zur Beurteilung der viszeralen Fettmasse wurde die ‚waist-to-height-ratio' (WHtR) als Quotient aus Taillenumfang [m] und Körpergröße [m] berechnet. Ab einer WHtR > 0,5 wird von einem erhöhten kardiovaskulären Risiko ausgegangen (McCarthy und Ashwell 2006).

Von den in dieser Studie untersuchten Jugendlichen, weisen 72,2% der übergewichtigen und adipösen eine WHtR von über 0,5 auf, während dies bei den unter- und normalgewichtigen Jugendlichen lediglich bei 5,2% der Fall ist.

2.4 Diet History (Ernährungsanamnese)

Mit Hilfe einer Diet History wurden detaillierte Daten zu Art und Menge der üblicherweise verzehrten Lebensmittel und Getränke von insgesamt 162 SchülerInnen erhoben. Die Durchführung der Diet History erfolgte mit dem Computerprogramm DISHES-Junior (Diet Interview Software for Health Examination Studies), wobei die Verzehrsgewohnheiten im Zeitraum der vergangenen vier Wochen erfasst wurden.

Jugendliche, die im Befragungszeitraum eine Reduktionsdiät durchgeführt oder sich aus anderen Gründen anders als gewohnt ernährten, wurden bei der Auswertung der Daten nicht mitberücksichtigt, ebenso unplausible Interviews (Energiezufuhr < 50% der Empfehlungen der Deutschen Gesellschaft für Ernährung, DGE), so dass letztlich die Daten von 108 SchülerInnen ausgewertet wurden, davon 63 Jungen und 45 Mädchen.

2.5 Bestimmung des sozialen Status

Sowohl im Eltern- als auch im Schülerfragebogen wurden Fragen zum derzeitig ausgeübten Beruf der Eltern gestellt. Anhand dieser Angaben erfolgte zunächst eine Berufskodierung nach der internationalen Standardklassifikation der Berufe des Internationalen Arbeitsamtes in Genf (ISCO-88) unter Berücksichtigung der Stellung im Beruf (Hoffmeyer-Zlotnik 2003). Den mittels ISCO-88 kodierten Berufen wurden nach Ganzeboom und Treiman (2003) jeweils zwei verschiedene Werte zur Bestimmung des sozialen Status zugeordnet (‚Standard International Occupational Prestige Scale' (SIOPS) nach Treiman und ‚Standard International Socio-Economic Index of Occupational Status' (ISEI) nach Ganzeboom).

Um Gruppenvergleiche durchführen zu können, wurde eine Einteilung des Sozialstatus in niedrig, mittel und hoch vorgenommen. Da die SIOPS- und ISEI-Werte hochgradig korrelieren ($p < 0,001$; $r = 0,839$) wurden für diese Klassifizierung lediglich die SIOPS-Werte herangezogen. Werte unter der 25. Perzentile (SIOPS < 36) wurden als niedriger Sozialstatus, zwischen der 25. und 75. Perzentile (SIOPS zwischen 36 und 53) als mittlerer Sozialstatus und über der 75. Perzentile (SIOPS > 53) als hoher Sozialstatus deklariert.

2.6 Statistische Auswertungen

Korrelationen wurden mittels der Spearmanschen Rangkorrelationsanalyse durchgeführt. Mittelwertvergleiche zwischen zwei oder mehreren Gruppen erfolgten nach Überprüfung der Voraussetzungen (Normalverteilung und Varianzhomogenität) mittels T-Test oder U-Test bzw. ANOVA oder Kruskal-Wallis-Test. Post-Hoc-Analysen wurden nach Scheffé oder Tamhane errechnet, bei Paarvergleichen wurde der Mann-Withney-U-Tests durchgeführt. Die Effektstärke wurde entsprechend des durchgeführten statistischen Verfahrens mit dem Korrelationskoeffizienten r (Korrelationen), Cohen`s d (T-Test) bzw. ETA (ANOVA) angegeben. Da vorab keine Vermutungen über mögliche Zusammenhänge erstellt wurden, wurde die Signifikanz zweiseitig errechnet. Weiter wurden Kreuztabellen (in Kombination mit dem Chi-Quadrat-Test nach Pearson) erstellt.

Ergänzend zu den univariaten Analysen wurde in enger Zusammenarbeit mit Andreas Stolberg von der Arbeitsgruppe Psychologie der Universität Kassel eine multiple Regressionsanalyse durchgeführt.

Ergebnisse mit einem Signifikanzniveau von $p < 0{,}05$ werden als signifikant, solche mit einem Signifikanzniveau von $p < 0{,}01$ als hochsignifikant bezeichnet.

3. Ergebnisse und Diskussion

3.1 Probandencharakteristik

Die Befragung wurde an insgesamt 89 Schulen durchgeführt, darunter 27 Hauptschulen, 15 Realschulen, 24 Gymnasien, 9 Gesamtschulen sowie 14 Sekundarschulen bzw. staatliche Regelschulen. Insgesamt wurden 2681 Jugendliche befragt, davon 51,5% Mädchen und 48,5% Jungen. Das Durchschnittsalter lag bei 15,00 (± 1,19) Jahren, wobei der jüngste Proband 12 Jahre und der älteste Proband 19 Jahre alt war.

577 (21,5%) der befragten SchülerInnen besuchten eine Hauptschule, 442 (16,5%) eine Realschule, 1020 (38,0%) ein Gymnasium, 315 (11,7%) eine Gesamtschule und 326 (12,2%) eine Sekundarschule bzw. eine staatliche Regelschule. 1567 (58,4%) Probanden besuchten eine Schule in einem ländlichen, 1113 (41,5%) eine Schule im städtischen Gebiet. Da die Schulen proportional zu ihrer Verteilung in den jeweiligen Bundesländern im ländlichen und städtischen Bereich ausgewählt und angeschrieben wurden, entsprach ihre Verteilung in etwa der tatsächlichen Verteilung der Schulen in den verschiedenen Bundesländern hinsichtlich Schulform und Standort (ländliches bzw. städtisches Gebiet).

In Baden-Württemberg nahmen 944 (35,2%) SchülerInnen an der Studie teil, in Hessen 511 (19,1%), in Thüringen 274 (10,2%), in Nordrhein-Westfalen 473 (17,6%) und in Sachsen-Anhalt 478 (17,8%). Von den ausgeteilten Elternfragebögen wurden 1210 zurückgesandt; dies entspricht einer Rücklaufquote von 45%.

Die Anteile unter-, normal-, übergewichtiger und adipöser Jugendlicher der untersuchten Stichprobe entsprechend den alters- und geschlechtsspezifischen BMI-Perzentilen nach Kromeyer-Hauschild (et al. 2001) sind Tabelle 3.1 zu entnehmen.

Tabelle 1: Verteilung aller untersuchten Jugendlichen auf die alters- und geschlechtsspezifischen BMI-Perzentile getrennt nach Geschlecht

BMI-Perzentilbereiche*	Mädchen		Jungen		Gesamt	
	%	N	%	(N)	%	(N)
untergewichtig (< P10)	9,1	118	6,4	80	7,7	198
normalgewichtig (P10 - P90)	82,1	1066	80,5	1001	81,3	2067
übergewichtig (> P90 - P97)	5,1	67	9,2	115	7,2	182
adipös (> P97)	3,7	48	3,9	48	3,8	96
Gesamt	100	1299	100	1244	100	2543

* entsprechend der Referenzwerte von Kromeyer-Hauschild (et al. 2001)

3.2 Ernährung

3.2.1 Auswertung der Ernährungsanamnese (Diet History)

Von den 108 SchülerInnen deren Diet History-Daten ausgewertet wurden, waren 20% (N = 9) der Mädchen übergewichtig und 22% (N = 10) adipös. Bei den Jungen betrug der Anteil an Übergewichtigen 36,5% (N = 23) und der Anteil an Adipösen 19% (N = 12).

Zwischen der Gesamtenergieaufnahme [kcal/d] sowie dem prozentualen Anteil der Energie, die in Form der Hauptnährstoffe (Fett, Kohlenhydrate und Proteine) zugeführt wurden und dem BMI-SDS der Jugendlichen besteht kein signifikanter Zusammenhang.

Ebenfalls keine signifikante Korrelation wurde zwischen dem BMI-SDS und der Verzehrsmenge der über die Ernährungsanamnese erfragten Lebensmittelgruppen berechnet. Übergewichtige und adipöse Jugendliche der hier untersuchten Stichprobe verzehren demnach nicht mehr kalorienreiche Produkte wie beispielsweise Fast Food, Knabberartikel, Schokolade oder Soft Drinks als normalgewichtige Jugendliche dies tun, und sie essen auch nicht weniger Obst und Gemüse. Neben den Korrelationsanalysen wurden diese Ergebnisse durch Gruppenvergleiche überprüft und bestätigt.

3.2.2 Auswertung der Ernährungsdaten aus dem Schülerfragebogen

Die angegebenen Verzehrsmengen und -häufigkeiten des im Schülerfragebogen integrierten Food Frequency Questionnaire (FFQ) wurden in Gramm pro Tag umgerechnet.

Erstaunlicherweise wurden bei einigen klassischen ‚Dickmachern' sogar negative, wenngleich sehr schwache Korrelationen mit dem BMI-SDS der untersuchten Jugendlichen erkennbar. Dies war beispielsweise bei Kuchen und Keksen ($p < 0,001$; $r = -0,149$), Schokolade ($p < 0,001$; $r = -0,125$) und Knabberartikeln (z.B. Chips) ($p < 0,001$; $r = -0,105$) der Fall. Keine nennenswerte Korrelation besteht zwischen dem Verzehr der viel diskutierten Soft Drinks ($p = 0,177$; $r = 0,028$) und dem BMI-SDS.

Da Übergewicht und Adipositas durch eine über längere Zeit anhaltende positive Energiebilanz verursacht werden, scheinen einige dieser genannten Ergebnisse eher *unplausibel*. Als mögliche Ursachen für die hier gewonnenen Ergebnisse werden in der Literatur ein *Underreporting* der übergewichtigen bzw. adipösen Jugendlichen oder ein verändertes Verzehrsverhalten der Jugendlichen in Folge von Übergewicht bzw. Adipositas genannt (Newby 2007). Ob und inwieweit Underreporting in der vorliegenden Studie zu einer Verzerrung der Ergebnisse beigetragen hat, kann nicht definitiv geklärt werden. Daten über das Diätverhalten der Jugendlichen zum Zeitpunkt der Befragung wurden im Schülerfragebogen nicht erhoben. Deshalb kann auch nicht geklärt werden, ob übergewichtige bzw. adipöse Jugendliche aufgrund einer gerade durchgeführten Reduktionsdiät weniger kalorienreiche Lebensmittel und Getränke zu sich nehmen als normalgewichtige Jugendliche, was die oben genannten Ergebnisse zum Teil erklären könnte. Immerhin haben 51,5% der befragten Jugendlichen schon Erfahrungen mit Reduktionsdiäten gemacht, bei den übergewichtigen und adipösen Jugendlichen sogar 64,1%. Besonders hoch ist der Anteil übergewichtiger (70,8%) und adipöser (78,3%) Mädchen, die bereits Reduktionsdiäten durchgeführt haben. Bei den Jungen mit Übergewicht oder Adipositas beträgt der Anteil lediglich 40,7% bzw. 50,0% und liegt damit deutlich niedriger als bei den Mädchen.

Bei der Interpretation der Ergebnisse ist neben einem möglichen Underreporting bzw. einer Ernährungsumstellung Übergewichtiger und Adipöser v. a. auch die hohe ‚biologische Variabilität' innerhalb der großen Stichprobe zu berücksichtigen. Aufgrund individueller Prädispositionen reagieren Personen unterschiedlich auf eine bestimmte Menge zugeführter Nahrungsenergie (gute und schlechte „Futterverwerter"). Es ist möglich, dass diese ‚biologische Variabilität' dazu beigetragen hat, dass keine signifikanten bzw. negative Zusammenhänge zwischen den Verzehrsgewohnheiten von Jugendlichen und ihrem Gewichtsstatus errechnet wurden.

3.2.3 Einfluss häuslicher Regulation

Sowohl im Schüler- als auch im Elternfragebogen wurden Fragen zu regulativen Aspekten seitens der Eltern in Bezug auf die Ernährung der Jugendlichen gestellt.

Jugendliche, die zu Hause essen können was und wann sie wollen, die also von ihren Eltern im Hinblick auf ihre Nahrungsaufnahme nicht kontrolliert werden, haben in der vorliegenden Stichprobe einen niedrigeren BMI-SDS als Jugendliche, die von ihren Eltern in ihrem Essverhalten eingeschränkt werden ($p < 0{,}001$; $r = -0{,}125$).

Die elterliche Regulation der Nahrungsaufnahme ihrer Kinder kann zum einen Ausdruck eines generell strengen Erziehungsstils sein, dient häufig jedoch auch als Strategie, um das Gewicht der Kinder zu kontrollieren bzw. zu reduzieren (Agras und Mascola 2005). Strikte Vorschriften der Eltern was, wann und wie viel das Kind essen soll, führen laut Birch und Fisher (1998) dazu, dass die Kinder eine Vorliebe für energiedichte Produkte entwickeln, die Akzeptanz für eine Vielzahl von anderen Lebensmitteln vermindert wird und das Gefühl für Hunger und Sättigung von den Kindern nicht mehr richtig wahrgenommen werden kann. Dies kann zu einer erhöhten Energieaufnahme und somit zu einer Gewichtszunahme führen (vgl. Krömker und Vogler in diesem Band).

3.2.4 Mahlzeitenstruktur, ‚Setting' bei der Nahrungsaufnahme

Zur Beurteilung der täglichen Ernährungsroutine wurden in der vorliegenden Studie die Fragen „Wie oft frühstückst du?", „Wie oft isst du zu Mittag?" und „Wie oft isst du zu Abend?" im Schülerfragebogen gestellt. Jugendliche, die keinen regelmäßigen Rhythmus bei den beiden Hauptmahlzeiten Frühstück oder Abendessen aufweisen, haben einen signifikant höheren BMI-SDS (Frühstück: $p < 0{,}001$; $r = -0{,}136$; Abendessen $p < 0{,}001$; $r = -0{,}105$). Hinsichtlich des Mittagessens ergab sich kein substanzieller Zusammenhang.

Vor allem das Auslassen des Frühstücks wird auch in anderen Studien mit Übergewicht und Adipositas in Verbindung gebracht (Croezen et al. 2009; Dubois et al. 2008; Mota et al. 2008). Möglicherweise führt das Weglassen des Frühstücks zu einer erhöhten Nahrungs- und somit Energieaufnahme im späteren Verlauf des Tages was eine Erklärung für die Entwicklung von Übergewicht sein könnte (Cho et al. 2003).

Die Regelmäßigkeit des Verzehrs von Zwischenmahlzeiten und der Gewichtsstatus der Jugendlichen stehen in der vorliegenden Studie ebenfalls in einem negativen Zusammenhang: je seltener die Jugendlichen zwischen den drei Hauptmahlzeiten etwas zu sich nehmen, desto höher ist ihr BMI-SDS (z.B. zwischen Frühstück und Mittagessen $p < 0{,}001$; $r = -0{,}130$).

In einer Querschnittstudie von Toschke (et al. 2005) konnte ein reduziertes Risiko für das Auftreten von Übergewicht bei deutschen Kindern, die 4 Mahlzeiten pro Tag oder mehr zu sich nehmen, errechnet werden. Auch die Deutsche Gesellschaft für Ernährung empfiehlt für eine gesunde und ausgewogene Ernährung täglich 5 Mahlzeiten, da dadurch „das Hungergefühl meist geringer ist, Heißhungerattacken eher verhindert werden können und die Lebensmittelauswahl abwechslungsreicher gestaltet werden kann" (http://www.dge.de). Es ist dabei aber zu bedenken, dass Sinn oder Unsinn von Zwischenmahlzeiten unter anderem auch davon abhängen welche Speisen und Getränke zusätzlich zu den Hauptmahlzeiten verzehrt werden.

Der familiäre/soziale Kontext der Nahrungsaufnahme hat in der vorliegenden Studie einen signifikanten, wenn auch schwachen Einfluss auf den Gewichtsstatus der Jugendlichen. Jugendliche, die sich ihr Frühstück oder Abendessen alleine zubereiten haben einen höheren BMI-SDS als Jugendliche, bei denen diese Mahlzeiten im familiären Rahmen zubereitet werden (z.B. das Frühstück: $p < 0,001$; ETA = 0,122). Des Weiteren haben Jugendliche, die ihr Frühstück unterwegs, in der Cafeteria oder an sonstigen Orten verzehren einen höheren BMI-SDS als Jugendliche, die ihr Frühstück zu Hause einnehmen, ($p < 0,001$; ETA = 0,077). Eine mögliche Erklärung hierfür könnte der hohe Energie- und Fettgehalt der außer Haus verzehrten Gerichte sein, die in großen Portionen angeboten bzw. serviert werden (Swinburn et al. 2004). Außerdem haben die untersuchten Jugendlichen der vorliegenden Studie, die ihr Abendessen nicht zusammen mit der Familie einnehmen, einen höheren BMI-SDS als Jugendliche, die diese Mahlzeit in Gesellschaft ihrer Familie verzehren ($p < 0,001$; ETA = 0,100). Dieses Ergebnis entspricht den Resultaten anderer Studien, in denen belegt wurde, dass gemeinsame Mahlzeiten mit der Familie mit einem geringeren Auftreten von Übergewicht bei Kindern und Jugendlichen assoziiert sind (Fulkerson et al. 2009; Roblin 2007). In der Literatur werden als Erklärungen für diesen Zusammenhang folgende Argumente genannt: (1) Gemeinsame Mahlzeiten fördern ein harmonisches Familienzusammenleben wodurch das Gefühl des Alleinseins sowie das Auftreten von Depressionen bei Kindern und Jugendlichen verhindert wird und Essen nicht als emotionaler Ersatz dienen muss. (2) Durch gemeinsame Mahlzeiten wird ein ‚gesundes Essverhalten' begünstigt (Sen 2006), möglicherweise auch dadurch, dass (3) per elterlichem Vorbild bzw. Kontrolle die Auswahl und Menge der von den Kindern und Jugendlichen verzehrten Speisen positiv beeinflusst wird.

3.3 Medienkonsum

Jugendliche mit ausgeprägtem Medienkonsum (mehr als 3h/d) haben einen höheren BMI-SDS als Jugendliche, die weniger als 1 Stunde mit Mediengeräten verbringen ($p = 0,001$, ETA = 0,077). 83,4% der untersuchten übergewichtigen und adipösen Jugendlichen verbringen täglich insgesamt 3 Stunden oder mehr vor dem Fernseher, dem Computer oder der Spielkonsole, bei den Normalgewichtigen sind dies nur 73,7%. Jugendliche mit ausgeprägtem Medienkonsum treiben zwar nicht weniger Sport, es wurde jedoch berechnet, dass die Verzehrsmenge kalorienreicher Produkte wie Fast Food ($p < 0,001$, $r = 0,380$), Knabberartikel ($p < 0,001$, $r = 0,289$), Süßigkeiten ($p < 0,001$, $r = 0,208$), Limonade ($p < 0,001$, $r = 0,361$) sowie Alkohol ($p < 0,001$, $r = 0,205$) mit der Zeit, die vor dem Fernseher, dem Computer oder der Spielkonsole verbracht wird, erheblich ansteigt.

Dass ein erhöhter Medienkonsum das Risiko für die Entstehung von Übergewicht und Adipositas begünstigt, ist eine Schlussfolgerung zahlreicher Studien (z.B. Lampert et al. 2007; Marshall et al. 2004; Zubrägel und Settertobulte 2003). Die Gründe hierfür sind jedoch nicht eindeutig geklärt. Während Lampert (et al. 2007) z.B. eine verminderte körperliche Aktivität bei Jugendlichen mit hohem Medienkonsum anführen, wurde bei Zubrägel und Settertobulte (2003) wie auch in der vorliegenden Studie kein direkter Zusammenhang zwischen Medienkonsum und sportlicher Aktivität ermittelt. Ein erhöhter Konsum stark beworbener, kalorienreicher Lebensmittel und Getränke wird ebenfalls als häufige Ursache für eine Gewichtszunahme durch massiven Medienkonsum angeführt (Utter et al. 2006; Matheson et al. 2004). Wie oben erwähnt geht auch in der vorliegenden Studie ein *ausgeprägter Medienkonsum mit einem erhöhten Verzehr kalorienreicher Produkte* einher. Dies ist einer der zentralen empirischen Befunde.

Die durchschnittliche Dauer des Medienkonsums liegt bei Jugendlichen, die angeben, ein eigenes Gerät (Fernseher, Computer oder Spielkonsole) in ihrem Zimmer zu haben, im Durchschnitt um 1,4 Stunden pro Tag höher als bei Jugendlichen, die angeben, keines der Geräte im Zimmer zu besitzen. Ein positiver Zusammenhang zwischen Medienkonsum und dem Besitz eines eigenen Mediengerätes im Jugendzimmer wurde auch in anderen Studien nachgewiesen (z.B. Pfeiffer et al. 2007).

3.4 Bewegung

Neben dem Ernährungs- ist das Bewegungsverhalten physiologisch betrachtet, der zweite Faktor, über den sich der Energieumsatz beeinflussen lässt. Angaben zur sportlichen Aktivität wurden separat für Schule und Freizeit erhoben.

95,9% der befragten Jugendlichen geben an, immer oder meistens am Sportunterricht teilzunehmen. In ihrer Freizeit treiben 86,5% der SchülerInnen mindestens einmal pro Woche Sport, bei dem man richtig ins Schwitzen kommt. Lediglich 13,5% aller Jugendlichen erklären, nie oder weniger als einmal pro Woche in ihrer Freizeit sportlich aktiv zu sein.

Ein nennenswerter Zusammenhang zwischen der Anzahl an Sportunterrichtsstunden und dem BMI-SDS lässt sich nicht ermitteln ($p = 0,457$; $r = -0,015$). Auch zwischen der sportlichen Aktivität in der Freizeit und dem BMI-SDS der Jugendlichen lässt sich keine substanzielle Korrelation nachweisen (Häufigkeit: $p = 0,642$;

r = 0,009; Stunden pro Woche: p = 0,185; r = 0,026). Betrachtet man jedoch nicht den BMI-SDS sondern die einzelnen Körperkompartimente (Fettmasse und Magermasse), die durch sportliche Aktivität beeinflusst werden, so wird ein schwacher Zusammenhang zwischen dem Anteil an Körperfett und dem Anteil an fettfreien Körpermasse – darunter Muskulatur – und der sportlichen Aktivität sowohl in der Schule als auch in der Freizeit erkennbar: je mehr Sport die Jugendlichen treiben, desto niedriger ist ihr Anteil an Körperfett (Schulsport: p = 0,044; r = -0,149; Freizeitsport: p = 0,001; r = -0,248) und desto höher der Anteil an fettfreier Körpermasse (Schulsport: p = 0,034; r = 0,158; Freizeitsport: p < 0,001; r = 0,274). Dieser Befund steht nur scheinbar im Widerspruch zu der fehlenden Assoziation zwischen sportlicher Ertüchtigung und dem BMI-SDS, da Muskeln bekanntlich schwerer sind als Fett und ein muskulöser Körper einen vergleichsweise hohen BMI bzw. BMI-SDS zur Folge hat. Dieser Sachverhalt verweist auf Grenzen der validen Gewichtsklassifikation mittels BMI oder BMI-basierten Maßen.

Ein inverser Zusammenhang zwischen der körperlichen Aktivität und der Körperfettmasse bei Jugendlichen wurde auch in anderen Studien nachgewiesen (Fulten et al. 2009; Riddoch et al. 2009). Janssen (et al. 2004) konnten in ihrer Studie mit 5890 Kindern und Jugendlichen zwischen 11 und 16 Jahren des Weiteren eine geringere körperliche Aktivität bei übergewichtigen und adipösen Jungen und Mädchen feststellen. Bewegungsarmut und Übergewicht können in einen unheilvollen Kreislauf münden.

Mangelnde körperliche Aktivität kann sowohl Ursache als auch Folge von Übergewicht und Adipositas sein. Denn Übergewicht beeinträchtigt die körperliche Fähigkeit zur Teilnahme am Sport, wobei Schamgefühle sowie mangelnde Koordination und Ausdauer eine entscheidende Rolle spielen (Lytle 2002).

Anhand unserer Ergebnisse wäre eine Steigerung der sportlichen Aktivität in Freizeit und Schule eine wirksame Methode, die Körperzusammensetzung von Jugendlichen zu optimieren und somit Übergewicht entgegen zu wirken.

3.4.1 Barrieren für sportliche Aktivitäten

Es besteht ein mäßig starker Zusammenhang zwischen der sportlichen Tätigkeit der Jugendlichen und ihrer Wahrnehmung von Barrieren, um sportlich aktiv zu sein. Je eher die befragten Jugendlichen den Aussagen „Für mich gibt es viele Hindernisse, um regelmäßig Sport zu treiben" (p < 0,001; r = -0,282) und „Wenn ich Sport treiben will, fehlen mir Geräte, Einrichtungen und Möglichkeiten" (p < 0,001; r = -0,157) zustimmen, desto weniger Sport treiben sie in ihrer Freizeit.

Personen, die in Gegenden mit einer gut ausgebauten Infrastruktur und einem attraktiven Angebot an Freizeit- und Sportmöglichkeiten leben, haben eine deutlich höhere körperliche Aktivität als Personen aus sozial benachteiligten Gegenden (Mobley et al., 2006). Bereits bei Kindern kann durch eine gut ausgebaute Infrastruktur das Aktivitätsverhalten positiv beeinflusst werden (Krahnstoever Davison und Lawson 2006).

3.5 Alkohol- und Tabakkonsum

3.5.1 Alkoholkonsum

Anhand der Angaben im Schülerfragebogen kann eine signifikante, aber sehr schwache, Korrelation zwischen der täglich verzehrten Menge alkoholischer Getränke und dem BMI-SDS der Jugendlichen berechnet werden ($p = 0,009$; $r = 0,054$).

In anderen Studien wurde eindeutig belegt, dass ein hoher Alkoholkonsum bei Jugendlichen mit einem erhöhten Risiko für Übergewicht und Adipositas einhergeht (Croezen et al. 2007, Vågstrand et al. 2007). Der Genuss von Alkoholika kann aufgrund des hohen Energiegehalts alkoholischer Getränke sowie der appetitsteigernden Wirkung und der Hemmung der Lipidoxidation zu einer Gewichtszunahme und somit zur Entstehung von Übergewicht beitragen (Suter 2005).

3.5.2 Zigarettenkonsum

Jugendliche, die angeben zu rauchen, haben im Vergleich zu NichtraucherInnen einen signifikant höheren BMI-SDS ($p = 0,002$; $d = 0,16$). Während lediglich 18,5% der normalgewichtigen Jugendlichen angeben zu rauchen, liegt der Anteil der RaucherInnen bei den übergewichtigen Jugendlichen bereits bei 27,6% und bei den adipösen sogar bei 30,8%.

Jugendliche, die angeben zu rauchen, konsumieren gleichzeitig auch mehr alkoholhaltige Getränke ($p < 0,001$; $d = 0,60$). Des Weiteren verzehren die RaucherInnen im Durchschnitt mehr Fast Food ($p < 0,001$; $d = 0,26$), SoftDrinks ($p < 0,001$; $d = 0,30$) und Energy Drinks ($r < 0,001$; $d = 0,31$). Auch der Medienkonsum ist in der Gruppe der RaucherInnen signifikant erhöht (Fernseher: $p < 0,001$; $d = 0,25$; Computer: $p < 0,001$; $d = 0,21$).

Rauchen scheint demnach ein Indikator für einen eher ungesunden Lebensstil zu sein. Auch in der NHANES III-Studie war der Tabakkonsum bei Jugendlichen zwischen 12 und 18 Jahren mit einer Reihe von ungesunden Verzehrsgewohnheiten (z.B. erhöhter Konsum alkoholischer Getränke, verminderter Verzehr von Obst und Gemüse) assoziiert (Strauss und Mir 2001).

Außerdem wurde errechnet, dass Jugendliche, in deren häuslicher Umgebung geraucht wird, einen signifikant höheren BMI-SDS haben als Jugendliche, bei denen dies nicht der Fall ist ($p < 0,001$; $d = 0,33$). Bei 26,6% ($N = 180$) der

Jugendlichen, von denen die entsprechenden Daten vorliegen wird zu Hause geraucht. 20,6% dieser Jugendlichen sind übergewichtig oder adipös während der Anteil Übergewichtiger und Adipöser bei den Jugendlichen, bei denen zu Hause nicht geraucht wird, lediglich bei 10,5% liegt.

Dass das Rauchverhalten der Personen im direkten Lebensumfeld von Kindern und Jugendlichen deren Gewichtsstatus beeinflusst, wurde auch in anderen Studien nachgewiesen. Mihas (et al. 2009) sowie Danielzik und Müller (2006) ermittelten einen positiven Zusammenhang zwischen dem Rauchverhalten der Eltern und dem BMI ihres Kindes und Apfelbacher (et al. 2006) bestätigten, dass Rauchen in der häuslichen Umgebung von Kindern deren Risiko für Übergewicht und Adipositas erhöht. Laut Apfelbacher (et al. 2006) stellt das Rauchen in der häuslichen Umgebung dabei nicht die eigentliche Ursache dar, sondern ist vielmehr ein Indikator für einen Lebensstil, der die Entstehung von Übergewicht und Adipositas begünstigt.

3.6 Sozialer Status und Migrationshintergrund

3.6.1 Sozialstatus

Der soziale Status der Familie ist schwach mit dem BMI-SDS der Jugendlichen assoziiert: je niedriger der soziale Status der Eltern, desto höher das Körpergewicht der Kinder bzw. Jugendlichen (SIOPS: $p < 0{,}001$; $r = -0{,}144$). Von den befragten Jugendlichen aus einem statusniederen Elternhaus sind 15,7% übergewichtig oder adipös, wohingegen der Anteil übergewichtiger und adipöser Jugendlicher aus Elternhäusern mit besonders hohem Sozialstatus nur 6,7% beträgt. Der inverse Zusammenhang zwischen sozialer Schichtzugehörigkeit und dem Gewichtsstatus wurde auch in anderen deutschen Studien nachgewiesen (NVS II 2008; Kurth und Schaffrath Rosario 2007; Danielzik et al., 2004).

Mit dem sozialen Status sinkt in der vorliegenden Studie der Verzehr von Gemüse ($p = 0{,}004$; $r = 0{,}067$), Obst ($p < 0{,}001$; $r = 0{,}100$), Vollkornprodukten ($p < 0{,}001$; $r = 0{,}085$), Milchprodukten ($p < 0{,}001$; $r = 0{,}117$) sowie Obst- und Gemüsesäften ($p < 0{,}001$; $r = 0{,}106$) während der Verzehr kaloriendichter Lebensmittel wie Fast Food ($p = 0{,}012$; $r = -0{,}060$), gebratener/frittierter Kartoffelprodukte ($p = 0{,}008$; $r = -0{,}063$), Soft- und Energy Drinks zunimmt ($p < 0{,}001$; $r = -0{,}113$ resp. $p < 0{,}001$; $r = -0{,}134$).

Jugendliche mit niedrigem Sozialstatus weisen des Weiteren eine unregelmäßige Mahlzeitenstruktur auf und lassen vor allem das Frühstück häufiger ausfallen ($p > 0{,}001$; $r = 0{,}185$). Zudem bereiten sich diese Jugendlichen ihre Mahlzeiten häufiger selbst zu (z.B. Mittagessen: $p < 0{,}001$; $ETA = 0{,}126$) und verzehren ihr Mittag- sowie ihr Abendessen öfter alleine und nicht im Kreise der Familie als Jugendliche mit hohem Sozialstatus (Mittagsessen: $p < 0{,}001$, ETA = 0,134; Abendessen: $p < 0{,}001$).

Beim Medienkonsum bestehen ebenfalls hochsignifikante Unterschiede zwischen den Jugendlichen unterschiedlichen sozialen Hintergrunds: je niedriger der familiäre Sozialstatus, desto mehr Zeit verbringen die Jugendlichen mit Mediengeräten, insbesondere mit dem Fernseher ($p < 0{,}001$; $r = -0{,}190$). Wie in Kapitel 3.3 beschrieben, ist ein ausgeprägter Medienkonsum wiederum mit Übergewicht und Adipositas assoziiert. Diese Ergebnisse bestätigen die Resultate von Morgenstern (et al. 2009), in deren Studie das erhöhte Risiko für Übergewicht bei deutschen Kindern und Jugendlichen (10 bis 17 Jahre) aus niedrigen Sozialschichten zu 35% mit einem erhöhten Medienkonsum erklärt werden konnte.

Obwohl das monatliche Netto-Haushaltseinkommen mit dem sozialen Status sinkt (SIOPS: $p < 0{,}001$; $r = 0{,}460$), besitzen Jugendliche aus niedrigen sozialen Schichten signifikant häufiger ein Mediengerät im eigenen Zimmer (Computer: $p = 0{,}021$; $d = 0{,}11$; Fernseher: $p < 0{,}001$; $d = 0{,}44$; Spielkonsole: $p < 0{,}001$; $d = 0{,}23$).

3.6.2 Migrationshintergrund

Zur Ermittlung des Migrationshintergrunds wurden die Staatsangehörigkeiten beider Elternteile erfasst. Die Jugendlichen wurden anhand dieser Angaben in folgende Gruppen eingeteilt:

- ohne Migrationshintergrund (beide Elternteile deutsch: 81,1%; N = 1983)
- einseitiger Migrationshintergrund (ein Elternteil nicht-deutsch: 7,3%; N = 178)
- beidseitiger Migrationshintergrund (kein Elternteil deutsch: 11,6%; N = 284)

Jugendliche mit beidseitigem Migrationshintergrund haben in der vorliegenden Studie einen geringfügig höheren BMI-SDS als Jugendliche ohne Migrationshintergrund ($p > 0{,}001$; ETA = 0,084). Der Anteil übergewichtiger und adipöser Jugendlicher ohne Migrationshintergrund liegt bei 10,2% während 13,6% der Jugendlichen mit beidseitigem Migrationshintergrund übergewichtig bzw. adipös sind.

Generell ist über die gesundheitliche Situation von Migranten in Deutschland bislang nur wenig bekannt. Es wird vermutet, dass nicht genetische, sondern vielmehr soziale Faktoren bzw. im weitesten Sinne Umweltfaktoren (wie z.B. Ernährungs- und Bewegungsverhalten) für die Gewichtsentwicklung ausländischer Kinder bzw. Jugendlicher verantwortlich sind (Erb und Winkler 2004). Durch die zahlreichen Aspekte, die in der vorliegenden Studie berücksichtigt wurden, konnten die Zusammenhänge zwischen Migrationshintergrund und Ernährung, Mahlzeitenstruktur, sportlicher Tätigkeit sowie Medienkonsum genauer untersucht werden. Dabei wurde errechnet, dass Jugendliche mit beidseitigem Migrationshintergrund im Vergleich zu Jugendlichen ohne Migrationshintergrund signifikant mehr kalorienreiche Lebensmittel wie Fast Food ($p < 0,001$, $d = 0,25$), gebratene oder frittierte Kartoffelprodukte ($p < 0,001$, $d = 0,19$), Knabberartikel ($p < 0,001$, $d = 0,23$) und Energy Drinks ($p < 0,001$, $d = 0,23$) verzehren. Auch in der KIGGS-Studie zeigen Kinder und Jugendliche mit Migrationshintergrund ein eher ungünstiges Ernährungsverhalten (Kleiser et al. 2008). Jugendliche mit beidseitigem Migrationshintergrund konsumieren in der vorliegenden Studie jedoch signifikant weniger Alkohol, insbesondere weniger Bier, Alcopops und Schnaps ($p < 0,001$, $d = 0,33$), was auf den relativ hohen Anteil muslimischer Jugendlicher in dieser Gruppe (49,1%) zurückzuführen ist.

Im Bezug auf die Einnahme von Mahlzeiten neigen Jugendliche mit beidseitigem Migrationshintergrund häufiger dazu, das Frühstück sowie das Abendessen ausfallen zu lassen als Jugendliche ohne Migrationshintergrund. So geben z.B. lediglich 9,4% der Jugendlichen ohne Migrationshintergrund an, nie oder weniger als einmal pro Woche zu frühstücken, bei den Jugendlichen mit beidseitigem Migrationshintergrund sind dies 16,9%. Die Rahmenbedingungen bei der Nahrungsaufnahme sind jedoch eher traditionell geprägt: Mittag- und Abendessen werden bei Jugendlichen mit beidseitigem Migrationshintergrund eher von einer Person aus der Familie zubereitet. Auch wird das Mittagessen seltener unterwegs gekauft oder in der Schule verzehrt und meist zusammen mit der Familie eingenommen. Lediglich das Frühstück wird häufiger alleine gegessen.

Hinsichtlich ihrer sportlichen Aktivität besteht kein signifikanter Unterschied zwischen Jugendlichen mit und ohne Migrationshintergrund. Jugendliche mit beidseitigem Migrationshintergrund verbringen jedoch signifikant mehr Zeit vor dem Computer ($p < 0,001$, $d = 0,30$) und dem Fernseher ($p < 0,001$, $d = 0,31$) als Jugendliche ohne Migrationshintergrund.

Die Kombination aus hohem Verzehr kalorienreicher Produkte, einer eher unregelmäßigen Mahlzeitenstruktur sowie einem eher inaktiven Lebensstil könnte eine Erklärung für die leicht erhöhte Prävalenzrate von Übergewicht bzw. Adipositas bei Migranten sein.

Von den untersuchten Jugendlichen gehören Migrantenkinder signifikant häufiger einem niedrigen Sozialstatus an als Jugendliche ohne Migrationshintergrund ($p < 0,001$, $d = 0,85$). 53,8% der Jugendlichen mit beidseitigem Migrationshintergrund kommen aus Familien mit einem niedrigen sozialen Status, während dies nur bei 19,3% der Jugendlichen ohne Migrationshintergrund der Fall ist. Die in dieser Arbeit angewandten statistischen Analysen weisen darauf hin, dass der Migrationshintergrund unabhängig vom Sozialstatus an der Entstehung von Übergewicht und Adipositas beteiligt ist. Auch in der KiGGS-Studie wurde bei den 3-

bis 13-jährigen Probanden ein Migrationshintergrund als unabhängiger Risikofaktor für Übergewicht und Adipositas ermittelt (Kleiser et al., 2009).

3.7 Elterliche Einflüsse und die Vorbildfunktion des Elternhauses

3.7.1 Gewichtsstatus der Eltern

Es besteht ein signifikant positiver Zusammenhang zwischen dem Gewichtsstatus der Eltern und dem ihrer Kinder, wobei der Gewichtsstatus des Vaters nur schwach ($p = 0,001$; $r = 0,153$) und derjenige der Mutter stärker ($p = 0,001$; $r = 0,215$) mit dem des befragten Kindes bzw. Jugendlichen assoziiert ist.

In zahlreichen Studien konnte elterliches Übergewicht als stärkste Determinante für ein erhöhtes Risiko für Übergewicht und Adipositas bei Kindern ermittelt werden (Kleiser et al. 2009; Danielzik et al. 2004; Strauss und Knight 1999; Maffeis et al. 1998). Neben erlernten Verhaltensweisen spielt hier auch die genetische Prädisposition eine gewisse Rolle. Daten aus Zwillings- und Adoptionsstudien weisen darauf hin, dass das familiäre Risiko für Übergewicht vor allem genetisch bedingt ist (Vogler et al. 1995; Sørensen et al., 1992). Zu welchem Anteil genetische Faktoren zum Tragen kommen, kann in der vorliegenden Studie nicht geklärt werden. Dass das elterliche Verhalten einen Einfluss auf die kindlichen Verhaltensweisen hat, wird jedoch u.a. im nachfolgenden Abschnitt deutlich.

3.7.2 Vorbildfunktion der Eltern

Die im Elternfragebogen erfragten Angaben zur Verzehrshäufigkeit ausgewählter Lebensmittel korrelieren signifikant mit den von den Jugendlichen täglich verzehrten Mengen der entsprechenden Lebensmittel (z.B.: Obst: $p < 0,001$; $r = 0,247$; Gemüse: $p < 0,001$; $r = 0,181$, Fleisch und Wurst: $p < 0,001$; $r = 0,158$, Käse und andere Milchprodukte: $p = 0,008$; $r = 0,082$, Fast Food $p < 0,001$; $r = 0,198$, Schokolade: $p < 0,001$; $r = 0,164$ und Knabberartikel: $p < 0,001$; $r = 0,217$). Diese zum Teil schwachen, teilweise aber auch mäßig starken Zusammenhänge unterstreichen für den Bereich ‚Ernährung‘ die *wichtige Vorbildfunktion der Eltern für die Präferenzen und das Verhalten der Kinder*.

In der Studie von Campell (et al. 2007) korrelierte das Essverhalten der Eltern ebenfalls deutlich mit dem ihrer Kinder. Dass das familiäre Ernährungsverhalten sowie die Verfügbarkeit von Lebensmitteln zu Hause die Ernährung von Kindern entscheidend beeinflusst belegen außerdem zahlreiche weitere Studien (Johannsen et al. 2006; Benton 2004; Birch und Fisher 1998).

Auch in Bezug auf die körperliche Aktivität wurde in der vorliegenden Studie ein signifikant positiver Zusammenhang zwischen Eltern und ihren Kindern ermittelt. Je mehr Sport die Eltern treiben, desto sportlich aktiver sind auch deren Kinder ($p < 0{,}001$; $r = 0{,}153$). Dieses Ergebnis stimmt mit demjenigen von Fogelholm (et al. 1999) überein. Eltern, die ihre Kinder zu mehr Sport antreiben möchten, sollten deshalb auch ihren eigenen Lebensstil ändern. Dass dicke Kinder oftmals in einem adipogenen häuslichen Milieu aufwachsen, ist eine zweite, wesentliche Einsicht unserer Analysen.

3.8 Post- und pränatale Prägung

3.8.1 Stillen

Vergleicht man Jugendliche die 6 Monate und mehr gestillt wurden hinsichtlich ihres BMI-SDS zum Zeitpunkt der Befragung mit Jugendlichen, die nicht gestillt wurden, so wird ein signifikanter Unterschied deutlich. Jugendliche, die 6 Monate oder mehr gestillt wurden weisen einen niedrigeren BMI-SDS auf als Jugendliche, die nicht gestillt wurden ($p = 0{,}003$, $d = 0{,}27$).

Als mögliche Mechanismen zur Erklärung des präventiven Effekts des Stillens werden in der Literatur zwei Wege diskutiert: 1. die Förderung der kindlichen Selbstregulation der Nahrungsaufnahme sowie 2. bioaktive Substanzen in der Muttermilch, welche die Energieaufnahme, den Energieverbrauch sowie zelluläre Reaktionen im kindlichen Organismus beeinflussen (Bartok und Ventura 2009).

3.8.2 Geburtsgewicht

Die Hypothese, dass Jugendliche mit besonders hohem oder niedrigem Geburtsgewicht im Kindes- und Jugendalter einen höheren BMI-SDS aufweisen (Langnäse et al. 2002), kann in unserem Datensatz nicht bestätigt werden.

3.8.3 Gewichtsstatus im Kindesalter

Die Vorsorgeuntersuchung U9 findet im Alter von 5 bis 6 Jahren statt. Körpergröße und -gewicht in diesem Alter wurden im Elternfragebogen abgefragt, um einen möglichen Zusammenhang zwischen dem aktuellen Gewichtsstatus der Jugendlichen und ihrem BMI zum Zeitpunkt der U9 zu überprüfen. Untergewichtige Jugendliche hatten bei der U9 den niedrigsten, während adipöse Jugendlichen bereits zu diesem Zeitpunkt den höchsten BMI hatten ($p < 0{,}001$; $ETA = 0{,}421$).

Dieses Ergebnis lässt darauf schließen, dass Verhaltensweisen, die zur Entstehung von Übergewicht bzw. Adipositas führen, bereits im Kindesalter erlernt und beibehalten werden. Es ist jedoch auch möglich, dass die von Geburt an bestehende genetische Prädisposition für diese Entwicklung verantwortlich ist. Laut Reinehr (et al. 2003) ist ohne eine Behandlung übergewichtiger bzw. adipöser Kinder nicht mit einer Gewichtsreduktion im späteren Lebensalter zu rechnen, so dass aus adipösen Kindern meist auch adipöse Erwachsene werden (Mossberg 1989). Geeignete Präventionsmaßnahmen sollten deshalb frühzeitig im Kindesalter beginnen.

3.9 Lineares Regressionsmodell

Zusätzlich zu den oben beschriebenen univariaten Analysen, wurde ein lineares Regressionsmodell erstellt um aus den erfassten Variablen diejenigen Faktoren zu ermitteln, die den größten Beitrag zur Varianzaufklärung des BMI-SDS der Jugendlichen leisten. Berücksichtigt wurden dabei folgende Aspekte, die mittels Schüler- als auch Elternfragebogen ermittelt wurden: familiäre und soziale Variablen, Ernährungsverhalten und Mahlzeitenstruktur, Bewegungsverhalten, Medienkonsum, frühkindliche Faktoren sowie der Konsum von Tabak und Alkohol. Von den, bei der Regressionsanalyse einbezogenen Variablen, setzen sich 5 signifikante Faktoren durch, anhand derer letztlich 37% der Varianz des BMI-SDS erklärt werden können. Gestaffelt nach der Effektstärke handelt es sich dabei um die Faktoren (1) BMI der Jugendlichen im Kindesalter (ß = 0,388), (2) BMI der Mutter (ß = 0,230), (3) Häufigkeit, mit der Diäten durchgeführt werden (ß = 0,204), (4) familiärer Sozialstatus (ß = -0,112) und (5) Verfügbarkeit von Süßigkeiten zu Hause (ß = -0,080). Eine ursächliche Rolle dieser Faktoren kann aufgrund des Studiendesigns (Querschnittstudie) jedoch nicht erklärt werden.

Bemerkenswerter Weise liefern rein nutritive sowie bewegungsbezogene Faktoren keinen signifikanten Anteil an der Aufklärung der Varianz des BMI-SDS.

4. Zusammenfassung und Fazit

Das Ziel dieser Studie war es, erstmals ein ‚ganzheitliches Modell adipösen Lebensstils‘ zu entwickeln, in das parallel soziokulturelle, psychosoziale und nutritive Faktoren eingehen, um ihren relativen Effekt auf den Gewichtsstatus von Jugendlichen sowie Interaktionen untereinander abschätzen zu können.

Während die meisten, der den Lebensstil von adipösen bzw. übergewichtigen Jugendlichen prägenden Faktoren (z.B. hoher Medienkonsum, geringe sportliche Aktivität, unregelmäßige Mahlzeitenstruktur), direkt mit dem BMI-SDS bzw. der Körperzusammensetzung in Verbindung gebracht werden konnten, war dies bei den Verzehrsmengen verschiedener Lebensmittel und Getränke nicht möglich. Unerwarteterweise ergaben die statistischen Analysen mit dem Gesamtkollektiv aller Jugendlichen sogar eine negative Korrelation zwischen dem Verzehr kalorienreicher, energiedichter Lebensmittel (Süßigkeiten, Kuchen, Knabberartikel) und dem Gewichtsstatus. Dies kann, wie in Kapitel 3.2 beschrieben, verschiedene Ursachen haben (z.B. Underreporting oder eine Ernährungsumstellung mit dem Ziel einer Gewichtsreduktion). Bei Betrachtung der ermittelten Risikogruppen für Übergewicht und Adipositas (Jugendliche aus niedrigen Sozialschichten, Jugendliche mit Migrationshintergrund, Jugendliche RaucherInnen und Jugendliche mit einem hohen Medienkonsum) konnte jedoch ein signifikant erhöhter Verzehr kalorienreicher Lebensmittel und Getränke berechnet werden. Präventionsmaßnahmen sollten demnach auf verschiedene Risikogruppen angepasst werden. Generelle Ernährungsempfehlungen für die Gesamtbevölkerung scheinen im Hinblick auf die Problematik Übergewicht bzw. Adipositas eher erfolglos.

Die Ergebnisse dieser Studie belegen, dass nicht die Ernährung allein, sondern offensichtlich erst die *Kombination verschiedener Risikofaktoren Übergewicht bzw. Adipositas verursachen* kann. Zusammen mit einem wenig gesundheitsorientierten Verhalten und Vorbild der Eltern, entsteht das empirische Bild eines *adipogenen Umfeldes*, in denen die betroffenen Kinder und Jugendlichen aufwachsen. Im Hinblick auf therapeutische Maßnahmen sollte primär ein aktiver Lebensstil gefördert (Möglichkeiten für sportliche Tätigkeiten anbieten, Fernseher und andere Mediengeräte aus dem Jugendzimmer entfernen) und im weiteren Verlauf die Ernährungsgewohnheiten umgestellt werden. Um ein ‚optimales Umfeld' bzw. ‚optimale Bedingungen' für eine Gewichtsreduktion zu schaffen bzw. die Entstehung von Übergewicht und Adipositas zu vermeiden, sollte außerdem die gemeinsame Aufnahme und Zubereitung von Mahlzeiten zu Hause im Kreise der Familie gefördert werden, eine rauchfreie Umgebung geschaffen sowie die Einnahme von ausgewogenen Zwischenmahlzeiten gesteigert werden. Da auf genetische Faktoren kein Einfluss genommen werden kann und auch der Migrationshintergrund sowie der soziale Status in dem Kinder aufwachsen, als gegebene Tatsachen angesehen werden müssen, ist es umso wichtiger, die oben genannten Faktoren, welche beeinflussbar sind, bei Präventionsmaßnahmen stärker zu berücksichtigen.

Die Familie sollte konsequent in ein Therapiekonzept mit eingebunden werden. Alternativ müssten geeignete Institutionen gefunden werden, die familiale Defizite ausgleichen und einen gesundheitsadäquaten Lebensstil bei Kindern und Jugendlichen aus Problemgruppen fördern können.

Literatur

Agras, W.S. und Mascola, A.J. 2005: Risk factors for childhood overweight. Current Opinion. Pediatrics 17, 5: 648-652.

Arbeitsgemeinschaft Adipositas im Kindes- und Jugendalter 2006: Leitlinien 2006. http://www.dge.de/pdf/ll/Leitlinie-AGA-Adipositas-im-Kindes-und-Jugendalter-2006.pdf, verifiziert am 7.9.2010.

Apfelbacher, C.J., Loerbroks, A., Cairns, et al. 2008; Predictors of overweight and obesity in five to seven-year-old children in Germany: results from cross-sectional studies. BMC Public Health 8: 171.

Bartok, C.J. und Ventura, A.K. 2009: Mechanisms underlying the association between breastfeeding and obesity. International Journal of Pediatric Obesity 4, 4: 196-204.

Benton, D. 2004: Role of parents in the determination of the food preferences of children and the development of obesity. International Journal of Obesity and Metabolic Disorders 28, 7: 858-869.

Birch, L.L. und Fisher, J.O. 1998: Development of Eating Behaviors Among Children and Adolescents; Pediatrics 101, 3: 539-549.

Campbell, K.J., Crawford, D.A., Salmon, J. et al. 2007: Associations between the home food environment and obesity-promoting eating behaviors in adolescence. Obesity 15, 3: 719-730.

Cho, S., Dietrich, M., Brown, C.J. et al. 2003: The effect of breakfast type on total daily energy intake and body mass index: results from the Third National Health and Nutrition Examination Survey (NHANES III). Journal of the American College of Nutrition 22, 4: 296-302.

Croezen, S., Visscher, T.L., Ter Bogt, N.C. et al. 2007: Skipping breakfast, alcohol consumption and physical inactivity as risk factors for overweight and obesity in adolescents: results of the E-MOVO project. European Journal of Clinical Nutrition 63, 3: 405-412.

Danielzik, S. und Müller, M.J. 2006; Sozioökonomische Einflüsse auf Lebensstil und Gesundheit von Kindern. Deutsche Zeitschrift für Sportmedizin 57, 9: 214-219.

Danielzik, S., Czerwinski-Mast, M., Langnäse, K. et al. 2004: Parental overweight, socioeconomic status and high birth weight are the major determinants of overweight and obesity in 5-7 y-old children. International Journal of Obesity 28: 1494-1502.

Després, J.-P., Lemieux, I. und Prud´homme, D. 2001: Treatment of obesity: need to focus on high risk abdominally obese patients. British Medical Journal 322: 716-720.

Dubois, L., Girard, M., Potvin et al. 2008: Breakfast skipping is associated with differences in meal patterns, macronutrient intakes and overweight among preschool children. Public Health Nutrition 12, 1: 19-28.

Erb, J. und Winkler, G. 2004: Rolle der Nationalität bei Übergewicht und Adipositas bei Vorschulkindern. Monatsschrift Kinderheilkunde 152: 291-298.

Fogelholm, M., Nuutinen, O., Pasanen, M. et al. 1999: Parent-child relationship of physical activity patterns and obesity. International Journal of Obesity and Related Metabolic Disorders 23, 12: 1262-1268.

Fulkerson, J.A., Kubik, M.Y., Story, M. et al. 2009; Are there nutritional and other benefits associated with family meals among at-risk youth? Journal of Adolescent Health 45, 4: 389-395.

Fulton, J.E., Dai, S., Steffen, L.M. et al. 2009: Physical activity, energy intake, sedentary behavior, and adiposity in youth. American Journal of Preventive Medicine 37, 1 Suppl.: 40-49.

Ganzeboom, H.B.G. und Treiman, D.J. 2003: Advances in Cross-National Comparison. Three internationally standardised measures for comparative research on occupational status, Amsterdam: 159-175.

Hoffmeyer-Zlotnik, J.H.P. 2003: „Stellung im Beruf" als Ersatz für eine Berufsklassifikation zur Ermittlung von sozialem Prestige. ZUMA-Nachrichten 53, Jg. 27: 114-127.

Janssen, I., Katzmarzyk, P.T., Boyce, W.F. et al. 2004; Overweight and obesity in Canadien adolescents and their association with dietary habits and physical activity patterns. Journal of Adolescent Health 35, 5: 360-367.

Johannsen, D.L., Johannsen, N.M. und Specker, B.L. 2006: Influence of parents' eating behaviors and child feeding practices on children's weight status. Obesity 14, 3: 431-439.

Kleiser, C., Mensink, G.B.M., Kurth, B.M. et al. 2008; Ernährungsverhalten von Kindern und Jugendlichen mit Migrationshintergrund – KiGGS-Migrantenauswertung. Forschungsbericht im Auftrag des MBELV. http://edoc.rki.de/ oa/articles/re3iVCtvueQJ/PDF/22bXuINRykA6.pdf, verifiziert am 19.1.2011.

Kleiser, C., Schaffrath Rosario, A., Mensink, G.B.M. et al. 2009: Potential determinants of obesity among children and adolescents in Germany: results from the cross-sectional KiGGS study. BioMed Central (BMC) Public Health 9:46.

Krahnstoever Davison, K. und Lawson, C.T. 2006: Do attributes in the physical environment influence children's physical activity? A review of the literature. Journal of Behavioral Nutrition and Physical Activity 3: 19.

Kromeyer-Hauschild, K., Wabitsch, M., Kunze, D. et al. 2001: Perzentile für den Body-mass-Index für das Kindes- und Jugendalter unter Heranziehung verschiedener deutscher Stichproben. Monatsschrift Kinderheilkunde 149: 807-818.

Kurth, B.M. und Schaffrath Rosario, A. 2007: Die Verbreitung von Übergewicht und Adipositas bei Kindern und Jugendlichen in Deutschland. Gesundheitsblatt –Gesundheitsforschung – Gesundheitsschutz 50: 736-743.

Lampert, T., Sygusch, R. und Schlack, R. 2007: Nutzung elektronischer Medien im Jugendalter. Ergebnisse des Kinder- und Jugendgesundheitssurveys (KiGGS). Bundesgesundheitsblatt – Gesundheitsforschung – Gesundheitsschutz 50: 643-625.

Langnäse K., Asbeck I., Mast M. et al. 2002: Familienintervention als Maßnahme der Adipositasprävention bei Kindern. Ernährung im Fokus 2: 27-30.

Lytle, L.A. 2002: Nutritional issues for adolescents. Journal of the American Dietetic Association, Supplement 10, 3: 8-12.

Maffeis, C., Talamini, G. und Tatò, L. 1998: Influence of diet, physical activity and parents' obesity on children's adiposity: a four-year longitudinal study. International Journal of Obesity and Metabolic Disorders 22, 8: 758-764.

Marshall, S.J., Biddle, S.J., Gorely, T. et al. 2004: Relationships between media use, body fatness and physical activity in children and youth. A metaanalysis. International Journal of Obesity and Related Disorders 28, 10: 1238-1246.

Matheson, D.M., Killen, J.D., Wang, Y. et al. 2004: Children's food consumption during television viewing. American Journal of Clinical Nutrition 79: 1088-1094.

McCarthy, H.D. und Ashwell, M. 2006: A study of central fatness using waist-to-height ratios in UK children and adolescents over two decades supports the simple message – 'keep your waist circumference to less than half your height'. International Journal of Obesity 30: 988-992.

Mihas, C., Mariolis, A., Manios, Y. et al. 2009: Overweight/obesity and factors associated with body mass index during adolescence: the VYRONAS study. Acta Paediatrica 98, 3: 495-500.

Mobley, L.R., Root, E.D., Finkelstein, E.A. et al. 2006: Environment, obesity and cardio-vascular disease risk in low income women. American Journal of Preventive Medicine 30: 327-332.

Morgenstern, M., Sargent, J.D. und Hanewinkel, R. 2009; Relation between socioeconomic status and body mass index: evidence of an indirect path via television use. Archives of Petiatric and Adolescent Medicine 163, 8 :731-738.

Mossberg, H.O. 1989: 40-year follow-up of overweight children. Lancet 2, 8661: 491-493.
Mota, J., Fidalgo, F., Silva, R. et al. 2008: Relationships between physical activity, obesity and meal frequency in adolescents. Annuals of Human Biology 35, 1: 1-10.
Newby, P.K. 2007: Are dietary intakes an eating behaviors related to childhood obesity? A comprehensive review of the evidence; Journal of law, medicine and ethics 35, 1: 35-60.
Nationale Verzehrsstudie II (NVSII) 2008: Ergebnisbericht Teil 1. Max Rubner-Institut, Bundesforschungsanstalt für Ernährung und Lebensmittel, Karlsruhe.
Pfeiffer, C., Mößle, T., Kleimann, M. et al 2007: Die PISA-Verlierer – Opfer ihres Medienkonsums. Kriminologisches Forschungsinstitut Niedersachsen, Hannover.
Reinehr, T., Kersting, M., Alexy, U. et al. 2003; Long-term follow-up of overweight children: after training, after a single consultation session, and without treatment. Journal of Pediatric Gastroenterology and Nutrition 37, 1: 72-74.
Riddoch, C.J., Leary, S.D., Ness, A.R. et al. 2009: Prospective associations between objective measures of physical activity and fat mass in 12-14 year old children: the Avon Longitudinal Study of Parents and Children (ALSPAC). British Medical Journal 339: b4544.
Roblin, L. 2007: Childhood obesity: food, nutrient, and eating-habit trends and influences. Applied Physiology, Nutrition and Metabolism 32, 4: 635-645.
Sen, B. 2006; Frequency of family dinner and adolescent body weight status: evidence from the national longitudinal survey of youth, 1997. Obesity 14, 12: 2266-2276.
Sørensen, T.I., Holst, C., Stunkard, A.J. et al. 1992: Correlations of body mass index of adult adoptees and their biological adoptive relatives; International Journal of Obesity and Metabolic Disorders 16, 3: 227-236.
Stice, E., Shaw, H. und Marti, N. 2006: A Meta-Analytic Review of Obesity Prevention Programs for Children and Adolescents. Psychological Bulletin 132: 667-691.
Strauss, R.S. und Knight, J. 1999: Influence of the home environment on the development of obesity in children; Pediatrics 103: e85.
Strauss, R.S. und Mir, H.M. 2001: Smoking and weight loss attempts in overweight and normal-weight adolescents. International Journal of Obesity and Related Metabolic Disorders 25, 9: 1381-1385.
Suter, P.M. 2005: Is alcohol consumption a risk factor for weight gain and obesity? Critical Review in Clinical Laboratory Sciences 42, 3: 197-227.
Swinburn, B.A., Caterson, I., Seidell, J.C. et al 2004: Diet, nutrition and the prevention of excess weight gain and obesity. Public Health Nutrition 7, 1A: 123-146.
Toschke, A.M., Küchenhoff, H., Koletzko, B. et al. 2005: Meal frequency and childhood obesity. Obesity Reviews 13, 11: 1932-1938.
Utter, J, Scragg, R. und Schaaf, D. 2006: Associations between television viewing and consumption of commonly advertised foods among New Zealand children and young adolescents. Public Health and Nutrition 9, 5: 606-612.
Vågstrand, K., Barkeling, B., Forslund, H.B. et al. 2007: Eating habits in relation to body fatness and gender in adolescents – results from the "SWEDES" study. European Journal of Clinical Nutrition 61, 4: 517-525.
Vogler, G.P., Sørensen, T.I., Stunkard, A.J. et al. 1995: Influences of genes and family environment on adult body mass index assessed in an adoption study by comprehensive path model. International Journal of Obesity and Metabolic Disorders 19, 1: 40-45.
Wabitsch, M., Kunze, D., Keller, E. et al. 2002: Adipositas bei Kindern und Jugendlichen in Deutschland. Fortschritte der Medizin 120, IV: 99-106.
WHO 1998: Obesity: Preventing and Managing the Global Epidemic, Geneva.

Zubrägel, S. und Settertobulte, W. 2003: Körpermasse und Ernährungsverhalten von Jugendlichen. Jugendgesundheitssurvey – Internationale Vergleichsstudie im Auftrag der WHO, Weinheim: 159-182.

Übergewicht und Adipositas – Eine Diätgeschichte. Ergebnisse einer bundesweiten Befragungsstudie mit Kindern und Jugendlichen aus psycho-sozialer Sicht

Dörthe Krömker / Juliane Vogler

1. Ziel der Studie

Übergewicht und Adipositas genießen eine hohe Aufmerksamkeit in der Öffentlichkeit und auch der Wissenschaft. Die steigende Zahl der Betroffenen hat zu einer regen Forschungstätigkeit geführt. Die Anzahl von Studien, die zum Thema bis heute erschienen sind, ist immens. Mindestens 11 internationale Fachjournale widmen sich explizit und ausschließlich diesem Thema, viele weitere Arbeiten werden in Entwicklungs-, allgemeinen Ernährungs- oder medizinischen Fachzeitschriften veröffentlicht. Das Thema ist komplex und vielschichtig. Oftmals werden in den Studien ausgewählte Einzelaspekte, wie z.B. der Einfluss des elterlichen Essverhaltens, gezügeltes Essen, Bewegungsaktivitäten, Körperbilder oder Depression mit unterschiedlichen Methoden untersucht. Im Gegensatz dazu verfolgen wir den Ansatz, eine Reihe relevanter psycho-sozialer Einflussfaktoren *gleichzeitig* zu berücksichtigen. Ein Schwerpunkt bei der Erfassung wurde z.B. auf Einstellungen zu Ernährung gelegt, um festzustellen, ob dieser bisher kaum im Zusammenhang mit Übergewicht untersuchte Aspekt dafür eine Rolle spielt.

2. Die Studie

Ergänzend zu anderen Teilprojekten, die z.B. auf die Analyse der konkreten Ernährungsweise fokussieren (vgl. den Beitrag von Müller et al.), wurde hier ein breiter Kanon personaler, situativer und kontextualer Faktoren aus der Sicht Jugendlicher und ihrer Eltern erhoben. So wurde mittels eines Fragebogens u.a. erfasst, wie sie das Thema Ernährung, Bewegung und Körper bewerten, was ihnen daran wichtig ist, welche Überzeugungen und Einstellungen sie dazu haben, welche sozialen Normen sie teilen und welche Risiken sie sehen. Des Weiteren wurde erfragt, wie die alltägliche Ernährungssituation gestaltet wird, ob beispielsweise die

Eltern die Nahrungsaufnahme regulieren oder ob Mahlzeiten gemeinsam eingenommen werden (vgl. Tabelle 1).

Der Gewichtsstatus (Body Mass Index) wurde aus Selbstangaben zur Körpergröße und dem Körpergewicht berechnet (Körpergewicht/Körpergröße²) und zusätzlich für 45% der befragten SchülerInnen objektiv gemessen. Die Übereinstimmung zwischen gemessenen und selbst berichteten Daten ist sehr hoch ($r = 0{,}90$, $p = 0{,}000$, $N = 1161$). Zur Bewertung des Gewichtsstatus wurden alters- und geschlechtsspezifische BMI-Perzentile ermittelt: Untergewicht (BMI < P10), Normalgewicht (BMI P10 > P90), Übergewicht (BMI > P90) und Adipositas (BMI > P97). Des Weiteren wurde die Standardabweichung für jeden BMI-Wert berechnet (BMI-SDS: BMI standard deviation score), um SchülerInnen verschiedenen Alters und Geschlechts miteinander vergleichen zu können. Für alle Berechnungen wurde den üblichen Verfahren gefolgt (Kromeyer-Hauschild et al. 2001). In dieser Studie gelten 7,8% (N = 198) als untergewichtig, 81,3% (N = 2067) als normalgewichtig, 7,2% (N = 182) als übergewichtig und 3,8% (N = 96) als adipös (s. Beitrag von Müller et al.).

In Kooperation mit dem Institut Ernährungsphysiologie der Universität Hohenheim wurden insgesamt 2681 Jugendliche im Alter zwischen 13 und 18 Jahren aus fünf verschiedenen Bundesländern befragt. Des Weiteren liegen Daten von 1210 Eltern vor. Die Erhebung fand in Schulen statt, die mittels einer Zufallsstichprobe ausgewählt wurden und sich zur Kooperation bereit erklärt hatten. Die zufällige Auswahl wurde dabei nach Schulform (Haupt-, Real-, Gesamtschule, Gymnasium, Sekundarschulen bzw. Staatliche Regelschulen) und geographischer Lage der Schule (städtische und ländliche Gebiete) geschichtet (eine genauere Darstellung der Stichprobe und des Erhebungsinstrumentes findet sich im Beitrag von Müller et al.).

3. Gezügeltes Essen

Die Analyse bivariater Korrelationen zeigt, dass die deutlichsten Zusammenhänge zwischen dem Gewicht der Jugendlichen und einem bestimmten Ernährungsverhalten bestehen, das als ‚gezügelt' bezeichnet werden kann ($r = .39$, $p = .000$, $N = 2542$, vgl. auch Tabelle 1). Diese Befunde stimmen mit vielen anderen Studien überein (z.B Agras et al. 2004). Von daher lohnt sich ein detaillierter Blick auf dieses Phänomen. Im Folgenden wird zunächst erläutert, was genau unter gezügeltem Essen verstanden wird, und im Anschluss wird ein umfassendes Modell vorgestellt, das die hier identifizierten Ergebnisse bündelt.

Tabelle 1: Ausgewählte Prädiktoren für den BMI-SDS der Jugendlichen

Variable	Beispiel-Items	Korrelation mit dem BMI-SDS der Jugendlichen
Personale Faktoren: psychische Variablen, Überzeugungen und Präferenzen der Jugendlichen		
Präferenz für 'gesunde' Ernährung	Ich esse gerne frische und natürliche Sachen.. 4 items, α = .73	r = - .062 p = .002
Einfachheit der gesunden Ernährung	Für mich ist es ganz einfach, mich gesund zu ernähren.	r = -.173 p = .000
Emotionales Essen	Bei Stress kann ich mich durch Essen beruhigen. 4 items, α = .80	r = - .010 p = .603
Identifikation	Manche Nahrungsmittel sind echt cool und passen gut zu mir. 4 items, α = .65	r = .023 p = .237
Verführbarkeit	Wenn ich etwas Süßes oder Snacks sehe, möchte ich das auch essen. 2 items, r = .44	r = - .093 p = .000
Körperliche Aktivität	Ich arbeite daran, meine Kondition (Ausdauer, Fitness) zu verbessern. 3 items, α = .82	r = - .082 p = .000
Internalisierung des Körperideals	Ich hätte gerne einen Körper wie die Models aus den Zeitschriften. 4 items, α = .76	r = .001 p = .975
Barrieren für sportliche Aktivitäten	Meine Eltern unterstützen mich darin, dass ich sportlich aktiv sein kann (umgepolt). 4 items, α = .64	r = .101 p = .000
Situative Faktoren		
Häusliche Verfügbarkeit von Knabbereien und Süßigkeiten	Zu Hause kann ich mir jederzeit Knabbersachen und Süßigkeiten nehmen. 2 items, r = .59	r = - .145 p = .000
Häusliche Regulation des Essverhaltens	Meine Eltern machen mir keine Vorschriften dazu, was und wann ich essen soll (umkodiert). 2 Items, r = .35	r = .066 p = .001
Kontextuale Faktoren: Überzeugungen und Präferenzen der Eltern:		
Diät	Beim Einkaufen wähle ich vor allem kalorienreduzierte Produkte. 3 items, α = .65	r = .221 p = .000
Selbstwirksamkeit	Trotz aller Schwierigkeiten kann ich mein Kind überzeugen, viele gesunde Dinge zu essen. 5 items, α = .69	r = - .096 p = .001
Spaß an Bewegung	Ich habe viel Spaß daran, mich zu bewegen. 7 items, α = .85	r = - .123 p = .000
Spaß an Bewegung / Mediennutzung des Kindes	Mein Kind bewegt sich sehr gerne. Mein Kind sollte sich mehr bewegen (umkodiert). Mein Kind verbringt zu viel Zeit vor Fernseher, Computer oder der Spielkonsole (umkodiert). 3 items, α = .70	r = - .228 p = .000

Quelle: Eigene Daten.

Unter *gezügelten Essern* werden Personen verstanden, die anstreben, ihr Essverhalten so zu gestalten, dass damit Gewicht reduziert oder zumindest gehalten wird (z.B. Herman und Mack 1975). Das Thema Essen ist oftmals mit schlechtem Gewissen und Sorgen um das Körpergewicht verbunden. Es wird angenommen, dass gezügelte Esser zwischen Phasen von Diät und übermäßigem Essen hin und her oszillieren, und dass die Ursache für die Phasen des Überessens (enthemmtes Essen) gerade in der vorherigen Phase des Verzichts begründet liegt (z.B. Heatherton et al. 1988).

Diäthaltende befinden sich in einer besonderen Verfassung, die als subjektiver Ausnahmezustand gedeutet werden kann und in der besonders viele Ressourcen zur Selbststeuerung gebraucht werden. Da diese Phase auch unangenehme Folgen, wie etwa Reizbarkeit, Hunger, Müdigkeit und Verzicht impliziert, sehnen viele Diäthaltende das Ende dieses Ausnahmezustandes herbei. Im Anschluss folgen für bestimmte Typen der Diäthaltenden (gezügelte Esser) oft *kompensatorische Phasen des Überessens*. Neuere Studien zeigen, dass gezügelte Esser erhebliche Geisteskraft darauf verwenden, ernährungsbezogene Gedanken zu unterdrücken, die jedoch, einmal zugelassen (die Unterdrückung ist dann enthemmt), deutlich schneller und umfassender aus dem Gedächtnis abrufbar sind als bei ungezügelten Essern. Dies deutet darauf hin, dass die Gedanken gezügelter Esser deutlich mehr ums Essen kreisen als die von ungezügelten (z.B. Stroebe et al. 2008). Das Konzept des gezügelten (restrained) Essens hat in den letzten 30 Jahren eine Vielzahl von Forschungsarbeiten hervorgebracht und ist für das Verständnis von Gewichts- und Ernährungsregulation höchst relevant, auch bei Kindern und Jugendlichen. Der Ansatz hat des Weiteren zu einer anhaltenden wissenschaftlichen Auseinandersetzung über die damit verbundenen Implikationen geführt. Derzeit wird vor allem darum gestritten, unter welchen Umständen der mit dem Konzept postulierte Effekt des ‚enthemmten Essens' auftritt, in welcher Weise die tatsächliche Kalorienzufuhr mit ‚gezügeltem' Essen zusammenhängt und welche Rolle im Detail unterschiedliche Erfassungen des Phänomens dabei spielen (Stice et al. 2004 und 2007 versus z.B. van Strien et al. 1997 und 2007).

3.1 Diäter und Nicht-Diäter in dieser Studie

Keines der drei häufig genutzten Fragebogen-Inventare (‚Restraint Scale', DEBQ und TFEQ) zur Identifikation gezügelter Esser konnte auf Grund ihres Umfanges in dieser Studie genutzt werden. Stattdessen sind hier zentrale Aspekte, die als Bestandteil von gezügeltem Essen diskutiert werden, möglichst sparsam erfasst worden (s. Tabelle 2). Aus diesen Variablen wurden mittels hierarchischer Clusteranalyse (Ward-Verfahren, Euklidische Distanz) zwei Typen identifiziert, die als

‚Diäter mit Tendenz zum Überessen‘ und *‚Nicht-Diäter‘* bezeichnet werden können. Die statistischen Kennzahlen der so gebildeten Typen sind in Tabelle 2 angegeben.

Die hier identifizierten *‚Diäter‘* berichten also, häufig Diäten durchzuführen sowie im Regelfall weniger zu essen als sie gerne würden. Entsprechend hören sie nicht erst dann auf zu essen, wenn sie satt sind. Aber sie berichten des Weiteren von ‚Fressanfällen‘. Sie haben zudem oft ein schlechtes Gewissen, weil sie meinen, zu viel gegessen zu haben. Schließlich beurteilen sie sich selbst als zu dick. Dieses ‚Diätermuster‘ zeigt sich deutlich häufiger bei weiblichen (40%) als bei männlichen Jugendlichen (17%) ($X^2 = 171{,}34$, df = 1, p = .000, eta = .27).

Tabelle 2: Deskriptive und nicht-parametrische Daten für Diäter und Nicht-Diäter

Variable	Gruppenzugehörigkeit	N	arithmet. Mittel	Standardabweichung	Korrelat. [eta]	Prüfgröße (Welsch-Test)
Body Mass Index	'Diäter'	672	22,30	3,76		178,6
	'Nicht-Diäter'	1650	20,17	2,70	.30	df = 1
	Gesamt	2322	20,79	3,19		p = .000
Häufigkeit Diät:	'Diäter'	656	2,66	0,99		X^2 = 2174,4
	'Nicht-Diäter'	1681	1,00	0,00	.82	df = 1
	Gesamt	2337	1,47	0,91		p = .000
Weniger essen:	'Diäter'	700	2,89	0,93		5,8
	'Nicht-Diäter'	1681	2,98	0,58	.06	df = 1
	Gesamt	2381	2,95	0,70		p = 0.016
Körperunzufriedenheit:	'Diäter'	700	3,87	0,74		561,7
	'Nicht-Diäter'	1681	3,07	0,79	.43	df = 1
	Gesamt	2381	3,30	0,86		p = .000
Überessen:	'Diäter'	700	2,45	1,61		92,6
	'Nicht-Diäter'	1681	1,78	1,34	.21	df = 1
	Gesamt	2381	1,98	1,46		p = .000
Schlechtes Gewissen:	'Diäter'	700	3,59	1,74		473,3
	'Nicht-Diäter'	1681	1,98	1,38	.44	df = 1
	Gesamt	2381	2,45	1,67		p = .000

*) Da die Werte für die Diäthäufigkeit nominal skaliert sind (Diät durchgeführt: ja – nein), wurde X^2 berechnet.

Quelle: Eigene Daten

Um nicht nur Unterschiede zwischen zwei Typen beobachten zu können, sondern auch kalkulieren zu können, in wieweit verschiedene Merkmale mit dem Ausmaß des Diätverhaltens assoziiert sind, wurde zusätzlich ein kontinuierliches Maß für ‚Diäter‘ berechnet (schwache ‚Diäter‘ bzw. schwaches Diätmuster bis starke ‚Diäter‘ bzw. starkes Diätmuster). Dazu wurde zunächst faktorenanalytisch (Achsenanalyse mit oblimer Rotation) die statistische Struktur der Variablen geprüft. Anschließend wurden alle Variablen mit einer Ausnahme zu einem Mittelwert zusammengefasst (Cronbachs Alpha: 0,63): Das bei der Typenbildung verwandte Item „wie viel isst du normalerweise: viel weniger bis viel mehr als ich gerne möchte" konnte dabei nicht integriert werden, da es statistisch einen unabhängigen Aspekt darstellt.

Das Ergebnis ist insofern interessant, weil selbst bei dieser reduzierten Messung ein Unterschied sichtbar wird, der auch in der aktuellen Debatte um die Verschiedenheiten der Erfassungen deutlich wird. Das so berechnete Maß ist inhaltlich der ‚Restraint Skala' von Herman and Polivy (1980) am ähnlichsten, denn auch darin werden die Aspekte ‚Diäthäufigkeit' (in der Vergangenheit), ‚Überessen' und ‚Körperunzufriedenheit' erfasst. Davon zu unterscheiden sind konkrete Strategien, die tatsächlich zu einer geringeren Kalorienzufuhr führen können (z.B. ‚weniger essen als man gerne würde', ‚bewusst nur kleine Portionen nehmen') und die in den anderen beiden Inventaren erfasst werden (z.B: van Strien et al. 2007). Auf diesen Punkt werden wir zurückkommen, wenn es um die Beurteilung des Erfolges von ‚Diätern' geht.

Wie aus Tabelle 2 hervorgeht, sind ‚Diäter' schwerer als ‚Nicht-Diäter', und auch die bivariate Korrelation signalisiert: je stärker das Diätmuster ausgeprägt ist, desto schwerer sind die Betroffenen (s. oben). Des Weiteren sind in der Gruppe der Übergewichtigen und Adipösen mit 58% mehr als doppelt so viele ‚Diäter' (N = 148 von 253) vertreten als bei Normalgewichtigen, wo es nur 26% sind (N = 486 von 1838) ($X^2 = 108{,}17$; df = 1; p = .000; Cramer´s V = .23).

3.2 Diäthalten – Folge oder Ursache von Übergewicht?

Diäter sind etwas schwerer als Nicht-Diäter. Dieser paradox anmutende Befund zeigt sich auch in einer Vielzahl anderer Studien sowohl mit Jugendlichen als auch Erwachsenen, in denen ‚gezügeltes Essen' in verschiedener Weise erfasst wurde (z.B. Braet et al. 2008). Damit ist die häufig diskutierte Frage berührt, wie erfolgreich gezügelte Esser in der Regel in ihren Bemühungen sind.

Hier werden nun die oben erwähnten verschiedenen Konstrukte relevant. Manche Autoren vermuten, dass ‚gezügeltes Essen' – im Widerspruch zu den ursprünglichen Erwartungen –, nicht mit einer tatsächlich reduzierten Kalorienzufuhr einher geht (Stice et al. 2004 und 2007). Andere wenden ein, dass vor allem methodische Probleme bei der Erfassung der tatsächlichen Nahrungsaufnahme für den nicht vorhandenen Zusammenhang verantwortlich zu machen seien. Zudem sei nicht die tatsächliche Nahrungsaufnahme entscheidend, sondern, ob die Personen weniger essen als sie eigentlich gerne würden. Des Weiteren müsse untersucht werden, ob die ‚gezügelten Esser' gleichzeitig die Tendenz zum Überessen aufweisen. Denn, so das Argument, wegen dieser Tendenz werde die selbst auferlegte Nahrungs-Restriktion unterlaufen (van Strien et al. 2007). Als ‚Erfolg' wird in dieser Diskussion in der Regel nur die Minderung von Kalorienzufuhr definiert, nicht das Gewicht. In der hier vorgestellten Studie werden ‚Diäter mit der Tendenz zum Überessen' betrachtet. Sie sind von daher in Übereinstimmung mit der aktuellen Diskussion potenziell ‚nicht erfolgreich', und das höhere Gewicht stützt diesen Befund. Daraus muss geschlossen werden, dass das hier berichtete Diätmuster für einen Teil der Betroffenen nicht mit einer dauerhaft verringerten Kalorienzufuhr einhergeht, jedenfalls nicht mit einer, die niedrig genug wäre, um das Gewicht zu reduzieren.

Es stellt sich nun die Frage, ob die hier beschrieben ‚Diätpraktiken' eine Folge oder eine Ursache von Übergewicht sind? Der Stand der Forschung dazu ist uneinheitlich. Um die Richtung des Einflusses feststellen zu können, müssen Langzeitstudien durchgeführt werden, die die Entwicklung von gezügeltem Essen und Gewicht über die Zeit beobachten. Es liegen nur wenige solcher Studien vor. Einige der Studien zeigen, dass gezügeltes Essen als Bewältigungsversuch von Gewichtsproblemen angesehen werden kann. So untersuchte das Team um Snoek (2008) über drei Jahre Jugendliche zwischen 13 und 16 Jahren und testete mittels Pfadanalysen beide möglichen Richtungen des Einflusses.

Die Ergebnisse sind uneinheitlich insofern, dass für die jüngeren Kinder im ersten Teil der Studie gezügeltes Essen den BMI vorhersagt, Diätmuster also eine Ursache von höherem Gewicht ist. Im zweiten Teil der Studie aber zeigt sich sowohl für die jüngeren als auch für die älteren Jugendlichen, dass der BMI zu gezügeltem Essen führt, dies also eine Folge des Übergewichtes ist. Dabei kann allerdings über die Zeit bei den gezügelten Essern keine Reduktion des Gewichtes verzeichnet werden. Die AutorInnen schließen daraus, dass gezügeltes Essen zwar keine erfolgreiche Reaktion auf Übergewicht ist, im Lichte ihrer Daten sehen sie jedoch im gezügelten Essen eher eine Folge, denn eine Ursache von Übergewicht.

Nicht eindeutig geklärt wird die Rolle von gezügeltem Essen in der Langzeitstudie von Shunk und Birch (2004). Die Autoren zeigen, dass Mädchen, die im Alter von 5 Jahren stark übergewichtig sind, sich im Hinblick auf gezügeltes Essen nicht von 5jährigen unterscheiden, die normalgewichtig sind. Im Alter von 7 und 9 dagegen lassen sich für die übergewichtigen Mädchen höhere Werte von gezügeltem Essen und auch häufigere Essattacken beobachten als für die normalgewichtigen. Deutlich wird daraus, dass auch hier gezügeltes Essen nicht zu einer Verminderung des Gewichtes geführt hat. Unklar bleibt in diesem Untersuchungsdesign aber, ob gezügeltes Essen nun eine Ursache oder Folge von Übergewicht ist.

Dazu hätten nicht Normal- mit Übergewichtigen im Zeitverlauf verglichen werden müssen, sondern z.B. gezügelte mit nicht gezügelten Essern.

Auf der anderen Seite gibt es einige Langzeitstudien, die deutliche Hinweise auf eine verursachende Rolle liefern. Stice et al. (2005) zeigen in ihrer prospektiven Studie mit Mädchen, die im Alter zwischen 11 und 15 Jahren jährlich an der Studie teilgenommen hatten, dass gezügeltes Essen sowie das wahrgenommene Übergewicht der Eltern die Entwicklung von Adipositas vorhersagen konnten.

Weitere Hinweise liefert die prospektive Studie von Tanofsky-Kraff et al. (2006). Die AutorInnen untersuchten Kinder im Alter zwischen 6 und 12 Jahren teilweise über 8 Jahre hinweg auf die Veränderung der Körperfettmasse. Auch sie zeigten, dass gezügeltes Essen sowie Überessen (‚binge eating') mit einem Zuwachs von Fettmasse einhergeht. Diese Ergebnisse werden auch durch die Studie von Field und anderen (2003) untermauert, in der Kinder zwischen 9 und 14 Jahren über drei Jahre hinweg in der Entwicklung ihres BMI untersucht wurden. Auch sie zeigen, dass Diäten mit einem stärkeren Gewichtszuwachs verbunden sind als das bei Kindern der Fall ist, die keine Diätmaßnahmen berichten. Das gilt für Jungen und Mädchen, wobei sich für Jungen ein stärkerer Gewichtszuwachs zeigt, wenn sie auch von Essattacken berichten.

Übereinstimmend werten die AutorInnen den kontraintuitiven Zusammenhang als Indiz dafür, dass im Kindes- und Jugendalter selbst durchgeführte Maßnahmen zur Gewichtsreduktion nicht effektiv sind. Als Gründe dafür werden verschiedene Faktoren diskutiert. So wird angenommen – und Ergebnisse aus anderen Studien stützen dies –, dass die selbst berichteten Diäten in der Regel als befristete Ausnahmesituation verstanden und nicht langfristig aufrechterhalten werden bzw. gar nicht mit einer nennenswerten tatsächlichen Kalorienrestriktion einher gehen (Stice et al. 2004 und 2007), geschweige denn auf einen nachhaltigen Umbau des Ernährungsstils hinauslaufen. Auch wird im Einklang mit der ursprünglichen Theorie des gezügelten Essens (Herman und Mack 1975) vermutet, dass gerade durch das Diätverhalten ein Überessen gefördert wird, das letztlich sogar zu einer deutlich höheren Kalorienzufuhr beiträgt. Allerdings konnte sich nicht in allen Studien der erwartete Einfluss von Essattacken (binge eating) zeigen (so nicht bei Stice et al. 2005). Des Weiteren ist denkbar, dass der körperliche Energieumsatz bei Diäthaltenden als Reaktion auf die verminderte Kalorienzufuhr gesenkt wird, also ‚effizienter' wird und die Diätversuche deswegen nicht zum dauerhaften Erfolg führen.

In der Literatur gibt es also Hinweise auf beides, *Diäthalten als Folge und als Ursache von Übergewicht*. Unseres Erachtens ist das kein Widerspruch, sondern stellt eine durchaus plausible Entwicklung dar: Angenommen, und Studien stützen diese Annahmen, Übergewicht beginnt früh z.B. auf Grund elterlicher Ernährungspraktiken (für einen Überblick Faith et al. 2004). Es stabilisiert sich in der frühen Kindheit, und etwa im Alter von 5-7 Jahren fangen vor allem Mädchen unter dem Einfluss sozialer Leitbilder und Normen an, sich ihres Übergewichtes bewusst zu werden und mittels Diätversuchen gegenzusteuern (Davison et al. 2003). Sie qualifizieren sich als ‚gezügelte Esser'. In der Folge dieser Diätversuche wird das Übergewicht verstärkt oder im besten Fall beibehalten, jedenfalls nicht reduziert. Dem *gezügelten Essen* kommt damit eine *Doppelrolle als Folge und Verstärkung der Problematik* zu, die unter Umständen vom Übergewicht zur Adipositas führt und damit eine Ursache dieser wäre.

Mit den hier vorliegenden Querschnittsdaten können solche Entwicklungen nicht nachvollzogen werden. Die Analyse beginnt zu einem Zeitpunkt, zu dem Bewältigungsversuche bereits etabliert sein dürften. Von daher können hier nicht der *Beginn* und die *primären Ursachen* von Adipositas oder Übergewicht erklärt werden, wohl aber können *verstärkende* Faktoren identifiziert werden. Vor allem wird es im folgenden Abschnitt darum gehen, erstmalig die Faktoren zu beleuchten, die ungünstige ‚Diätmuster' fördern.

4. Einflussgrößen auf das Gewicht – Ergebnisse im Zusammenspiel

4.1 Überblick

Viele der hier untersuchten Einflussfaktoren sind, wenn auch nur schwach, mit dem Körpergewicht korreliert (Tabelle 1). Entscheidend ist jedoch, das Zusammenspiel der verschiedenen Variablen zu verstehen und zu prüfen, welche der Einflüsse, wenn sie gleichzeitig berücksichtigt werden, dann noch eine Rolle bei der Erklärung von Übergewicht spielen. Somit besteht die Herausforderung nicht nur darin, eine hohe Varianzaufklärung zu erreichen, also möglichst gut zu erklären, worauf die Unterschiede im Gewicht zurückzuführen sind. Sie besteht auch darin, dies mit möglichst wenigen, aber relevanten Faktoren zu erreichen. Ein mit diesen Zielen identifiziertes regressionsanalytisches Modell zeigt, dass vier Größen maßgeblich sind, mit denen sich 28% der Varianz aufklären lassen ($F = 102{,}09$, $p = .000$, $df = 4/287;45$). Die Jugendlichen weisen ein umso höheres Körpergewicht auf,

1. je stärker sie ein Essverhalten berichten, das als *‚Diätverhalten mit Tendenz zum Überessen'* klassifiziert werden kann ($ß = .33$),
2. je höher der *BMI der Mutter* ist ($ß = .22$),
3. je mehr die *Eltern eine ‚diätorientierte' Ernährungsweise* berichten ($ß = .17$),

4. je stärker die Eltern berichten, dass das Kind sich nicht gerne bewegt und zu viel *Zeit mit Medien* (Computer, Fernseher, Spielkonsole) verbringt (umgepolt; ß = -14.).

Werden weitere Faktoren berücksichtigt (Tabelle 1), steigt die Varianzaufklärung jeweils nur unwesentlich und rechtfertigt ihre Berücksichtigung nicht.

In diesem einfachen Modell, das regressionsanalytisch direkte Einflüsse auf den BMI testet, spielen oftmals diskutierte Faktoren, wie etwa sozio-ökonomischer Status, Migrationshintergrund bzw. muslimische Religionszugehörigkeit oder Stimmung im Elternhaus, keine Rolle, obwohl sie darin explizit berücksichtigt wurden. Das bedeutet, dass ihre Einflüsse im Vergleich zu den anderen hier geprüften Größen zunächst unwichtiger sind. Sie gehören nicht zu den Gründen, die *unmittelbar* mit dem Gewicht in Verbindung stehen. Detaillierte Analysen zeigen aber, dass sie teilweise dennoch im Zusammenspiel mit anderen Variablen eine Rolle bei der Erklärung von Übergewicht spielen. Beispielsweise verweisen das Ernährungsverhalten und der Medienkonsum auf die *indirekte Wirkung* des Familienklimas bzw. des Erziehungsverhaltens (vgl. Beitrag von Peter).

4.2 Das Diäter Modell

Um dieses Zusammenspiel möglicher Einflussgrößen zu untersuchen, wurde mittels eines Strukturgleichungsmodell (Mplus, Version 5) ihr gleichzeitiger Einfluss analysiert. Das in Abbildung 1 dargestellte Modell konnte mit guten Fit-Werten ($N = 798$, ohne Untergewichtige), $X^2 = 191{,}5$, $df = 46$, $p < .000$, $CFI = .95$, $RMSEA = .037$) identifiziert werden. Untergewichtige wurden dabei von der Analyse ausgeschlossen, da zu vermuten steht, dass für diese Gruppe noch andere Einflüsse und Problematiken relevant sind, die nicht Gegenstand dieses Forschungsprojektes sind.

Die bereits genannten Faktoren, ‚Diätmuster', ‚BMI-Mutter', Spaß des Kindes an Bewegung bzw. Mediennutzung', Diätorientierung-Eltern', bleiben auch in der Gesamtschau maßgeblich. Weitere direkte Einflüsse kommen hinzu. Sie werden im Folgenden beschrieben. Dabei wird Bezug zu Abbildung 1 genommen, in der die standardisierten ß-Gewichte abgebildet sind. Je größer sie sind, desto höher ist der Einfluss von einer Variablen auf die andere. Die beschriebenen Pfade sind nummeriert und zur besseren Übersicht in Klammern im Text genannt.

Abbildung 1: Ergebnisse der Pfadanalyse zu psycho-sozialen Einflüssen auf das Gewicht Jugendlicher

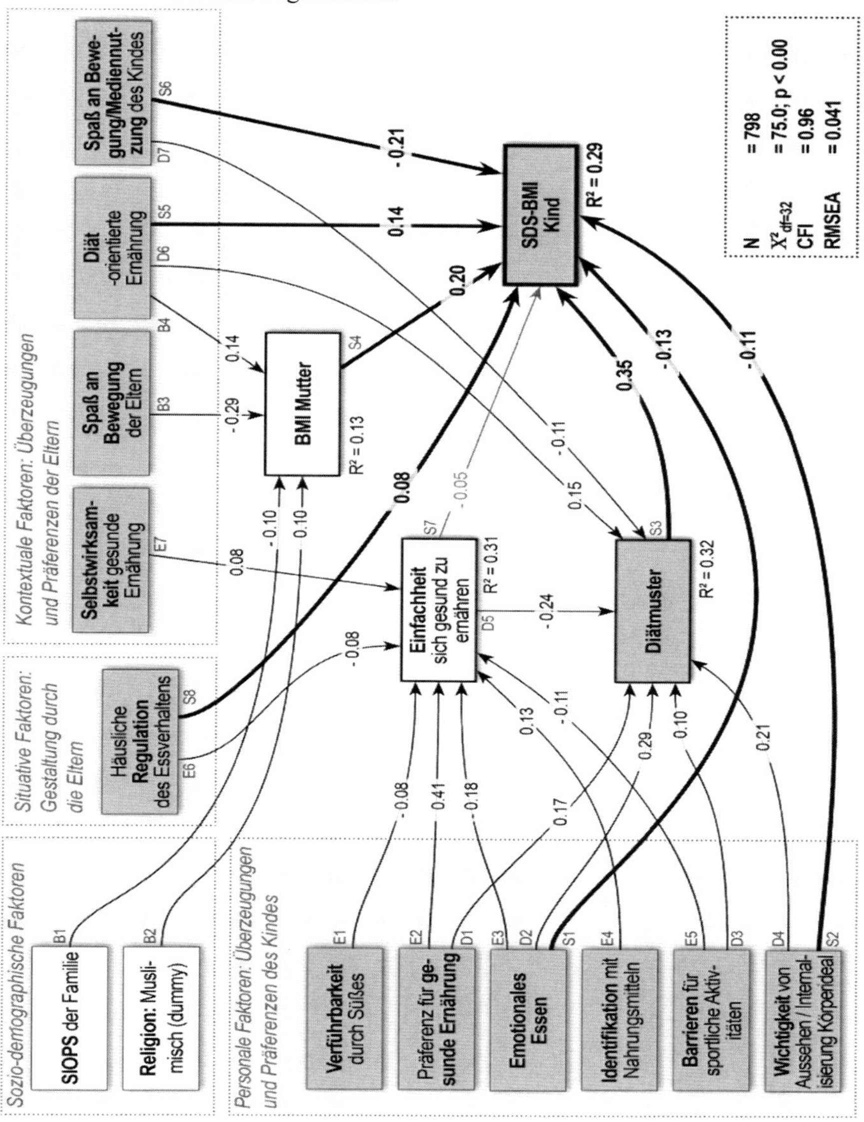

Quelle: eigene Darstellung. Einflüsse auf das ‚Diätverhalten mit Tendenz zum Überessen'

Der stärkste Einfluss geht vom *‚Diätmuster‘* auf das Gewicht aus (S3). Die oben beschriebenen Gründe sprechen dafür, die selbst durchgeführten Diätpraktiken, zu denen auch das ‚Überessen‘ gehört, als Ursache für ein höheres Gewicht anzusehen. Entsprechend den oben ausgeführten Überlegungen zum Kreislauf zwischen Diät-Gewicht-Diät, wurde hier getestet, ob das Gesamtmodell auch gültig bleibt, wenn ‚Diätmuster‘ als Folge vom ‚BMI-SDS‘ aufgenommen wird. Die Gütekriterien für dieses hier nicht dargestellte Modell zeigen, dass es gleichfalls empirisch gedeckt ist ($X^2 = 117$, $df = 46$, $p < .000$, $CFI = .95$, $RMSEA = .042$). An dieser Stelle soll jedoch die Rolle als Ursache genauer exploriert werden. Dies ist zudem theoretisch sinnvoll, da einige der Einflussfaktoren sowohl direkt das Gewicht als auch das Diätmuster, und dann über diesen Pfad wieder das Gewicht, beeinflussen. Es liegen also teilweise die gleichen Ursachen für Übergewicht und das ‚Diätmuster‘ vor. Die Gründe für ein höheres Gewicht und ‚Diätmuster‘ liegen in den Schwierigkeiten, ein ‚gesundes‘ Ess- und Bewegungsverhalten zu erreichen.

Selbstwirksamkeit

So zeigt sich, dass das ‚Diätmuster‘ umso stärker ausgeprägt ist, je schwieriger es die Befragten finden, ein gesundes Ernährungsverhalten zu etablieren (D5). Die empfundene Einfachheit, ein gesundheitsadäquates Verhalten auszuführen, drückt aus handlungstheoretischer Sicht die so genannte *Selbstwirksamkeit* aus. Darunter wird das Selbst-Vertrauen verstanden, angedachte Handlungen tatsächlich auszuführen zu können (Schwarzer 2008). Wie sich zeigen lässt, ist dieses Konzept mit ausschlaggebend für eine erfolgreiche Gewichtsregulation. Ist die Selbstwirksamkeit gering, deutet das auf fehlende Selbst-Steuerungskapazitäten hin (vgl. z.B. auch Kitsantas 2000).

Emotionales Essen

Dieses Diätmuster ist des Weiteren umso stärker ausgeprägt, je mehr die Jugendlichen von *emotionalem Essen* berichten, also in emotionalen Stresssituationen sich durch Essen beruhigen oder in bessere Stimmung versetzen können (D2). Die meisten Studien dazu untersuchen dies in Bezug auf Übergewicht und zeigen, dass Übergewichtige vermehrt zu emotionalem Essen neigen (z.B. Braet et al. 2008). Dieser Zusammenhang zeigt sich in dieser Studie nur indirekt, vermittelt über das Diätmuster. Nur wenige Studien untersuchen explizit, in wie weit emotionales Essen mit gezügeltem Essen verknüpft ist, da die beiden Aspekte eher in Bezug auf methodische Fragen im Fokus stehen. Die berichteten Zusammenhänge stützen dann aber den hier vorliegenden Befund, dass mit der Neigung zu emotionalem Essen das ‚Diätmuster' verstärkt wird (van Strien et al. 2007: 114).

Die hier vorliegenden Daten weisen mit dem direkten, negativen Einfluss auf den BMI-SDS (S1) darauf hin, dass es unterschiedliche Umgänge mit emotionalem Stress gibt, die sich im Gewicht niederschlagen können: Einige Betroffene reagieren als ‚Diäter' (D2) und sind in dem potenziell gewichtssteigernden Kreislauf von Diät und Überessen gefangen. Andere reagieren auf emotionalem Stress zwar unter Umständen mit relativ vermehrtem Essen, das aber wahrscheinlich in der Menge der verzehrten Kalorien im Vergleich zu den ‚Diätern' geringer ist und sich nicht unbedingt nur aus potenziell hochkalorischer Nahrung zusammensetzt (S1) (Hinweise auf Unterschiede zwischen Mahlzeiten und Snacks gibt die Studie von Lowe und Fisher 1983). Auch bleibt hier offen, ob es sich um tatsächliches Mehressen handelt oder ob unter Stress tatsächlich weniger gegessen wird, da die objektive Kalorienzufuhr nicht beobachtet werden konnte. Das hier verwandte Maß zum emotionalen Essen erfasst dann vor allem die ‚Reaktivität' auf Stress, wobei auf Stress reagierende ‚Diäter' deutlich mehr essen, reaktive ‚Nicht-Diäter' aber deutlich weniger (Hinweise auf eine Wechselwirkung zwischen Restraint und Reaktivität gibt die Studie von Roemmich et al. 2002).

Internalisierung von schlanken Körpernormen

In eine ähnliche Richtung weist die Doppelrolle der Internalisierung eines *schlanken Körperideals*. Sie führt zwar immer zu dem Wunsch, das Körpergewicht zu reduzieren, was aber bei einem Teil, der zugleich nicht über die dazu notwendigen selbstregulatorischen Ressourcen verfügt, zu einem verstärkten ‚Diätmuster' mit den damit einhergehenden gewichtssteigernden Effekten führt (D4). Während für andere, die z.B. über die notwendigen Ernährungs- und Bewegungstechniken verfügen, diese Motivation offenbar tatsächlich zu einer geringeren Kalorienzufuhr führt (hier nicht erfasst) und in der Folge zu einem geringeren Körpergewicht (S2). Die zu diesem Thema durchgeführten Studien setzen andere Schwerpunkte und untersuchen z.B., wie die Internalisierung des Körperideals bei wahrgenommener Abweichung davon zu erhöhter Körperunzufriedenheit (z.B. Blowers et al. 2003), zu psychischem Stress, etwa mangelndem Selbstwertgefühl (z.B. O'Dea 2004), oder zu Essstörungen, wie z.B. Bulimie, führen kann (z.B. Thompson und Heinberg 1999). Von daher ist der hier gezeigte Effekt, dass die Internalisierung neben den eher unerwünschten Folgen auch von den Betroffenen gewünschte Effekte zeigen kann, darin nicht berührt.

Ernährungspräferenz

Paradoxerweise fördert auch die *Präferenz für gesunde Nahrung* die Entwicklung des ‚Diätmusters' (D1). Das deutet darauf hin, dass Personen, die gerne Obst und Gemüse essen, es aber z.B. gleichzeitig nicht einfach finden, eine aus solchen Zutaten bestehende Ernährung zu gestalten (niedrige Selbstwirksamkeit) (D5), eher die Tendenz haben, in ein Diätmuster einzusteigen als etwa Personen, die eine solche Präferenz nicht aufweisen. Ohne eine solche Präferenz werden Diätversuche unter Umständen von vornherein kaum ausgeführt, und diese Gruppe wäre dann, salopp gesprochen, „entspannt" übergewichtig. Denkbar ist es natürlich auch, dass diese Präferenz eher eine Folge aus der Beschäftigung mit Ernährung und Gewicht ist und in gewissem Maße *soziale Erwünschtheit* widerspiegelt. Bisher liegen nur Daten zum so genannten ‚under reporting' der Energiezufuhr vor, das bei gezügelten Essern und Übergewichtigen in besonderem Maße beobachtet werden kann (z.B. Babio et al. 2008). Über soziale Erwünschtheit bei der Angabe von Nahrungspräferenzen ist bisher weniger gearbeitet worden.

Diätorientierung der Eltern

Des Weiteren zeigt sich, dass *Diätorientierungen der Eltern* die Entwicklung des Diätmusters der Kinder fördern (D6). Der Befund steht im Einklang mit anderen Studien, die zeigen, dass der elterliche Ernährungsstil auch bei den Kindern beobachtbar ist (z.B. Brown und Ogden 2004). Es wird in den Studien vermutet, dass Eltern als Modell für die Kinder fungieren, und die Eltern im Ernährungsverhalten nachgeahmt werden. Auch zeigt sich, dass Eltern, die versuchen, die Nahrungsaufnahme ihres Kindes zu begrenzen, die Entwicklung von gezügeltem Essen (z.B. Anschutz et al. 2009) und das Überessen bei den Kindern fördern. Dabei wird vermutet, dass einerseits der nicht erfolgreiche elterliche Ernährungsstil nachgeahmt wird, anderseits aber gerade die verbotenen Nahrungsmittel besonders attraktiv werden.

Häusliche Regulation der Nahrungsaufnahme

In die gleiche Richtung weist der Befund, dass die Regulation der Nahrungsaufnahme durch die Eltern zu Schwierigkeiten bei einer gesunden Ernährung führt (E6). Aus der Forschung zur Selbststeuerung kann vermutet werden, dass damit a) keine eigenen und b) keine effizienten Regulationsstrategien erlernt werden, sondern Ernährung vor allem durch externe Umstände gesteuert wird. Dieser Umstand wird auch durch den direkten Pfad von der Regulation auf das Gewicht der

Jugendlichen gestützt (S8) und steht im Einklang mit dazu durchgeführten Studien (Faith et al. 2004).

Dafür, dass die Regulationsversuche auch der Eltern nicht erfolgreich sind, sprechen mehrere weitere Zusammenhänge, beispielsweise, dass die Diätorientierungen bei den Müttern selbst offenbar nicht erfolgreich sind (B4). Zusätzlich zeigt sich in dieser und in anderen Studien (z.B. Faith et al. 2004), dass die *Diätorientierung der Eltern* nicht nur ein bestimmtes Diätmuster (D6), sondern auch unmittelbar das Gewicht der Kinder fördert (S5). Der genaue kausale Mechanismus ist dabei unklar. Denkbar ist beispielsweise, dass auch ohne die spezifische Problematik des gezügelten Essens das erfolglose elterliche Bemühen um Gewichtsreduktion bei den Kindern seinen Niederschlag findet. Beispielsweise wäre es möglich, dass sowohl Eltern als auch Kinder schlicht zu viel essen und die Diätorientierung ein Indikator dafür ist, dass dies den Betroffenen bewusst ist, aber nicht unbedingt ein Indikator dafür, dass sie tatsächlich die Energiezufuhr reduzieren. Auch der Befund, dass Schwierigkeiten bei gesunder Ernährung direkt durch elterliches Verhalten bestimmt werden, zeigt die Wichtigkeit elterlicher Ernährungskompetenzen auf: Je höher die Selbstwirksamkeit der Eltern ist, für gesundes Essen zu sorgen, desto leichter fällt auch den Kindern eine solche Ernährung (E7).

Bewegungsbarrieren

Bewegungsbezogene Variabeln beeinflussen einerseits direkt das Gewicht und andererseits auch das ‚Diätmuster‘ von Kindern: Jugendliche, die *Barrieren* sehen, die regelmäßigem Sport im Wege stehen, neigen eher dazu, das Diätmuster zu entwickeln (D3). Auch die Einschätzung der Eltern, dass ihr Kind sich *nicht gerne bewegt* und zudem zu viel Zeit mit *Mediennutzung* verbringt, ist mit dem kindlichen Diätmuster assoziiert (D7). Es scheint, als ob der Versuch der Nahrungsrestriktion der einzige beschrittene Weg zur Erreichung des Körperideals ist, während bewegungsbezogene Regulationsversuche eher vermieden werden. Des Weiteren weist der direkte, negative Pfad dieser elterlichen Einschätzung auf das Gewicht (S6) – im Einklang mit anderen Studien –, darauf hin, dass, unabhängig von aller Diätproblematik, weniger Sport und mehr sitzende Tätigkeit zu einem höheren Gewicht beitragen (z.B. Eisenmann et al. 2002). Der gleiche Zusammenhang zeigt sich auch für die Eltern selbst: *mangelnde Bewegungsfreude* ist mit einem höheren *Gewicht der Mutter* assoziiert (B3). Es ist an dieser Stelle allerdings denkbar, dass die bewegungsbezogenen Faktoren sowohl für Eltern als auch Kinder eine Folge von Übergewicht sind. Sie weisen jedoch darauf hin, dass sich nicht nur in Bezug auf Ernährung, sondern auch auf Bewegung, Eltern und Kinder oftmals gleichen.

Dass die Einschätzung der Eltern zum Bewegungsverhalten und der Mediennutzung hier maßgeblich ist und nicht die Angaben der Kinder selbst, könnte zwei Aspekte implizieren: zum einen sind den Eltern der Bewegungsmangel und die zu hohe Mediennutzung ihrer Kinder bewusst. Dafür muss also nicht unbedingt im Rahmen von Interventionsprogrammen für Aufklärung gesorgt werden. Der Zusammenhang deutet eher darauf hin, dass den Eltern hier effektive Strategien fehlen, die Kinder zu mehr Bewegung zu motivieren. Dies dürfte vor allem dann schwierig sein, wenn die Eltern in dieser Beziehung kein positives Modell darstellen, da für sie selbst Bewegung kaum mit Freude verbunden ist (B3).

Zum anderen bedeutet der Einfluss der elterlichen und nicht der kindlichen Einschätzung von Bewegungsfreude und Mediennutzung, dass ihre Einschätzung stärker mit dem kindlichen Gewicht assoziiert ist (vgl. Tabelle 1 für die bivariaten Korrelationen). Wodurch dies verursacht ist, bleibt unklar. Unter Umständen antworten die Jugendlichen auch in Bezug auf Bewegung und Mediennutzung eher in Richtung sozialer Erwünschtheit, oder sie unterschätzen die Dauer der Mediennutzung.

4.2.1 Einflüsse auf die Einfachheit gesunder Ernährung

Je einfacher eine gesunde Ernährung empfunden wird (Selbstwirksamkeit), desto seltener wird ein kontraproduktives Diätmuster entwickelt (D5). Die Größen, die Einfluss auf die Selbstwirksamkeit nehmen, decken sich zum Teil mit denen, die die Entwicklung des Diätmusters selbst bestimmen, jedoch in gegenteiliger Richtung: so wird eine gesunde Ernährung als einfacher empfunden, je *weniger stark emotionales Essen* ausgeprägt ist (E3). Das deutet darauf hin, dass die Anforderungen an die Selbstregulation niedriger werden, wenn bestimmte psychische Reaktivitäten nicht vorhanden sind. Des Weiteren wird eine adäquate Ernährung als einfacher empfunden, je *weniger Barrieren* für sportliche Aktivitäten wahrgenommen werden (E5). Dieser Zusammenhang verweist darauf, dass gesundes Essen und Bewegung eng verknüpft sind. Es fehlt hier jedoch eine vermittelnde Variable, die den Effekt befriedigend erklären könnte. Es kann vermutet werden, dass der Befund zustande kommt, da weniger Bewegung oftmals mit mehr sitzenden Tätigkeiten verbunden ist, die wiederum häufig mit höheren Raten ‚ungesunder' Zwischenmahlzeiten einhergehen (Francis et al., 2003). In diese Richtung könnte der Einfluss von wahrgenommener *Verführbarkeit durch Süßes* und Knabbersachen gedeutet werden: Je stärker diese empfunden wird, desto schwieriger wird eine gesunde Ernährung (E1). Eine solche Verführbarkeit wird unter Umständen durch bestimmte Situationen, wie z.B. Mediennutzung, gefördert. Allerdings ist die Verführbarkeit empirisch nicht mit der Mediennutzung korreliert ($r = .05$, $p =$

0.107, N = 1041), wohl aber mit anderen bewegungsbezogenen Variablen, wie etwa Spaß an Bewegung (r = - .093, p = 0.000, N = 2286) oder körperlicher Aktivität (r = -.097, p = 0.000, N = 2291). Auch wenn die Zusammenhänge nur schwach sind, deuten sie darauf hin, dass die Verführbarkeit mit mehr Bewegung sinkt. In zukünftiger Forschung gilt es zu untersuchen, in welcher Weise sportliche Aktivitäten nicht nur den Kalorienverbrauch sondern auch den Umgang mit der Nahrungsmittelaufnahme beeinflussen. Des Weiteren korreliert Verführbarkeit hoch mit emotionalem Essen (r = .433, p = .000, N = 2309), was darauf hindeutet, dass die Verführbarkeit vor allem aus emotionalen Spannungen resultiert und nicht mit Mediennutzung verknüpft ist.

Des Weiteren wird eine gesunde Ernährung plausiblerweise einfacher, wenn die Betroffenen von vorneherein gerne gesunde und frische Sachen mögen (E2).

4.2.2 Einflüsse des BMI der Mutter

Neben den bereits oben beschriebenen direkten Einflussgrößen ist auch das Gewicht der Mutter direkt für das Gewicht des Kindes maßgeblich (S4). Dabei sei angemerkt, dass auch das Gewicht des Vaters positiv mit dem des Kindes korreliert ist, aber schwächer (r = .177, p = .000, N = 988), so dass es im Gesamtmodell nicht berücksichtigt wird.

Das mütterliche Gewicht ist zum einen schwach durch sozioökonomische Umstände beeinflusst: es ist niedriger, je höher der familiäre Berufsstatus ist (B1). Dieser wurde gemäß der ‚Standard International Occupational Prestige Scale (SIOPS) bestimmt (Ganzeboom und Treiman 2003). Des Weiteren ist das Gewicht bei Frauen muslimischen Glaubens höher (B2), (im Schnitt um 2 BMI-Werte), das Gewicht Jugendlicher muslimischer Glaubens ist hingegen im Mittel lediglich um 0,9 BMI-Werte höher, bei Kontrolle des Einflusses von SIOPS).

In der Gesamtschau zeigt sich *kein* direkter Zusammenhang zwischen Gewicht der Jugendlichen und sozialem Status der Familie sowie Religionszugehörigkeit. Stattdessen sind die Einflüsse über das mütterliche Gewicht vermittelt. Es stellt sich aber die Frage, welche kausalen Mechanismen zu den Zusammenhängen führen. Im Falle der Religionszugehörigkeit liegen Hinweise vor, dass ein höheres Gewicht kulturell akzeptiert und positiv bewertet wird (vgl. für türkische MigrantInnen Zwick 2007). Aus der Perspektive der Betroffenen liegt oftmals keine Problemlage vor, die es zu ändern gelte.

Für den sozioökonomischen Status ist der Blick auf die Ko-Varianzen bzw. Korrelationen mit den anderen hier untersuchten Variablen interessant. Das erlaubt eine erste Einschätzung, welche Rolle der sozioökonomische Status bei der Beeinflussung des Gewichtes spielt. Dabei zeigt sich, dass in Familien mit einem niedrigeren Status, Bewegung weniger gerne und seltener ausgeführt wird, dass dort tendenziell mehr Frauen muslimischen Glaubens vertreten sind, dass Ernährungspräferenzen der Jugendlichen für Gesundes und die Selbstwirksamkeit der Eltern für gesunde Ernährung etwas geringer sind sowie geringfügig mehr Barrieren für sportliche Aktivitäten von den Jugendlichen wahrgenommen werden (Tabelle 3). Grosso modo ist ein niedriger sozioökonomischer Status einem aktiven Freizeit- und einem gesunden Ernährungsstil nicht zuträglich.

Tabelle 3: Signifikante Korrelationen der im Pfadmodell betrachteten Einflussgrößen mit dem Berufsprestige der Eltern

Prädiktor	**Korrelation mit SIOPS Eltern [r]**	**p**	**N**
Eltern: Spaß an Bewegung	0,219	0,000	856
Religionszugehörigkeit der Mutter: muslimisch	-0,157	0,000	856
Kind: Präferenz für gesunde Ernährung	0,135	0,000	856
Eltern: Selbstwirksamkeit	0,123	0,000	856
Kind: Wahrgenommene Barrieren und Unterstützung für sportliche Aktivitäten	-0,105	0,001	856
Eltern: Bewegungsfreude/Mediennutzung des Kindes	0,083	0,008	856
häusliche Regulation des Essverhaltens	0,073	0,016	856
Verführbarkeit	0,070	0,021	856
Emotionales Essen	0,063	0,032	856

Quelle: Eigene Daten

5. Fazit

In dieser Studie ist deutlich geworden, dass *Eltern* eine maßgebliche Rolle bei der *Verstärkung und Aufrechterhaltung von Übergewicht und Adipositas* zukommt. Die Betroffenen versuchen zwar in vielen Fällen aktiv, Übergewicht und Adipositas zu bewältigen. Jedoch sind die dazu vorgenommen Bewältigungsversuche oftmals nicht erfolgreich, sondern tragen im Gegenteil zu einer *Verschärfung der Problematik* bei. Dabei zeigt sich, dass die Bewältigungsversuche sich vor allem auf wenig effektive Diätmaßnahmen erstrecken, Bewegung und sportliche Betätigung werden hingegen kaum berücksichtigt.

Der Kern der Problematik liegt vor allem in kontraproduktiven Diätpraktiken, die sowohl von Eltern als auch Kindern ausgeführt werden. Von daher müssen *Interventionsmaßnahmen* darauf abzielen, in der ganzen Familie Ernährungskompetenzen sowie die Motivation für Bewegung und sportliche Betätigungen zu fördern. Diese Förderung von Kompetenzen und Motivation muss weit darüber hinausgehen, etwa auf den Kaloriengehalt oder die potenzielle Gesundheitsgefährdung spezifischer Nahrungsmittel zu verweisen. Vielmehr bedarf es der Unterstützung bei der dauerhaften Etablierung konkreter, alltäglicher Strategien zum Ernährungs- und Bewegungsverhalten. Dabei müssen insbesondere Maßnahmen einbezogen werden, die im Umgang mit ‚kritischen' Situationen Unterstützung bieten. Dazu gehört z.B. die Selbstregulation bei emotionalem Stress oder bei den Folgen, die sich durch Verzicht und Reduktionsbemühungen ergeben, um insbesondere dem Kreislauf von Diät und Überessen zu begegnen. Bei fehlendem Problembewusstsein oder mangelnder Handlungsbereitschaft der Eltern, die häufig festgestellt wurden (vgl. Beitrag von Zwick und Schröter), muss alternativ nach Institutionen gesucht werden, die intervenierend eingreifen und geeignet sind, die familialen Defizite auszugleichen.

Literatur

Agras, W.S., Hammer, L.D., McNicholas, F. et al. 2004: Risk factors for childhood overweight: a prospective study from birth to 9.5 years. The Journal of Pediatrics, 145, 3: 20-25.

Anschutz, D.J., Kanters, L.J., Van Strien, T. et al. 2009: Maternal behaviors and restrained eating and body dissatisfaction in young children. The international journal of eating disorders, 42:54–61

Babio, N., Canals, J., Fernandez-Ballart, J. et al. 2008: Non-clinical adolescent girls at risk of eating disorder: Under-reporters or restrained eaters? Nutrición hospitalaria, 23, 1: 27-34.

Blowers, L.C., Loxton, N.J., Grady-Flesser, M. et al. 2003: The relationship between sociocultural pressure to be thin and body dissatisfaction in preadolescent girls. Eating Behaviors 4: 229-244.

Braet, C., Claus, L., Goossens, L. et al. 2008: Differences in eating style between overweight and normal-weight youngsters. Journal of health psychology 13, 6: 733-743.

Brown, R. und Ogden, J. 2004: Children's eating attitudes and behaviour: A study of the modelling and control theories of parental influence. Health Education Research 19, 3: 261-271.

Davison, K.K., Markey, C.N. und Birch, L.L. 2003: A longitudinal examination of patterns in girls' weight concerns and body dissatisfaction from ages 5 to 9 years. The international journal of eating disorders 33, 3: 320-332.

Eisenmann, J. C., Bartee, R. T. und Min Qi Wang, M.Q. 2002: Physical Activity, TV Viewing, and Weight in U.S. Youth: 1999 Youth Risk Behavior Survey. Obesity Research 10, 5: 379-385.

Faith, M.S., Scanlon, K.S., Birch, L.L. et al. 2004: Parent-Child Feeding Strategies and their Relationships to Child Eating and Weight Status. Obesity Research 12, 11: 1711-1722.

Field, A.E., Austin, S.B., Taylor, C.B. et al. 2003: Relation between dieting and weight change among preadolescents and adolescents. Pediatrics 112, 4: 900-906.

Francis, L.A., Lee, Y. und Birch, L.L. 2003: Parental Weight Status and Girls' Television Viewing, Snacking, and Body Mass Indexes. Obesity Research 11, 1: 143-151.

Ganzeboom, H.B.G. und Treiman, D.J. 2003: Three Internationally Standardised Measures for Comparative Research on Occupational Status. In Hoffmeyer-Zlotnik, J.H.P. und Wolf, C. (Hg.), Advances in Cross-National Comparison, New York: 159-193.

Heatherton, T.F., Herman, C.P., Polivy, J. et al. 1988: The (Mis)measurement of Restraint: An Analysis of Conceptual and Psychometric Issues. Journal of Abnormal Psychology 97, 1: 19-28.

Herman, C.P. und Mack, D. 1975: Restrained and unrestrained eating. Journal of Personality 43, 4: 647-660.

Herman, C.P. und Polivy, J. 1980: Restrained eating. In Stunkard, A.J. (Hg.): Obesity, Philadelphia: 208-225.

Kitsantas, A. 2000: The role of self-regulation strategies and self-efficacy perceptions in successful weight loss maintenance. Psychology und Health 15, 6: 811-820.

Kromeyer-Hauschild, K., Wabitsch, M., Kunze, D., et al. 2001: Perzentile für den Body-Mass-Index für das Kindes- und Jugendalter unter Heranziehung verschiedener deutscher Stichproben. Monatsschreiben Kinderheilkunde 149: 807–818.

Kurth B.M. und Schaffrath Rosario A 2007: Die Verbreitung von Übergewicht und Adipositas bei Kindern und Jugendlichen in Deutschland. Ergebnisse des bundesweiten Kinder- und Jugendgesundheitssurveys (KiGGS). Bundesgesundheitsblatt – Gesundheitsforschung – Gesundheitsschutz 50, 5-6: 736-743.

Lowe, M.R. und Fisher, E.B. 1983: Emotional Reactivity, Emotional Eating, and Obesity: A Naturalistic Study. Journal of Behavioral Medicine 6, 2: 135-149.

O'Dea, J.A. 2004: Evidence for a self-esteem approach in the prevention of body image and eating problems among children and adolescents. Eating disorders 12, 3: 225-239.

Roemmich, J.N., Wright, S.M. und Epstein, L.H. 2002: Dietary restraint and stress-induced snacking in youth. Obesity Research 10, 11: 1120-1126.

Schwarzer, R. 2008: Modeling Health Behavior Change: How to Predict and Modify the Adoption and Maintenance of Health Behaviors. Applied Psychology: An International Review 57, 1: 1-29.

Shunk, J.A. und Birch, L.L. 2004: Girls at risk for overweight at age 5 are at risk for dietary restraint, disinhibited overeating, weight concerns, and greater weight gain from 5 to 9 years. Journal of the American Dietetic Association 104, 7: 1120-1126.

Snoek, H.M., van Strien, T., Janssens, J.M. et al. 2008: Restrained eating and BMI: A longitudinal study among adolescents. Health Psychology 27, 6: 753-759.

Stice, E., Cooper, J.A., Schoeller, D.A. et al. 2007: Are Dietary Restraint Scales Valid Measures of Moderate- to Long-Term Dietary Restriction? Objective Biological and Behavioral Data Suggest Not. Psychological Assessment 19, 4: 449-458.

Stice, E., Fisher, M. und Lowe, M.R. 2004: Are Dietary Restraint Scales Valid Measures of Acute Dietary Restriction? Unobtrusive Observational Data Suggest Not. Psychological Assessment 16: 51-59.

Stice, E., Presnell, K., Shaw, H. et al. 2005: Psychological and Behavioral Risk Factors for Obesity Onset in Adolescent Girls: A Prospective Study. Journal of Consulting and Clinical Psychology 73, 2: 195-202.

Stroebe, W., Mensink, W., Aarts, H. et al. 2008: Why dieters fail: Testing the goal conflict model of eating. Journal of Experimental Social Psychology 44, 1: 26-36.

Tanofsky-Kraff, M., Cohen, M.L., Yanovski, S.Z. et al. 2006: A prospective study of psychological predictors of body fat gain among children at high risk for adult obesity. Pediatrics 117, 4: 1203-1209.

Thompson, J.K. und Heinberg, L.J. 1999: The Media's Influence on Body Image Disturbance and Eating Disorders: We've Reviled Them, Now Can We Rehabilitate Them? Journal of Social Issues 55, 2: 339-353.

van Strien, T. 1997: Are Most Dieters Unsuccessful? An Alternative Interpretation of the Confounding of Success and Failure in the Measurement of Restraint. European Journal of Psychological Assessment 13, 3: 186-194.

van Strien, T., Herman, P.C., Engels, R.C.M.E. et al. 2007: Construct validation of the Restraint Scale in normal-weight and overweight females. Appetite 49: 109-121.

Zwick, M.M. 2007: Migration, Ernährung und Körper – das Beispiel türkischer MigrantInnen in Deutschland. SIETAR 2: 13-17.

Essen ohne Maß?
Zu Formen der Essensorganisation in Familien mit ‚dicken Kindern'[1]

Claudia Peter

Verlieren die Familien ihre Kompetenzen und Verantwortlichkeiten im Bereich der Essenssozialisation?

Essnormen und -gewohnheiten werden in der Primärsozialisation – in Anlehnung an (Bourdieu 1987) – als habituelle ‚Dispositionen' erworben, von den Eltern kontrolliert und gegebenenfalls sanktioniert. Das macht die Frage interessant, ob sich an den hier analysierten Fällen von Familien mit ‚dicken Kindern' (Peter 2006) familiale Funktionsdefizite nachweisen lassen, die entweder als eine Folge struktureller Defizite und/oder ‚interner' Erosionsprozesse gedeutet werden können. Vor dem Hintergrund der Diagnose ‚erschöpfter Familien' (Lutz 2011), die bisher für arme und sozial benachteiligte Familien getroffen wurde, kann deshalb auch für von Adipositas betroffene Familien gefragt werden, ob die Eltern ihrer Verantwortlichkeit den Kindern gegenüber im Bereich der Essenssozialisation noch gerecht werden und wenn nicht, worin die Gründe dafür liegen könnten. In Zeiten des (Nahrungsmittel-)Überflusses (vgl. Zwick 2010: 98f.), wachsender Vergesellschaftung der Ernährung (Rose 2008) und einem teilweisen Übergang der Ernährungskompetenz auf die Nahrungsmittelindustrie steigt gleichzeitig die Verantwortung der Eltern als Gegengewicht gegen diese manipulativen Versuchungen und wird im verschärften Maße zu einer Bildungsaufgabe.

Im Folgenden wird anhand der Analyse von Beschreibungen der familialen Organisation des Essens aus der Perspektive der Kinder der Frage nachgegangen, ob sich Familien mit ‚dicken Kindern' in ihrer Essensorganisation von Familien mit normalgewichtigen Kindern unterscheiden, ob hier *Familienstrukturen und -dynamiken* zu beobachten sind, die den Schluss zulassen, dass hier eine Desorga-

1 Ich danke Christoph Karlheim, Eva Barlösius und Dorett Funcke für kritische Reflexionen und Unterstützung während der Materialanalyse und bei der Lektüre der ersten Artikelfassung.

nisation im Sinne einer Dysfunktionalität vorliegt, die notfalls Schutz- und Kontrollmaßnahmen von institutioneller Seite rechtfertigen würden.

Desintegration und Desorganisation der modernen Familie

Tendenzen der Desintegration, Desorganisation oder des Strukturwandels der modernen Familie auszumachen, ist nicht neu und in der zweiten Hälfte des letzten Jahrhunderts bereits intensiv thematisiert worden (Burkart und Kohli 1992, Burguière et al. 1998, Lüscher et al. 1988). In René Königs (1946/1974) klassischer familiensoziologischer Schrift wird die Familie aufgrund ihrer ‚biologisch-sozialen Doppelnatur' als etwas beschrieben, das sich schon immer aus der gesamtgesellschaftlichen Ordnung abgesondert hat, dass aber von einer „ausgesprochenen *Desintegration der Familie* (Hervorhebung durch die Autorin) neben ihrer naturbedingten Absonderung [...] erst im Laufe der modernen Entwicklung" (1946: 73) mit der Entstehung der *Kernfamilie* (als Verbund zweier Generationen durch Abstammung) gesprochen werden kann. Nach König zeigt die Desintegration der Familie eine gesamtgesellschaftliche Umwälzung an, in der sich „das Individuum zunehmend aus allen weiteren Zusammenhängen befreit und sich auf sich selbst stellt" (König 1946: 75), in der sich die Desintegration der Familie neben der Desintegration anderer Institutionen vollzieht, was im Umkehrschluss Differenzierung und Spezialisierung bedeutet (König 1946; kritisch hierzu: Tyrell 1976).

Nach König macht erst diese Desintegration der Familie es ihr möglich, sich „auf das, was wir ‚die funktionelle Reduktion auf rein familiale Leistungen' nennen" (1946: 76), zu beschränken. Dies entspreche einer „Intensivierung des Lebens nach Innen" (1946: 77). Mit dieser „Intensivierung der Intimsphäre der Familie" als Alleinstellungsmerkmal erfolgt hier – und nur hier – „Sozialisierung durch Intimität". Im Laufe dieser Entwicklung hat die Familie Aufgaben verloren wie: wirtschaftliche Produktion, Macht, Kultur und Kult, Berufsausbildung und „einen großen Teil der Erziehung", Versicherung und Altersvorsorge, Freizeitgestaltung und Konsum sowie Ernährung, wobei er hier die Haushaltsarbeit mehr und mehr durch Volksküchen und die moderne Nahrungsmittelindustrie ersetzt und die Funktion der Hausfrau nur noch auf Einkauf und Zubereitung von Fertigwaren (sic!) beschränkt sieht (1946: 78). Von all dem befreit, kann sich die Familie auf ihre familiale Leistung beschränken, sozial-kulturelle Persönlichkeiten aufzubauen, auf das, was keine andere gesellschaftliche Institution übernehmen kann (1946: 79).

So begründet König *Desintegration* als Grundbegriff der Familiensoziologie. Wie kann sich nun unter den Bedingungen der Desintegration von Familien deren Leben vollziehen? Woran kann man sehen, ob eine Familie ihrer ‚familialen Leistung' gerecht wird? Hierfür bietet König den Begriff der Organisation bzw. *Desorganisation* – als zweiten Grundbegriff der Familiensoziologie – an, als Beschreibung der Verfassung der Familie, den er nochmals in eine (a) gesamtgesellschaftliche bedingte Familiendesorganisation und (b) eine Binnendesorganisation der Familie unterteilt. Im Folgenden wird nur auf die Desorganisation der Gruppenstruktur aufgrund von Vorgängen *innerhalb* der Familiengruppe eingegangen.

Binnendesorganisation stellt sich nach König vor allem als „Ausfallerscheinung im Personenbestand" (1946: 89) dar, wobei er hier sowohl den realen Verlust von Personen durch Tod, Verlassen, Trennung und Scheidung als auch die subtileren Formen der emotionalen Abwesenheit bei faktischer Anwesenheit meint. Als zweites Charakteristikum macht er die Bedrohung des Intimcharakters selbst aus: „In der Intimsphäre bedeutet Gemeinschaft nicht sosehr Ausrichtung auf eine gemeinsame Ebene objektiver Interessen, sondern vielmehr Ausweitung der Personensphäre des Einzelnen, bis sie auch die anderen mit umfasst. Dementsprechend besteht Intimität nur so lange, wie die personale Eigensubstanz der Beteiligten unangetastet bleibt" (1946: 97), was sowohl für die Paarbeziehung als auch für die Eltern-Kind-Beziehung gilt, also auch „unter Respektierung der personalen Eigensubstanz der Kinder und Jugendlichen" (1946: 98).

Diesen theoretischen Erkenntnisstand hatte die Familiensoziologie also schon vor mehr als 50 Jahren erreicht. Gelten diese Begriffe und diese Theoreme auch heute noch? Wenn ja, wie hilfreich sind sie heute bei empirischen Analysen zum Binnenleben von Familien? Wie funktionieren Familien?

(1) *Familiale Strukturmerkmale*: Seit den 1970er Jahren entstand eine empirische Familienforschung in Deutschland, die sich mit unterschiedlichsten Fragestellungen und methodischen Ansätzen in die Familien gewagt hat und von diesen aufgenommen wurde. Milieutheoretische Fragestellungen mit ethnographischer Methodik (Hildenbrand 1983) bildeten einen Ausgangspunkt. Auch Oevermann und sein Team nahmen am Alltagsleben der Familien teil und waren selbst bei den Mahlzeiten zugegen, als sie begannen, sozialisationstheoretische Fragestellungen mit hermeneutischer Methodik (Oevermann et al. 1979) zu erforschen. Aus diesen Ansätzen hat sich inzwischen die eigenständige Forschungstradition der ‚fallrekonstruktiven Familienforschung' (Hildenbrand 1999) entwickelt, die sich durch wechselseitige familiensoziologische Theoriebildung und empirische Forschung auszeichnet.

Diese Forschungstradition hat die von König aufgeworfene Frage zu ihrem Kernprogramm erklärt, analysieren zu können, wie binnenfamilial tagtäglich ein funktionierendes Familienleben organisiert wird bzw. woran es liegt, wenn es nicht funktioniert. Ulrich Oevermann (2001, 2004) hat den von Parsons vormals unternommenen Versuch, die familiale Sozialisation mit Rückbezug auf die psychoanalytische Theorie als ewig dynamisches Geschehen zu beschreiben, fruchtbar weiterentwickelt. Dabei stützte er sich auf verschiedene Quellen: Auf Anleihen bei Mead und Freud sowie die Untersuchungen von Lévi-Strauss (1993) zu den elementaren Strukturen der Verwandtschaft. Für unsere Zwecke sollen aus diesem Theoriekorpus nur diejenigen Strukturmerkmale herausgegriffen werden, die sich auf die sozialisatorische Interaktion beziehen und die sowohl anschaulich sind als auch ein für die Analyse brauchbares Werkzeug anbieten.

Aus dieser Sicht lässt sich die Kernfamilie als widersprüchliche Einheit dreier notwendig verschränkter *diffuser Sozialbeziehungen* (Oevermann 2001: 85) begreifen. Widersprüchlich ist sie deshalb, weil jedes Familienmitglied Teil mehrerer Dyaden ist und in der momentanen Situation einer uneingeschränkten dyadischen Interaktion nicht in den weiteren familialen Dyaden mit der gleichen Aufmerksamkeit interagieren kann und diese deshalb vorübergehend vernachlässigen muss. Die einzelnen Dyaden befinden sind also gewissermaßen in einer fortwährenden Konkurrenzsituation, die nur dadurch gemildert wird, dass jeder mit jedem jederzeit interagieren kann bzw. nur zeitweise ausgeschlossen bleibt. Dieses Interaktionsmuster der rotierenden Interaktionen, in der jeder einmal der Ausgeschlossene ist oder selbst ausschließt, ist das wichtigste Prinzip der *primären sozialisatorischen Interaktion*. Oevermann zufolge ist die Kernfamilie durch folgende spezifischen Strukturmerkmale charakterisiert, die in ihrer Gesamtheit nur in dieser Institution gemeinsam auftreten (Oevermann 2001):

1. Familie konstituiert sich dadurch, dass ihre Mitglieder als nicht austauschbare Personen erkannt und anerkannt sind. Sie werden gerade wegen ihrer Einzigartigkeit wahrgenommen und geschätzt (*Einzigartigkeitsfiktion*).
2. Für die familiale Interaktion ist die körperliche Basis konstitutiv, d.h. die Interaktionen vollziehen sich leibnah und leiblich intensiv, z.B. durch Erotik zwischen den Eltern und durch Zärtlichkeiten zwischen Eltern und Kindern bzw. zwischen den Geschwistern (*Körperbasis*).
3. Des Weiteren zeichnet sich die familiale Interaktion dadurch aus, dass affektive Solidarität nicht eingefordert, erkämpft oder verdient werden muss, sondern unbedingtes Vertrauen als Fundament immer vorausgesetzt werden darf (*Affektivität*).
4. Familiale Beziehungen funktionieren nach dem Prinzip der Solidarität des gemeinsamen Lebensweges (*Dauerhaftigkeit*). Kernfamiliale Beziehungen sind auf zeitliche Unbegrenztheit angelegt und sind insofern unkündbar. Das

> ist bei der Eltern-Kind-Beziehung unmittelbar offensichtlich. Ehen werden geschlossen im Willen, sich lebenslang aneinander zu binden. Erfolgt eine Scheidung, wechselt man in den Status des Geschieden-Seins, aber nicht mehr in den des Ledig-Seins. Die Tatsache des einmal ausgesprochen gewesenen Eheversprechens ist nicht mehr tilgbar.

Anhand dieser Strukturmerkmale ist es möglich, Familien zu beobachten und darin zu beschreiben, wie sie ihr Familienleben gestalten, wie sie in ihren Interaktionsstilen eine unverwechselbare Einzigartigkeit erreichen. Gleichzeitig ist es aber dadurch auch möglich, zu erfassen, wann eine Familie im Sinne ihres Gruppencharakters dysfunktional wird, nämlich dann, wenn eines oder mehrere der Strukturmerkmale verletzt sind. *Familiale Dysfunktionalität* meint also die andauernde, bewusste oder unbewusste Missachtung oder Verletzung von familialen Strukturmerkmalen. Erscheinungen wie Inzest, emotionale Gleichgültigkeit oder die Verweigerung von Anteilnahme und Trost wären nach dieser strukturalistischen Sichtweise also eindeutig als Entgleisungen – oder fachlich formuliert: als Formen familialer Dysfunktionalität – anzusehen.

(2) Die *Familie als Milieu*: Mit der Nennung der familialen Strukturmerkmale ist aber noch nicht erschöpfend erfasst, wie und wonach Familien im Alltag und über den gesamten Lebensverlauf funktionieren. Die Strukturmerkmale stellen die konstitutiven Regeln dar, die den allermeisten Menschen als fraglose Selbstverständlichkeiten bekannt sind, ohne dass sie sich diese jemals kognitiv aneignen oder sie bewusst aushandeln mussten. Dennoch geht die Charakterisierung familialen Lebens nicht in diesem impliziten Wissensbestand auf, denn jede Familie individuiert sich beispielsweise darin, wie bzw. in welchem Stil sie die Regeln umsetzt, wie sich beispielsweise die Familienmitglieder ihre Zuneigung zu versichern pflegen. Diese ebenfalls impliziten Wissensbestände sind Teil des habituellen Handelns der Familie, mit dem sich eine Familie von allen anderen unterscheiden lässt (Berger und Kellner 1965, Hildenbrand 1997). Erst auf der vorthematischen Basis einer alltagsweltlichen Ordnung (durch die regelnden Strukturmerkmale) baut sich eine spezifische Typik auf, die als *milieuhafte Typik* familialen Lebens verstanden werden kann (ebenda), wobei hier und im Folgenden der Milieu-Begriff der Sozialphänomenologie gemeint ist (vgl. Grathoff 1995: 344ff.).

Dieses milieuhafte Handeln und Sich-Verstehen sind geprägt durch jeweils *milieuspezifische Regeln*, die von der Familie im alltäglichen Miteinander im Laufe der Zeit kreiert werden, die zum Teil einzigartig sind, aber auch ihre Einbettung in ein bestimmtes lebensweltliches Milieu anzeigen.

Neben diesen familientypischen Gestaltungsformen sozialisatorischer Interaktion entwickelt jede Familie darüber hinaus auch ihre eigene Art, wie Themen neu ausgehandelt oder modifiziert werden und was ‚erlaubt' ist, kurz: wie gestritten, diskutiert und belehrt werden darf und wo die Grenzen sind. Der Stil, wie gestritten, diskutiert und belehrt werden darf, bleibt dabei unthematisiert, ist scheinbar fraglos akzeptiert; er spiegelt die „relativ-natürliche Weltanschauung des Milieus" (Scheler 1960: 59 ff., Gurwitsch 1976: 85 f.) wider. Erst wenn auch er thematisch wird, würde man von einer ‚Selbstthematisierung der Familie' und – wenn einzelne zur Diskussion stehen – von einer ‚Selbstthematisierung in der Familie' sprechen, die im Extremfall gerade die Auflösung milieuhafter Selbstverständlichkeiten oder unbedingter persönlicher Solidarbeziehungen bedeuten kann. Während eine rituelle ‚Lösung' dieser Fragwürdigkeiten in Form eines Streits, einer Diskussion oder einer Belehrung die Akzeptanz familialer Zugehörigkeit noch nicht generell in Frage stellt, können fortgesetzte und über längere Zeit andauernde Selbstthematisierungsdiskurse die Erosion eines familialen Zusammenhangs und die Verunsicherung, wie man zueinander steht, deutlich werden lassen.

(3) *Familienmahlzeiten*: Wie Familien sich Tag für Tag neu erfinden, wie flexibel oder beharrend bzw. wie originell und abwechslungsreich sie dabei sind, kann auch daran beobachtet werden, wie sie eine ihrer alltäglichsten Aufgaben, die Organisation des Essens, umsetzen. Kaufmann (2006: 333) schreibt am Ende seiner Studie zu Familienmahlzeiten und zum Kochen resümierend: „Aber wie sehr das Kochen konkret die Familie herstellt, überstieg meine Vorstellungskraft." Die *Vor- und Nachbereitung der Mahlzeiten*, die *Mahlzeiten* selbst und die je nach Familienalltag mehr oder weniger ergänzend notwendige *Versorgung außer Haus* sind dabei die wichtigsten familialen Organisationsformen des Essens. Die Ausgestaltung der Mahlzeiten ist deshalb auch für den Intimitätsgrad der Familie aufschlussreich, da unsere Gesellschaft eine volle Bandbreite an Realisierungschancen anbietet – von der vergesellschaftet-anonymen Mahlzeit in großen Kantinen, am Schnellimbiss bis hin zum candle-light dinner – wobei in der Empirie neben der konkreten Situation bei Tisch auch die als normal unterstellten Erwartungen der Familienmitglieder an das Arrangement bei Tisch aufschlussreich sind – wenn Kinder beispielsweise mit gemeinsamen Mahlzeiten kleinere Pflichten, Konflikte mit anderen Familienmitgliedern oder das gemeinsame Tischgespräch (Keppler 1994) als tagesresümierendes Ritual antizipieren.

Obwohl die Mahlzeit eine uralte soziale Institution ist, liegen bemerkenswert wenig soziologische Studien zu ihr vor. Simmel (1984: 205) hat sie als einer der ersten Soziologen theoretisiert – allerdings noch nicht ganz werturteilsfrei und mit deutlich spürbarem, bürgerlichem Distinktionsempfinden. Er entspann, ausgehend von der Feststellung, dass das Essen-Müssen eines der basalsten und allen Menschen gemeinsamen Grundbedürfnisse ist, die Überlegung, dass gerade darin die stark vergemeinschaftende Kraft dieser Tätigkeit liegt, die durch ihren gleichzeitig ausschließenden Charakter – die Portion, die der eine isst, kann nicht mehr vom anderen gegessen werden – zu einer sozialen Regulierung zwingt: *Die Mahlzeit als soziale Institution ist deshalb von immenser sozialisatorischer Kraft.*

Doch man kann die Teilung des Essens noch elementarer betrachten, da sie ein Paradebeispiel für den *Übergang von Natur* (Nahrung bzw. Essbares) *zur Kultur* (zubereitetes und geteiltes Essen) ist, also Überlegungen betrifft, wie sie Lévi-Strauss beschäftigt haben. Aufbauend auf den Studien von Mauss und anderen arbeitete er heraus, dass der *Tausch* (neben dem Inzesttabu) eines der beiden Grundkomplexe von Kultur ist, mit denen durch *Reziprozitätsregelungen* Sozialität konstituiert wird und damit neue, ‚höhere' symbolische Sinngebungen entstehen, also Kultur. Er zeigt an unzähligen Beispielen, dass es oft gerade Nahrungsmittel sind, mit denen in archaischen wie in modernen Gesellschaften Tauschrituale vollzogen werden, die allenfalls dann außer Kraft gesetzt werden, wenn Nahrung so knapp wird, dass für den Einzelnen existenzielle Probleme entstehen (Lévi-Strauss 1993: 106 ff., insbes. 113ff.). Insofern hat er das Essen (und die Verteilung der Nahrung) als *‚fait social total'* erkannt, als totalisierende Sozialleistung.

Audehm (2007) hat jüngst mit ihrer kleinen, aber sehr präzisen und detaillierten Studie für Familien untersucht, ob deren Mahlzeiten noch rituellen Charakter haben. Sie interessierte das erzieherische Potential von familialen Tischritualen und die Frage, „wie sich der Zusammenhang von Grenzziehung, Identitätszuweisung und Erziehung im Tischritual gestaltet und wie sich das Verhältnis von der Einheit der Familie einerseits und ihren Differenzen andererseits darstellt" (2007: 10). Anhand von drei Fallstudien kann sie eindeutig nachweisen, dass Familien ihre Mahlzeiten (noch) rituell gestalten (können) – was nicht bedeutet, dass jede Mahlzeit jeder Familie zu jeder Zeit ein Ritual ist – und rituelle Funktionen wie Transzendenz und Transformation, soziale Magie und Symbolik nachweisbar sind.

Aktuelle Studien zur familialen Essensorganisation

Aktuelle empirische Studien zum Essalltag werden in aller Regel nicht so grundsätzlich. Die meines Wissens einzige empirische Studie mit hohem systematischem Gehalt zur Soziologie der Mahlzeit und des Kochens legte Kaufmann (2006) vor. Er konstatiert, dass heutzutage eine familiale Kochsozialisation bzw. Weitergabe von Rezepten, Tricks und Fertigkeiten von Generation zu Generation nicht mehr die Regel ist, sondern dass sich die jungen Menschen nach Auszug aus dem Elternhaus das Kochen bei Bedarf oftmals selbst beibringen. Erst wenn sie selbst feste Partnerschaften oder Familien gründen, wird die von zu Hause bekannte Koch- und Mahlzeitenkultur des Öfteren wiederbelebt und eventuell mit eigenen Ideen und Regeln erneuert. Gleichwohl unterstreicht Kaufmann, dass bei der Etablierung einer familiären Esskultur heute kaum noch traditionelle Rollenvorstellungen bestimmend sind, sondern es jeweils die individuellen Personen und ihre Art der Aushandlung der Handlungsspielräume in der Beziehung bzw. in der Familie sind, die entscheiden und gestalten.

Die Rolle der Köchin bzw. des Kochs hat sich dabei heute gewandelt in Richtung zur ‚Küchenchefin' oder der des ‚Chefkochs'. Nicht selten ist für diese Rollen die Anwendung subtilerer Überzeugungstricks und -künste obligat, um die Familienmitglieder am Tisch und bei Appetit zu halten. Das heißt, individuelle Vorlieben müssen heute mehr respektiert werden, gelegentliche Abwesenheit vom Familientisch ist besonders mit zunehmendem Alter der Kinder hinzunehmen. Dennoch kommen er für Frankreich und auch Bartsch (2008) für Deutschland zu dem Ergebnis, dass die Familienmahlzeit nicht im Auflösen begriffen ist, sondern ihren Charakter, die Verbundenheit der Familie zu symbolisieren, bewahrt hat und heute – auch von Jugendlichen – geschätzt wird. Die Kommunikationsfunktion dominiert dabei zunehmend über der anderen Funktion, der der Versorgung mit Essen.

Die hier zitierten Studien zur alltäglichen Essensorganisation von Familien – nicht Familien mit dickleibigen Kindern – haben jeweils andere theoretische Rahmungen genutzt, ein explizit familiensoziologischer Theorierahmen wurde dagegen noch nicht gewählt. Mit einer doppelten Rahmensetzung sollen im Folgenden die Fälle betrachtet werden, wiewohl klar geworden ist, dass die essenssoziologische Theoriebildung im Gegensatz zur familiensoziologischen noch in den Kinderschuhen steckt und somit zwei recht ungleich abgesicherte Theoriebestände als Fundamente dienen.

Material und Methoden

Mein Beitrag stützt sich auf einen Teil des qualitativen Datenmaterials, das im Jahr 2006 in der Region Stuttgart und im Ruhrgebiet von den Teams um Ortwin Renn und Eva Barlösius erhoben wurde. Da sich für deutsche und türkischstämmige Kinder grundsätzlich unterschiedliche Problematiken eröffnen, werden aus Platzgründen im Weiteren nur autochthone Fälle vorgestellt. Die nachfolgenden Analysen speisen sich aus insgesamt 15 im Wortlaut transkribierten Interviews, die mit 7 bis 17 Jahre alten übergewichtigen oder adipösen Kindern und Jugendlichen – darunter 11 Mädchen und 4 Jungen – durchgeführt wurden. In den Interviews wurden der familiale Alltag, die familiale Organisation des Essens und das Freizeitverhalten erfragt. Ergänzend wurden einige Daten zu Eltern (u.a. Bildungsabschluss, Berufe), Geschwistern und die Wohnsituation protokolliert.

Alle 15 Interviews wurden Satz für Satz auf Äußerungen zur familialen Organisation des Alltags und besonders des Essens sowie zum individuellen wie familialen Umgang mit dem Übergewicht gesichtet und entsprechend der Arbeitsweise der ‚*Grounded Theory*' offen kodiert. Zu allen Fällen wurden anschließend nach gemeinsamer Diskussion im Team kurze Fallskizzen zur Familienstruktur und Essenssozialisation formuliert. Anschließend wurden die Fälle herausgesucht, bei denen sich die interessantesten Zusammenhänge zwischen Familienstruktur, Struktur sozialisatorischer Interaktion, familialer Essensorganisation und Dynamik der Übergewichtsentwicklung zeigten, die deshalb für eine Thesenbildung am aussagekräftigsten erschienen. Diese wurden einer Feinanalyse entsprechend der oben dargestellten theoretischen Ansätze unterzogen. Diese Fälle werden im Folgenden dargestellt.

Kinder beschreiben die alltägliche Organisation des Essens in ihrer Familie

Fall 1: Perspektivlosigkeit, deprimierende Langeweile und Resignation in einem entstrukturierten Alltag

Conny[2] ist 9 Jahre alt und lebt mit ihrer Mutter, die die Kinder allein erzieht und arbeitslos ist, und ihrem dreijährigen Bruder in einem Stadtviertel, das durch die sozialen Problemlagen seiner Bewohner bekannt ist. Zum Zeitpunkt des Interviews geht sie in die 4. Klasse einer Grundschule. Bei einer Größe von 1,45 m wiegt sie 51 kg, was einem BMI von 24,3 entspricht, womit sie nach der gegenwärtigen Festlegung (S2-Leitlinie 2008) über dem 97. Perzentil der alters- und geschlechtsspezifischen Gewichtsverteilung liegt und deshalb bei Experten als ‚adipös' gilt (vgl. Helmert et al. in diesem Band).

Der Alltag von Connys Familie ist geprägt von wenig Abwechslung und einer schleppenden Tagesstrukturierung, die des Öfteren auch zusammenbricht. So gelingt es der Mutter oft nicht, Conny rechtzeitig zu wecken. Das Frühstück bereitet sich das neunjährige Mädchen in der Regel selbst oder es versorgt sich – bei entsprechend knapper Zeit – mit einem Imbiss beim Bäcker auf dem Schulweg. Ist

2 Zum Schutz der Persönlichkeit wurden alle Namen und Angaben, die auf die GesprächspartnerInnen schließen lassen, in diesem und in allen weiteren Beiträgen inhaltsneutral verändert.

die Mutter aufgestanden und beim Frühstück der Tochter anwesend, ohne jedoch selbst mitzufrühstücken, wird der Fernseher eingeschaltet. Ähnlich stellt sich die mittägliche Situation dar: entweder kocht sich das Mädchen selbst etwas oder die Mutter bereitet einfache Gerichte zu. Während sich das Mädchen mit der Mutter unterhalten und beispielsweise aus der Schule erzählen will, ist die Mutter mental nur halb anwesend und in der Aufmerksamkeit auf das Fernsehprogramm fixiert. Abends bereitet das Mädchen sich und ihrem Bruder das Abendbrot zu, am Wochenende isst man abends zusammen.

Die widersprüchlich aufgestellten Regeln der Mutter, z.B. selbst während des Essens Fernsehen zu schauen, obwohl sie es den Kindern verbietet, selbst während des Essens zu rauchen, obwohl ihre Tochter das nicht möchte und an Asthma leidet, wird von der Tochter im Interview ausdrücklich kritisiert.

Als mutmaßliche Langzeitarbeitslose wirkt die Mutter resigniert, verfügt über wenig soziale Kontakte und führt selbst ein auf den Familienhaushalt zurückgezogenes soziales Leben, in dem der Fernseher der dominierende Außenbezug zum gesellschaftlichen Leben zu sein scheint. Trotz dieser Motivationsschwächen sind die Kinder der Mutter nicht gleichgültig. Obwohl keine gemeinsamen Freizeitaktivitäten, vor allem keine außerhäusigen, unternommen werden, scheint gerade das gemeinsame Filme-Sehen von Mutter und Tochter als Familienritual wahrgenommen zu werden, in dem Gemütlichkeit und Zweisamkeit hergestellt wird. Auch eine zweimonatige Aktion, zusammen eine Diät zu halten und dafür explizite Essensregeln aufzustellen – u.a. weil beide auf der Straße gehänselt wurden – schien ein Versuch der Selbstorganisation und Solidarisierung zu sein. Ebenso zeigt die Mutter elterliche Verantwortung, wenn ihre Tochter in der Schule gehänselt wird und fordert die Unterstützung der Lehrer ein. Der bislang letzte Versuch, die eigene Lage selbstkritisch einzuschätzen und verbessern zu wollen, bestand darin, dass die Mutter als ‚Selbstmelderin' im Jugendamt vorstellig wurde. Seitdem unterstützt eine Familienhelferin die Familie, indem sie gemeinsam mit allen drei Familienmitgliedern Wege sucht, um vor allem die geschwisterlichen Streitereien zu befrieden, die Kinder zu außerhäusigen Freizeitaktivitäten zu animieren und die Mutter in ihren erzieherischen Kompetenzen zu stärken.

Zusammenfassend erinnert dieser Fall an die Untersuchung von Jahoda, Lazarsfeld und Zeisel über die Folgen von Langzeitarbeitslosigkeit. Auch hier ist die familiale Atmosphäre durch *Resignation und Perspektivlosigkeit* geprägt, die zu einer *Entstrukturierung des Alltags* führt und das Familienleben erheblich in Mitleidenschaft zieht: Conny lernt in ihrer Familie zwei Regelsysteme kennen, bei denen für Erwachsene und Kinder jedoch nicht die gleichen gelten. Die Mutter postuliert hinsichtlich des Fernsehverhaltens, des Trinkens gesunder Getränke und des Rauchens unterschiedliche Regeln für sich und ihre Kinder. Altersuntypisch früh übernimmt die Tochter gerade in der Essenszubereitung schon umfangreiche Aufgaben, mit denen sie sich aber zu identifizieren scheint. Andere Aufgaben, wie die Beaufsichtigung und Erziehung des Bruders, wehrt sie dagegen vehement ab und zeigt ein eher geschwisterliches Verhalten, das von Konkurrenz, Abgrenzung und der Verfolgung eigener Interessen zeugt. Über die Negativfolie der gemeinsamen öffentlichen Stigmatisierungserfahrung wird aber auch zwischen Mutter und Tochter Solidarität gestiftet, die vorübergehend zu einer sich gegenseitig verstärkenden Selbstkontrolle und -strukturierung führt. Insgesamt liegen hier massiv desinstitutionalisierte und desorganisierte Verhältnisse vor, die teilweise von Conny aufgefangen werden, obgleich sie eigentlich in den klassischen Verantwortungsbereich der Mutter gehören, die sich aber als extrem ‚schwach' und verantwortungsvermeidend präsentiert.

Fall 2: Gewalterfahrungen in der Familie und deren Verletzungsfolgen

Melanie, 10 Jahre alt, und Daniel, 11 Jahre alt – die beide getrennt interviewt wurden –, wohnen zum Zeitpunkt des Interviews mit ihrer Mutter und der kleinen Schwester in einer Durchgangsstraße in einem ländlichen Außenbezirk einer Großstadt. Melanie teilt sich mit ihrer Schwester ein Zimmer in einer Drei-Zimmer-Wohnung. Die Mutter, deren Vater Arzt ist, ist gelernte Masseurin, aber zurzeit arbeitslos. Melanie ist 1,32 m groß und wiegt 45 kg. Das entspricht einem BMI von 25,8, womit sie von Experten als ‚adipös' eingeschätzt werden würde. Ihr Bruder Daniel ist 1,71 m groß, wiegt 114 kg und gilt bei einem BMI von 39,0 als ‚extrem adipös'.

Melanie berichtet von einem geregelten und strukturierten Familienalltag. Morgens frühstückt die Familie zusammen. Die Harmonie wird dabei nur durch den Bruder gestört, wenn der entgegen der mütterlichen Aufforderung, den Fernseher ausgeschaltet zu lassen, sich durchsetzt, weil „er ja viel größer und stärker" ist. Während die kleine Schwester mittags noch in der Kita und der Bruder in der Ganztagsschule ist (siehe unten), erlebt Melanie diese Zeit der Zweisamkeit mit der Mutter zwischen 13 und 17 Uhr als sehr angenehm. Es wird dann zusammen das Essen zubereitet, d.h. Melanie lernt gerade von ihrer Mutter das Kochen von Gerichten, oder sie machen gemeinsam Besorgungen. Abends essen die Geschwister und die Mutter zusammen und es werden die Erlebnisse des Tages erzählt – die abendliche Mahlzeit hat also eine vergemeinschaftende und kommunikative Funktion. Die Geschwister scheinen sich allerdings weniger zu verstehen, man erlebt sich als „anstrengend" und „nervend", konkurriert miteinander und ärgert einander.

Melanie, ihr Bruder und ihre Mutter sind in ihrer Selbstwahrnehmung „dick“. In ihrer Erinnerung geschah der Gewichtszuwachs, als sie für längere Zeit in das Frauenhaus gezogen sind, und aus lauter „Langeweile“ zu viel gegessen haben. Der Vater hatte die Mutter massiv körperlich bedroht, Kinder und Mutter geschlagen, woraufhin die Mutter die Trennung durchsetzte. In Daniels gewaltbetonter Sprache hört sich die Beschreibung des Vaters so an:

> I: „Magst du mal noch etwas erzählen, auch wenn es richtig doof ist, was dir bei deinem Vater so stinkt?“ D: „Ja, mein Vater ist einfach eine Arschgeige. Das habe ich dem sogar schon mal ins Gesicht gesagt.“ I: „Wie kommt das, dass er eine Arschgeige ist oder wie äußert sich das, dass er bei dir eine Arschgeige ist?“ D: „Ja, er hat mich ganz oft geohrfeigt. Er hat meine Mutter mit dem Messer bedroht. Zwei Mal. Meine Mutter hat sich dann getrennt von ihm. Nach dem ersten Mal, weil mein Vater auf ihrem Schoß geheult hat, hat sie die Trennung wieder zurückgenommen. Dann hat sie sich nach der zweiten Bedrohung richtig von ihm getrennt. Wir sind ins Frauenhaus gekommen. Wegen diesem arschgefickten Arschloch.“

Daniel hasst seinen Vater, steckt aber selbst in einem Kreislauf von heftigen Verletzungen und Kränkungen – Beleidigungen von anderen Jungen wegen seiner Dickleibigkeit –, eigenen Kontrollverlusten und aggressivem Verhalten. Mit seinen „Ausrastern“ versetzt er andere in Angst und Schrecken: er spricht gewaltbetont, erzählt von Prügeleien, „innerer Wut“, die er mit Ballerspielen abreagiert, und von seiner siebenmonatigen Zeit in einer Klinik, weil „ich ständig gesagt habe: ‚ist mir doch egal und so‘. Und weil ich ganz arg schlimme Ausraster hatte“. Zum Zeitpunkt des Interviews, in dem er auch sehr emotional wird, ist er nachmittags in einem „Kinderheim“, einer Einrichtung, die eine Ganztagsbetreuung für Kinder mit Verhaltensauffälligkeiten anbietet, und hat bereits einen zweiten Klinikaufenthalt, diesmal wegen seiner Dickleibigkeit, hinter sich. Daniel verfügt kaum über Frustrationstoleranz. Die Erfahrung der familialen Gewalterlebnisse scheint kaum verarbeitet, und Gewalt wird mit Gegengewalt – aggressive Sprache, Ballerspiele, Bewunderung für Muskeln und Körperkraft – reguliert. Onkel und Opa nimmt er als positive Bezugspersonen wahr:

> D: „Mein Onkel, der unterstützt mich super. Der ist auch ein richtiges Vorbild. Der hat so gut wie kein Körperfett, 17% vielleicht. Hat ganz viel Muskeln, Sixpack.“ I: „Wie unterstützt er dich denn?“ D: „Ja, ‚nimm doch ein bisschen ab!‘… Meine Oma hat mir ein Hantelset besorgt. Er gibt mir auch Essenstipps, was ich essen soll und so.“

Aber auch zwischen den Frauen gibt es ein Bündnis: Die Großmutter versucht mit pekuniären Mitteln, ihre Tochter und die Enkelin zu reizen, doch abzunehmen.

Zwei Jahre später hat sich die Familiensituation folgendermaßen entwickelt: Melanie ist inzwischen zu ihrem Vater und dessen neuer Freundin gezogen und erfreut sich dort einer üppigen Taschengeldzuwendung. Daniel wohnt weiterhin bei seiner Mutter und besucht nach wie vor die Ganztageseinrichtung mit Erziehungsfunktion. Eine Klage gegen den Vater wurde nicht geführt.

Zusammenfassend gilt für diesen Fall: Durch die familialen *Gewalterfahrungen* ist die *Herkunftsfamilie* von Melanie und Daniel *zerbrochen*. Im weiteren Verlauf scheint eine Parteibildung entstanden zu sein, die sich auch durch die Geschwisterlinie zieht. Während Melanie sich nicht mit der Mutter solidarisiert, eine höchst pragmatische Position einnimmt und ihre eigenen Interessen zu verfolgen scheint, ist der Bruder in viel stärkerem Maße aus dem Gleichgewicht geworfen und verunsichert. Sich zu kontrollieren und zu befrieden, Autoritäten zu erkennen und anzuerkennen sowie die Orientierungssuche nach einer vorbildhaften männlichen Bezugsperson sind die Herausforderungen, mit denen er noch immer ringt.

An diesem Fallbeispiel erweist sich im Übrigen auch die bei Naturwissenschaftlern beliebte Deutung von Übergewicht und Adipositas als ‚positive Energiebilanz bei zu viel Essen und zu wenig Bewegung' als erklärungsschwaches Pseudoargument, weil sie die wesentlichen sozialen Zusammenhänge negiert und die daraus resultierenden Handlungsmotive verkennt. Die Dickleibigkeit, die sich bei allen Familienmitgliedern entwickelt hat, die die väterlichen Gewaltausbrüche ertragen mussten, kann hier auch als eine unbewusste Reaktion auf traumatische Erlebnisse verstanden werden: als eine symbolische Verarbeitung des Geschehenen, die viel mehr beinhaltet, als nur ‚zu viel Nahrung bei zu wenig Bewegung' zu sich genommen zu haben bzw. im Essverhalten entgleist zu sein, kann in diesem Fall bedeuten, sich nachträglich Schutz aneignen zu wollen, den man in den Gewaltmomenten entbehrt hat. Einer der basalsten Überlebensmechanismen wird damit wieder reaktiviert – *Essen als Überlebensimpuls*. Die wie ein Sermon wiederholte ernährungswissenschaftliche Standardlösung, ‚doch bitte mehr aufs Essen zu achten und sich mehr zu bewegen', würde hier einen zynischen Beiklang bekommen und am eigentlichen Problemkern dieses Falls vollkommen vorbei gehen.

Fall 3: Eine Familie rückt zusammen

Noel ist 12 Jahre alt. Er hat noch einen großen Bruder und eine große Schwester. Der Vater ist LKW-Fahrer, aber zum Zeitpunkt des Interviews krankgeschrieben und zu Hause. Die Mutter arbeitet als Verkäuferin. Die Familie lebt in einer Eigentumswohnung mit 5 Zimmern in einem sozialen Problemviertel einer Großstadt. Noel besucht zum Zeitpunkt des Interviews die 5. Klasse einer Hauptschule, sein Bruder ist gerade arbeitssuchend und seine Schwester schwanger. Noel ist 1,65 m groß und 75 kg schwer, hat damit einen BMI von 27,5 und würde deshalb als ‚adipös' gelten.

In dieser Familie wird der Jüngste noch regelmäßig von seiner Mutter frühmorgens geweckt. Sie bereitet auch das Frühstück vor, an dem alle Familienmitglieder teilnehmen. Da Noel aber oft morgens „noch nichts runter kriegt“, gibt ihm die Mutter noch ein Pausenbrot für die Schule mit. Was zunächst wie eine ideale Situation wirkt – eine vollständige Familie, die den Tag harmonisch mit gemeinsamem Frühstück beginnt – war aber nicht immer so.

Noel hat eine Fernsehsendung (sic!) gesehen, in der das gemeinsame Essen der Familie zu festen Zeiten, also die klassische Kultur der Familienmahlzeit, thematisiert wurde. Er fand das gut und hat seiner Familie vorgeschlagen, das auch einzuführen. Seitdem frühstückt die Familie zusammen, wofür einige sogar eher aufstehen müssen. Das Mittagessen, an dem auch alle Familienmitglieder teilnehmen, wird in der Regel von der Mutter zubereitet und in der Küche eingenommen. Während des Essens werden ausgiebig die Ereignisse des Tages diskutiert, sich ausgetauscht und geplant, was zusammen unternommen wird. Fernseher oder Radio laufen dabei nicht. Die Nachmittage werden individuell verbracht – wobei Noel erst nach der Erledigung der Hausaufgaben, bei denen seine Eltern ihn unterstützen, am Computer spielen darf – abends wird wieder zusammen gegessen und danach in der Regel zusammen ferngesehen.

Noel schildert ein sehr harmonisches Familienleben, ein Zusammenleben einer Familie, die sich selbst zu genügen scheint. Man verbringt im Wesentlichen die Freizeit zusammen und nimmt ausgesprochen viel Anteil am Wohlbefinden der anderen. Noel erfährt sehr viel Unterstützung und ‚Nestwärme‘ von Eltern und Geschwistern, was ihn gegen die außerhäusig erfahrenen Unbilden schützt und stärkt (siehe unten). Schon heute hat er eine feste Vorstellung von seinem späteren Leben: einmal allein zu sein, macht ihm große Angst, ohne Partnerin kann er sich kein erfülltes Leben vorstellen – Grund und Ansporn, das eigene Übergewicht, das als attraktivitätsmindernd empfunden wird, zu bekämpfen. Zum einen ist er dafür ein Bündnis mit dem Vater eingegangen, der auch unter erheblichem Übergewicht leidet und sich mit Ernährungsratgebern und Diäten zu helfen versucht. Zum anderen werden aber auch mehrere Familienmitglieder von körperlich einschränkenden Handikaps geplagt, die zu einem Bewegungsvermeidungsverhalten führen: Noel leidet unter starkem Asthma, die Mutter hat Rheuma, der Vater einen Bandscheibenvorfall. Als besonders hinterhältig reflektiert er die doppelte Benachteiligung, zum einen durch die Belastung der Dickleibigkeit selbst und zum anderen, weil sie anderen einen Aufhänger dafür bietet, ihn auf der Straße und in der Schule zu hänseln. Wegen seiner Eltern (bzw. deren Aussehen) an den Pranger gestellt zu werden, trägt jedoch zu einer noch größeren Identifikation Noels mit seiner Familie bei. Er wertschätzt sie als Zufluchtsort, an dem diese Verletzungen und körperlichen Angriffe besprochen werden können. Die eigene körperliche Unvollkommenheit, die deswegen erfahrene Isolation und peinliche Erfahrungen während des Schulsports kompensiert Noel mit seinem Ehrgeiz, zu den Klassenbesten zu gehören, und macht sie mit schulischer Leistungsfähigkeit wett.

Für diesen Fall kann zusammengefasst werden, dass hier im Kontrast zu den ersten beiden Fällen weder eine unvollständige Familie geschweige denn ein Zerbrechen der Kernfamilie vorliegt, sondern – im Gegenteil – eine Familie, die mit forcierter Solidarisierung die Probleme zu meistern versucht. Die Arbeitsteilung in der Familie ist noch weitgehend traditionell organisiert, der Alltag zeichnet sich durch Regelhaftigkeit und Strukturiertheit aus und die Mahlzeiten werden als bewusst vergemeinschaftende Zusammenkünfte zelebriert. Mit dieser Betonung dieses Zeremoniells geht möglicherweise der Effekt einher, mehr als nötig zu essen, andererseits lässt die solidarische Unterstützung durch die Eltern und der Versuch, gemeinsam mit dem Vater abzunehmen, eine positive Prognose zu.

Fall 4: Eine Familie wie ein Taubenschlag und die sich überlassene Kinderschar

Clara ist 13 Jahre alt, hat noch zwei Schwestern und einen Bruder. Die Familie lebt im eigenen Haus, in dem Clara ein eigenes Zimmer hat. Der Vater arbeitet als LKW-Fahrer im Baugewerbe und die Mutter als Bedienung in der Gastronomie. Clara ist zum Zeitpunkt des Interviews Schülerin einer 6. Klasse einer Hauptschule, strebt aber den Wechsel in die Realschule an. Sie ist 1,53 m groß und 63 kg schwer. Mit einem BMI mit 26,9 gilt sie als ‚adipös'.

Der Tagesrhythmus der Familie von Clara ist durch die Schichtarbeit beider Eltern geprägt. Während der Vater morgens als Erster aufsteht und bereits außer Haus ist, wenn die Kinder aufstehen, schläft die Mutter oft noch, wenn sie bis spät nachts arbeiten musste. Die Kinder frühstücken deshalb in der Regel ohne die Eltern, jeder für sich allein. Auch mittags nach der Schule ist die Selbstversorgung der Kinder die Regel: oft wenig kontrolliert bereiten sich die Geschwister meist keine warmen Mahlzeiten zu, sondern bedienen sich im Kühlschrank. Das elterliche Gebot, in der Küche und nicht im Wohnzimmer beim Fernsehen zu essen, wird dabei ebenso oft übertreten, wie die Geschwister aufeinander herumhacken und sich vorwerfen, ständig zu essen – „alle halbe Stunde" – und zu viel essen. Sich gegenseitig zu beaufsichtigen und zu drangsalieren, sich gegenseitig einen schlechten Essstil zu attestieren und sich zu beschimpfen – „Fettklops" –, scheint der eingespielte Umgang der Geschwister untereinander zu sein, die tagsüber in der Woche sich selbst überlassen sind.

Warm wird meistens abends gegessen, wahrscheinlich entsprechend der väterlichen Priorität. Clara hat das Kochen in der Schule und bei ihrer Mutter gelernt. Entweder bereitet die Mutter, bevor sie zur Arbeit geht, etwas vor, was dann zum Aufwärmen auf dem Herd wartet, oder Clara muss diese Aufgabe übernehmen, wozu auch der vorherige Einkauf gehört. Sie berichtet auch, dass der Vater sie während seines Feierabendbiers in der Kneipe anruft und auffordert, mit dem Kochen zu beginnen. Die Mutter in dieser Aufgabe ‚beerbt' zu haben, ist für Clara eine ambivalent empfundene Pflicht: einerseits ist sie ihr lästig und andererseits fühlt sie sich dadurch gebraucht.

Wenn die Familie mal abends oder an den Wochenenden zusammen essen kann, werden diese gemeinsamen Mahlzeiten von Clara als nicht besonders angenehm empfunden. Der Streit der Geschwister am Familientisch ist die Regel, man konkurriert um die Aufmerksamkeit und Anerkennung der Eltern, wobei sich Clara oft unterlegen fühlt.

Clara macht ihr Dicksein zu schaffen. Von den Klassenkameraden wird sie aber nicht stigmatisiert – wie zum Beweis des Gegenteils ist sie mit einem Jungen liiert:

> I: „Meinst du, es ist gerechtfertigt, dass sie [die Geschwister] zu dir sagen, dass du dick bist?"
> C: „Nein. Zu was bin ich denn mit einem Jungen zusammen?"

Kränkungen erfährt sie vor allem von ihren Geschwistern, aber auch von Seiten der Eltern. Sie hat sich inzwischen ein umfängliches Ernährungswissen angeeignet und mit der Einführung fester Essenszeiten, dem Verbot süßer Getränke und der Einschränkung der Süßigkeiten versucht, sich selbst zu mäßigen. Sie berichtet, dass niemand diese Diätversuche in der Familie bemerkt hätte, dass ihre Eltern sie auslachen würden und auch nicht darin unterstützen, bei einem Fußballverein anfangen zu dürfen.

> I: „Wie bist du da drauf gekommen, das genau so zu versuchen mit dem Abnehmen?" C: „Irgendwie." I: „Ist dir halt mal so eingefallen?" C: „Ja." I: „Und was hat deine Familie dazu gesagt?" C: „Die wussten das ja gar nicht." I: „Die wussten das nicht? Hast du nicht mit denen drüber gesprochen?" C: „Nein." I: „Wieso nicht?" C: „Das würde die gar nicht interessieren." I: „Ja? Deine Mama auch nicht und deinen Papa?" C: „Ja, meine Mutter schon, aber die glaubt mir nicht." I: „Dass du abnehmen möchtest?" C: „Nein. Die lachen sich immer nur kaputt." I: „Wann?" C: „Ja wenn ich was sage, dann lachen sie sich kaputt. Machen sie sich lustig über mich." I: „Dann erzähl mal, wie läuft das dann?" C: „Ich sag was, die finden das witzig und lachen über mich." I: „Du sagst, dass du abnehmen möchtest?" C: „Ja, und die lachen." I: „Einfach so?" C: „Finden das komisch. Mein Bruder beleidigt mich am meisten." I: „Und deine Mama und dein Papa, die nehmen dich nicht in Schutz?" C: „Immer die anderen. Als würden die nichts machen. Die Engel und ich der Teufel."

Für diese Familie gilt, dass ihre Mitglieder einen recht ruppigen und despektierlichen Umgang miteinander pflegen, auf dieser Grundlage aber ihre eingespielten Rhythmen und Rituale entwickelt haben. Statt forcierter Anteilnahme und Solidarisierung herrschen Geschwisterkonkurrenz und die elterliche ironische Skepsis gegenüber den Individuierungsbestrebungen der Kinder, die nach außen die Gestalt einer Doppelbind-Konstellation angenommen hat, in der jeder seins macht und doch noch irgendwie zur Familie gehört. Gemeinsame Mahlzeiten sind dann ein notwendiges Übel – zumindest aus Sicht der pubertierenden Clara – und geraten eher zu einer Familienarena als zum harmonischen Beisammensein.

Fall 5: Sich wegen der Tochter streiten

Sonja ist 17 Jahre alt und macht zum Zeitpunkt des Interviews ihre Lehre. Es ist die Lehrausbildung, die sie sich gewünscht hat und bei der sie sich sehr wohl fühlt. Sie pendelt dafür jeden Tag mit dem Zug in eine Großstadt. Sie wohnt noch bei ihren Eltern in einem kleinen, ländlich gelegenen Ort im Speckgürtel dieser Großstadt. Die Familie hat dort ein Haus und Sonja darin ein eigenes Zimmer. Der Vater arbeitet als Kfz-Schlosser, die Mutter als Amtsinspektorin. In unmittelbarer Nachbarschaft wohnen weitere Verwandte. Sonja ist 1,68 m groß und wiegt 102 kg. Damit hat sie einen BMI von 36,1 und gilt als ‚extrem adipös'.

Sonja wächst in einer Familie auf, in der die Arbeitsteilung und Essenszubereitung noch sehr traditionell organisiert ist, d.h. von der Mutter übernommen wird. Seitdem sie die Lehre in der nahe gelegenen Großstadt macht, frühstückt sie nicht mehr zu Hause, weil sie sehr früh losfahren muss. Mittags essen nur noch die Mutter und die Tante gemeinsam zu Hause. Sonja versorgt sich mittags mit einem mitgenommenen Brot. Abends ist es selbstverständlich, dass die Mutter kocht, wobei die Familie nur noch selten vollständig beisammen ist. Die Freizeit verbringt Sonja nicht mehr mit den Eltern, sondern verabredet sich eher mit Freunden. Während ihre Eltern am Wochenende auf dem Sportplatz sind, spielt sie im Verein Tischtennis und ist an den Wochenenden zu Turnieren unterwegs.

Sonja ist, soweit sie zurückdenken kann, schon immer sehr übergewichtig gewesen. Gründe dazu fallen ihr nicht ein, ärztliche Untersuchungen haben nichts ergeben. Aus Andeutungen kann man entnehmen, dass sie in der Vergangenheit mit Heißhungerattacken zu kämpfen hatte, dass sie bei Frust und Verletzungen schnell zu Süßigkeiten greift, sie aber inzwischen etwas abgenommen hat und versucht, sich bewusster – mehr Obst, weniger Süßes – zu ernähren. Hierbei scheint die Mutter sie sehr zu unterstützen, ohne große Ermahnungen, aber mit einer steten subtilen Kontrolle. So überwacht die Mutter nicht nur die tägliche Versorgung der Tochter, sondern sorgt auch dafür, dass keine Süßigkeiten mehr im Haus sind. Auch die Tanten nehmen sie zum abendlichen Spaziergang mit oder joggen mit ihr. Sonja hat sich aber auch Ernährungsratschläge bei einem Arzt und bei einer Lehrerin ihrer Realschule erbeten. Obwohl Sonja viele Freunde hat und nicht unter Hänseleien während ihrer Schulzeit gelitten hat, berichtet sie von den stummen Blicken, die ihr auf der Straße begegnen. Sie ist dazu ambivalent eingestellt: natürlich kann sie die positiven Effekte eines geringeren Gewichtes nicht leugnen, aber sie empfindet das Verhalten in der Öffentlichkeit ihr gegenüber als entwürdigend.

> S: „Ich denke halt, ich kann mich noch besser fühlen, wenn ich abnehme, fällt mir einiges leichter. Man wird halt schon auf der Straße von den Menschen ein bisschen kritisch angeguckt, und das gefällt mir nicht." I: „Erzähl mal, wie das ist, wenn du kritisch angeschaut wirst." S: „Man denkt dann halt irgendwie, man hätte, was weiß ich, einen riesen Pickel im Gesicht oder so. Es ist einfach (unverständlich), würd' ich mal sagen." I: „Was fühlst du da?" S: „Erst mal denke ich, warum eigentlich ich, warum gucken die Leute immer bloß mich so blöd an. Dann werd ich ein Stück weit sauer. Weil die Menschen halt ein (unverständlich) Kann ich auch von anderen erwarten." I: „Kommt das oft vor?" S: „Ich achte darauf eigentlich gar nicht mehr." I: „Und als du noch drauf geachtet hast, kam das da oft vor?" S: „Ja, eigentlich schon. Gerade wenn man durch die Schule läuft und ist nicht unbedingt eine Schönheit, dann gucken die einen so komisch an."

Bleibt dieses Verhalten fremder Menschen ihr gegenüber noch flüchtige Begegnung, so kränkt sie die Einstellung ihres Vaters tatsächlich. Er ‚guckt so', womit sie auf die erotische Ebene anspielt und sich von der männlich konnotierten Taxierung ihres Vaters verletzt fühlt. Ihr Vater kritisiert sie als einziger in der Familie und äußert, dass er sie „so wie sie ist" nicht akzeptiert. Er verweigert ihr sein Verständnis, die elterliche Unterstützung und spricht ihr ab, überhaupt abnehmen zu wollen. Gelingt ihr bei fremden Menschen noch die Abgrenzung, so erreicht sie bei den manchmal lautstarken väterlichen Attacken ihre Belastbarkeitsgrenze. Hinzu kommt, dass ihr bei derartigen Auseinandersetzungen ihre Mutter zur Hilfe kommt und sie schützt, wo sie es selbst nicht mehr vermag. Der dann ausbrechende elterliche Streit über sie stürzt sie in die Angst „dass meine Eltern sich irgendwann so streiten, dass sie sich scheiden lassen oder so."

Ähnlich wie in der Familie von Clara sind auch bei dieser Familie die schärfsten Widersacher des massiven Übergewichts in der Familie selbst zu finden. Sonja, die über eine langjährige Entwicklung ihres massiven Übergewichts in eine Spirale der autoaggressiven Frustrationsabwehr geraten ist, hat in ihrem Vater einen mächtigen Gegner, bei dem sie alle Mühe hat, sich selbstbewusst aufrecht zu halten und sich zu beherrschen, um aus der Kränkung heraus nicht wieder in die Süßigkeitenkiste zu greifen.

Fazit

Das Erkenntnisinteresse qualitativer Forschung ist auf die Generierung neuer Thesen oder neuer Deutungen (Przyborski und Wohlrab-Sahr 2008: 15 ff.) ausgerichtet oder kurz gesagt: darauf, neue Fragen zu stellen. Sie arbeitet mit induktiven oder gar abduktiven Schlussfolgerungslogiken, während die quantitative Forschung deduktiv ableitet. Hat diese qualitative Untersuchung, die mit einem familientheoretischen Rahmen schon eine Variation vorgenommen hat, zu solch neuen Fragen oder zu Hypothesen über bisher nicht erkannte Sinnzusammenhänge geführt? War es sinnvoll, die familiale Alltagsorganisation und insbesondere die Essensorganisation in diesen Familien genauer unter die Lupe zu nehmen? Um Missverständnissen in der Rezeption des Artikels vorzubeugen: es geht hier nicht darum, die Entstehung von Adipositas auf dysfunktionale Familienstrukturen zurückzuführen, d.h. eine Wenn-Dann-Beziehung zu behaupten, sondern darum, herauszufinden, ob qualitative Familienstudien neue Thesen liefern und Licht in bisher unterbelichtete oder übersehene Zusammenhänge bringen können.

Schon die wenigen hier vorgestellten fünf Fälle zeigen drei Varianten: Fall 1 (Conny) und Fall 3 (Clara) zeigen sowohl dysfunktionale Familienstrukturen als auch dysfunktionale Organisationsweisen der alltäglichen Essensmuster. Fall 2 (Daniel) und Fall 5 (Sonja) sind Beispiele für körperliche und verbale Kränkungserfahrungen, die sich Familienmitglieder zufügen, wobei die Adipositas hier als Folge (Stress- und Kompensationsessen nach Kränkung) und als Anlass für fortgesetzte Stigmatisierung (Daniel) und Kränkung (Sonja) fungiert und einen Circulus vitiosus kreiert. An diesen beiden Fällen sieht man deutlich, dass Adipositasproblematiken auch Indikationen für (psycho)therapeutische Interventionen sein können. Diese beiden Typiken sind aber nicht neu. Als sozialpädagogische und psychotherapeutische Interventionsgründe sind sie bereits vielfach diskutiert worden und inzwischen häufige Praxis von jugendamtlichen Betreuungs- und klinischen Behandlungsverhältnissen. Interessant ist der Fall 3 (Noel), denn er steht für eine weitere spannungsreiche Konstellation. Diese Familie ist hochfunktional: auf die Herausforderungen reagiert sie mit forcierter Kohäsivität, familiale Ressourcen sind vorhanden und werden aktiviert. Innerhalb des Kohäsionstrends der Familie erhält auch das Essen eine noch stärkere Bedeutung, was auf die oben beschriebene vergemeinschaftende Wirkung des Essens bzw. der Mahlzeiten verweist. An diesem Fall wird aber auch deutlich – und das ist neu –, dass das Essen eine hoch ambivalente Funktionalität hat: Es ist einerseits durch seine vergemeinschaftende Wirkung positiv, andererseits wird es dadurch leicht möglich, zu viel zu essen und damit – quasi als Nebenfolge – eine gesundheitsschädigende Wirkung zu provozieren. Dieser *ambivalente Charakter* des Essens ist – so trivial er erscheint – nach Meinung der Autorin bisher zu wenig diskutiert worden. In der Konsequenz werden dadurch oft Erfolge durch Regulierungsversuche von außen vereitelt oder es werden positive Trends zerstört, wenn mit rationalisiertem Essverhalten die Sinnenfreude am Essen, gemeinsame Rituale verloren gehen und Essstörungen wahrscheinlicher werden. Das Essverhalten erscheint als Refugium des Nichtrationalisierbaren bzw. -disziplinierbaren (Kaufmann 2006: 15-102). Dieser ambivalente Charakter des Essens wird bei den adipösen Menschen nun offensichtlich. Erstmals in der Historie wird die Dickleibigkeit zu einem Massenphänomen, allerdings mit deutlichem Schichtgradienten, genauso wie er auch für (Fehl-)Ernährung selbst nachweisbar ist (Muff 2009).

In vielen Deutungsmustern von Professionellen wie Laien, mit denen der ‚dicke Mensch' sozial konstruiert wird – nicht zu verwechseln mit den real existierenden Menschen – schwingt Angst und latente Aggressivität gegen diese Menschen mit. In zweierlei Hinsicht missfallen ‚die Dicken': In der gedanklichen Annahme, dass sie sich selbst zu wenig disziplinieren, es an der in der Moderne so wichtig gewordenen Selbstdisziplin oder ‚Ich-Stärke' fehlen lassen, zeigen sie die Schattenseiten der modernen Gesellschaft auf und führen uns vor, wie man aussieht, wenn man keinen Erfolg hat oder vielleicht sogar gar keinen haben will. Zweitens praktizieren sie das Essen in einer heute beinahe anachronistisch anmutenden Weise, wo es doch längst zum Distinktionsmittel geworden und frei vom Notwendigen (Bourdieu 1987) ist.

Auffällig ist, dass genau diese Schlussfolgerungen aber kaum gezogen werden und Denkbewegungen in diese Richtung wie blockiert erscheinen. Kann man hinter dieser Denkblockade etwas Tabuiertes vermuten? Warum wird die Ambivalenz des Essverhaltens so wenig thematisiert, weder von Seiten der Naturwissenschaften noch der der Sozial- und Verhaltenswissenschaften? Etwa, weil auch sie noch im ewigen Versuch des Ordnen-und-Klassifizieren-Wollens verfangen sind – ein Versuch, der nach Kaufmann (2006: 10 ff.) so alt wie die Menschheitsgeschichte selber ist und mit dem Essen etwas betrifft, was immer stärker tabuisiert war als es die Sexualität je war, so Kaufmann (11), Rivière zitierend?

Sowohl diese bemerkenswerte gedankliche Beschwerlichkeit als auch ‚die Dicken' als Massenphänomen scheinen aber etwas *Signifikantes* für unsere Gesellschaft zu sein. Was sagt es über eine Gesellschaft aus, wenn in ihr ‚die Dicken' massenhaft möglich werden? Was sagt es über eine Gesellschaft aus, wenn sie sich bei all ihrer Selbstgestaltungsfreude, Leistungs- und Dynamikorientiertheit nicht den scheinbar erfolglosen Zonen und Phänomenen zuzuwenden getraut? Aus der Ethnologie ist bekannt: Tabus werden nur um die basalsten, existentiellsten und knappsten Bedürfnisse und Ressourcen konstruiert und sind affektiv-emotional aufgeladen. Auch ‚die Dicken' wecken solche Emotionen: Ärzte und Psychotherapeuten frustrieren, weil sie in der Therapie als undankbare, da nicht erfolgreiche Patienten erscheinen; Ästheten hassen sie wegen ihrer Hässlichkeit; leistungs- und wertorientierten Menschen gelten sie als Beleidigung der menschlichen Vernunft; den Verwaltern knapper Mittel (Volkswirtschaftler, Gesundheitspolitiker usw.) verursachen sie Panik und Natur- und Sozialwissenschaftler verzweifeln, weil sie keine brauchbaren Deutungen finden und die Nuss nicht knacken können.

Die Zuschreibungen für die maßlos Kolossalen, die Riesen, haben sich über die Jahrhunderte immer wieder verändert, wie Holenstein (1995) zeigt. Zwei Bedeutungsänderungen zeichneten sich ab. Die Kolossalen wandelten sich von mythologischen Figuren zu menschlichen, und aus ambivalent gut-bösen Figuren wurden eindeutig negative. Waren sie als mythologische Figuren sowohl böse als auch gut, so ist der letzte menschliche Riese, der das noch ist, die literarische Figur des Veltheim von Rudolf Borchardt (1908/1990). Heute sind ‚die Dicken' dagegen zu den modernen Monstern (Villa und Zimmermann 2008) mutiert, die nur noch zum Fürchten sind. Entlang der je zeitgenössischen Konstruktion des Monströsen wurde seit jeher verhandelt, was die spezifische Gesellschaftsformation noch als menschlich ansah und was nicht mehr. Mit den ‚Dicken' scheint für die jetzige Gesellschaft solch eine *Grenze* erreicht zu sein. Sie erscheinen als Restkategorie, als Widerständiges, das sich nicht disziplinieren lässt, das unsere Ideale (Schönheit, Schlankheit, Leistungsorientierung, Selbstverwirklichung) nicht teilt und dem Glauben an die modernen Ideale gleichgültig gegenüber steht. Sie sind der Gegenpart zum sich ständig „erschöpfenden Selbst" (Ehrenberg 2004), zum modernen Menschen, der in produktiver Unzufriedenheit alles aus sich und den anderen ständig herauszuholen versucht. Sie scheinen Zweifel in unsere Überzeugungen zu sähen und unsere Grundfeste zu irritieren.

Bloß: Warum eigentlich können sie uns – man bemerke die Konstruktion ‚wir und die anderen' – so stark irritieren? Warum sind wir nicht einfach tolerant? Warum glauben wir, dass wir hier nicht tolerant sein sollten, sondern – mit mehr oder weniger mildem Zwang – handeln müssten? Warum scheint nun eine Grenze des Inakzeptablen erreicht zu sein? Und: wenn ja, was sollte dann daraus folgen? Das wären die neuen Fragen, die mit dieser kleinen Studie aufgeworfen worden sind und als nächstes zu erforschen wären.

Literatur

Audehm, K. 2007: Erziehung bei Tisch. Bielefeld.
Barlösius, E. 1999: Soziologie des Essens. Weinheim und München.
Bartsch, S. 2008: Jugendesskultur, hg. von der BZgA. Köln.
Berger, P. L. und Kellner, H. 1965: Die Ehe und die Konstruktion der Wirklichkeit. Soziale Welt 16: 220-235.
Borchart, R. 1990: Gesammelte Werke in Einzelbänden, Band 6: Prosa, hg. von Borchardt, M.L., Stuttgart
Bourdieu, P. 1987: Die feinen Unterschiede. Frankfurt: a.M.
Burguière, A., Klapisch-Zuber, C. und Segalen, M. 1998: „Wie weiter mit der Familie?" in: Dies.: Geschichte der Familie Bd. 4, Frankfurt a.M.: 285-294.
Burkart, G. und Kohli, M. 1992: Liebe, Ehe, Elternschaft – Die Zukunft der Familie, München.
Ehrenberg, A. 2004: Das erschöpfte Selbst, Frankfurt a.M.
Grathoff, R. 1995: Milieu und Lebenswelt, Frankfurt a.M.
Gurwitsch, A. 1976: Die mitmenschlichen Begegnungen in der Milieuwelt, hg. von Métraux, A., Berlin.
Hildenbrand, B. 1983: Alltag und Krankheit, Stuttgart.
Hildenbrand, B. 1997: Die Ehe und die Konstruktion der Wirklichkeit, in: Wicke, M. (Hg.): Konfigurationen lebensweltlicher Strukturphänomene, Opladen: 104-123.
Hildenbrand, B. 1999: Fallrekonstruktive Familienforschung, Opladen.
Holenstein Weidmann, P. 1995: Riesen – Eine Körperchiffre in der Frühen Neuzeit, in: Michel, P. (Hg.): Symbolik des menschlichen Leibes, Bern: 157-190.
Kaufmann, J.-C. 2006: Kochende Leidenschaft, Konstanz.
Keppler, A. 1994: Tischgespräche, Frankfurt a.M.
König, R. 1946: Zwei Grundbegriffe der Familiensoziologie. Desintegration und Desorganisation der Familie, in: Ders.: Materialien zur Soziologie der Familie, Köln: 57-102.
Lévi-Strauss, C. 1965: Das Ende des Totemismus, Frankfurt, a.M.
Lévi-Strauss, C. 1971: Mythologica I. Das Rohe und das Gekochte, Frankfurt a.M.
Lévi-Strauss, C. 1976: Mythologica III. Der Ursprung der Tischsitten, Frankfurt a.M.
Lévi-Strauss, C. 1993: Die elementaren Strukturen der Verwandtschaft, Frankfurt a.M.
Lutz, R. (Hg.) 2011: Erschöpfte Familien, Wiesbaden.
Lüscher, K., Schultheis, F. und Wehrspaun, M. (Hg.) 1988: Die ‚postmoderne' Familie, Konstanz.
Mey, G. 2001: Den Kindern eine Stimme geben! Aber können wir sie hören? In: Forum Qualitative Sozialforschung 2, 2, Art. 16: 20, http://nbn-resolving.de/urn:nbn:de:0114-fqs0102160, verifiziert am 30.10.2010.
Muff, C. 2009: Soziale Ungleichheiten im Ernährungsverhalten. Berlin
Nave-Herz, R. 1998: Die These über den ‚Zerfall der Familie'. KZfSS Sonderheft 38: 286-315.
Oevermann, U. 2004: Sozialisation als Prozess der Krisenbewältigung. In: Geulen, D. und Veith, H. (Hg.) *Sozialisationstheorie interdisziplinär – Aktuelle Perspektiven,* Stuttgart: 155–181.
Oevermann, U. 2001: Die Soziologie der Generationenbeziehungen und der historischen Generationen aus strukturalistischer Sicht und ihre Bedeutung für die Schulpädagogik, in: Kramer, R.-T., Helsper, W. und Busse, S. (Hg.): Pädagogische Generationsbeziehungen, Opladen: 78-128.
Oevermann, U., Allert, T., Konau, E. et al. 1979: Die Methodologie einer ‚objektiven Hermeneutik' und ihre allgemeine forschungslogische Bedeutung in den Sozialwissenschaften, in: Soeffner, H.-G. (Hg.): Interpretative Verfahren in den Sozial- und Textwissenschaften, Stuttgart: 352-433.
Peter, C. 2006: Dicke Kinder. Bern.
Przyborski, A. und Wohlrab-Sahr, M. 2008: Qualitative Sozialforschung. München

Rivière, C. 1997: Les Rites profanes, Paris.

Rose, L. 2008: Essen und Überfressen. In: Schmidt-Semisch, H. und Schorb, F. (Hg.): Kreuzzug gegen Fette, Wiesbaden: 227-240.

Scheler, M. 1960: Wissensformen und die Gesellschaft, in: ders.: Gesammelte Werke Band 8, Bern.

Simmel, G. 1984: Soziologie der Mahlzeit, in: Ders.: Das Individuum und die Freiheit, Berlin: 205-211.

S2-Leitlinie 2008: Leitlinien für Diagnostik, Therapie und Prävention der Adipositas im Kindes- und Jugendalter. Deutsche Adipositas-Gesellschaft, verabschiedet am 18.10.2008.

Tyrell, H. 1976: Probleme einer Theorie der gesellschaftlichen Ausdifferenzierung der privatisierten modernen Kernfamilie. Zeitschrift für Soziologie 5, Heft 4: 393-417.

Villa, P. und Zimmermann, K. 2008: Fitte Frauen – Dicke Monster? Empirische Explorationen zu einem Diskurs von Gewicht, in: Schmidt-Semisch, H. und Schorb, F. (Hg.): Kreuzzug gegen Fette, Wiesbaden: 171-189.

Zwick, M.M. 2010: Übergewicht und Adipositas im Kindes- und Jugendalter. In: Heintze, C. (Hg.): Adipositas und Public Health, Weinheim: 97-114.

Zum Stereotypus des übergewichtigen Kindes

Jürgen Deuschle / Marco Sonnberger

1. Einleitung

„Jede Verneinung ist ein Problem; die doppelte Verneinung ist eine Katastrophe." (Schneider 1999: 143) Als Wolf Schneider, der Kommunikationsfachmann und ehemalige Leiter der Hamburger Journalistenschule, diese Feststellung zu Papier brachte, wird ihm wohl kaum folgendes Axiom der Kommunikationstheorie in den Sinn gekommen sein: *„Man kann nicht* nicht *kommunizieren"* (Watzlawick et al. 2000: 53). Paul Watzlawick, Janet Beavin und Don Jackson formulierten so 1967 prägnant einen Grundsatz menschlicher Kommunikation. Im gleichen Zeitraum begründeten Stephen Richardson und Kollegen ein anderes Forschungsparadigma, das ebenfalls prominent wurde. 1961 veröffentlichten sie einen Aufsatz zur Stereotypisierung von Kindern. Der vom Axiom der Kommunikationstheorie postulierte Sachverhalt und das durch den Begriff des Stereotypisierens benannte Phänomen des Wahrnehmens und Handelns gehören zusammen. Denn Kommunikation ist nicht an die verbale Zeichensprache gebunden. Selbstverständlich drücken Menschen sich durch Mimik, Gestik und Körpersprache aus. Auch das Styling von Kleidung, Haut, Haaren, Nägeln und selbst die Körperform werden als Kommunikationsmittel eingesetzt. Das Besondere des Kommunikationskanals der Körperform ist ihre geringe Dynamik, so dass sie scheinbar eine verlässliche Informationsquelle über einen Menschen bietet. Die Körperform kann nicht nicht kommunizieren. Aber was sagt sie uns?

Die Stereotypenforschung möchte mehr über den kommunikativen Inhalt unterschiedlicher Körperformen herausbekommen. Außerdem möchte sie einen Beitrag zur Ent-Stereotypisierung leisten. Wir teilen mit unserer Untersuchung beide Anliegen. Wir widmen unsere Aufmerksamkeit dem Stereotypus des übergewichtigen Kindes. Bereits die Untersuchung von Richardson und seinem Team (1961) beinhaltete die Darstellung eines übergewichtigen Kindes. Da auch in den Folgeuntersuchungen dieser Stereotypus abgefragt wurde, liegen Ergebnisse aus fünf Jahrzehnten Forschung vor. Man kann sie mit einem Satz zusammenfassen:

Das übergewichtige Kind liegt auf der Beliebtheitsskala seiner Altersgenossen auf dem letzten Platz.

Von den 18 uns bekannten Studien zum Thema wurden 14 in den USA durchgeführt.[1] Es stellt sich die Frage, inwiefern die Ergebnisse aus den USA auch in einem anderen kulturellen Kontext gültig sind. Für die einzige deutsche Untersuchung von Ansgar Thiel und KollegInnen (2008) wurde ein standardisiertes und geschlossenes Methodendesign gewählt und 9- bis 15-Jährige befragt. Durch unser halb-offenes Design und durch Einbeziehung jüngerer Kinder erweitern wir das Spektrum. Da das Ziehen einer repräsentativen Stichprobe nicht möglich war, verbietet sich die Generalisierung unserer Befunde. Wir gehen jedoch über eine standardisierte Erhebung hinaus, indem wir die subjektiven Deutungen der Körperform und die Begründungen der Bewertung erheben.

2. Die anthropologischen Voraussetzungen des Typisierens

Für das Verständnis des Sachverhalts der Stereotypisierung muss man sich zunächst die anthropologischen Grenzen der Wahrnehmung vergegenwärtigen: Die Welt überfordert mit ihrem Reichtum an Reizen die menschliche Verarbeitungskapazität. Menschen können, bedingt durch ihre neurobiologischen Voraussetzungen, nur einen Teil der Umweltreize bewusst wahrnehmen und kognitiv verarbeiten (vgl. Devine 1989: 15, Herkner 2001: 205, Watzlawick et al. 2000: 92). Dadurch ergibt sich ein Selektionsproblem, das sich auf der Handlungsebene fortsetzt. Denn Menschen können auch nicht alle erdenklichen Handlungsoptionen verfolgen. Zugleich sind Menschen instinktarm. Während bei Tieren die Instinkte festlegen, welche Umweltreize zu bestimmten Reaktionen führen, sind Menschen weltoffen, also in weit geringerem Maße auf eine bestimmte Auswahl von Umweltreizen und Handlungen festgelegt (vgl. Berger und Luckmann 1999: 49ff., Gehlen 1964: 42 und 1966: 31ff.). Das Komplexitätsproblem der Wahrnehmung korrespondiert mit dem Kontingenzproblem des Handelns.

Einsichten dazu, wie Menschen diese Probleme lösen, kommen von Alfred Schütz, Thomas Luckmann und Peter Berger. Schütz und Luckmann (2003: 44f.) zufolge nehmen Menschen die Welt deutend und typisierend wahr und beziehen so zu ihr Stellung. Aus der Überfülle der Umweltreize werden jene ausgewählt, die

1 Brylinsky und Moore 1994, Chen und Brown 2005, Cramer und Steinwert 1998, Dunkeld Turnbull et al. 2000, Goodman et al. 1963, Harper et al. 1986, Hill und Silver 1995, Krahnstoever Davison und Lipps Birch 2004, Latner und Stunkard 2003, Latner et al. 2005, Lawson 1980, Maddox et al. 1968, Matthews und Westie 1966, Musher-Eizenman et al. 2004, Sigelman et al. 1986, Thiel et al. 2008, Richardson et al. 1961, Young und Avdzej 1979.

für die Bewältigung der gestellten Aufgabe(n) als relevant erscheinen (vgl. Schütz und Luckmann 2003: 37 und 185, so auch Berger und Luckmann 1999: 46). Die Auswahl geschieht nur bei einer Teilmenge der Optionen mit wachem Bewusstsein, die anderen Auswahlschritte verlaufen unbewusst entlang von Schemata, die im Laufe der Sozialisation übernommen wurden bzw. durch Erfahrung im Unbewussten sedimentiert sind (vgl. Schütz und Luckmann 2003: 173, 344 und 348ff.). Diese Pragmatik der Wahrnehmung gilt auch für die (Be)Deutung von Menschen: „Wir brechen vielmehr im täglichen Leben unsere Bemühungen um die Sinndeutung des Partners auf jener Klarheitsstufe ab, deren Erreichung durch unsere Interessenlage bedingt ist, oder mit anderen Worten, die für die Orientierung unseres Verhaltens gerade noch relevant ist." (Schütz 2004: 123 und 405) Während wir also Personen, die uns wichtig sind, facettenreich wahrnehmen, lassen wir bei Personen, die uns weniger bedeuten, individuelle Merkmale außer Acht. Sie werden zu VertreterInnen eines Typus. Bedeutend für die Typenbildung ist, dass diese sich nicht alleine auf objektive Sachverhalte bezieht. Vielmehr beinhaltet der Typus auch Spekulationen über das Bewusstsein (vgl. Schütz 2004: 349ff., 357). Die beobachteten objektiven Sachverhalte und die vermuteten subjektiven Bewusstseinsinhalte werden zu einem widerspruchsfreien Typus verdichtet (vgl. Schütz 2004: 346).

Für das Verständnis von Stereotypen ist diese, im Alltag sich wie selbstverständlich vollziehende, Verknüpfung von Körper und Bewusstsein von großer Bedeutung. Treffend kommt dies in der Definition von Hilton und Hippel (1996: 240) zum Ausdruck: „... stereotypes are beliefs about the characteristics, attributes, and behaviors of members of certain groups. More than just beliefs about groups, they are also theories about how and why certain attributes go together."

Während der Begriff des *Typus* sich relativ wertneutral auf das Ergebnis der kognitiven Leistung der Komplexitätsreduktion bezieht, steht ‚*Stereotyp*' für ein wertendes und nicht selten die Realität stark verkürzendes und verzerrendes mentales Bild. So werden bei Vertretern eines positiv besetzten Schlüsselmerkmals weitere positive Merkmale und ein besonderes Prestige assoziiert, während bei Trägern eines als negativ bewerteten Schlüsselmerkmals weitere pejorative Eigenschaften vermutet werden. Stereotypen beeinflussen das Kontingenzproblem des Handelns, indem sie Handlungsoptionen strukturieren und es zum Prozess des *Stereotypisierens* kommt. Der Begriff des Stereotypisierens steht also für die Anwendung des Stereotyps durch inneres und äußeres Tun (vgl. Eckes 2008: 97).

In vielen Studien der Sozialpsychologie konnte beispielsweise ein positiver Stereotypus der Schönheit nachgewiesen werden (vgl. Eagly et al. 1991, Wheeler und Kim 1997: 799). Je attraktiver die äußere Erscheinung einer Person eingeschätzt wird, desto eher werden ihr eine Vielzahl kulturell positiv bewerteter Persönlichkeitsmerkmale zugeschrieben. Die Meinung ist kurz gesagt: Wer schön ist, ist auch gut. Auf der anderen Seite der Skala finden wir Personen mit körperlichen Stigma-Merkmalen, mit denen ein negativer Stereotypus verknüpft ist. Dazu zählt auch Übergewicht. In einer Reihe von Studien, die Variationen der Pilotstudie von Richardson (et al. 1961) sind, konnte dieses Phänomen für übergewichtige Kinder und Jugendliche nachgewiesen werden. In dieser ersten Studie wurden zehn- und elfjährigen Jungen und Mädchen Portraits von sechs AltersgenossInnen vorgelegt. Die Dargestellten unterschieden sich durch jeweils ein Schlüsselmerkmal: ein Kind war mit Krücken und einer Schiene am Bein abgebildet, ein Kind war im Rollstuhl sitzend abgebildet, einem Kind fehlte die linke Hand, ein Kind hatte eine Entstellung im Gesicht. Außerdem wurde das Portrait eines übergewichten Kindes und eines Kindes ohne auffälliges körperliches Merkmal zur Beurteilung vorgelegt. Die Aufgabe der Befragten war es, die Bilder in eine Hierarchie zu ordnen, je nach dem wie sehr ihnen die Dargestellten gefielen. Die Folgeuntersuchungen variierten u. a. beim Alter und sozioökonomischen Status der Befragten, der Anzahl der zur Auswahl gestellten Merkmale bzw. Kinder und in der Art des vorgelegten Bildmaterials (Fotographie, gemaltes Portrait, Video). Alle Variationen hatten keinen nennenswerten Einfluss auf die bereits in der Pilotstudie ermittelte Rangordnung. Das Kind ohne auffälliges Merkmal rangiert an erster, das *übergewichtige Kind an letzter Stelle*. Hervorgehoben werden muss, dass es dabei keineswegs nur um die Gefälligkeit der Köperform ging. Auch was die vermutete Intelligenz und die Attraktivität als Spielpartner angeht, liegen Übergewichtige am Ende des Feldes.

3. Die strategische Bedeutung von Stereotypen

Durch die anthropologischen Voraussetzungen lässt sich erklären, warum Menschen typisieren. Nicht erklärt werden kann damit aber, warum bestimmte Stereotypen negativ aufgeladen sind und warum es negative Stereotypen im Repertoire jeder Kultur gibt. Diese Sachverhalte bedürfen einer eigenständigen Erklärung. Dazu liefert die Konflikttheorie von Lewis Coser (1965) einen Ansatzpunkt. Coser unterscheidet echte und unechte Konflikte (vgl. Coser 1965: 58ff.). Echte Konflikte sind Ausdruck einer Konkurrenz zwischen Gruppen um knappe Ressourcen. Gegner haben dann einen positiv aufgeladenen Stereotyp der eigenen Gruppe und einen negativ aufgeladenen Stereotyp der Fremdgruppe, also ein mentales Feindbild, das in der Regel zum Zweck der Agitation mit Karikaturen und Schandbildern visualisiert wird (vgl. Eco 2007: 185, Geulen 2007: 19f., Hax 2009: 62). Stereotype sind offenbar nicht der Ausgangspunkt für Konflikte, sondern deren Resultat. Sie tragen zur Entmenschlichung des Gegners bei und legitimieren die eigene Sicht der Dinge sowie Aggression gegenüber dem Gegner (vgl. Geulen 2007: 53, Zimbardo und Gerrig 2004: 830f.).

In unechten Konflikten dienen die Träger eines kulturell bereits vorhandenen negativ aufgeladenen Stereotyps als Projektionsfläche für Ressentiments und Aggressionen. Oftmals erfüllen sie eine Sündenbock-Funktion (vgl. Coser 1965: 128, Zimbardo und Gerrig 2004: 829). Das negative Stereotypisieren, also quasi das Herabschauen auf andere, kann zudem das Selbstwertgefühl erhöhen. Dieser Vorgang, der auch als *downward comparison* bezeichnet wird, ist durch (sozial-)psychologische Untersuchungen gut belegt. Dahinter steht das menschliche Bedürfnis nach einem möglichst positiven Selbstbild und -wert (vgl. Fischer und Wiswede 1997: 153f., Hax 2009: 63, Herkner 2001: 491, Petersen 2008: 224ff., Spencer et al. 1998: 1140, Stahlberg et al. 1985: 79ff., 94). Auf die gesellschaftliche Ebene übertragen heißt das, dass eine Gesellschaft ihren Mitgliedern mit den kulturell geteilten negativen Stereotypen nicht nur eine Orientierung darüber gibt, was unerwünscht ist, sondern dass darüber hinaus mit den negativen Stereotypen ein kulturell legitimiertes Ventil für Affekte geboten wird (vgl. Bergmann 2005: 8, Coser 1965: 47ff., 56 und 128, Dollard et al. 1970: 97, Elias und Scotson 1993: 307 und 312, Spencer et al. 1998: 1150, Zimbardo und Gerrig 2004: 805 und 811ff.).

Aus der Forschungsliteratur, aber auch aus unseren eigenen Studien wissen wir, dass Übergewichtige unter Hänseleien leiden, die sie wegen ihrer Körperform erfahren. Wir bewerten das als eine Folge der Stereotypisierung. Der übergewichtige Körper kann nicht nicht kommunizieren, und die Empfänger seiner Botschaft können nicht nicht darauf reagieren.

Warum ist Hänseln eine verbreitete Reaktion? Aus den rezipierten Forschungsergebnissen lassen sich für eine Antwort einige Anhaltspunkte ableiten. Zunächst können wir die große Relevanz festhalten, die die Körperform besitzt. Deshalb kann sie bei der Typisierung ein Schlüsselmerkmal sein. Der negative Stereotyp von Fettleibigkeit ist kulturell eingeschliffen und wird implizit und explizit in der Sozialisation weitergegeben. Übergewichtige werden als Personen erfahren, an denen man sein Selbstwertgefühl erhöhen kann und auf die Affekte kulturell legitimiert abgeleitet werden dürfen. Schließlich ist zu bedenken, dass sich die 'unbekümmerten Kindheits- und Jugendjahre' vielfach als Klischee erweisen. Die Alltagswelt von Kindern und Jugendlichen ist voller entwicklungsbedingter Krisen (vgl. Erikson 1973, Oerter und Dreher 2008: 274) und Frustrationserfahrungen. Gleichzeitig besitzen Kinder und Jugendliche entwicklungsspezifisch über wenig ausgebildete Bewältigungsmechanismen, so dass Aggressionen eine naheliegende Form der Bewältigung sein können (vgl. Greve und Montada 2008: 845, Zimbardo und Gerrig 2004: 471).

In der Stereotypenforschung konnten einige Erkenntnisse zu den Möglichkeiten und Bedingungen der Ent-Stereotypisierung gewonnen werden. Die Ergebnisse der auf Richardson und sein Team (1961) zurückgehenden Tradition sind hierzu allerdings sehr begrenzt. Neben auf repräsentativen und zum Teil komplexen Stichproben basierenden quantitativen Untersuchungen fanden qualitative Methoden bislang kaum Berücksichtigung. Wenig ist darüber bekannt, welche Urteilsheuristiken den Stereotypen zugrunde liegen und wie die Ausnahmen von der Regel erklärt werden können. Doch gerade letzteres ist ein Ansatzpunkt für Erkenntnisse, wie die Ent-Stereotypisierung von Kindern mit auffälligen körperlichen Merkmalen gelingen könnte. Vor diesem Hintergrund konzipierten wir eine Erhebung, bei der standardisierte und offene Methoden zusammenspielen.

4. Fallauswahl und methodisches Vorgehen

Eine der etablierten Erhebungstechniken der Stereotypenforschung ist die *'Forced-Choice-Methode'*. Sie ist ein zentrales Element des auf Richardson et al. zurückgehenden Paradigmas. Zwar zog diese Methode teilweise berechtigte Kritik auf sich (vgl. Harper et al. 1986, Lerner et al. 1974, Matthews und Westie 1966, Sigelman et al 1986), jedoch können uns die vorgeschlagenen Alternativen nicht überzeugen – zumal damit die Ergebnisse der Forced-Choice-Methode empirisch weitgehend bestätigt werden (vgl. Lerner et al. 1974: 728, Maddox et al. 1968: 297, Matthews und Westie 1966: 853). Trotz dieser Vorbehalte (u. a. zur Validität des visuellen Materials und der Eindeutigkeit der resultierenden Rangordnung) ist es die Methode unserer Wahl. Besonderes Gewicht hat für uns ein Argument, das bereits von Goodman et al. (1963: 429) genannt wurde. Demnach ist es bei Stereotypen, die weitgehend einen kaum reflektierten Wissensbereich darstellen, für Befragte schwer, diesen Bereich zu verbalisieren. Gleichwohl sind Befragte in der Lage, mit Hilfe von Bildern und Rangordnungen ihre Präferenzen auszudrücken.

Für diese Erhebungsmethode sprechen für uns folgende Gründe: Sie

- ist relativ einfach, und daher für die Befragung von Kindern geeignet,
- spricht Kinder an und erhöht dadurch die Teilnahmebereitschaft,
- erlaubt Vergleiche mit den vorhergehenden Studien,
- ist relativ zeitökonomisch, da die visuellen Stimuli selbsterklärend sind.

Den Kindern wurden Comic-Bilder von einem Kind ohne auffällige körperliche Merkmale, einem übergewichtigen Kind und einem Kind mit schwarzer Hautfarbe und einem im Rollstuhl sitzenden Kind vorgelegt. Mädchen wurden Bilder weiblicher Kinder vorgelegt, Jungen Bilder männlicher Kinder. Für jede Darstellung wurde eine separate Karte im DIN A6 Format erstellt. Es wurden gezeichnete Bilder und keine Fotographien verwendet, weil diese weniger altersspezifische Merkmale aufweisen. So konnten wir mit einem Set Bilder die ganze Altersspanne der Kinder abdecken, die wir befragen wollten. Die Rückmeldungen der befragten Kinder bestärkten uns in unserer Vermutung, dass die Dargestellten jeweils als Altersgenossen wahrgenommen wurden. Dass dies der Fall sein sollte, war insbesondere für die Frage nach der SpielpartnerInnen-Präferenz wichtig. Mit Hilfe eines Pretests, bei dem wir die Eindrücke der Bilder bei KollegInnen und bei Kindern im Familien- und Bekanntenkreis erfragten, stellten wir die Sets für die Befragung zusammen. Die Stimulus-Bilder wurden bei der Haupterhebung in zufälliger Reihenfolge ausgelegt.

Die Erhebung fand im Rahmen zweier Kinderfeste statt. Es wurden 12 Jungen und 18 Mädchen befragt. Deren Alter reichte von 4 bis hin zu 15 Jahren. (Durchschnittsalter 8,6 Jahre). 21 Kinder besuchten eine Grund- oder Hauptschule, 4 eine Realschule und 5 ein Gymnasium. Keines war übergewichtig.

Die Fallauswahl basierte auf einem willkürlichen Vorgehen. Die Kinder wurden aktiv angesprochen und um Teilnahme an der Studie gebeten. Entscheidend für die Ansprache waren dabei die Begleitung und das Einverständnis eines Erziehungsberechtigten. Diese Art der willkürlichen Stichprobenziehung ist für die Befragung von Kindern einerseits praktikabel und aus ethischen Gründen angezeigt, andererseits ist es ihr geschuldet, dass im Rahmen der Auswertung der Ergebnisse keine Generalisierungen vollzogen werden können. Unsere Ergebnisse decken sich jedoch mit Ergebnissen anderer Untersuchungen, die auf Basis von Zufallsstichproben gewonnen wurden.

Die folgenden Attribute wurden abgefragt: Nettigkeit, Intelligenz, Faulheit, Schönheit sowie Spielkameradenpräferenz. Die befragten Kinder wurden jeweils gebeten, die Bilder bzgl. der verschiedenen Attribute in eine Rangfolge zu bringen. Bei den Attributen Intelligenz, Schönheit und Faulheit wurde allerdings auf ein ordinales Ranking verzichtet, da bereits die Studie von Thiel (et al. 2008: 464) gezeigt hat, dass Kinder bei diesen Attributen nur schwer eine Unterscheidung zwischen den mittleren Rängen treffen können. Es wurde bei diesen Attributen also lediglich die erste und die letzte Präferenz erhoben.

5. Darstellung der Ergebnisse

5.1 Standardisiertes Ranking

Im Folgenden werden allein deskriptive Ergebnisse berichtet. Abbildung 1 zeigt das „Negativ-Profil“ der vier gerankten Bilder.

Abbildung 1: Negativ-Profil (dargestellt in absoluten Häufigkeiten)

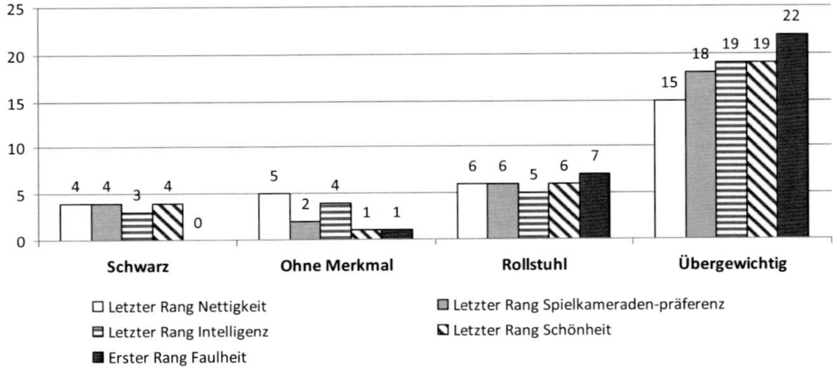

Quelle: Eigene Darstellung

Mit dem Begriff „Negativ-Profil“ ist dabei gemeint, dass die absoluten Häufigkeiten dargestellt werden, mit denen die befragten Kinder die verschiedenen Bilder bezüglich der verschiedenen Attribute auf den letzten Rangplatz eingestuft haben. Tabelle 1 bietet einen Überblick über die gesamten Ergebnisse.

Tabelle 1: Gesamtübersicht[2]

Attribut	Merkmal des Kindes	1. Rang	2. Rang	3. Rang	4. Rang	Median
Nettigkeit	Rollstuhl	23 % (7)	20 % (6)	37 % (11)	20 % (6)	3,0
	Schwarz	20 % (6)	47 % (14)	20 % (6)	13 % (4)	2,0
	Ohne Merkmal	50 % (15)	17 % (5)	17 % (5)	17 % (5)	1,5
	Übergewichtig	7 % (2)	17 % (5)	27 % (8)	50 % (15)	3,5
Schönheit	Rollstuhl	10 % (3)			20 % (6)	
	Schwarz	43 % (13)			13 % (4)	
	Ohne Merkmal	47 % (14)			3 % (1)	
	Übergewichtig	0 % (0)			63 % (19)	
Intelligenz	Rollstuhl	23 % (7)			17 % (5)	
	Schwarz	33 % (10)			10 % (3)	
	Ohne Merkmal	33 % (10)			13 % (4)	
	Übergewichtig	7 % (2)			63 % (19)	
Faulheit	Rollstuhl	23 % (7)			13 % (4)	
	Schwarz	0 % (0)			50 % (15)	
	Ohne Merkmal	3 % (1)			33 % (10)	
	Übergewichtig	73 % (22)			3 % (1)	
Spielkamerad	Rollstuhl	27 % (8)	23 % (7)	30 % (9)	20 % (6)	2,5
	Schwarz	33 % (10)	27 % (8)	27 % (8)	13 % (4)	2,0
	Ohne Merkmal	40 % (12)	23 % (7)	30 % (9)	7 % (2)	2,0
	Übergewichtig	0 % (0)	27 % (8)	13 % (4)	60 % (18)	4,0

Quelle: Eigene Darstellung

Bereits die Visualisierung der Daten in Abbildung 1 macht deutlich, wie negativ Übergewicht bewertet wird. Bei jedem der abgefragten Attribute – Nettigkeit, Intelligenz, Faulheit, Schönheit, Spielkameradenpräferenz – wird das übergewichtige Kind von mindestens der Hälfte der befragten Kinder jeweils auf den letzten Rang eingestuft. Das Kind im Rollstuhl, das schwarze Kind und das Kind ohne auffälliges Merkmal werden hingegen nie von mehr als einem Viertel der befragten Kin-

2 Prozentwerte wurden gerundet.

der auf den letzten Rang eingestuft. Die Unterschiede in den Reaktionen auf das Kind ohne auffälliges Merkmal, auf das schwarze und auf das Kind im Rollstuhl sind sehr gering und kaum interpretationsfähig. Hingegen zieht das übergewichtige Kind massiv negative Urteile auf sich.

In Tabelle 1 sind die Ergebnisse sowohl als relative als auch als absolute Häufigkeiten aufgeführt, da bei der geringen Fallzahl relative Häufigkeiten leicht irreführend sein können. Die Schwerpunkte der Einstufungen sind jeweils grau unterlegt. Vor allem das Attribut ‚Faulheit' wird dem dicken Kind besonders häufig zugeschrieben. So haben mehr als zwei Drittel (22 von 30) der befragten Kinder das übergewichtige Kind als am faulsten eingestuft. Insgesamt zeigt sich, dass Übergewicht im Vergleich zu anderen potentiellen Stigmata besonders negativ wahrgenommen wird.

5.2 Bewertungsheuristiken

Nach den fünf Items, die in standardisierter Form erfasst wurden, folgten im Erhebungsablauf einige offene Fragen. Damit sollte mehr über die Bewertungsheuristik der Befragten in Erfahrung gebracht werden. Unter anderem wurde das Bild des übergewichtigen Kindes mit folgender Aufforderung vorgelegt: „Kannst du mir bitte sagen, was dir zu diesem Kind einfällt." Schließlich wurden Angaben des standardisierten Erhebungsteils hinterfragt, wenn diese dem zu Erwartenden widersprachen. Dabei zeigten sich drei bemerkenswerte Ergebnisse, die wir zunächst darstellen, dann interpretieren und diskutieren wollen.

1. Auf die Frage, was unseren InterviewpartnerInnen zum dargestellten übergewichtigen Kind einfällt, erhielten wir Antworten, die sich in vier Kategorien einteilen lassen. Die *erste Kategorie* umfasst *Beschreibungen* wie z.B. „bisschen dick", „ist so dick", „guckt nett" und „fröhlich". In der *zweiten Kategorie* haben wir *Erklärungen*. Hier wurden auf unsere Frage Gründe für das Übergewicht genannt. Dieser Kategorie ordneten wir Antworten zu, wie „isst viel Süßes", „treibt am wenigsten Sport und hat ungesundes Essen", „zu viel Schokolade", „nascht gerne" und „faul". In der *dritten Kategorie* finden sich Antworten, die auf *Wirkungen* abheben. Beispielsweise „hat wenig Freunde" und „wird ausgelacht". Die *vierte Kategorie* wird zwar durch nur einen Fall vertreten, sie erscheint uns dennoch erwähnenswert. Man kann dieser Kategorie den Titel *Weiß nicht* verleihen. Es war der achtjährige Lou, der das übergewichtige Kind in den fünf abgefragten Kategorien jeweils am schlechtesten bewertete und der auf die oben genannte Frage diese Antwort gab. Betrachtet man die Beschreibungen und Erklärungen differenziert nach dem Alter der Befragten, dann fällt Folgendes auf: *Beschreibungen* finden wir

in der Mehrzahl bei den *jüngeren Kindern*. Ausgehend von den Antworten liegt eine Grenzziehung beim Alter von acht Jahren nahe. Bei den 4- bis 7-Jährigen (n = 11) finden wir zehn Kinder, die beschreiben, aber nur ein Kind, das eine Erklärung gibt. Auffallend ist eine Verschiebung des Verhältnisses bei Kindern, die acht Jahre oder älter sind (n = 19). Hier finden wir relativ weniger Kinder, die ausschließlich beschreiben (n = 7), aber etwas mehr Kinder, die entweder nur erklären oder beschreiben und erklären (n = 8). Außerdem haben wir in dieser Altersgruppe drei Kinder, die (ausschließlich) Aussagen zu den Wirkungen abgeben.

2. Vor dem Hintergrund der Ergebnisse der Stereotypenforschung überrascht es, wenn Interviewpartner das Kind ohne auffälliges körperliches Merkmal relativ negativ bewerteten. Der neunjährige Niklas und die 15-jährige Martina gaben uns explizit Auskunft, warum sie das taten. Sie sehen in ihrer Bewertung einen Akt ausgleichender Gerechtigkeit. Da es das Kind ohne auffälliges körperliches Merkmal im Leben viel leichter habe und auch einfacher SpielkameradInnen finde, wollten sie mit ihrer Bewertung bewusst ein Gegengewicht setzen. Implizit liegen diese Motive wohl auch der Bewertung der zehnjährigen Hannah zugrunde. Bei ihr liegt das Rollstuhlfahrerkind in der Kategorie Nettigkeit und das übergewichtige Kind bei den Kategorien Intelligenz, Faulheit und Schönheit auf dem letzten Platz. Dennoch sind es ihre ersten beiden Spielkameradenpräferenzen. Im offenen Frageteil gibt sie an, dass das Kind im Rollstuhl wohl gehänselt werde und dass sie das übergewichtige Mädchen deshalb dem dunkelhäutigen und dem Mädchen ohne auffälliges Merkmal als Spielpartnerin vorziehen würde, weil dieses wenige Freundinnen habe. Diese drei Kinder scheinen zwar einen *negativen Stereotyp* verinnerlicht zu haben, den sie aber als unfair erachten, was auf einen *reflexiven Umgang* damit hindeutet.

3. Man könnte vermuten, jede positive Bewertung eines Kindes mit auffälligem Merkmal habe das Motiv der ausgleichenden Gerechtigkeit oder ein karitatives Motiv im Hintergrund. Das muss jedoch nicht unbedingt der Fall sein, wie uns die Aussagen von Julia (4 Jahre) und Amelie (10 Jahre) zeigen. Beide bewerteten das Mädchen im Rollstuhl ausgesprochen positiv. Darauf angesprochen begründeten beide ihre Wahl mit dem Hinweis auf Rollstuhlfahrerinnen, die sie aus Fernseh- und Hörspielserien kennen und mögen (Klara Sesemann aus der Serie Heidi und Elea Eluanda, eine Figur aus Hörspielen) und die sie „voll gern angehört" (Aussage Amelie über Elea Eluanda) haben. Amelie gab zudem an, dass ihre Cousine Rollstuhlfahrerin sei. Im Gegensatz zu den vorausgehend geschilderten Fällen (Niklas, Martina, Hannah) scheinen Julia und Amelie

ein *positives Image* (bezogen auf das Rollstuhlfahrer-Kind) internalisiert zu haben. Die Bewertung ist bei ihnen sozusagen ‚gerade heraus', während sie bei Niklas, Martina und Hannah den Umweg bzw. den kognitiven Aufwand einer reflexiven Bewertung nimmt.

Die Ergebnisse unserer beiden Erhebungsteile bedürfen einer Interpretation. Diese liefern wir im folgenden Kapitel. Wir werden die Ergebnisse der standardisierten und die Aussagen der offenen Erhebung vor allem auch im Hinblick auf die Möglichkeiten der Ent-Stereotypisierung interpretieren.

6. Diskussion und Empfehlungen für die Praxis

Die allgemein gehaltene Forderung, man möge seinen Mitmenschen nicht länger typisierend und stereotypisierend entgegentreten, sondern sie differenziert wahrnehmen und individuell behandeln, ist nicht erfüllbar, da sie die anthropologischen Grenzen des Menschen verkennt. Zudem müssen Stereotype die Wirklichkeit nicht unbedingt extrem verzerren – sie können auch mehr oder minder zutreffende Repräsentationen der Wirklichkeit sein (vgl. Hilton und Hippel 1996: 240). Realistischer wäre die Forderung, die negative Stereotypisierung einer bestimmten Gruppe abzuschwächen oder aufzugeben. Für welche Merkmalsträger diese Forderung erfüllt werden sollte und bei welchen Merkmalsträgern die Stereotypisierung weiterhin als akzeptabel angesehen wird, ist keine Frage, die durch die Wissenschaft beantwortet werden kann. Dies ist Sache eines ethischen Diskurses. Worüber die Sozialwissenschaften Auskunft geben sollten, ist, wie die Ent-Stereotypisierung prinzipiell vollzogen werden könnte.

Ansatzpunkte sind zum einen die Stereotype selbst (z.B. Relevanz des Schlüsselmerkmals, Lerngeschichte, soziale Distanz zu Merkmalsträgern), zum anderen kann an den Bedingungen angesetzt werden, die Menschen zum negativen Stereotypisieren bringen (z.B. Konkurrenz, mangelnde Bewältigungskompetenz, Bedürfnis nach abwärtsgerichteten Vergleichen, Projektion). Wir wollen einige in der Forschungsliteratur diskutierte Möglichkeiten für die Zielgruppe der Kinder und Jugendlichen skizzieren und dabei die Ergebnisse und Interpretation unserer eigenen Erhebung einflechten. Unsere Ergebnisse sind für den Stereotypus des übergewichtigen Kindes augenfällig. Es wird mehrheitlich als am faulsten, am wenigsten nett, am wenigsten schön und am wenigsten intelligent bewertet und ist als SpielkameradIn am wenigsten begehrt.

Durch die in unserem offenen Erhebungsteil geschilderten Erklärungen und Wirkungen liefern die befragten Kinder implizit ihre Legitimation für die schlechte Bewertung des übergewichtigen Kindes, denn dieses Kind ist demnach aus eigener Verantwortung dick: es ist faul, isst zu viel Süßes, treibt zu wenig Sport. Auch bei den Kindern unseres Samples, die der jüngeren Altersgruppe angehören, ist eine negative Einstellung zu finden, kann dort aber weniger reflektiert und verbalisiert werden. Für Kinder ist Übergewicht das Ergebnis einer einfachen Kausalkette, die ihnen im Alltag vielfach vermittelt wird und die aufgrund ihrer Einfachheit höchst einleuchtend erscheint. Dass die Genese von Übergewicht und Adipositas wesentlich komplexer ist und die persönliche Verantwortung vor allem bei Kindern dabei eine geringe Rolle spielt, entzieht sich ihrer Erkenntnis. Für den Aufbau des Stereotyps des Übergewichtigen als gefräßig, faul und willensschwach sind diese Eindrücke der Kindheit bedeutend. Es erfordert erheblichen kognitiven Aufwand, sich von einer Erklärung und mithin von einem Stereotyp zu lösen, der einfach, logisch und bequem ist und der zudem die Möglichkeit abwärtsgerichteter Vergleiche ermöglicht und legitimiert. Bierhoff (1998: 39) stellt fest: „Menschen sind zufriedener, wenn die Möglichkeit zu einem abwärts gerichteten Vergleich besteht. Dies ist gleichzeitig die Bedingung, die Menschen als besonders unfair einschätzen.“ Letztere Aussage bringt uns zu den drei Fällen unseres Samples, die das Motiv der Fairness bzw. der ausgleichenden Gerechtigkeit zur Grundlage ihrer positiven Bewertung des Kindes im Rollstuhl machten. Bezeichnenderweise betraf diese Bewertung das Kind im Rollstuhl und nicht das übergewichtige Kind. Bei Übergewicht scheint das Motiv der Fairness an seine (vorläufigen) Grenzen zu stoßen, was der Diskrepanz zwischen der alltagswirklichen einfachen Erklärung des Übergewichts und seiner tatsächlichen komplexen Ätiologie geschuldet ist. Während mit einer körperlichen Dysfunktion, die zur Benutzung des Rollstuhls zwingt, ein Schicksalsschlag assoziiert wird, scheint dies beim Merkmal des Übergewichts anders wahrgenommen zu werden (vgl. Crandall 1994: 883, DeJong und Kleck 1986: 65 und 74ff.). Ein wichtiger Schritt zu einer *fairen Bewertung* ist die Entwicklung von *Empathie* und Mitleid gegenüber anderen Menschen, d.h. ein emotionaler Impuls, der zum Nachdenken zwingt und der den automatischen Ablauf zwischen stereotypischer Wahrnehmung und stereotypisierender Handlung hemmen kann (vgl. Deuschle und Sonnberger 2009). Für ein Merkmal wie die Querschnittlähmung ist dieser Impuls wohl einfacher zu entwickeln als für Übergewicht, über das man intuitiv zu wissen scheint, dass der Betroffene selbst Schuld an seiner Misere hat. Bezeichnenderweise sagt die Vita der Kunstfigur Elea Eluanda, dass sie seit einem Autounfall, bei dem sie beide Eltern verlor, an den Rollstuhl gefesselt ist. Auch bei Clara Sesemann lässt sich mutmaßen, dass der Verlust der Mutter für sie ein Schicksalsschlag war, der sie lähmte. Zwar wäre auch die Geschichte eines übergewichtigen Kindes denkbar, das sich durch Essen nach einem Schicksalsschlag tröstet. Damit würde zugleich aber der

Stereotypus bekräftigt, wonach Essen eine Kompensationsfunktion für fehlende emotionale Erfüllung darstellt. Vielleicht ist die Schwierigkeit, den Stereotypus des Übergewichtigen positiver zu gestalten, ein Grund dafür, dass es bislang nur wenige gelungene Versuche dafür gibt. Eine andere Strategie zum Abbau des negativen Stereotypus des Übergewichts könnte es sein, über die Ursachen des Übergewichts aufzuklären und damit die Merkmalsträger von ihrer persönlichen Verantwortung zu entlasten. Bell und Morgan (2000) konnten in einem Experiment mit Kindern jedoch zeigen, dass die Information über die medizinischen Ursachen kein geeignetes Mittel ist, der Stereotypisierung entgegen zu wirken.

Die primäre Sozialisation im Elternhaus hat eine herausragende Bedeutung. Die Stereotypen der Eltern übertragen sich durch die Erziehung auf die Kinder. Eltern sind für ihre Kinder zudem soziale Ressourcen und Modelle bei der Problembewältigung. Denn Kinder, die durch ihre Eltern Geborgenheit und entwicklungsgerechte Hilfestellung bei der Problembewältigung erfahren, gelten als weniger aggressiv und weniger auf abschätzige Vergleiche zur Selbstwerterhöhung angewiesen (vgl. Greve und Montada 2008: 845ff., Hurrelmann und Bründel 2007: 59, Melzer 2006: 17, Petermann et al. 2008: 13). Theoretisch bestünde im Elternhaus ein großes Potential zur Ent-Stereotypisierung. Um diese Potentiale auszuschöpfen, müsste allerdings Einfluss auf die Stereotypen, den Erziehungsstil und das Bewältigungsverhalten der Eltern genommen werden. Dieser Weg auf der Verhaltensebene erscheint uns trotz seiner Potentiale als kaum gangbar. Als zielführender bewerten wir das *Einwirken auf der Verhältnisebene*, d.h. Maßnahmen im Bereich der *Schule, Präventionskampagnen und Unterhaltungsmedien*. Wir möchten nachfolgend fünf Lebensbereiche in ihrer Wirkung auf die Bereitschaft zur Stereotypisierung und ihrem Potential zur Ent-Stereotypisierung darstellen.

6.1 Kleinkindjahre und Primärerfahrungen

Herkner (2001: 493) stellt klar: „Ob Urteile über die Gruppe eher vom Prototyp oder von Individuen ausgehen, dürfte von der Lerngeschichte abhängen. Wenn man zuerst ein Stereotyp lernt, bevor man Wissen über Individuen erwirbt, wird das Stereotyp die Urteile dominieren. Lernt man zuerst Individuen kennen, wird die Gruppenwahrnehmung eher vom Wissen über die Einzelperson gesteuert." (ähnlich auch Devine 1989: 6) Stellt man zudem in Rechnung, dass in der Kindheit internalisierte Stereotypen oftmals ein Leben lang handlungsleitend sein können und nur durch einen Akt der Reflexion zu hemmen sind (vgl. Devine 1989), dann wird deutlich, wie entscheidend schon die *Kleinkindjahre* bei der Vermittlung von Stereotypen sein können. Illustriert wird dies insbesondere durch unsere jüngste Befragungsteilnehmerin, die vierjährige Julia, die durch die TV-Serie Heidi ein positives Rollstuhl-Stereotyp zu entwickeln scheint, sowie durch Amelie, deren positiver Stereotyp sich durch Fernsehen und Hörspiele, aber auch durch den persönlichen Kontakt mit ihrer Cousine prägt. Positive Primärerfahrungen in den Kleinkindjahren können der Stereotypisierung entgegenwirken. Bereits im Kindergarten und in der Grundschule könnte vieles dafür getan werden, dass das Übergewicht eines Kindes nicht zu einem dominierenden Merkmal in der Wahrnehmung der Altersgenossen wird. Die Basis dafür muss allerdings schon in der Kleinkind-Zeit geschaffen werden. Möglichkeiten dazu werden wir nachfolgend aufzeigen.

6.2 Prävention und Relevanzen

Aus der Erziehung im Elternhaus, über Medien, Werbung und den Schulunterricht wird Kindern vermittelt, dass bestimmte Nahrungsmittel und zu wenig Bewegung zu Übergewicht führen. Kinder nehmen damit aber auch zwei weitere Informationen auf. Die eine Information sagt: Übergewicht ist etwas Negatives, das es zu vermeiden gilt. Die implizite, zweite Information ist: Übergewichtige handeln negativ (und Negatives gilt es zu vermeiden).

Im speziellen Bereich des juvenilen Übergewichts ist eine Dilemma-Situation gegeben. Einerseits sind die vielen Präventionskampagnen und Marketingstrategien, die von Seiten der Regierung, der Krankenkassen, der Medien und der Lebensmittelindustrie in den letzten Jahren ins Leben gerufen wurden, eine verständliche Reaktion auf das von diesen Akteuren identifizierte Problem. Gleichzeitig vermitteln diese Kampagnen aber auch jene Informationen, die den Stereotyp des Übergewichts stützen. Zumeist sind die Inhalte der Kampagnen einfache und gefällige Problemdiagnosen und -lösungen, die als nicht intendierten Nebeneffekt den kulturell eingeschliffenen Stereotypus des Übergewichtigen untermauern, ohne dabei das eigentliche Ziel zu erreichen. Diese Kampagnen tragen ihr Übriges dazu bei, die Relevanz des schlanken Körpers zu erhöhen, den eingeschliffenen Stereotyp zu bekräftigen und für die Stereotypisierung eine Legitimation zu liefern. Die Übergewichts-Forschung bietet inzwischen Einsicht in das komplexe Ursachensystem, bei dem die Faktoren Ernährung und Bewegung, die Zielfaktoren vieler Kampagnen, nur am Rande von Bedeutung sind (vgl. Butland et al. 2007: 94, Zwick 2010). Die tieferliegenden, von der Forschung als erklärungskräftig identifizierten Faktoren, wie beispielsweise ein adipogenes familiales Umfeld, kulturelle Prägung, gesellschaftlichen Leitwerte und das Leben unter den Bedingungen der Überflussgesellschaft (vgl. Helmert et al., Zwick, Müller et al. und Peter in diesem Band), erreichen diese Kampagnen wohl kaum. Sollten sich die gesellschaftlichen Entscheidungsträger für eine Ent-Stereotypisierung Übergewichtiger entschließen, dann plädieren wir dafür, Übergewicht nicht länger als Aufhänger von relativ wirkungslosen Präventionskampagnen zu verwenden. Stattdessen sollten Mittel und Energien in die Gestaltung von Rahmenbedingungen umgeschichtet werden, die sowohl zur Ent-Stereotypisierung Übergewichtiger als auch zur Veränderung der tieferliegenden Ursachen beitragen. Dazu zählt auf der Verhaltensebene die Stärkung der individuellen Resilienz. Auf der Verhältnisebene sollte es eine Aufgabe der Prävention sein, die Relevanz des schlanken Körpers zu senken.

6.3 Bildung und Bewältigungskompetenzen

Ein Bündel von Maßnahmen ließe sich auf der *Verhältnisebene* des schulischen Settings und der Lerninhalte implementieren. In Schulen sollte weniger Leistungsdruck herrschen. Statt auf Konkurrenz und Selektion, sollte auf Kooperation und Solidarität gesetzt werden (vgl. Herkner 2001: 495). Dadurch verringert sich zum einen das Frustrationspotential und damit das Bedürfnis nach abwertenden Vergleichen sowie nach der Ableitung von Affekten. Zum anderen kann durch die Kooperation, die unter bestimmten Rahmenbedingungen stattfindet, eine sich selbst verstärkende positive Gruppendynamik entstehen (vgl. Fritsche und Kessler 2008: 221, Stürmer 2008: 284f., Zimbardo und Gerrig 2004: 819ff.). Es sollten sowohl Möglichkeiten der Selbstwerterhöhung als auch Möglichkeiten zur Affektableitung geboten werden, die nicht auf dem Wege der Erniedrigung anderer funktionieren (vgl. Coser 1965: 51, Herkner 2001: 495). Zum Teil sind die gegenwärtig geschaffenen schulischen Rahmenbedingungen aber geradezu kontraproduktiv. Wir plädieren – auch vor dem Hintergrund der Mobbing-Problematik an deutschen Schulen – für eine erheblich bessere Mittelausstattung des Bildungsbereichs und der Schul-Sozialarbeit. Klassen sollten verkleinert, die Einzelbetreuung verbessert und die individuelle Resilienz gefördert werden.

6.4 Sanktionierung und Lobbygruppen

Bei der Sanktionierung (formal z.B. durch das Anti-Diskriminierungsgesetz) der Stereotypisierung Übergewichtiger müsste mit Augenmaß vorgegangen werden. Zwar können Strafen dazu führen, in Alltagssituationen die Stereotypisierung zu überdenken und ggfs. zu unterlassen (vgl. Devine 1989), andererseits trägt eine Sanktionierung ohne geeignete Begleitmaßnahmen nicht zur Ent-Stereotypisierung bei. Da Stereotypen sich durch die Stereotypisierung im Alltag immer wieder auf's Neue reproduzieren (vgl. Berger und Luckmann 1999: 65, 139ff., Castelli et al. 2003: 282, Platten et al. 2010: 570), kann es zwar zielführend sein, diesen zirkulären Prozess unterbrechen zu wollen – man muss dabei aber bedenken, dass sich dieser Zirkel von der sozialen auf die individual-psychologische Ebene verschieben und aufschaukeln kann (vgl. Stürmer 2008: 288). Deshalb wäre es folgerichtig, wenn neben der Sanktionierung Maßnahmen implementiert würden, die die Verschiebung auf die psychologische Ebene oder auf andere Merkmalsträger zu verhindern helfen. Wichtig sind in diesem Zusammenhang Selbsthilfe- und Lobby-Gruppen, da sie das stereotype Wissen zwar nicht einfach verändern, wohl aber erschüttern können.

6.5 Medien und Identifikation

Eine wichtige Rolle spielen die Unterhaltungsmedien und die Spielzeughersteller sowohl bei der Vermittlung als auch bei der Auflösung von Stereotypen (vgl. Appel 2008). Seien es dunkelhäutige Phantasiefiguren wie Jim Knopf oder dunkelhäutige ModeratorInnen im Kinderfernsehen, seien es RollstuhlfahrerInnen wie Klara Sesemann, Elea Eluanda oder Kai in der Geschichte der Vorstadtkrokodile. Sie alle haben in den letzten Jahren bei den Rezipienten dazu beigetragen, eine Identifikation mit den Merkmalsträgern aufzubauen, einen positiv besetzten Stereotyp zu entwickeln oder zumindest *Empathie* und Mitleid zu entfalten. Nicht rationale Information, sondern *emotionale Identifikation* scheint vonnöten, um positive Stereotypen zu stimulieren. Durch unsere Befragung haben wir Hinweise dafür erhalten, wie handlungsleitend die medial vermittelten Identifikationsfiguren Klara Sesemann und Elea Eluanda sein können. Für Medienschaffende sollte es deshalb eine besonders motivierende Herausforderung sein, an einem realistischen und glaubhaften positiven Stereotypus des Übergewichtigen zu arbeiten.

An dieser Stelle schließen wir an den ersten Punkt unserer Liste – die Kleinkindjahre – an. Bereits die ersten Bilderbücher und elterlichen Ernährungsregeln können einen Beitrag zum Aufbau eines positiven oder eines negativen Stereotypus leisten. Gerade die *Spiel- und Medienwelt* der Mädchen ist voller Kunstfiguren mit unrealistisch schlanker Figur und körperbezogenem elitärem Habitus (Ballett, Reiten, Feen). Damit werden bereits in frühen Lebensjahren jene Bewertungsmaßstäbe des Schönen und Guten geschaffen, die auch den Stereotyp des Übergewichts formen können. Wie erfrischend anders ist der Gegenentwurf, der in der ersten Hälfte des 20. Jahrhunderts geschaffen wurde: ‚Die kleinen Strolche' waren Underdogs, auch ein dunkelhäutiges und ein übergewichtiges Kind waren dabei. In vielen Folgen der Serie war es der übergewichtige Spanky, der mit Witz und Cleverness die kleinen Strolche anführte. Es gab wohl kaum ein Kind, das nicht gerne selbst Teil dieser Bande gewesen wäre. Während in jüngerer Zeit mit Fug und Recht viel Aufwand betrieben wird, Kinder mit dunkler Hautfarbe oder mit körperlicher Behinderung im positiven Sinne in die Medien-, Spiel- und Phantasiewelten zu integrieren, bleibt das übergewichtige Kind außen vor. Wir denken, es ist an der Zeit, dieses Kind hereinzuholen.

Literatur

Appel, M. 2008: Medienvermittelte Stereotype und Vorurteile, in: Batinic, B. und Appel, M. (Hg.) Medienpsychologie, Heidelberg: 313-335.

Bell, S.K. und Morgan, S.B. 2000: Children´s Attitudes and Behavioral Intentions Toward a Peer Presented as Obese. Does a Medical Explanation for the Obesity Make a Difference? Journal of Pediatric Psychology 25, 3: 137-145.

Berger, P.L. und Luckmann, T. 1999: Die gesellschaftliche Konstruktion der Wirklichkeit, 16. Auflage, Frankfurt a.M.

Bergmann, W. 2005: Was sind Vorurteile?, in: Bundeszentrale für politische Bildung (Hg.): Vorurteile, München: 4-13.

Bierhoff, H.W. 1998: Sozialpsychologie. Ein Lehrbuch, 4. Auflage, Stuttgart.

Brylinsky, J.A. und Moore, J.C. 1994: The Identification of Body Build Stereotypes in Young Children, Journal of Research in Personality 28: 170-181.

Butland, B., Jebb, S., Kopelman, P. et al. 2007: Tackling Obesities. Future Choices – Projekt Report, Government Office for Science: London.

Castelli, L., Arcuri, L. und Zogmaister, C. 2003: Perceiving ingroup members who use stereotypes: Implicit conformity and similarity. European Journal of Social Psychology 33: 163-175.

Chen, E.Y. und Brown, M. 2005: Obesity Stigma in Sexual Relationships, Obesity Research 13, 8: 1393-1397.

Coser, L.A. 1965: Theorie sozialer Konflikte, Neuwied.

Cramer, P. und Steinwert, T. 1998: Thin is Good, Fat is Bad: How Early does it begin? Journal of Applied Developmental Psychology 19, 3: 429-451.

Crandall, C.S. 1994: Prejudice Against Fat People: Ideology and Self-Interest. Journal of Personality and Social Psychology 66, 5: 882-894.

DeJong, W. und Kleck, R.E. 1986: The social psychological effects of overweight, in: Herman, C.P. (Hg.): Physical appearance, stigma, and social behavior, Hillsdale: 65-87.

Deuschle, J. und Sonnberger, M. 2009: „Wenn wir nichts tun, werden Millionen Menschen leiden." Zum Verhältnis von Nachhaltigkeit, Gerechtigkeit und Bildung. Journal of Social Science Education 8, 3: 16-29.

Devine, P.G. 1989: Stereotypes and Prejudice: Their Automatic and Controlled Components. Journal of Personality and Social Psychology 56, 1: 5-18.

Dollard, J., Doob, L.W., Miller, N.E. et al. 1970: Frustration und Aggression, Weinheim.

Dunkeld Turnbull, J., Heaslip, S. und McLeod, H.A. 2000: Pre-school Children´s attitudes to fat and normal male and female stimulus figures. International Journal of Obesity 24: 1705-1706.

Eagly, A.H., Ashmore, R.D., Makhijani, M.G. et al. 1991: What Is Beautiful Is Good, But …: A Meta-Analytic Review of Research on the Physical Attractiveness Stereotype, in: Psychological Bulletin 110, 1: 109-128.

Eckes, T. 2008: Messung von Stereotypen, in: Petersen, L.-E. und Six, B. (Hg.): Stereotype, Vorurteile und soziale Diskriminierung, Weinheim: 97-106.

Eco, U. (Hg.) 2007: Die Geschichte der Hässlichkeit, München.

Elias, N. und Scotson, J.L. 1993: Etablierte und Außenseiter, Frankfurt a.M.

Erikson, E.H. 1973: Identität und Lebenszyklus, Frankfurt a.M.

Fischer, L. und Wiswede, G. 1997: Grundlagen der Sozialpsychologie, München.

Fritsche, I. und Kessler, T. 2008: Die Theorie des realistischen Gruppenkonflikts, in: Petersen, L.-E. und Six, B. (Hg.): Stereotype, Vorurteile und soziale Diskriminierung, Weinheim: 214-222.

Gehlen, A. 1964: Urmensch und Spätkultur, Frankfurt a.M.

Gehlen, A. 1966: Der Mensch, Frankfurt a.M.

Geulen, C. 2007: Geschichte des Rassismus, München.

Goodman, N., Dornbusch, S.M., Richardson, S.A. et al. 1963: Variant Reactions to Physical Disabilities. American Sociological Review 28, 3: 429-435.

Greve, W. und Montada, L. 2008: Delinquenz und antisoziales Verhalten im Jugendalter, in: Oerter, R. und Montada, L. (Hg.): Entwicklungspsychologie, Weinheim: 837-858.

Harper, D.C., Wacker, D.P. und Cobb, L.S. 1986: Children´s Social Preferences Toward Peers with Visible Physical Differences. Journal of Pediatric Psychology, 11, 3: 323-342.

Hax, I. 2009: Abgestempelt! Antisemitismus auf Gruß- und Propagandakarten um 1900, in: Paul, G. (Hg.) Das Jahrhundert der Bilder, Band 1, Göttingen: 60-67.

Herkner, W. 2001: Sozialpsychologie, Bern.

Hill, A.J. und Silver, E.K. 1995: Fat, Friendless and Unhealthy. 9-year old children´s perception of body shape stereotypes. International Journal of Obesity 19: 423-430.

Hilton, J.L. und Hippel, W. von 1996: Stereotypes. Annual Review of Psychology 47: 237-271.

Hurrelmann, K. und Bründel, H. 2007: Gewalt an Schulen. Pädagogische Antworten auf eine soziale Krise, Weinheim.

Jackson, D.N. und Chan, D.W. 1979: Implicit personality theory: Is it illusory? Journal of Personality 47, 1: 1-10.

Krahnstoever Davison, K. und Lipps Birch, L. 2004: Predictors of Fat Stereotypes among 9-Year-Old Girls and Their Parents. Obesity Research 12, 1: 86-94.

Latner, J.D., Stunkard, A.J. und Wilson, G.T. 2005: Stigmatized Students: Age, Sex, and Ethnicity Effects in the Stigmatizion of Obesity, Obesity Research 13, 7: 1226-1231.

Latner, J.D. und Stunkard, A.J. 2003: Getting Worse: The Stigmatization of Obese Children. Obesity Research 11, 3: 452-456.

Lawson, M.C. 1980: Development of Body Build Stereotypes, Peer Ratings, and Self-Esteem in Australian Children. The Journal of Psychology 104: 111-118.

Lerner, R.M., Knapp, J.R. und Pool, K.B. 1974: Structure of Body-Build Stereotypes: A Methodological Analysis. Perceptual and Motor Skills 39: 719-729.

Maddox, G.L., Back, K.W. und Liederman, V.R. 1968: Overweight as Social Deviance and Disability. Journal of Health and Social Behavior 9, 4: 287-298.

Matthews, V. und Westie, C. 1966: A Preferred Method for Obtaining Rankings. Reaction to Physical Handicaps. American Sociological Review 31, 6: 851-854.

Melzer, W. 2006: Gewaltemergenz. Reflexionen und Untersuchungsergebnisse zur Gewalt in der Schule, in: Ders. (Hg.): Gewalt an Schulen. Analyse und Prävention, Gießen: 11-24.

Musher-Eizenman, D.R., Holub, S.C., Bernhart Miller, A. et al. 2004: Body Size Stigmatization in Preschool Children. The Role of Control Attributions, Journal of Pediatric Psychology 29, 8: 613-620.

Oerter, R. 2008: Kindheit, in: Oerter, R. und Montada, L. (Hg.): Entwicklungspsychologie, Weinheim: 225-270.

Oerter, R. und Dreher, E. 2008: Jugendalter, in: Oerter, R. und Montada, L. (Hg.): Entwicklungspsychologie, Weinheim: 271-332.

Petermann, F., Döpfner, M. und Schmidt, M.H. 2008: Aggressives Verhalten. Informationen für Betroffene, Eltern, Lehrer und Erzieher, Göttingen.

Petersen, L.-E. 2008: Die Theorie der sozialen Identität, in: Petersen, L.-E. und Six, B. (Hg.): Stereotype, Vorurteile und soziale Diskriminierung, Weinheim: 223-230.

Platten, L., Hernik, M., Fonagy, P. et al. 2010: Knowing who likes who: The early developmental basis of coalition understanding. European Journal of Social Psychology 40: 569-580.

Richardson, S.A., Goodman, N., Hastorf, A.H. et al. 1961: Cultural Uniformity in Reaction to Physical Disabilities. American Sociological Review 26, 2: 241-247.

Schneider, W. 1999: Deutsch für Profis. Wege zum guten Stil, München.

Schütz, A. 2004: Der sinnhafte Aufbau der sozialen Welt. Eine Einleitung in die verstehende Soziologie, Konstanz.

Schütz, A. und Luckmann, T. 2003: Strukturen der Lebenswelt, Konstanz.

Sigelman, C.K., Miller, T.E. und Whitworth, L.A. 1986: The Early Development of Stigmatizing Reactions to Physical Differences. Journal of Applied Developmental Psychology 7: 17-32.

Spencer, S.J., Fein, S., Wolfe, C.T. et al. 1998: Automatic Activation of Stereotypes: The Role of Self-Image Threat. Personality and Social Psychology Bulletin 24: 1139-1152.

Stahlberg, D., Osnabrügge, G. und Frey, D. 1985: Die Theorie des Selbstwertschutzes und der Selbstwerterhöhung, in: Frey, D. und Irle, M. (Hg.): Theorien der Sozialpsychologie, Band 3, Bern: 79-126.

Stürmer, S. 2008: Die Kontakthypothese, in: Petersen, L.-E. und Six, B. (Hg.): Stereotype, Vorurteile und soziale Diskriminierung, Weinheim: 283-291.

Thiel, A., Alizadeh, M., Giel, K. et al. 2008: Stereotypisierung von adipösen Kindern und Jugendlichen durch ihre Altersgenossen. Psychotherapie, Psychosomatik. Medizinische Psychologie 58: 462-469.

Watzlawick, P., Beavin, J.H. und Jackson, D.D. 2000: Menschliche Kommunikation. Formen, Störungen, Paradoxien, Bern.

Wheeler, L. und Kim, Y. 1997: What is Beautiful is Culturally Good. The Physical Attractiveness Stereotype has different Content in Collectivistic Cultures. Personality and Social Psychology Bulletin 23, 8: 795-800.

Young, D.R. und Avdzej, A. 1979: The Effects of Obedience/Disobedience and Obese/Nonobese Body Type on Social Acceptance By Peers. The Journal of Genetic Psychology 134: 43-49.

Zimbardo, P.G. und Gerrig, R.J. 2004: Psychologie, München.

Zwick, M.M. 2010: Übergewicht und Adipositas im Kindes- und Jugendalter: Soziale Ursachen und Lösungsansätze, in: Heintze, C. (Hg.): Adipositas und Public Health, Weinheim: 97-114.

Die Gesellschaft und das Selbst der ‚Dicken'
Wie Kinder und Jugendliche gesellschaftliche Haltungen und Erwartungen in ihre Selbstkonstitution hineinnehmen

Eva Barlösius / Axel Philipps

Vor einigen Jahren haben die Sozialwissenschaften damit begonnen, den gesellschaftlichen und den politischen Diskurs zu Übergewicht und Adipositas zum Gegenstand ihrer Forschung zu machen. Diese Untersuchungen wollen primär zeigen, dass sich jene Diskurse nicht auf das Thema Übergewicht und Adipositas beschränken. Sie spielen ebenso eine gewichtige Rolle in gesellschaftlichen Kämpfen, bei der Legitimierung sozialer Ungleichheit sowie in Geschlechter- und Rassenkonflikten etc. Typisch für diese Kämpfe und Konflikte ist, dass Körperschemata auch als Manifestationen der sozialstrukturellen Position und des Lebensstils gedeutet werden können. Die Kritiker dieses ‚Übergewichtsdiskurses' machen deshalb die gesellschaftliche Konstruktion des wissenschaftlichen und politischen Diskurses zu ihrem zentralen Thema. Ihre Hauptthese lautet: Die Zunahme von Übergewicht und Adipositas wie auch die Bedrohung für die Gesellschaft, die darin gesehen wird, sind sozial konstruierte Phänomene. Insbesondere sei Adipositas als ‚epidemieartiges' Phänomen teilweise ein statistisches Artefakt, das auf eine Veränderung der Normvorgaben und Obergrenzen zurückgeht und weniger auf eine tatsächliche Zunahme der Übergewichtigen (vgl. Schorb 2008). Neben der gesellschaftlichen Konstruktion der Adipositas als Gefahr für die Gesellschaft verschiebt der gesellschaftliche Diskurs auch die Verantwortung und die Lösung für dieses Problem auf die einzelnen Individuen (vgl. Schorb 2008; Schmidt-Semisch 2000). Übergewichtige Menschen sehen sich demnach einem Konzept der ‚Eigenverantwortlichkeit' gegenüber – was bedeutet, dass Adipositas in erster Linie als Ergebnis eigenen Handelns und mangelnder Selbstdisziplin gesehen wird, dem daher die betroffenen Personen selbst entgegenwirken müssen (vgl. Beitrag von Deuschle und Sonnberger).

Die Diskursanalysen untersuchen jedoch nicht die sozialen Folgen der Stigmatisierungen und Abwertungen. Es fällt auf, dass insgesamt die betroffenen Personen und Gruppen selbst kaum dazu befragt werden, wie sich die Haltung der Gesellschaft und der politische Diskurs zu Übergewicht und Adipositas auf ihr Leben auswirken und wie sie mit diesen Erwartungen umgehen. So fehlen insbesondere Untersuchungen darüber, wie Kinder und Jugendliche auf die Stigmatisierungen und Diskurse reagieren, die gesellschaftliche Erwartungen und Normen an Übergewichtige und Adipöse formulieren und die sich mittlerweile durch eine große alltägliche Präsenz auszeichnen.

Wie man der Forschungsliteratur entnehmen kann, bewerten bereits Kinder andere als beliebt oder unbeliebt anhand verschiedener Körperschemata (vgl. James 2000; Warschburger 2008). Ob aber Kinder und Jugendliche schon die Haltungen der Gesellschaft und den politischen Diskurs zu Übergewicht und Adipositas kennen und verinnerlicht haben, ob zu dieser Frage Unterschiede zwischen über- und normalgewichtigen Kindern und Jugendlichen beobachtet werden können oder ob alle Kinder und Jugendlichen diese Haltungen teilen und die gleichen Erwartungen stellen, wurde noch nicht untersucht. Neben diesen Fragen wollen wir in diesem Beitrag ebenfalls untersuchen, wie übergewichtige Kinder und Jugendliche damit umgehen, dass ihre Körper den gesellschaftlichen Erwartungen nicht entsprechen. Darüber hinaus interessiert uns, wie sich die gesellschaftlichen Haltungen auf die Selbstwahrnehmung der Kinder und ihre Identitätsbildung auswirken.

1. Der Körper und die Identität

George H. Meads Sozialpsychologie bietet einen klassischen Theorierahmen dafür, zu verstehen, wie Menschen in sozialen Interaktionen die Fähigkeit zur Selbstwahrnehmung und -präsentation entwickeln und daraus ihr Selbst-Bewusstsein entsteht. Durch die große Bedeutung, die er dem Körper beimisst, hebt er sich beispielsweise von Berger und Luckmann (1963) mit ihren daran anschließenden Theorien wie der Wissenssoziologie ab. Der Körperbezug ist aber für unser Thema – übergewichtige Kinder und Jugendliche – besonders wichtig. Zudem zeigt er, dass dem Menschen durch die Perspektivenübernahme und das Sich-Hineinfühlen in die Haltung der anderen ihm gegenüber seine eigene Identität und seine Fähigkeit zur Selbstbehauptung vermittelt wird (vgl. Mead 1973). Besonders interessiert hat ihn, wie Kinder und Jugendliche üben, gesellschaftliche Haltungen einzunehmen und diese in ihre Identität zu integrieren. Auch das spricht dafür, sich an seinem Theorierahmen zu orientieren. Im Kontext unserer Forschungsinteressen ist weiterhin von besonderer Wichtigkeit, dass die gesellschaftliche und politische Debatte über Übergewicht und Adipositas mit Meads Konzept des *verallgemeinerten Anderen* untersucht werden kann. In diesen gesellschaftlichen Diskursen werden Übergewicht und Adipositas als soziale Probleme dargestellt und erfahren; dies hat zur Folge, dass sie zu einem Teil des *verallgemeinerten Anderen* werden.

Sein Konzept der Genese sozialer Identität hat Mead in seinem bekannten Buch *Geist, Identität und Gesellschaft* (vgl. Mead [1934] 1973) entwickelt. Demzufolge bildet sich die Identität in sozialen Interaktionen heraus. Sie ist also ein gesellschaftliches Produkt, das in der sozialen Kommunikation permanent geformt und umgeformt wird. Meads Konzept von Identität basiert auf der Grundannahme, dass sich Individuen nur indirekt durch die Augen anderer wahrnehmen und erfahren, wodurch das Selbst zum Objekt werden kann. Sogar ihre Körper werden ihnen zu Objekten, wenn sie diese aus der Perspektive anderer betrachten. Folglich bilden Erfahrungen in sozialen Interaktionen die Grundlage dafür, dass sie ihre Körper als ein Ganzes wahrnehmen. Überdies hängt die Art und Weise, wie wir unsere Körper erfahren, von den Haltungen der anderen uns gegenüber ab. Unser körperliches Selbst-Bewusstsein konstituiert sich, indem wir auf die Wahrnehmungen und Meinungen der anderen reagieren. Den Körper – die Empfindungen und Gefühle, die er uns vermittelt – erleben wir somit zunächst als Teil unser Umwelt und nicht als Teil unserer Identität, erst in den Interaktionen mit anderen, die auf unseren Körper reagieren, entwickelt sich ein körperliches Selbst-Bewusstsein.

Für die Ausbildung einer vollständigen Identität spielen verschiedene Phasen eine wichtige Rolle. In der ersten Phase des Lebens haben Kinder vor allem mit dem *spezifischen Anderen* Kontakt und übernehmen deren besondere Haltungen. In der zweiten Phase wird die Identität des Individuums nicht nur durch diese besonderen individuellen Haltungen gebildet, „sondern auch durch eine Organisation der gesellschaftlichen Haltungen des *verallgemeinerten Anderen* oder der gesellschaftlichen Gruppen als Ganzer.“ (Mead 1973: 200, Hervorhebung d.V.) Als Mitglied einer bestehenden Gemeinschaft, in der das Individuum mit anderen interagiert und an gemeinsamen Projekten und Problemlösungen mitwirkt, organisiert der *verallgemeinerte Andere* die spezifische Haltung des Individuums. Die gesellschaftlichen Gruppen praktizieren soziale Normen und Werte und formulieren Erwartungen, die die Einzelnen anerkennen und mehr oder weniger zu ihren eigenen Haltungen machen. Generalisiert werden die individuellen Haltungen, wenn die Einzelnen ihr Handeln auf verschiedene ‚soziale Projekte‘ ausrichten und darüber als Mitglieder einer organisierten Gesellschaft integriert werden. Die Einzelnen werden fähig, mehr und mehr Teile des gesellschaftlichen Prozesses zu verstehen, die ihr Leben berühren und mit denen sie in ganz unterschiedlichen sozialen Situationen konfrontiert sind. Auf diese Weise werden sie mit einem Handlungsrepertoire vertraut, das ihnen ermöglicht, jeweils situationsspezifisch zu reagieren.

Mead führt den Begriff des *ICH* ein, um zu verdeutlichen, dass die Einzelnen die Haltungen der organisierten Gesellschaft in ihre eigenen Haltungen übernommen haben, so dass diese in ihnen permanent präsent sind. Die Reaktion des Individuums auf die Haltungen anderer nennt Mead das *Ich*. Während die Charakteristik des *ICH* gegeben ist, ist die Reaktion – das *Ich* – darauf nicht gegeben. Mit diesem *Ich* antwortet der Einzelne auf die Haltungen der anderen und der organisierten Gesellschaft. Für Mead ist es wichtig, dass die Trennung von *Ich* und *ICH* keine Fiktion ist, weil das *ICH* nach einem bestimmen *Ich* verlangt, soweit Pflichten zu erfüllen sind. Doch ist das „‚Ich' immer ein wenig verschieden von dem, was die Situation verlangt" (Mead 1973: 221). Das *ICH* und das *Ich* sind zwar im Prozess der Interaktion getrennt, doch gehören beide wie Teile eines Ganzen zusammen, denn sie bilden die Persönlichkeit, „wie sie in der gesellschaftlichen Erfahrung erscheint" (Mead 1973: 221).

Aufbauend auf der Unterscheidung in *ICH* und *Ich* charakterisiert Mead zwei Persönlichkeitstypen, die ‚Idealtypen' im Sinne Max Webers darstellen. Der erste Persönlichkeitstyp (‚konventionelles Wesen') nimmt die Haltungen der anderen an und ordnet sich der Gemeinschaft, der organisierten Gesellschaft, unter; er ist vom *ICH* dominiert. Im Gegensatz dazu nimmt der zweite Persönlichkeitstyp (‚ausgeprägte Persönlichkeit') den Kampf mit dieser auf, behauptet sich dagegen und entwickelt in diesem Prozess sein Identitätsbewusstsein; er verfügt über ein ausgeprägtes *Ich*. Eine ausgeprägte Persönlichkeit charakterisiert sich insbesondere durch die Fähigkeit, sich vom *verallgemeinerten Anderen* distanzieren zu können und dadurch eine eigene Haltung zu entwickeln (vgl. Mead 1973: 244).

Jedoch können wir Mead zufolge nur ein Selbst konstituieren, soweit der Einzelne die Anderen in der Beziehung zu sich erkennen kann. Anerkennung durch die anderen und der anderen sind wichtige Bedingungen für die Entstehung des *Selbst*. Selbstrespekt basiert darauf, sich selbst als ein Individuum zu erkennen, das zur Gemeinschaft gehört oder dessen Selbst von anderen so akzeptiert wird, wie es sein Selbst von anderen gesehen haben möchte.

Auf der Grundlage von Meads Identitätskonzept sind wir daran interessiert, was man von Kindern und Jugendlichen erfährt:

1. über ihre subjektive Wahrnehmung von und Haltung zu übergewichtigen Körpern. Wie erleben und reagieren die befragten Kinder und Jugendlichen auf übergewichtige Körper? Ist in ihren Wahrnehmungen und ihrer Haltung der *verallgemeinerte Andere*, die organisierte Gesellschaft, repräsentiert?
2. darüber, ob sie sich am ‚gesellschaftlichen Kampf' gegen Übergewicht und Adipositas beteiligen. Haben sie die organisierte Haltung gegenüber

übergewichtigen Personen verinnerlicht, die gesellschaftlich hauptsächlich über Ernährungswissen kommuniziert wird?

3. über die Rolle der Eltern als *spezifische Andere*. Welche Haltungen zum Thema Essen kommunizieren sie an ihre Kinder? Entsprechen diese der ersten Phase der Identitätsbildung, bei dem der Einzelne mit den besonderen Haltungen der anderen konfrontiert wird?
4. hinsichtlich der Haltungen und des Verhaltens der jungen Menschen, die sie zeigen, wenn sie sich über ihre persönlichen Speisevorlieben und Essenspraktiken im Kontext von Übergewicht und Adipositas äußern. Wie beziehen sie sich in diesen Situationen auf den *verallgemeinerten Anderen*? Wie kann das mit Meads Theorie interpretiert werden?

2. Material und Methoden

Diese Fragestellungen bilden die Grundlage der von uns durchgeführten Sekundäranalyse. Dazu haben wir uns das Interviewmaterial des Forschungsprojekts ‚Übergewicht und *Adipositas* bei Kindern, Jugendlichen und jungen Erwachsenen als systemisches Risiko' aus der Perspektive unserer Fragen angeschaut.

Für unsere Zielstellung, die Rekonstruktion dessen, wie Kinder und Jugendliche den gesellschaftlichen Diskurs über übergewichtige Körper erleben, was sie darüber wissen und wie sie damit umgehen, wählten wir 25 Interviews aus. Mit diesem Sample beschränken wir uns auf normal- und übergewichtige Kinder und Jugendliche mit deutschem Familienhintergrund, um uns auf den Perspektivenvergleich von Normal- und Übergewicht zu konzentrieren (vgl. Flick 2007: 402ff.).

Die qualitative Sekundäranalyse basiert auf den vollständig transkribierten Interviews. Bei unserer Herangehensweise an das Material klassifizierten wir die Ergebnisse entsprechend unserer neuen Fragestellung. Zuerst kennzeichneten wir die Interviews ‚ad hoc' und markierten die Ergebnisse mit deskriptiven Kodes. In einem zweiten Schritt klassifizierten wir diese in thematische Kodes und unterschieden zwischen vier Kategorien, durch die sich nicht nur verdeutlichen ließ, wie die Kinder und Jugendlichen den gesellschaftlichen Diskurs zu Übergewicht und Adipositas erleben und was sie darüber wissen, sondern auch, wie sie in einer sozialen Situation reagieren, in der sie mit Fragen zum Thema Übergewicht und Adipositas konfrontiert werden. Diese vier Kategorien orientieren sich an den vier Fragen, die wir aus Meads Identitätskonzept hergeleitet haben (vgl. Flick 2007: 402ff.).

Die erste Kategorie umfasst Aussagen zu den *Wahrnehmungen von und Haltungen zu übergewichtigen Körpern* der normal- sowie der übergewichtigen Kinder und Jugendlichen. Die Art, wie sie übergewichtige Körper sehen, gibt Aufschluss darüber, welche subjektiven Konzepte zu übergewichtigen Körpern existieren.

Die zweite Kategorie – *Ernährungswissen und Problembewusstsein* – vereint alle Aussagen, denen entnommen werden kann, inwieweit die befragten Kinder und Jugendlichen Kenntnisse hinsichtlich der ‚richtigen' Ernährungsweise haben und wie sie sich am sogenannten ‚gesellschaftlichen Kampf' gegen Übergewicht und Adipositas beteiligen. Dabei haben wir nur Kenntnisse berücksichtigt, die in einem Zusammenhang mit Gewichtreduzierungen stehen.

Die dritte Kategorie subsumiert alle berichteten Regelmäßigkeiten und Regeln bezüglich der Nahrungsaufnahme zu Hause. Im Gegensatz zum Ernährungswissen, das üblicherweise auf Expertenwissen basiert und in Schulen gelehrt oder von Fachleuten vermittelt wird, haben die *Essens- und Ernährungsregeln* eine Verbindung zu Ratschlägen oder Vorgaben, die zwischen den Familienmitgliedern kommuniziert werden. Sie stehen für spezifische individuelle Haltungen, die normalerweise von den Eltern formuliert und von den befragten jungen Menschen wiedergegeben werden. Die ersten drei Kategorien dienen der Rekonstruktion der sozialen Regeln und subjektiven Sichtweisen bezüglich übergewichtiger Körper. Damit lassen sich verschiedene Muster subjektiver Wahrnehmungen und Haltungen identifizieren, die vermutlich die Orientierungen und Handlungen gegenüber Kindern und Jugendlichen mit übergewichtigen Körpern prägen.

Während die analytische Perspektive bei den ersten drei Kategorien darauf ausgerichtet ist, *was* die Kinder und Jugendlichen uns als ihre subjektiven Wahrnehmungen, Haltungen und Kenntnisse mitteilen, bringt die vierte Kategorie ‚*Selbstdarstellung in der Interaktion*' eine Änderung unserer analytischen Perspektive mit sich: Hier analysieren wir, *wie* die Kinder und Jugendlichen mit dem Interviewer in der Interviewsituation interagieren (vgl. Przyborski und Wohlrab-Sahr 2009). Die Analyse konzentriert sich auf den Prozess, wie die Befragten agieren, um die soziale Situation zu definieren, insbesondere darauf, ob sie bestrebt sind, den Konstitutionsprozess ihrer Selbstdarstellung zu kontrollieren oder nicht (vgl. Goffman 1963). Wir gehen davon aus, dass die Art und Weise, wie mit einer Interviewsituation umgegangen wird, in der Fragen zu Nahrungsmittelvorlieben und Essensgewohnheiten beantwortet werden sollen, Aufschluss über verinnerlichte gewohnheitsmäßige Verhaltensmuster in ähnlichen Situationen des Alltagslebens gibt.

Mit Hilfe des Vergleichs von normal- und übergewichtigen Kindern und Jugendlichen wollen wir *typische Verhaltensmuster* identifizieren. Wir erwarten, dass uns insbesondere die Gegenüberstellung der beiden zu analysierenden Gruppen Einblicke verschafft, wie sich die befragten jungen Menschen selbst darstellen und wie sie gesehen werden möchten. Der letztere Aspekt ist deswegen wichtig, weil er aufzeigen kann, auf welche Weise Kinder und Jugendliche durch die dominanten Erwartungen und Meinungen der Gesellschaft, zu der sie gehören, beeinflusst werden. Dies kann wiederum auch zu unterschiedlichen Arten der *ICH*- und *Ich*-Interaktion führen. Aufgrund der geringen Anzahl der Befragten können keine verallgemeinerbaren Aussagen getroffen werden, dennoch erhoffen wir uns von unserer Herangehensweise, Anregungen für neue Forschungsperspektiven und -konzepte zu geben.

3. Ergebnisse

3.1 Wahrnehmungen von und Haltungen zu übergewichtigen Körpern

Die jungen Befragten nehmen Kinder und Jugendliche mit übergewichtigen Körpern unterschiedlich wahr und haben verschiedene Haltungen dazu. Übergewichtige Kinder und Jugendliche erzählen dazu von ihren Alltagserfahrungen, während die Normalgewichtigen über ihre subjektiven Konzepte zum Übergewicht sprechen.

Fast alle übergewichtigen Kinder und Jugendlichen berichteten von einer Vielzahl an verschiedenen Kommunikationsformen und Reaktionen mit direktem Bezug auf ihren Körper. So haben sie alle erlebt, dass ihr Körper Gegenstand alltäglicher Gespräche ist, und manche von ihnen haben erfahren, dass sie primär anhand ihrer Körper beurteilt werden (s.a. James 2000, Neumark-Sztainer et al. 2002, Griffiths et al. 2006). Mead zufolge lernen sich Kinder selbst in der Interaktion mit anderen und dadurch kennen, wie sie von anderen gesehen werden. Wenn übergewichtige Kinder in den Interaktionen erfahren, dass sie vorwiegend über ihren Körper wahrgenommen werden, beeinflusst dies ihr Selbst-Bewusstsein stark und prägt, wie sie selbst ihre Körperform wahrnehmen.

Vor allem ist es für sie eine alltägliche und gewohnte Erfahrung geworden, als ‚dick‘ wahrgenommen zu werden. Sie sind mit nonverbaler Kommunikation, wie kritischem Anschauen, intensivem Anstarren oder Fingerzeigen konfrontiert. Martin, ein zehnjähriger übergewichtiger Junge, berichtet über seine Erfahrung, dass sein normalgewichtiger Freund im Gegensatz zu ihm selbst keinerlei visuelle Aufmerksamkeit erregt.

> „Ja, der fällt halt nicht so auf, weil er nicht so dick ist und wenn man auffällt, dann gucken einen alle an.“ (Martin, 10, übergewichtig)[1]

1 Bei den angeführten Zitaten wird nur zwischen normal- und übergewichtigen GesprächspartnerInnen unterschieden, wobei die zweite Kategorie Adipositas einschließt.

Andere Kinder und Jugendliche empfinden die auf sie geworfenen Blicke als Kritik an ihrem Erscheinungsbild:

> „Man wird halt schon auf der Straße von Menschen ein bisschen kritisch angeguckt, und das gefällt mir nicht." (Sonja, 17, übergewichtig)

Auch erfahren übergewichtige Kinder und Jugendliche, dass sie durch ihren Körper in Situationen gebracht werden, die sie ängstigen. Dabei handelt es sich um Situationen, in denen sie körperlicher Gewalt wie Kneifen, Schubsen und Schlagen ausgesetzt sind.

> „[Sie] haben mich halt auch mal auf die Straße geschubst, das mag ich halt nicht, dann hatte ich halt schon Angst, mir wurde auch mal gedroht." (Conny, 9, übergewichtig)

Im Hinblick auf verbale Kommunikationen beklagen sich die Kinder darüber, dass sie mit abschätzigen Ausdrücken wie ‚Fettsack' bezeichnet oder als ‚zu dick' beschimpft werden. Es ist auffällig, dass die verbalen Ausdrücke, die die übergewichtigen Kinder und Jugendlichen selbst angeben, im Vergleich zu denen der normalgewichtigen weniger drastisch und stigmatisierend ausfallen. Die Übergewichtigen zitieren oft den Satz „Du bist zu dick", wenn sie die Äußerungen anderer zu ihrer Körperform wiedergeben. Wir deuten dieses Verhalten so, dass mit der Nichtwiedergabe von harten und drastischen Ausdrücken die Kinder und Jugendlichen eine weitere Selbstabwertung zu vermeiden versuchen. Wir nehmen an, dass die jungen Menschen sich dabei bemühen, ihre Selbstdarstellung, die Art, wie sie von anderen wahrgenommen werden und wie sie wahrgenommen werden wollen, zu kontrollieren. Wir werden im Abschnitt ‚Selbstdarstellung in der Interaktion' näher auf dieses Thema eingehen.

Die Kinder und Jugendlichen mit normalgewichtigen Körperformen berichten, dass die übergewichtigen Kinder und Jugendlichen beschimpft werden. Nach eigener Aussage würden sie sich an solchen Beleidigungen jedoch nicht selbst beteiligen. Das zeigt, dass die normalgewichtigen Kinder sehr wohl realisieren, dass sie keine abschätzigen Bezeichnungen verwenden sollten. Jedoch sind sie sich sicher, dass übergewichtige Menschen aufgrund der Vorurteile gegen sie nicht viele Freunde haben.

> „[D]er hätte eigentlich nicht viele Freunde, weil jeder denkt, oh Mann, ist der dick." (Johannes, 7, normalgewichtig)

Sie sind sich darin einig, dass übergewichtige Kinder und Jugendliche benachteiligt sind.

Ungeachtet dessen sehen die normalgewichtigen Kinder und Jugendlichen die Schuld für Übergewicht bei den übergewichtigen Kindern und Jugendlichen selbst. Dies dient ihnen auch zur Rechtfertigung ihres Verhaltens gegenüber adipösen Kindern und Jugendlichen, insbesondere der von ihnen verwendeten despektierlichen Bezeichnungen und Vorurteile und der von ihnen praktizierten sozialen Ausgrenzung (vgl. James 2000: 31 und den Beitrag von Deuschle und Sonnberger).

> „Ja, dass die halt nicht abnehmen können oder so, dass man halt denkt, dass die viel zu faul wären und keinen Sport machen.“ (Denise, 15, normalgewichtig)

Mandy geht noch einen Schritt weiter:

> „Ich würde mal sagen, die sind ja eigentlich dann selbst dafür schuld.“ (Mandy, 13, normalgewichtig)

Zusammenfassend lässt sich festhalten, dass alle befragten Kinder und Jugendlichen die gleichen Wahrnehmungen und Haltungen gegenüber Übergewicht und Adipositas teilen. Mit Mead kann man sagen, dass sie die Wahrnehmungen und Haltungen des *verallgemeinerten Anderen* verinnerlicht haben, jedoch berichten die normal- und die übergewichtigen Kinder sehr unterschiedliche Erfahrungen. Wie Übergewicht und Adipositas betrachtet und worin die Ursache gesehen wird, darin unterscheiden sich diejenigen, die sich von ihren Vorurteilen leiten lassen, von denen, die das Objekt dieser Stigmatisierungen sind. Interessant ist, dass die übergewichtigen Kinder und Jugendlichen es vermeiden, abfällige Wörter oder Aussagen über sich selbst zu wiederholen. Üblicherweise fassen sie die von ihnen erlebten Konfrontationen mit Formulierungen wie „Du bist zu dick!“ (Clara, 13, übergewichtig) zusammen.

3.2 Ernährungswissen zu Übergewicht und Adipositas

Wir verstehen Ernährungswissen als Expertenwissen, welches sich auf Wissenschaft beruft. Politische Kampagnen für eine gesunde Ernährung, Ernährungsleitfäden und -empfehlungen sowie Ernährungsunterricht sind Beispiele für die Popularisierung dieser Art von Wissen. Ungeachtet der Widersprüchlichkeit dieses Wissens und des ‚Expertenstreits‘ genießen die Ernährungsempfehlungen breite gesellschaftliche Akzeptanz und gleichsam den Status ‚legitimen Wissens‘ (Bourdieu), das man für eine gesunde Ernährung und zur Gewichtsreduzierung nutzen sollte. Die interviewten Kinder und Jugendlichen – sowohl die normal- als auch die übergewichtigen – sind mit diesen Empfehlungen weitgehend vertraut und ziehen sie auch zur Erklärung von Gewichtsproblemen heran. In den Leitfadengesprächen pflegen sie Ernährungswissen und -empfehlungen zu zitieren. Dies belegt den großen Wert, den sie diesem Wissen für Erklärungszwecke beimessen. Auffällig ist, dass sie kaum über andere Gründe für Übergewicht und Adipositas – z.B. genetische Ursachen, Vererbung, Krankheiten – nachdenken als die, die sie aus dem Ernährungswissen kennen, wie zum Beispiel gesundes/ungesundes Essen oder viel/wenig körperliche Aktivität. Beide Gruppen, das heißt sowohl die normal- als auch die übergewichtigen Kinder und Jugendlichen, geben Ernährungswissen wieder, wenn sie gefragt werden, warum Menschen übergewichtig sind und was sie tun sollten, um Gewicht zu verlieren. Zum Beispiel antwortet Biggy:

> „Die Ernährung umstellen, mehr Bewegung machen zu Hause und das längerfristig durchziehen … also nicht nur einen Monat oder zwei und dann wieder zunehmen, sondern ein Leben lang halten, diese Ernährung und Bewegung." (Biggy, 17, übergewichtig)

Die normalgewichtigen Kinder und Jugendlichen verwenden ähnliche Assoziationen und Konzepte.

> „Wenn man zu wenig isst, dann wird man zu dünn, und wenn man zu viel isst und gar keinen Sport macht, dann wird man immer dicker" (Stefan, 11, normalgewichtig);

oder Denise, die über eine Freundin von ihr sagt, dass sie es wegen ihrer Ernährung, der Art wie ihre Mutter kocht, und „dass sie immer überall hingefahren wird und so" nicht schafft, abzunehmen (Denise, 15, normalgewichtig).

Sogar kleine Kinder wie Johannes und Larissa, beide sieben Jahre alt, haben diese Lektionen bereits gelernt:

> „Wenn man weniger dick wird, darf man halt nicht mehr so viel Chips essen oder so, dass man halt nicht mehr die Sachen isst, die man halt ganz gerne mag." (Johannes, 7, normalgewichtig)

Auch Larissa ist mit dem Konzept vertraut, dass ein übergewichtiges Kind „ganz viel isst und Sachen, wo ganz viel Fett drin ist" (Larissa, 7, normalgewichtig). Hier gibt es ebenfalls keinen Unterschied zwischen normal- und übergewichtigen Kindern. So weiß Neele, acht Jahre alt und übergewichtig, was man tun muss, um abzunehmen. Sie antwortet:

> „Viel Sport, gesunde Sachen essen, Obst und Gemüse und fettarmen Joghurt und nicht so viel Saft trinken, sondern Wasser. Und wenn man sich viel bewegt, viel Rad fährt oder so, kriegt man die Figur auch hin." (Neele, 8, übergewichtig)

Sowohl die normal- als auch die übergewichtigen Kinder und Jugendlichen unterscheiden gleichermaßen zwischen gesunden und ungesunden Nahrungsmitteln. Als gesunde Nahrungsmittel nennen sie oft Salate, Gemüse, Obst, Fisch und fettarme Joghurts; als ungesunde Nahrungsmittel geben sie hauptsächlich Süßigkeiten, Kakao und Schokolade sowie Limonadengetränke an.

Insgesamt sind zwischen den befragten normal- und den übergewichtigen Kindern keine Unterschiede hinsichtlich des Verständnisses und der argumentativen Verwendung des Ernährungswissens festzustellen, das sie zur Erklärung von Übergewicht heranziehen, und von dem sie Strategien zur Gewichtsreduzierung herleiten. Die Art, wie sie dieses Wissen einsetzen, entspricht weitgehend den Empfehlungen von Ernährungsberatern, Medizinern, des Ernährungsunterrichts und massenmedial verbreiteter Informationen. Nach Meads Konzept des *verallgemeinerten Anderen* wurzelt dieses allgemein geteilte Wissen in den dominanten Normen, Werten und Erwartungen der Gesellschaft. Dass die interviewten Kinder und Jugendlichen Teil der Gesellschaft sind, dokumentiert sich auch darin, dass sie diese gesellschaftlichen Haltungen bereits verinnerlicht haben. Sie sind zu ihren eigenen Haltungen geworden und fundieren ihre Einstellungen und Bewertungen.

Jedoch greifen die beiden Gruppen in unterschiedlichen Situationen auf Ernährungswissen zurück. Die normalgewichtigen Kinder verwenden es, wenn sie erklären, warum Menschen ganz allgemein oder ihnen persönlich bekannte Personen übergewichtig sind. Die übergewichtigen Kinder und Jugendlichen wenden die mit ernährungswissenschaftlicher Expertise unterlegten Konzepte nur dann an, wenn sie erläutern, warum Menschen generell ‚dick' werden und was sie tun sollten, um abzunehmen. Wenn sie jedoch über die Gründe sprechen, warum sie selbst ‚dick' sind, berichten sie über ihre persönlichen Ernährungserfahrungen, sprechen über sehr spezifische, häufig einzigartige Situationen. Sie vermeiden dabei verallgemeinernde Erklärungen bei der Schilderung ihrer Essens- oder Sportgewohnheiten wie zum Beispiel: „Ich esse zuviel und mache keinen Sport." So erklärt etwa Johannes sein Übergewicht wie folgt:

> „Wenn ich ins Freibad gehe, ... da kaufe ich mir Pommes und Cola und so." (Johannes, 11, übergewichtig)

3.3 Essens- und Ernährungsregeln

Wie wir essen und welche Nahrungsmittel wir zu uns nehmen, ist durch viele soziale Regeln normiert, und die Vermittlung dieser Regeln findet üblicherweise in den Interaktionen zwischen den Eltern – als den *spezifischen Anderen* – und den Kindern statt. Essens- und Ernährungsregeln repräsentieren gewiss einen zentralen Bereich des – wie George Herbert Mead es nannte – Interesses der Kinder an Regeln (Mead 1973). Sie werden als die ersten und wichtigsten Regeln betrachtet, die Gesellschaften entwickeln und von kleinen Kindern gelernt werden müssen (Barlösius 2011). Zuerst lernen die Kinder diese Regeln von ihren Eltern (De Bourdeaudhuij 1997: 53). In dieser Phase repräsentieren die Regeln die speziellen

Haltungen ihrer Eltern. Demgemäß sprechen die befragten Kinder und Jugendlichen auf sehr persönliche Weise über die für ihre Familien charakteristischen Essens- und Ernährungsregeln. Zum Beispiel werden die Regeln auf den *spezifischen Anderen* – in unseren Fällen die Eltern – bezogen: „Da muss ich erst meine Mutter fragen." (Larissa, 7, normalgewichtig) oder die Antwort von Johannes auf die Frage des Interviewers: „Wer sagt, dass du keine Schokoriegel essen darfst?" J: „... Meine Mutter." (Johannes, 7, normalgewichtig) Kinder und Jugendliche sprechen über ihr Zuhause, ihre Familie und das, was ihnen persönlich verboten oder erlaubt wird, wenn sie von Ess-, Trink- oder Ernährungsregeln berichten. Während sie sich zu ihren Wahrnehmungen und Haltungen in Verbindung mit Übergewicht und Adipositas sowie allgemein Ernährungswissen äußern, deuten wir die familiären Ess- und Trinkregeln als Repräsentationen des *spezifischen Anderen*.

Sowohl die normal- wie auch die übergewichtigen Kinder und Jugendlichen erzählen von Regelmäßigkeiten, wie zum Beispiel gemeinsamen Mahlzeiten, kein Fernsehen oder Radio bei Tisch und am Tisch sitzen bleiben, bis alle fertig gegessen haben. Diese Regelmäßigkeiten werden von ihnen in zweifacher Hinsicht als ‚normal' charakterisiert: als tägliche Routine und als sozial und gesellschaftlich erwartet, weshalb man davon ausgehen kann, dass die Kinder und Jugendlichen diese Regelmäßigkeiten als auf gesellschaftlichen Regeln basierend wahrnehmen. Dennoch erklären sie sie nicht explizit als Essens- und Ernährungsregeln und beschreiben sie auch nicht als regulierende oder gar disziplinierende Anweisungen, die sie befolgen müssen und die manchmal Ärger mit ihren Eltern verursachen. Bezüglich derlei Regelmäßigkeiten finden wir keinerlei Unterschiede zwischen normal- und übergewichtigen Kindern und Jugendlichen.

Jedoch werden große Unterschiede bei Essens- und Ernährungsregeln erkennbar, die von den Kindern und Jugendlichen als solche geschildert werden, die sie zwingend auf Anweisung ihrer Eltern zu befolgen haben. In unserem Sample entdecken wir zwischen normal- und übergewichtigen Kindern und Jugendlichen sehr große Unterschiede bei der Nennung von familiären Essens- und Ernährungsregeln. Acht normalgewichtige Kinder und Jugendliche berichten 18 Mal von Essens- und Ernährungsregeln, die sie zwingend einzuhalten haben. Dagegen erwähnen 17 übergewichtige Kinder nur fünf Mal solche Regeln (vgl. den Beitrag von Peter in diesem Band).

Die übergewichtigen GesprächspartnerInnen berichten über vier Ermahnungen: langsam essen, vor Zwischenmahlzeiten um Erlaubnis fragen, am Tisch sitzen bleiben, bis alle fertig gegessen haben, und Süßigkeiten nur im Wert von weniger als einem Euro kaufen. Wir können hingegen keine Anweisung identifizieren, die Vorschriften über die Menge oder Häufigkeit des Konsums von Süßigkeiten enthält. Die normalgewichtigen Kinder und Jugendlichen zählen verschiedene Gebote über das Essen von Süßigkeiten auf: nur kleine Mengen sind erlaubt, sie müssen sie von ihrem Taschengeld kaufen, sie müssen um Erlaubnis bitten, sie dürfen Süßigkeiten nur in Verbindung mit einer gesunden Mahlzeit essen etc. Insbesondere der Konsum von Süßigkeiten ist bei den normalgewichtigen Kindern stark reguliert.

> „… alle Süßigkeiten oder so, ja, muss ich mir von meinem Taschengeld kaufen“ (Denise, 15, normalgewichtig) oder „Ich darf mir ja eins aussuchen, und das suche ich mir dann meistens raus. Meistens ist das Eis, im Winter sind es aber Schokokekse“ (Stefan, 11, normalgewichtig).

Normalgewichtige Kinder und Jugendliche berichten von weiteren Richtlinien, insbesondere über die zeitliche Organisation der Familienmahlzeiten: Sie werden zu festen Zeiten eingenommen, und sie müssen fragen, wenn sie etwas zwischendurch essen möchten. Andere Regeln, die die Kinder von sich aus erwähnen, betreffen die Nahrungsmenge: Manche sagen, dass sie nicht alles aufessen müssen, andere, dass sie ihren Teller leer essen müssen. Insgesamt haben wir neun einzuhaltende Essens- und Ernährungsregeln gefunden.

Die Kinder und Jugendlichen erklären die Regeln nicht nur, sondern sie haben, wenn sie nach den Gründen für diese Anweisungen gefragt werden, auch eine von ihren Eltern übernommene Rechtfertigung parat, z.B.: Süßigkeiten sind schlecht für die Zähne, sie haben zu viele Kalorien oder sie sind kein Ersatz für eine richtige Mahlzeit. Indem die Befragten die von ihren Eltern gehörte Rechtfertigung zitieren, bekunden sie, dass sie die Regeln als sinnvoll akzeptieren, weswegen sie auch nicht zögern, diese gegenüber Dritten anzuführen. Anders ausgedrückt, glauben sie nicht, dass die Regeln auf willkürlichen Entscheidungen oder Maßnahmen ihrer Eltern basieren. Dieser Umstand hat jedoch nicht zur Folge, dass die Kinder und Jugendlichen die Regeln widerspruchslos und konfliktfrei befolgen. Angesprochen auf die Frage, wie genau er es mit der Regel, nichts zwischen den Mahlzeiten zu essen, nimmt, antwortet Stefan:

> „Das ist meistens, wenn es nur noch eine halbe Stunde bis zum Essen ist. Das ist ja dann auch logisch. Ich warte dann eben auf das Essen.“ (Stefan, 11, normalgewichtig)

Johannes, ein siebenjähriger normalgewichtiger Junge, erklärt, dass er persönlich gern mehr Süßigkeiten essen würde, dass er das aber nicht darf, weil er insgesamt nicht genug isst:

> „Weil ich es [Süßigkeiten; d.V.] halt nicht so viel darf, weil ich auch nicht so viel esse, weil ich auch nicht so viel gutes Zeug esse, deswegen.“ (Johannes, 7, normalgewichtig)

Die Unterschiede bezüglich der Qualität und Häufigkeit der Regeln und der Abrufbarkeit von Rechtfertigungen gehen Hand in Hand mit einem anderen Phänomen, dem Interesse der Kinder an mehr und strengeren Essens- und Ernährungsregeln, das nur von den übergewichtigen Befragten artikuliert wird. Zum Beispiel erzählt ein übergewichtiges Mädchen auf die Frage des Interviewers, ob sie abends nicht essen müsse:

> „Müssen nicht, aber sollte ich schon." I: „Warum meinst du, du solltest? Ist das deine eigene Idee, dass du solltest, oder sagt deine Mama was zu dir?" M: „Nein, ich sag ihr, ich sollte etwas essen. Sonst stehe ich abends wieder auf, habe Hunger." (Melanie, 10, übergewichtig)

Manche Kinder sagen, dass sie das Essen für ihre Mütter, Brüder und Schwestern vorbereiten. Conny, neun Jahre alt und übergewichtig, berichtet, dass sie das Abendessen für ihren dreijährigen Bruder und sich selbst zubereitet. Auf die Frage, wo ihre Mutter sei, wenn sie das Essen zubereitet, antwortet sie, dass ihre Mutter mit einer Mitbewohnerin im Wohnzimmer sitzt und „halt da sich ein Brot macht". Ein anderes übergewichtiges Kind beschreibt, wie es das gemeinsame Frühstücken eingeführt hat:

> „Da kommt so 'ne Sendung im Fernsehen über die Familie, wie man das so machen kann, wie alle zusammen essen können. Da hab ich dann gesagt, vielleicht können wir das auch mal machen. Wir haben das dann schon gemacht, und seit ,nem Jahr machen wir das dann jetzt so." (Noel, 12, übergewichtig)

Somit ist – wie wir meinen – ein weiteres Indiz für Meads Feststellung erbracht, dass Kinder Interesse an Regeln haben. Wenn sie zu Hause keine solchen Regeln vorfinden, übernehmen sie die Verantwortung und sorgen selbst für Normen und Standards in der Familie. Es ist jedoch auffallend, dass dies nur auf übergewichtige Kinder und Jugendliche zutrifft. Sie berichten, dass sie Essens- oder Ernährungsregeln eingeführt haben oder für Pflichten verantwortlich sind, die normalerweise ihre Eltern erfüllen sollten. Ob es sich hierbei um ein durchgehendes Muster handelt, ist noch zu überprüfen.

3.4 Selbstdarstellung in der Interaktion

In den Kategorien Wahrnehmungen von übergewichtigen Körpern, Ernährungswissen und Ernährungsregeln haben wir subjektive Konzepte bezüglich Übergewicht rekonstruiert. Für die Selbstdarstellung in der Interaktion haben wir den analytischen Zugang geändert. Unser Hauptinteresse gilt hier der Frage, wie Kinder mit Situationen umgehen, in denen sie mit Themen wie Essenspraktiken und Übergewicht konfrontiert werden. Für die Analyse wurden die Interviewpassagen nachträglich nach den Regeln des „Talk in Qualitative Social Research“ (TiQ) transkribiert (vgl. Przyborski und Wohlrab-Sahr 2009: 164ff.).

Wir haben zwei Arten gewählt, die Reaktionen von Kindern und Jugendlichen in diesen Situationen zu analysieren. Bei der ersten konzentriert sich die Analyse auf die Interviewteile, in denen die jungen Befragten von ihren Erfahrungen aus dem Alltagsleben berichten. In diesen Abschnitten der Interviews sprechen sie detailliert über konkrete Situationen. In den Interviews erzählten die übergewichtigen Befragten zum Beispiel von Situationen, in denen sie sich körperlich dem Blick der Öffentlichkeit entzogen hatten, nachdem sie Konflikte oder Stigmatisierungen in Bezug auf ihren übergewichtigen Körper erlebt hatten. Zu diesen Situationen zählen der *Rückzug* an Orte wie das eigene Zimmer oder abschließbare Toiletten. Anschaulich äußerte sich ein übergewichtiger Junge zu dieser Strategie in einer für ihn schamvollen Situation wie folgt:

> „Ach, in meiner Schule, da beim Sport, wo ich mich umgezogen hab‘ … und dann kam aus Versehen mein T-Shirt hoch, und dann haben alle gelacht, weil ich dick war. Das mag ich nicht, deswegen zieh‘ ich mich auch öfters in der Toilette um, wo ich abschließen kann, damit die es nicht sehen.“ (Noel, 12, übergewichtig)

Die zweite Art der Analyse der Interaktionen und Reaktionen von Kindern und Jugendlichen ist die systematische Untersuchung der *Interviewdynamik*. Der Kommunikationsprozess zwischen den Befragten und den Fragenden kann Praktiken und Reaktionen aufdecken, bei denen es sich um gewohnheitsmäßige Strategien in ähnlichen Situationen handelt, in denen die jungen Menschen mit Fragen zu Nahrungsmittelvorlieben und Essenspraktiken konfrontiert werden. Im Alltagsleben mag es unüblich sein, über Nahrungsmittel und Essensgewohnheiten zu sprechen, da aber Übergewicht als ein gesellschaftliches Problem betrachtet wird, werden diese und verwandte Themen häufig in der Schule, im Fernsehen oder zu Hause angesprochen. Daher nehmen wir an, dass die Kinder und Jugendlichen gelernt haben, mit diesen Situationen umzugehen, und dass sie ihr gewohntes Verhalten in der Interviewsituation reproduzieren.

In unserem Material finden wir bei der Selbstdarstellung in der Interviewsituation einen klaren Unterschied zwischen normal- und übergewichtigen Befragten. Die Kinder und Jugendlichen mit normalgewichtigen Körpern agieren in der Interviewsituation ohne jegliches Zögern oder Unentschlossenheit. Auf ihre Nahrungsmittelvorlieben und Essenspraktiken befragt, sprechen sie ohne Zögern über ihre persönlichen Vorlieben und ihren Konsum. In ihren Antworten erwähnen sie kaum Probleme mit ihrer Körperform oder gesundheitliche Aspekte. So sagt die 15-jährige Denise auf die Frage des Interviewers:

> „Okay. Wenden wir uns einfach mal so dem Thema Essen zu. Was bedeutet dir eigentlich Essen?" D: „Ja, hat für mich jetzt keine so große Bedeutung, ich weiß nicht, aber ich esse gern, und auch das, was ich essen will, und ich achte da jetzt nicht besonders drauf." (Denise, 15, normalgewichtig) Ähnlich berichtet Suzi: „... also Fastfood, so was hol ich mir, weil es schnell geht und lecker schmeckt. An Gesundheit denk ich da nie." (Suzi, 13, normalgewichtig)

Wie diese Zitate zeigen, vermitteln die Befragten mit Normalgewicht den Eindruck von sich, dass sie einfach alles essen und trinken, was sie mögen.

Bei den Interviews mit übergewichtigen Kindern und Jugendlichen beobachten wir hingegen eine umsichtige und zögerliche Interaktion mit dem Interviewer. Viele von ihnen neigen dazu und versuchen, ihre Selbstdarstellung zu kontrollieren, anstatt einfach drauflos zu reden. Die Selbstkontrolle äußert sich darin, dass sie spontane Äußerungen sogleich selbst korrigieren. Wir können zwei Formen der Selbstkorrektur während der Interviews unterscheiden:

Die erste Form besteht in der *Kontextualisierung der Essenspraktiken*: Wenn die Befragten über ihre Essenspraktiken sprechen und an einen Punkt kommen, an dem sie unkontrollierte Essensvorgänge erwähnen, fügen sie eine Erklärung oder Entschuldigung für dieses Verhalten an. Übergewichtige Befragte kontextualisieren damit die Situation. Als Gründe für übermäßiges Essen nennen sie bestimmte Anlässe wie Geburtstage, andere Feste oder schnelles Essen mit ungenügendem Sättigungsgefühl. Vor allem bei den befragten übergewichtigen Mädchen spielen Gefühle eine zentrale Rolle. Bei ihren Entschuldigungen begründen sie unkontrolliertes Essen mit Langeweile, Traurigkeit, Frustration oder Druck. Anschaulich zeigt dies folgende Passage: I:

> „Ja, gibt's denn irgendwie so Situationen, in denen du besonders viel oder besonders wenig isst?" S: „Also, sooo, wenn ich irgendwie Kummer hab oder so (*zögert*) dann esse ich (*zögert*) mehr als sonst, dann mache ich sozusagen Frustfressen, ... wenn ich Stress zuhause habe oder (*zögert*) wenn ich mit Freundinnen oder so Streit hab." (Sandra, 14, übergewichtig)

Die männlichen Befragten mit Übergewicht erwähnen keine Gefühle. Aus ihrer Sicht hat der übermäßige Nahrungsmittelkonsum oft mit einer „schlechten Gewohnheit", routinemäßigem Zu-viel-Essen sowie ihrer Unfähigkeit, die Essensmenge einschätzen zu können, zu tun. So antwortete Andreas auf die Frage, wie es zu seinem Übergewicht gekommen sei:

> „Weil ich wahrscheinlich, nach der Schule konnte ich halt nicht warten auf das Essen, und dann bin ich an den Kühlschrank gegangen und hab mir halt selber was zu essen gemacht." ... I: „Und, was meinst du, was waren die Gründe dafür?" A: „Weil man das sich wahrscheinlich angewöhnt hat, weil ich mir das, glaube ich, angewöhnt habe, mit dem an den Kühlschrank gehen und so." (Andreas, 14, übergewichtig)

Eine zweite Art der Selbstkorrektur besteht in einer *Relativierung der Aussagen*. Diese hat zum Ziel, die Kontrolle über die Selbstdarstellung zu behalten. Deutlich wird dies, wenn übergewichtige Kinder und Jugendliche über ihren Körper oder die von ihnen konsumierten Nahrungsmittel und Getränke sprechen. Sie vermeiden es, ihre Körperform pejorativ oder mit verletzenden Worten zu beschreiben. Manchmal scheuen sie sich davor, ihren Körper überhaupt zu erwähnen, oder sie verwenden stattdessen verniedlichende oder weniger offenkundige, euphemistische Bilder. Zum Beispiel wird im folgenden Interviewausschnitt die übergewichtige Neele gebeten, sich selbst so zu beschreiben, als müsste sie ihr Aussehen für jemanden schildern, der sie eine Weile nicht gesehen hat. In ihrer Charakterisierung fehlt eine offensichtliche Eigenschaft, nämlich ihr übergewichtiger Körper:

> „Dann würde ich meinen Namen sagen und dann würde ich halt sagen, ich hab blonde Haare, blaue Augen, rundes Gesicht, eine Warze am Auge.“ (Neele, 8, übergewichtig)

Der nächste Interviewausschnitt ist ein Beispiel für eine Verniedlichungsstrategie, in dem ein übergewichtiges Mädchen über seine Körperform spricht. Erst durch die Nachfrage fühlt sich Sandra aufgefordert, die relativierende Selbstbeschreibung ihrer Körperform aufzugeben:

> „Ich wiege zwar nicht immer gleich viel, weil ich ja schon ein bisschen gewachsen bin, aber so im Vergleich (*zögert*) so die (*zögert*) gleichen Speckpölsterchen, sag ich jetzt mal.“ I: „Was meinst du mit Speckpölsterchen?“ (*lacht*) S: „Ja, hm, was meine ich damit ja meine Wampe.“ (Sandra, 14, übergewichtig)

In anderen Interviewsituationen passen die übergewichtigen Befragten ihre Darstellung dessen, was und wie viel sie essen oder trinken, an die gesellschaftlich erwarteten Standards bzw. das Wissen über gesunde Ernährung an. So finden wir viele Interviewabschnitte, in denen die Befragten ihre Äußerungen bezüglich der konsumierten Nahrungsmittel und Getränke leicht variieren oder korrigieren. Wenn die übergewichtigen Befragten zum Beispiel über ein Gericht oder ein bestimmtes Produkt sprechen, fügen sie Worte wie ‚leicht‘ oder ‚wenig‘ hinzu oder relativieren ihre Aussagen, um den Eindruck zu erwecken, dass sie die Qualität und Menge ihres Nahrungsmittelkonsums kontrollieren. Auf die Frage, was er gerne trinke, antwortet beispielsweise der elfjährige Giovanni:

> „Also ich trink, am besten für mich wäre Punica, weil das schmeckt mir gut, also das mag ich (*zögert*) und noch Mineralwasser und Cola, ab und zu schmeckt es mir (*zögert*) aber ich trinke auch immer nur die Cola Light, also nicht die normale Cola, die leichte, also die.“ (Giovanni, 11, übergewichtig) Die achtjährige Christa antwortet: „Was ich gerne kaufe, sind Gummibärchen und Smarties. Aber so richtig Süßzeug kaufe ich nicht.“ (Christa, 8, übergewichtig)

Obst, Gemüse, Mineralwasser und frische Salate werden mit gesundem Essen in Verbindung gebracht. In vielen Fällen vermitteln die Ausführungen der Befragten über Nahrungsmittelvorlieben oder Essenspraktiken den Eindruck, dass Obst, Gemüse, Mineralwasser und frische Salate häufiger als alles andere konsumiert werden. Der folgende Interviewausschnitt verdeutlicht diese Art des Korrekturprozesses. Martin antwortet auf die Frage nach seinen Lieblingsgetränken:

> „Punica und Cola, aber Mineralwasser geht auch. (*Zögert*) Wenn man sich erst mal an Mineralwasser gewöhnt hat, mag man die anderen Sachen gar nicht mehr so." (Martin, 10, übergewichtig)

In diesem Auszug können wir sehen, wie Martin seine erste spontane Antwort so korrigiert, dass am Ende eine gegenteilige Bedeutung steht. Während zu Beginn Punica und Cola gegenüber Mineralwasser bevorzugt werden, ändert sich dieses Verhältnis zu Gunsten von Mineralwasser, das nach einer Gewöhnungszeit andere Getränke wie Punica oder Cola ersetzen könne.

Zusammenfassend wird deutlich, dass die Kinder und Jugendlichen mit normalgewichtigen Körpern gelernt haben, Ernährungswissen zu reproduzieren. Wenn sie aber über ihre Nahrungsmittelvorlieben und Essenspraktiken sprechen, reflektieren sie diese nicht vor dem Hintergrund des Ernährungswissens, der gesellschaftlichen Haltungen und Erwartungen. Sie antworten spontan, ohne über ihren Konsum und die möglichen Folgen nachzudenken.

Zwar verfügen übergewichtige Kinder und Jugendliche über das gleiche Ernährungswissen, aber sie bringen die gesellschaftlichen Normen und Erwartungen, wie man sich ernähren sollte, in ihre Selbstdarstellung mit ein. Sie ziehen eine mit den gesellschaftlichen Erwartungen und Haltungen abgestimmte Selbstdarstellung vor, was bedeutet, dass sie das Bild, das sie nach außen abgeben – soweit ihnen dies möglich ist –, zu kontrollieren versuchen. Wie dargestellt, entziehen sie sich dem Blick der Öffentlichkeit, geben Rechtfertigungen für exzessive Essvorgänge oder korrigieren ihre Äußerungen in der Interviewsituation.

Mit Mead kann man davon ausgehen, dass die befragten Kinder und Jugendlichen die Haltungen der anderen zu ‚dünnen' und ‚fitten' Körpern verinnerlicht haben. Dies bedeutet, dass sie die gesellschaftlichen Haltungen des *verallgemeinerten Anderen* oder der sozialen Gruppe als Ganzes, zu der sie gehören, in diesem Punkt teilen. Jedoch machen sich die normalgewichtigen Kinder und Jugendlichen in dem Untersuchungssample das „gesellschaftliche Projekt" (Mead 1973: 199) der Bekämpfung von Übergewicht nicht zu eigen. Nur unter den befragten Übergewichtigen fanden wir in den von uns untersuchten Interaktionen Hinweise darauf, dass sie diese gesellschaftliche Problemwahrnehmung reflektieren und sich bei der Kontrolle, wie andere sie wahrnehmen sollen, daran orientieren.

In diesem Zusammenhang ist zu beobachten, dass sie zusätzlich ein hohes Maß an Bewusstsein besitzen für die gesellschaftlichen Normen, Handlungen zur Einführung fester Familienregeln oder -zusammenkünfte sowie Konformitätshandlungen und sich in einem hohen Grad bemühen, ihre Selbstdarstellung bezüglich ihrer Ernährungspraktiken und -vorlieben zu kontrollieren. Daran wird deutlich, dass ihr Selbst-Bewusstsein davon beeinflusst wird, wie sie von anderen gesehen werden. Die Reaktionen der übergewichtigen Befragten zeigen Strategien, die darauf hindeuten, dass sie sich sozial anerkannten Normen (Reduzierung und Veränderung des Nahrungsmittelkonsums) unterordnen. Die beiden Strategien – Kontextualisierungen ihrer Esspraktiken und Relativierungen von Aussagen – interpretieren wir als ihre Versuche, den Erwartungen des *verallgemeinerten Anderen* durch Korrekturen ihrer Selbstpräsentation gerecht zu werden.

Unsere Analyse zeigt, dass ein übergewichtiger Körper zu einem zentralen Bereich des Selbstkonzepts von Personen wird, sich dominant auf die Selbstwahrnehmung und die Weise auswirken kann, wie diese von anderen gesehen werden. Solche Erfahrungen beschränken sich jedoch nicht allein auf Übergewichtige; die meisten Menschen haben in unterschiedlichem Maße und in verschiedenen Situationen Probleme, sich ihrer Selbstdarstellung sicher zu sein (Goffman 1959 und 1963). Es wäre voreilig, daraus den Schluss zu ziehen, dass ein übergewichtiger Körper mit einem geringen Selbstwertgefühl einhergeht (vgl. auch Wardle und Cooke 2005). Zieht man an dieser Stelle Meads Idealtypen vom ‚konventionellen Wesen‘ (mit einer starken Anpassung an die Erwartungen des *verallgemeinerten Anderen*) bis zur ausgeprägten Persönlichkeit (mit einer eigenen, distanzierten Haltung zum *verallgemeinerten Anderen*) (vgl. Mead 1973: 244) heran, dann spricht einiges dafür, dass die Erfahrungen der Übergewichtigen in sozialen Interaktionen die Entwicklung eines überkorrekten Selbstkonzepts eines ‚konventionellen Wesens‘ begünstigen. Ob diese Zuordnung über das Untersuchungssample hinaus Geltung beanspruchen kann, ist zu überprüfen.

4. Schlussfolgerung

Das Ziel unserer Sekundäranalyse von qualitativen Interviews mit normal- und übergewichtigen Kindern und Jugendlichen war es, zu untersuchen, wie junge Menschen die gesellschaftlichen und politischen Erwartungen an ihre Körper im Hinblick auf Übergewicht und Adipositas wahrnehmen und damit umgehen. Die Kinder und Jugendlichen wurden zu ihren Selbstkonzepten und Körperbildern, ihren Konsum- und Aktivitätsmustern, ihren persönlichen Vorlieben und Abneigungen sowie ihren Wünschen und Zielen in Bezug auf ihr Gesundheitsverhalten befragt. Neben der Klassifizierung von Sichtweisen und Orientierungen analysierten wir insbesondere die Interaktion zwischen den Fragenden und den Befragten.

Auf der Grundlage unseres Samples beobachten wir, dass der übergewichtige Körper bei den Interaktionen zwischen jungen Menschen ein Thema ist. Zum einen assoziieren sie mit übergewichtigen Körpern unter anderem Faulheit und Krankheit. Ähnliche Zuschreibungen sind in den gesellschaftlichen Diskursen zu Übergewicht und Adipositas zu finden. Zum anderen scheinen übergewichtige Kinder und Jugendliche ihre Erfahrungen auf Lebensgebieten, die keinen direkten Zusammenhang zum Essen haben, als durch ihre Körperform vorbestimmt wahrzunehmen. Demzufolge vermuten wir, dass die übergewichtigen Kinder und Jugendlichen in ihren Interaktionen mit anderen nur schwer in der Lage sind, sich von der Wahrnehmung ihres Körpers durch andere zu distanzieren.

Weiterhin besitzen alle Befragten ein vergleichbares Ernährungswissen. Sie verwenden dieses Wissen, um ihre Körperformen zu beschreiben und zu bewerten. Im Gegensatz zu verbreiteten Annahmen verfügen die übergewichtigen Kinder und Jugendlichen in unserem Untersuchungssample nicht über weniger Ernährungswissen. Sie setzen dieses Wissen sogar auf die gleiche Weise argumentativ ein wie normalgewichtige Kinder und Jugendliche, z.B. als Repräsentation des *verallgemeinerten Anderen*. Indem sie auf dieses Wissen zurückgreifen, um Angaben darüber zu machen, wie sich die Menschen ernähren sollten, orientieren sie sich an den Erwartungen des *verallgemeinerten Anderen*.

Wir haben in Bezug auf die Selbstdarstellung in Interaktionen unterschiedliche Gruppen identifiziert. Im Kontext der Interviewsituation agieren die Kinder und Jugendlichen mit normalgewichtigen Körpern ohne jegliches Zögern oder Unentschlossenheit. Die übergewichtigen Befragten waren dagegen darum bemüht, ihre Selbstdarstellung zu kontrollieren.

Die Haltungen zu und Wahrnehmungen von übergewichtigen Körpern sowie das Ernährungswissen können als *ICH*-Repräsentationen des *verallgemeinerten Anderen* interpretiert werden. Diese Interpretation liegt nahe, weil die Haltungen, die Wahrnehmungen und das Ernährungswissen von den befragten Kindern und Jugendlichen geteilt werden. Die Ernährungs- und Essensregeln, die hauptsächlich von den Eltern aufgestellt und innerhalb der Familie als verbindlich anerkannt werden, können als Repräsentation des *spezifischen Anderen* betrachtet werden. Diese Annahme wird durch den Sachverhalt gestützt, dass die Kinder und Jugendlichen diese Regeln kontextualisieren, indem sie sie auf ihre Eltern, Familie oder ihr Zuhause beziehen, und dass viele dieser Regeln keinen Zusammenhang mit gesundem Essen, Gewichtsproblemen etc. aufweisen. Bei vielen dieser Regeln geht es um familiäre Umgangsformen, durch die bestimmte Haltungen oder spezifische soziale

Handlungen bzw. Verhaltensweisen entstehen, die Mead als typisch für die erste Stufe der Konstitution des Selbst der Person beschreibt. Daraus ergibt sich auch die weitere Frage, ob das Phänomen der Selbstkorrektur, das wir ausschließlich bei den übergewichtigen Kindern und Jugendlichen beobachtet haben, nur durch den Umstand verursacht wird, dass ihre Körperform nicht den gesellschaftlichen Erwartungen entspricht, oder auch widerspiegelt, dass sie weniger Familienregeln – das heißt: keinen entwickelten *spezifischen Anderen* – kennen gelernt haben.

Literatur

Barlösius, E. 2011: Soziologie des Essens. Eine sozial- und kulturwissenschaftliche Einführung in die Ernährungsforschung, Weinheim.

Berger, P. und Luckmann, T. 1963: The Social Construction of Reality. New York.

De Bourdeaudhuij, I. 1997: Family Food Rules and Healthy Eating in Adolescents. Journal of Health Psychology 2: 45-56.

Flick, U. 2007: Qualitative Sozialforschung. Eine Einführung. Reinbek.

Goffman, E. 1959: The Presentation of Self in Everyday Life. New York.

Goffman, E. 1963: Stigma. Notes on the Management of Spoiled Identity. Englewood Cliffs.

Griffiths, L.J., Wolke, D., Page, A.S., et al. 2006: Obesity and Bullying: Different Effects for Boys and Girls. Archives of Desease in Childhood 91: 121-125.

James, A. 2000: Embodied Being(s). Understanding the Self and the Body in Childhood. In: Prout, A. (Hg.): The Body, Childhood and Society, Houndmills: 19-37.

Mead, G.H. 1973: Geist, Identität und Gesellschaft. [englisches Original 1934] Frankfurt a.M.

Neumark-Sztainer, D., Falkner, N., Story, M., et al. 2002: Weight-teasing among Adolescents: Correlations with Weight Status and Disordered Eating Behaviors. International Journal of Obesity 26: 123-131.

Przyborski, A. und Wohlrab-Sahr, M. 2009: Qualitative Sozialforschung. München.

Schmidt-Semisch, H. 2000: Selber schuld. Skizzen versicherungsmathematischer Gerechtigkeit. In: Bröckling, U., Krasmann, S. und Lemke, T. (Hg.), Gouvernementalität der Gegenwart. Frankfurt a.M.: 169-193.

Schorb, F. 2008: Adipositas in Form gebracht. Vier Problemwahrnehmungen. In: Schmidt-Semisch, H. und Schorb, F. (Hg.), Kreuzzug gegen Fette. Sozialwissenschaftliche Aspekte des gesellschaftlichen Umgangs mit Übergewicht und Adipositas. Wiesbaden: 57-77.

Wardle, J. und Cooke, L. 2005: The Impact of Obesity on Psychological Well-being. Best Practice and Research Clinical Endocrinology and Metabolism 19: 421-440.

Warschburger, P. 2008: Psychosoziale Faktoren der Adipositas in Kindheit und Adoleszenz. In: Herpertz, S., de Zwaan, M. und Zipfel, S. (Hg.), Handbuch Essstörungen und Adipositas. Berlin, Heidelberg: 259-264.

Körper von Gewicht. Zur Geschlechterdifferenz in den Ernährungs- und Körpernormen

Daniela Schiek

Im folgenden Beitrag werden die geschlechtsspezifischen Ernährungs- und Körpernormen, diesbezügliche Kontroll- und Sanktionsmechanismen und die Anpassungen und ‚Fehlanpassungen' an geltende Normen behandelt. Hierzu werden zuerst der Diskussionsstand und theoretische Vorüberlegungen vorgestellt (1). Die dabei herausgearbeiteten Aspekte werden dann an qualitativem empirischem Datenmaterial gezeigt (2). Zuletzt werden Empfehlungen für die Prävention und Therapie gegeben, die sich auf die Kategorie Geschlecht beziehen (3).

1. Doing Gender in der Gesundheitsprävention: Theoretische Überlegungen

Gesundheits- und Ernährungshandeln gelten als geschlechtsspezifisch, ebenso sind Körperformen je nach Geschlecht unterschiedlich akzeptiert. Beispielsweise sollen Männer bei der Nahrungsmittelzufuhr risikofreudiger sein als Frauen. Auch gelten Männer als schwieriger erreichbar, was Programme zur Bewegung und Ernährung angeht (vgl. Lange 2009). Selbst die im Vergleich zu Frauen kürzere Lebenszeit von Männern wird mit ihrem gesundheitsschädigenden oder zumindest nicht gesundheitsförderlichen Verhalten begründet (vgl. Altgeld 2008: 42 und Zwick 2004). Dazu kann auch gehören, dass Frauen einen körperlichen und psychischen Zustand eher als krank bezeichnen (und behandeln) als Männer (vgl. Statistisches Bundesamt 2006: 62). Gleichzeitig darf aber die männliche Statur entsprechend des herrschenden Schönheitsideals ‚stattlicher' sein als die von Frauen, und Männer dürfen mengenmäßig mehr und auch deftigere Speisen essen als Frauen (vgl. Prahl und Setzwein 1999: 77ff., Setzwein 2004, Barlösius 2008). Es wird einerseits beklagt, dass sich Männer in gesundheitlicher Hinsicht riskanter verhalten. Andererseits wird ihnen aber auch ein risikoreicherer Umgang mit Körper und Ernährung zugebilligt, wenn nicht gar gesellschaftlich von ihnen erwartet (vgl. Meuser 1998: 50f., Bründel und Hurrelmann 1999: 104ff., Brandes 2002: 219ff.). Die geschlechtsspezifischen Ernährungs- und Körpernormen sind widersprüchlich. Im Folgenden wird aus gendertheoretischer Perspektive erklärt, wie dieser Widerspruch zustande kommt.

1.1 Gender in der Gesundheitsprävention

Gerade im Bereich der Gesundheitsprävention ist Gendersensibilität seit geraumer Zeit ein Thema. Gendersensibilität bedeutet hier „die Genderbrille aufsetzen bei allem was man tut, und zu prüfen: Spielt das Geschlecht eine Rolle, und wenn ja, wie kann es angemessen berücksichtigt werden?“ (Kolip 2008: 22). Die WHO formuliert das spezifischer, indem sie Geschlecht mit biologischen Differenzen und sozialen Faktoren beschreibt. Gendersensibilität bedeute, unterschiedliche Bedürfnisse, Erfordernisse und Möglichkeiten zu erkennen, die Männer und Frauen aufgrund ihrer biologischen Differenzen und sozialen Rollen haben (vgl. WHO 2001). Die Definition der WHO verweist auf eine Trennung, die in der Konzeption von Gendersensibilität gezogen wird: Die Unterscheidung in *biologische und soziale Geschlechterdifferenzen*, in *‚sex‘* (natürliches Geschlecht) und *‚gender‘* (soziales Geschlecht). *Sex* soll dabei das Hormon-, Chromosomen- und das morphologische (makroskopisch sichtbare) Geschlecht bezeichnen und sich auf hiermit in Verbindungen stehende Dispositionen beziehen. *Gender* bezeichnet das soziale – sozialisierte und durch unterschiedliche Lebensbedingungen produzierte – Geschlecht und die sich hierdurch ergebenden Dispositionen.

Gendersensibilität meint also im Allgemeinen das Erkennen von *Geschlechtsspezifik* bzw. *Geschlechterdifferenz*. Konkret bedeutet das, dass man die aus den biologischen und/oder sozialen Unterschieden resultierenden unterschiedlichen Lebenslagen, Bedürfnisse und Interessen von Männern und Frauen berücksichtigt und in Maßnahmen und Programme der Gesundheitsprävention einbindet: Wo gleiche Bedürfnisse herrschen, soll Angebotsgleichheit sein, wo unterschiedliche Bedürfnisse herrschen, sollen die Angebote differenziert werden. Das kann auch gemessen werden: Es gibt Verfahren, anhand derer ‚gute Genderpraxis‘ überprüft werden kann und auch wird. Beispielsweise hat das Bremer Institut für Präventionsforschung und Sozialmedizin ein Verfahren zur Evaluation geschlechtssensitiver Prävention entwickelt, die ‚GenderMatrix‘ (Jahn 2004). Als geschlechts-*in*sensibel gilt dementsprechend, wenn „bei der Planung und Umsetzung von Projekten überhaupt nicht mitgedacht [wird], dass Geschlecht eine Rolle spielen könnte und überhaupt keine Unterscheidung zwischen Mädchen bzw. Frauen und Jungen bzw. Männern gemacht [wird]“ (Jahn 2003: 4).

Voraussetzung für eine ‚gute Genderpraxis‘ ist also, mehr über die geschlechtsspezifischen Unterschiede im Gesundheitsverhalten in Erfahrung zu bringen. Diesbezüglich liegt bereits eine Reihe von Forschungsergebnissen vor. Die Geschlechter sollen sich demnach vor allem bei der Einnahme von Suchtmitteln, der Teilnahme an präventiven und rehabilitierenden Gesundheitsmaßnahmen, bei der Bewegung sowie bei der Nahrungsmittelzufuhr unterscheiden; Männer sollen sich hier riskanter oder zumindest weniger bewusst verhalten als Frauen. So wird auf der Basis von Mikrozensus-Daten festgestellt, dass Männer häufiger und stärkere Raucher sind und ein höheres Unfallrisiko tragen (vgl. Statistisches Bundesamt 2006). Andere Studien geben an, dass Männer Vorsorgeuntersuchungen als weniger wichtig einstufen und seltener an diesen teilnehmen (vgl. Kahl et al. 1999; Starker et al. 2006: 492). Ebenso scheinen sich Männer seltener von Bewegungs- und Ernährungskursangeboten angesprochen zu fühlen als Frauen (Abb. 1).

Abbildung 1: Inanspruchnahme von Ernährungs- und Bewegungskursen der Gesetzlichen Krankenversicherung

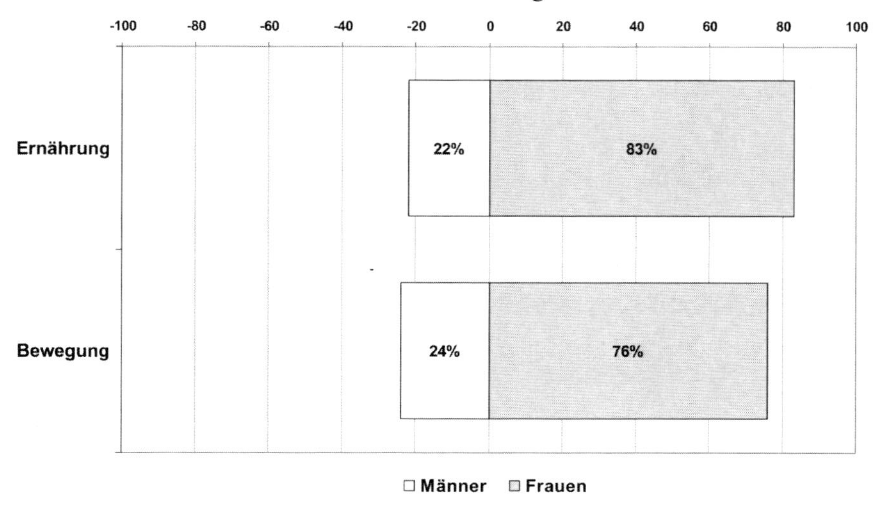

Quelle: Medizinischer Dienst der Krankenkassen (Spitzenverband Bund) 2009

Der Unterschied bei der *Zufriedenheit mit dem Körper* – Frauen und Mädchen sind unzufriedener mit ihrem Körper als Männer (vgl. DGE 2000) – könnte die unterschiedliche Inanspruchnahme von Gesundheitsprogrammen erklären. Die höhere Unzufriedenheit mit dem eigenen Körper und ein entsprechend bewussteres Handeln in Bezug auf Ernährung kann wiederum mit dem Umstand erklärt werden, dass die sozial akzeptierten Körperformen bei Frauen strenger ausfallen als bei Männern: Der männliche Körper darf ‚stattlich' sein. Verweisen männliches Übergewicht und Größe nicht auf Stärke, dann zeugen sie in der gesellschaftlichen Wahrnehmung von Hedonismus und Behaglichkeit. Hingegen stehen sie bei Frauen für mangelnde Disziplin und Behäbigkeit (vgl. Setzwein 2004: 246f.). Indem geschlechtsspezifische Ernährungs- und Körpernormen gesetzt und umgesetzt werden, wird nun aber das unterschiedliche Verhalten – das riskante von Männern und das disziplinierte von Frauen – in diesen Bereichen nicht nur legitimiert, sondern sogar provoziert. „Bereits im Kindes- und Jugendalter offenbart sich die Zügelung der Esslust als eine Strategie, mit der Mädchen ihre ‚Weiblichkeit' sichtbar zum Ausdruck bringen können" (ebd.: 179). Das Ernährungsverhalten und die Positionierung zum eigenen Körper, aber auch gegenüber den Körpern der Mitmenschen, werden in besonderer Weise herangezogen, um Geschlecht zu differenzieren (vgl. ebd., Kolip 1997: 198). Ernährungsverhalten und die Unzufriedenheit mit dem eigenen Körper eignen sich also in besonderem Maße zur Markierung von Geschlecht, und diese Markierung ist wichtig. Denn sich selbst und andere dem einen oder anderen Geschlecht zuzuordnen ist mit sozialer Anerkennung verknüpft. Umgekehrt ist die Nicht-Einordnung mit gesellschaftlichen Sanktionen belegt (Hirschauer 2001). Nicht nur fordert das Gesetz, z.B. bei der Namensgebung (spätestens im zweiten Vornamen) geschlechtliche Eindeutigkeit. Auch stört es die Interaktion, wenn man sein Geschlecht nicht zu erkennen geben kann oder will: Das Geschlecht wird gesucht, und diese Suche steuert bzw. irritiert die Kommunikation. Es gehört zum Ausweis kompetenter Gesellschaftsmitglieder, die geschlechtsspezifischen Unterschiede zu kennen, zu erkennen und für ihr Erkennen (bei sich selbst und beim Gegenüber) zu sorgen. Dies wird als Prozess der sozialen Konstruktion von Geschlecht bezeichnet, *doing gender*.

1.2 Doing Gender

Doing gender meint also die Unterscheidung von Männern und Frauen als eine permanente soziale Praxis und dass Geschlechterunterschiede Ergebnisse wie Ausgangspunkt sozialer Prozesse sind. *Doing gender* vollzieht sich auf zwei Ebenen: *Erstens* die Grundannahmen, die wir über Geschlecht haben, und *zweitens* die hierauf aufbauenden alltäglichen Vorgänge zur Wahrnehmung und Darstellung des männlichen oder weiblichen Geschlechts (vgl. Hirschauer 1989, 1996). Beide Ebenen des Doing Gender-Vollzugs werden nachfolgend dargestellt.

1.2.1 Doing Gender: Gesellschaftliche Basisannahmen

Es ist ein stabiler Bestandteil des Alltagswissens, dass es zwei Geschlechter gibt, die sich grundlegend voneinander unterscheiden, hierbei aber ergänzen. Eine Person ist, so die Annahme, unteilbar nur dem einen oder dem anderen Geschlecht zuzuordnen. Denn die Geschlechter kennzeichnen sich durch eine Differenz nicht nur in den Organen, Chromosomen und Hormonen, sondern auch im Denken und Fühlen. Uneindeutigkeiten in der Geschlechtszuordnung – man denke an den Fall der Leichtathletin Caster Semenya[1] – sind Disqualifizierungsgründe, im Sport ebenso wie generell: Wir werden als kompetente Gesellschaftsmitglieder anerkannt, wenn wir uns eindeutig dem weiblichen oder dem männlichen Geschlecht zuordnen (lassen) und uns entsprechend verhalten. Denn auf rein natürlichem Wege, also ohne soziales Zutun, lässt sich Geschlecht nicht eindeutig bestimmen. Zur Tatsache werden die zwei Geschlechter durch das täglich Sicht- und Erlebbare: die Geschlechtsdarstellung und -wahrnehmung.

1.2.2 Doing Gender: Alltägliche Verfahren

Personen sind nur mittels einer Zeichenhaftigkeit der Körper und Gesten geschlechtlich zu bestimmen. Vornamen, Anrede, Pronomina, Kleidung, Frisuren, Stimmlage, Körperhaltung, Gestik, Gesichter und vieles mehr dienen als Zeichen der Geschlechtszugehörigkeit. In einer Untersuchung antworteten Kinder zur Frage nach dem Geschlecht einer Person, die Anzug und Krawatte trägt, dementsprechend: „It's a man, because he has pee-pee" (Kessler und McKenna 1978: 154). Das genitale Geschlecht und seine Übereinstimmung mit dem äußeren Erscheinungsbild bleiben dabei eine ungeprüfte Annahme, da es ja hier ebenso wie im Alltag nicht sichtbar ist. Darüber hinaus kann das genitale Geschlecht aber auch erst als männlich oder weiblich bezeichnet werden, *nachdem* die Bezeichnenden – wir – gelernt haben, was männlich und weiblich ist. So wiesen Kinder, denen eine nackte Person gezeigt wurde, in der genannten Studie darauf hin, dass sie zur Geschlechts-

1 Caster Semenya gewann bei der Leichtathletik-Weltmeisterschaft 2009 in Berlin die Goldmedaille im Mittelstreckenlauf. Da sich Geschlechtszugehörigkeitstests – wie bereits viele zuvor im Sport – uneindeutig zeigten und die gelaufene Zeit für eine Frau als ungewöhnlich schnell bezeichnet wurde, war lange eine Aberkennung der Medaille diskutiert worden. Aufgrund ihres uneindeutigen Aussehens ist der Sportlerin auch das Doping mittels Hormonen zur Last gelegt worden. Ohnehin ist zu bedenken, dass die Geschlechtergrenzen im Aussehen von Hochleistungssportler/-innen nicht so eng gesetzt sind wie im Alltag. Gerade über die Verabreichung und Einnahme von Hormonen, aber auch bereits über den Muskelaufbau im Training wird eine geringere Eindeutigkeit der Körperstatur in Kauf genommen. Allerdings unterscheidet sich dies je nach Disziplin und vor allem – hierauf wird weiter unten auch im Fall Semenya noch einmal zurückzukommen sein – wird die ‚sportlich-maskuline' Figur bei Leistungssportlerinnen oftmals durch eine besonders feminine Gestaltung der Frisuren, Fingernägel und durch Schminke kompensiert.

zugehörigkeit keine Auskunft geben könnten, da die Person keine Kleidung trage (Kessler und McKenna 1978: 154ff.).

Die Darstellung und Wahrnehmung von Geschlechterunterschieden sind anstrengende Leistungen, die unserer „Annahme widersprechen, daß die Geschlechtszugehörigkeit eine natürliche Gegebenheit ist, zu der wir als Akteure nichts zu tun brauchen" (Hirschauer 1996: 248) und ohne gesellschaftliche Interaktion auskäme. Beispielsweise vollzog sich im Fall der erwähnten Leichtathletin Caster Semenyas die Fremd- und Selbsteinordnung gleichzeitig, als eine südafrikanische Illustrierte die Sportlerin mit neuem, ‚weiblicherem' Aussehen auf das Cover brachte: „We turn sa's power girl into a glamour girl – and she loves it!" (YOU 10. Sept. 2009). Das Beispiel der Sportlerin eignet sich gut, um zu zeigen, dass uneindeutige Geschlechtszugehörigkeiten sanktioniert werden. Am gesellschaftlichen Umgang damit – das Schicksal der Leichtathletin war ein Medienspektakel – lässt sich trainieren, wie man sich darzustellen hat, wie man Geschlecht *richtig* macht.

Deshalb ist die Markierung von Geschlecht relevant und Gendersensibilität weder etwas Besonderes noch etwas besonders Vernachlässigtes: Eine geschlechts*in*sensible Wirklichkeit zu behaupten, würde auf eine das Geschlecht neutralisierende Gesellschaft verweisen, und dies deutet sich empirisch derzeit nicht an.

Die gendersensible Ansprache in der Gesundheitsförderung und Prävention erweist sich so nicht nur als Einrennen offener Türen, sondern sogar als etwas, was Angelika Wetterer (1995: 230) „trojanisches Pferd" der Geschlechterdifferenzierung nennt: Man betont die Ungleichheit zwischen Männer und Frauen und (re-) produziert damit unweigerlich: Ungleichheit zwischen Männern und Frauen. Die Betonung unterschiedlichen Ernährungsverhaltens produziert oder erlaubt dann geschlechtsspezifisches Ernährungsverhalten, weil es sozial anerkannt und eben nicht sanktioniert wird (vgl. Barlösius 2008). In der Gesundheitsförderungs- und -präventionsdebatte macht Thomas Altgeld (2008) auf diese kontraproduktiven Effekte einer gendersensiblen Präventionspraxis aufmerksam. Grundlegender kritisieren Regina Frey und KollegInnen (2006) die Konzepte des Gendermainstreamings. Sie weisen dezidiert auf eine Manifestierung restriktiver Geschlechterrollen und auf eine Aufrechterhaltung dessen hin, was eigentlich kritisiert wird.

2. (Doing) Gender im Datenmaterial

Anhand der vorangegangenen Ausführungen sollte ersichtlich geworden sein, dass die Körper- und Ernährungsnormen je nach Geschlecht unterschiedlich sind. Dies wird einerseits beklagt. Gleichsam wird aber von der Gesellschaft verlangt, dass sich die Geschlechter deutlich voneinander unterscheiden. Personen, die als kompetente Akteure gelten wollen, präsentieren sich beim Umgang mit Ernährung und dem eigenen Körper eindeutig als Mann oder Frau. In unserem qualitativen Datenmaterial zeigen sich die aufgezeigten Geschlechterunterschiede vor allem in den Körper- und Ernährungsnormen.

Die folgenden Ausführungen stützen sich auf 38 qualitative Leitfadeninterviews mit Kindern und Jugendlichen, die in den Jahren 2006 und 2007 als Einzelinterviews mit türkischen und deutschen Kindern und Jugendlichen im Alter von 7 bis 17 Jahren in Süddeutschland und im Ruhrgebiet durchgeführt wurden. Nach dem für Minderjährige adjustierten Body-Mass-Index (vgl. Kromeyer-Hauschild 2005) gelten 29 der Befragten als übergewichtig oder adipös. Das Datenmaterial wurde vollständig verschriftet und computergestützt kodiert.

2.1 Geschlechterunterschiede in den Körpernormen

Die von uns befragten Jungen und Mädchen – über- wie normalgewichtige – unterscheiden sich in der Einschätzung ‚normaler' Körperformen deutlich voneinander. Während die Jungen nahezu durchgängig die Körperform Nr. 4 als normal, sportlich oder ästhetisch bewerten, ist die „beste" oder „schönste" Körperform für die Mädchen zwischen Nr. 2 und 3, manchmal sogar der Körper Nr. 1 (vgl. Abb. 2a und 2b).

Abbildung 2: A – Körperbilder Jungen: Interviewvorlage

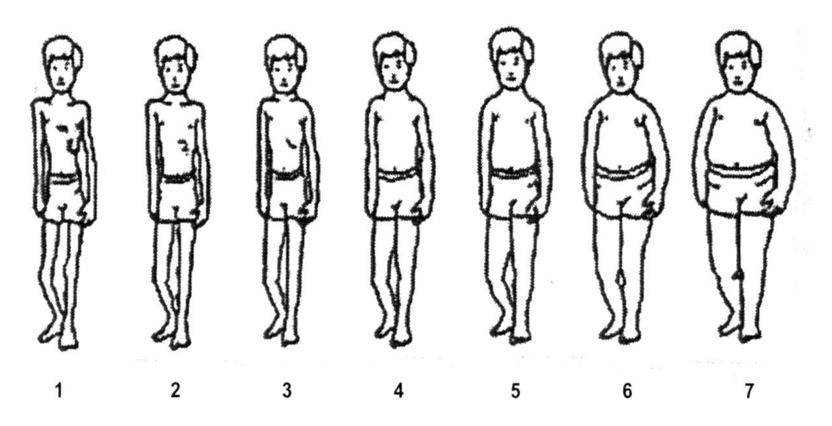

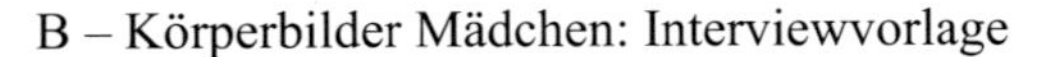

B – Körperbilder Mädchen: Interviewvorlage

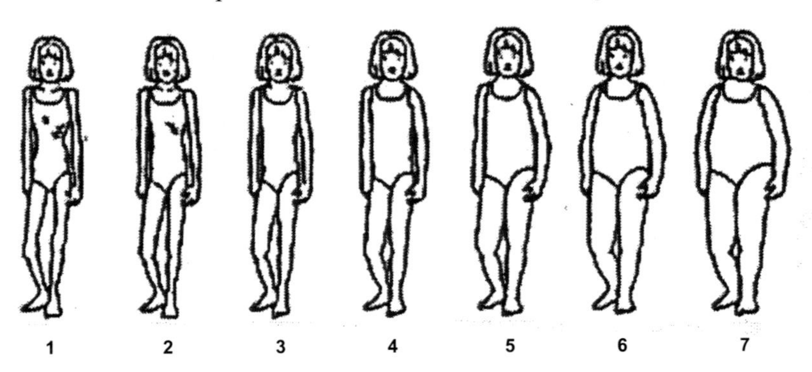

Quelle: Entlehnt aus Stunkard et al. 1983.

Wie eingangs dargestellt, ist der Körper ein besonders wichtiges Medium, um sich geschlechtlich zu verorten. Würden die Befragten sich hier nicht nach Geschlecht unterscheiden, würden sie genau dies tun: sich nicht nach Geschlecht unterscheiden. Dies wäre mit gesellschaftlichen Sanktionen belegt. Eine strengere Sicht auf Körperformen zu praktizieren gilt als spezifisch weiblich, und von den Mädchen wird dies mehr abverlangt als von Jungen, wie sich auch im Ernährungshandeln zeigt.

2.2 Geschlechterunterschiede beim Ernährungshandeln

Die Akzeptanz unterschiedlicher Körperformen zeigt sich auch darin, dass es Jungen sind, die davon berichten, von ihren Eltern explizit zum Essen angehalten zu werden, bei den Mädchen findet sich dies nicht. Ein eindrucksvolles unter vielen Beispielen bietet Ahmed, ein 14-jähriger adipöser Junge: Auf die Frage, warum er zugenommen habe, erzählt er:

> „Meine Eltern haben mich zu sehr fettig ernährt, haben mir alles gegeben, Süßigkeiten, bis zu den Chips. Und man hat mir gar nicht gesagt, dass ich weniger essen soll." … Int.: „Und wenn du mal zum Beispiel mehr Hunger hast, bekommst du dann auch immer Nachschlag?" A: „Ja." Int.: „Und was ist, wenn du zum Beispiel das, was du bekommen hast, nicht mehr essen möchtest?" A: „Also, ich muss es essen."

Ohnehin zeigt sich eben nicht nur in Bezug auf Körper- sondern auch in Bezug auf Ernährungsnormen die Geschlechtsspezifik. Zunächst einmal thematisieren die befragten Mädchen Ernährung und Nahrungsmittel häufiger und intensiver als Jungen. Das Kochen kann als besondere „gendered activity" bezeichnet werden (Rerrich 2002: 21, Berk 1985). Das heißt, dass Tätigkeiten im Haushalt und hier speziell Tätigkeiten in der Küche mit unterschiedlichen Bedeutungen versehen werden, je nachdem, ob sie ein Mann oder eine Frau ausführt. Beispielsweise wird das weibliche Kochen mehr mit Versorgung und weniger mit ‚Hochsinn' verbunden als bei Männern (weshalb der Spitzenkoch ein eher männlicher Beruf ist) (vgl. Setzwein 2004: 198 und Peter in diesem Band). Dementsprechend können die von uns befragten Jungen ihr Kochverhalten positiv kontextualisieren, derartig positiv konnotierte Situationen der Nahrungsmittelzubereitung gibt es bei den befragten Mädchen nicht: Das Kochen ist bei den Mädchen zumeist als Übernahme von Pflichten definiert, die von der Mutter vernachlässigt werden. In folgender Passage aus einem Interview mit der zehnjährigen, adipösen Melanie, wird dieser Aspekt deutlich. Auf die Frage, ob sie ihr Pausenbrot von zu Hause mitbringt oder sich unterwegs was kauft, antwortet Melanie:

> „Also ich kaufe es mir eher, sonst haben wir zu Hause nämlich nicht mehr genug Zeit." Int.: „Aha. Also richtet deine Mutti oder du selber für dich kein Vesper für die Schule?" M.: „Nein, wenn es einer macht, dann würde ich es machen, ich frage auch meine Mama nicht dazu, denn ich brauche immer zu lang für meine Sachen, und deshalb gibt es auch keine Zeit. Meine Mutter muss auch meine Schwester anziehen, und ja, deshalb." (…) M.: „Ja." Int.: „Wer kocht dann?" M.: „Zu Hause koche ich und meine Mama dann." Int.: „Wie teilt ihr euch das auf, das Kochen?" M.: „Also wenn wir mal Risottoreis machen, schnippelt sie immer die Sachen auf und ich gebe immer die Gewürze dazu." Int.: „Kochst du gerne mit deiner Mama zusammen?" M.: „Ja, ich mag Kochen sehr arg." Int.: „Ja? Dann wartet deine Mutti immer extra mit dem Kochen auf dich?" M.: „Ja." Int.: „Wie würdest du es finden, wenn du nach Hause kommst und das Essen ist schon immer fertig?" M.: „Das ist auch okay." Int.: „Ja? Passiert aber nicht so oft?" M.: „Nein."

Dieses Verhalten kommt auch im Interview mit der dreizehnjährigen Clara, ebenfalls aus der Gruppe der adipösen Befragten, zum Ausdruck. Auf die Frage, wie ein gewöhnlicher Abend an einem Arbeitstag aussehe, erzählt sie:

> C.: „Dann ruft mein Papa an, ‚du kochst jetzt.'" Int.: „Von wo ruft der an?" C.: „Vom Handy. Er sagt: ‚wenn ich zu Hause bin, dann steht das Essen auf dem Tisch'. Dann kann ich ja nicht sagen, ‚nö, keine Lust.'" Int.: „Und wie kriegt das dein Papa mit, wenn er gar nicht zu Hause ist, dass er dann anrufen muss?" C.: „Ja, wenn er zum Beispiel jetzt schon mit der Arbeit fertig ist, ist er ja bei seinen Freunden, trinkt ein Bier oder so. Und dann ruft er an und sagt, ‚Schatz, kannst du bitte für mich kochen?'. Da kann ich ja nicht nein sagen." Int.: „Und wieso sagt er das nicht deinem älteren Bruder, sondern dir?" C.: „Ja, ja, der würde sagen, ‚pff, warum sollte ich das machen?'" Int.: „Würde dein älterer Bruder sagen?" C.: „‚Ja. Warum sollte ich denn kochen?'" Int.: „Und dann ruft er einfach dich an?" C.: „Er ruft schon jedes Mal an und sagt, ‚kannst du bitte kochen?'. Dann sag ich, ‚huh, nicht noch wieder'. Ich muss fast jeden Tag kochen." Int.: „Fast jeden Tag? Ist deine Mutti abends immer bei der Arbeit?" C.: „Die ist also von mittags bis abends. Manchmal von eins bis sechs und am nächsten Tag von drei bis zwölf." Int.: „Und wenn sie bis zwölf Uhr arbeitet, dann könnte sie ja abends auch kochen." C.: „Ja, das wäre auch eine Möglichkeit. Aber manchmal gibt sie mir auch Geld und sagt ich soll das dann

> kochen, was ich schon kochen kann.“ Int.: „Ja, und wieso kocht sie nicht selber?“ C.: „Weil sie sehr lange schläft.“ Int.: „Nachmittags?“ C.: „Ja, weil wenn sie arbeiten geht ist sie ja müde. Dann kann sie ja ausschlafen und dann sich fertig machen und gehen. Das macht mir nichts aus.“

Bei beiden Mädchen zeigt sich, dass Kochen im Rahmen von Fürsorge- und Haushaltstätigkeiten als Pflicht und als ‚normaler' Bestandteil der Frauenrolle angesehen wird, wie sie von den Eltern definiert, als legitim anerkannt und übernommen werden muss. Demgegenüber ist das Kochen in den Interviewtexten der Jungen als Besonderheit definiert und in das Setting des bewussten Körper- und Ernährungshandelns eingebettet, z.B. in den Rahmen der gesonderten Nahrungsmittelzubereitung aufgrund einer Diät. So spricht beispielsweise der adipöse elfjährige Georgious allein im Zusammenhang mit seiner Diät und einem Muskelaufbauprogramm von der Nahrungsmittelzubereitung, und sie ist hier deutlich ‚freiwilliger' konnotiert. Fünf Monate vor dem Interview hat er mit dem Gewichtheben begonnen und mit Krafttraining und einer Umstellung seiner Ernährung sein Körpergewicht von 80 auf 65 Kilo reduziert. Auf seine Ernährungsweise befragt, erzählt er:

> G.: „Ich muss auch so Proteintabletten nehmen. Aber das ist gesund, das ist nicht schlimm. Man darf den ganzen Tag nur Spinat, Eier und so einen Eiersaft mit Orange trinken und diese Proteintabletten. Ab und zu mal am Tag, zweimal. Dann hat man mehr, das macht dann schlau im Kopf. Das darf man nur, wenn man nichts am Tag isst, so zum Beispiel Döner, Gyros und so einen Quatsch. Ich esse seit Tag und Jahr kein Fleisch mehr. Außer nur wenn es unbedingt sein muss. Wenn meine Mutter aus Versehen kocht.“ Int.: „Was isst du dann, wenn du kein Fleisch isst?“ G.: „Spinat mit Eiern. Wenn es das nicht gibt, koche ich mir dann eine Suppe. Ich mach schon so eine Suppendiät, wo dreißig Prozent weniger Fett ist, oder achtzig. Vom Supermarkt kaufe ich mir so Knorr, diese Gemüsesuppen da. Ich mach mit denen eine Diät. Hat meiner Mutter's Freundin gesagt mal. Und in der Fernsehsendung...“ Int.: „Ich weiß jetzt gar nicht, ob ich dich das schon gefragt habe, aber kocht deine Mama zu Hause bei euch?“ G.: „Ja, die kocht. Ich koche auch manchmal alleine. Sie war einmal im Krankenhaus, weil sie ein größeres Hautproblem hatte, und darum musste ich kochen. Mein Vater hat nur eine Suppe gekocht, und ich hab immer verschiedene Sachen dazu gemacht.“ Int.: „Als du gekocht hast anstatt deiner Mama, hast du da für alle gekocht?“ G.: „Ja, das war aber leicht. Ich hab Chili con Carne gekocht, weil das eine meiner Lieblingsspezialitäten ist.“ Int.: „Wie machst du das?“ G.: „Ich kaufe mir 500 Gramm Fleisch, ich mache das in so einen komischen Topf. Das ist ein spezieller mit Deckel. Und da hole ich Chillibohnen für 50 Cent, da sind 600 bis 800 Gramm drin, hatte ich die noch reingemacht und Tomatensoße. Und hab das zusammen kochen lassen. Und ein bisschen Mais reingetan zuletzt, und dann haben es alle gegessen.“... Int.: „Ist toll, dass du kochen kannst in deinem Alter. Ich glaube, da gibt es nicht viele, die kochen können. Können deine Freunde auch kochen?“ G.: „Ein bisschen.“ Int.: „Machst du das gerne?“ G.: „Ab und zu mal.“

Anders als im Fall der oben dargestellten Mädchen, ist Kochen bei Georgious in erster Linie voluntaristisch definiert, wobei sich die einseitige Ernährungsweise seinen sportlichen Zielen unterordnet. Für die Familie kocht er nur in Ausnahmesituationen, so zum Beispiel während eines Krankenhausaufenthalts der Mutter.

Eine generelle Regel oder Verantwortungsübernahme vermag er hierin aber nicht zu erkennen.

2.3 Geschlechterunterschiede beim körperbezogenen Handeln

Der Körper, das Körperhandeln und Körpernormen, die thematisch nicht von Bewegungs- und Ernährungsdeutungen zu trennen sind, spielen in den Interviews der Jungen insgesamt eine geringere Rolle als in denen der Mädchen. So kontrolliert etwa die 7-jährige Larissa aus eigenem Antrieb von selbst andauernd ihr Gewicht und die 12-jährige Vanessa findet es angemessen, dass sie von anderen auf ihr Übergewicht angesprochen wird:

> Int.: „Und du merkst das selber, wenn du ein bisschen mehr wiegst?" L.: „Ich stell mich dauernd auf die Waage." I.:Int.: „Und dann guckst du?" L.: „Ja." Int.: „Und wieviel weniger isst du dann?" L.: „Also anstatt eineinhalb Pfannkuchen esse ich dann vielleicht einen halben Pfannkuchen oder bloß einen Pfannkuchen. Von einer Schüssel Grießpudding esse ich dann vielleicht gar keine Schüssel Grießpudding."
>
> Int.: „Was war wohl der Grund dafür, dass deine Mutter zu dir gesagt hat, dass ihr zusammen Diät machen sollt?" V.: „Weil sie mich zu dick findet und sie sich selber auch." I.:Int.: „Und das sagt sie zu dir auch so ganz offen?" V.: „Ja." Int.: „Findest du das gut?" V.: „Ja, dann weiß ich, wie mich andere einschätzen. Dann weiß ich auch, was ich machen muss."

Dagegen zeugen beispielsweise die bereits dargestellten Ausführungen von Georgious von einer eher unaufgeregten, instrumentellen Haltung gegenüber seinem Übergewicht, wenn er sich eine zu ‚starken Männern' konforme Sportart sucht. Womöglich ist die Beibehaltung seiner Körper*gestalt* – dem Vorbild schwerathletischer Sportler folgend – sogar erwünscht, wenn er mit dem Training beginnt, und einen allmählichen Umbau von Körperfett in Muskelmasse als erwünschte Begleiterscheinung wahrnimmt. Mit seiner Neigung zur Schwerathletik stellt Georgious in unserem Datenmaterial eine Ausnahmeerscheinung dar. Dies gilt jedoch *nicht* für die eher entspannte Haltung zum Körpergewicht, die sich auch in anderen Interviews mit Jungen finden lässt. So erzählt beispielsweise der 14-jährige Ahmed auf die Frage, was ihn dazu veranlasste, sein Gewicht zu problematisieren und zu versuchen, abzunehmen:

> A.:„Eine Hose war mir zu eng, da hab ich begriffen, dass ich ein bisschen abnehmen sollte." Int.: „Und wo du so warst wie die Nummer 6, warst du mit deiner Figur unzufrieden, und kam es auch dazu, dass man dich zum Beispiel in der Schule gehänselt hat, oder dass du bestimmte Sprüche dir anhören musstest? A.:„Nö, das war nicht so der Fall. Ja, hm – als ich so war, dann war mir's egal, wie ich bin, wie meine Figur war." Int.: „Wie wichtig ist denn die Figur in deinem Leben?" A.: „Ja, eigentlich nicht so wichtig, aber man müsste schon auf sich selber gut achten."

Die dargestellten Interviewzitate wurden exemplarisch ausgewählt, um die Ergebnisse zu illustrieren. Die genannten Aspekte lassen sich in vielen anderen Interviewtexten auf den verschiedenen Auswertungsebenen (Textstruktur und -inhalt) rekonstruieren und sind somit als ‚typisch' anzusehen. Die Jungen sprechen distanzierter über den Körper als Mädchen. Etwas öfter taucht bei den Jungen Übergewicht (das eigene und das anderer) im Kontext von Wachstumsprozessen auf und wird hierdurch relativiert. Die Jungen sehen den Körper zwar als etwas (in Eigenverantwortung) zu Formendes an. Auch thematisieren sie Körper, Bewegung und Ernährung, sie tun es aber seltener unaufgefordert, weniger durchgreifend und explizit als die Mädchen.

Insgesamt ist die Disziplin in Bezug auf den Körper und die Nahrungsmittelzufuhr bei Mädchen ausgeprägter und in anderer Weise Thema als bei den Jungen. Die Mädchen zeigen bei den Körper- und Ernährungsnormen ein strengeres Verhalten als die Jungen, bei ihnen sind die Unzufriedenheit mit dem eigenen Körper, die Disziplin bei der Ernährung und die Nahrungsmittelzubereitung deshalb wie selbstverständlich in den Interviewtexten eingeflochten. Oftmals sind es unhinterfragte Themen, die routiniert von ihnen besprochen werden, und nicht selten spiegeln sie die Übernahme konventioneller Frauenrollen und der damit assoziierten Aufgaben wider. In den Interviewtexten der Jungen sind Diät- und Bewegungsprogramme hingegen ‚Stories', die zum Besten gegeben werden. Diese Themen werden von ihnen als ‚freiwillig' (weniger von der Familie angemahnt) dargestellt und in den Kontext des Ungewöhnlichen, Außeralltäglichen gesetzt.

Körper und Ernährung sind also zunächst einmal ‚weibliche' Themen, Jungen fühlen sich von diesen Themen weniger bzw. in weniger geübter Weise angesprochen (vgl. Meuser 2001: 223). Die von uns befragten Kinder und Jugendlichen (re-)produzieren die eingangs dargestellten Geschlechterunterschiede bei den Körper- und Ernährungsnormen. Wie wichtig es ist, Geschlechterunterschiede auch auf der Ebene der Individuen zu (re-)produzieren, wurde eingangs erklärt: Die Zuordnung zu einem Geschlecht kann nur über Zeichen geschehen: Namen, Frisuren, Mimik, Gestik, (auch mit Kleidung sichtbare) Körperformen, Ernährung und oftmals auch das Unbehagen an alledem. Die befragten Mädchen und Jungen weisen also genau genommen *keine* ihnen (oder der Familie) persönlich zuzuschreibenden *Defizite* auf. Denn sie geben sich als ‚kompetente' Gesellschaftsmitglieder aus, sie verhalten sich im besten Sinne *normkonform,* wenn sie die (zumeist von den Erwachsenen) an sie herangetragenen *Geschlechterrollenzumutungen ratifizieren.* Würden sie dies nicht tun, drohen Sanktionen, wie dies beispielsweise im Falle von Clara deutlich zum Ausdruck kommt. Übergewichtigen Jungen wird freilich beides abverlangt: Normen einzuhalten und sie zu durchbrechen. Jungen sollen sich mehr um ihr Körpergewicht kümmern und weniger physiologisch fragwürdige Nahrungs- und Genussmittel zu sich nehmen als bisher. Ernährungskompetenz und Haushaltstätigkeiten rund um die Nahrungsmittelzubereitung sollen für Jungen ‚normal' werden. Geschlechterunterschiede sollen also von Einzelnen neutralisiert werden, ohne dass die Gesellschaft hierfür brauchbare Deutungsschemata bereitstellt. Sollen Jungen und Mädchen gleichermaßen sensibel und bewusst mit Körper und Ernährung umgehen, müssten Geschlechterunterschiede abgebaut und eine Gleichheit im Verhalten von Männern und Frauen enttabuisiert werden.

3. Gender in Maßnahmen zur Prävention und Therapie: Empfehlungen

Wie im Beitrag gezeigt wurde, eignen sich Körper und Ernährung besonders dazu, Geschlecht zu markieren. Die Markierung von Geschlecht ist wichtig, um sich als kompetentes Gesellschaftsmitglied zu verhalten. Würden sich Männer und Frauen bei der Ernährung gleich verhalten, würde dies gesellschaftlich sanktioniert werden. Männer und Frauen unterliegen also der Anforderung, sich auch und gerade beim Umgang mit Ernährung und dem eigenen Körper deutlich voneinander zu unterscheiden. Dies widerspricht aber den Anforderungen, die von Mädchen *und* Jungen einen bewussteren Umgang mit Ernährung und dem eigenen Körper verlangen (vgl. Preuss-Lausitz 2003). Männer müssen zum Beispiel das Ausmaß im Blick behalten, in dem sie Unbehagen mit ihrem Körper zur Schau stellen dürfen, um noch als maskulin (und heterosexuell) eingeordnet zu werden. Ebenso bettet der oben exemplarisch zitierte Georgious seine Diät in den Kontext des Muskelaufbauprogrammes ein, weil dies sein Interesse an Ernährung und sein *Bodyshaping* vermännlicht und damit legitimiert. Das zeigt auch, dass die Befragten den Widerspruch, dass von Ihnen mehr und weniger Körper- und Ernährungsbewusstsein gleichzeitig erwartet werden, handhaben können, aber eben auch *müssen*. Deshalb sollte eine gendersensible Gesundheitsprävention und -therapie diese Zweischneidigkeit reflektieren.

Restriktive Geschlechterrollen müssen aufgelockert werden, die Kategorie ‚Geschlecht' in Präventions- und Therapiemaßnahmen zur Reflektion, nicht zu ihrer Manifestierung gebraucht werden. Wir folgen hier den „Standards für eine reflektierende Gender-Praxis", die Regina Frey und ihr Team (2006: 5) wie folgt formuliert haben: Eine reflektierende Gender-Praxis wendet sich *erstens* „gegen die Reproduktion der Geschlechterrollen und bietet stattdessen eine Analyse ihrer Ursachen, Funktionsweisen und Auswirkungen" an. Sie richtet sich *zweitens* gegen „sowohl die Banalisierung als auch Dramatisierung von Gender und fördert individuelle Interessen und Kompetenzen", sieht also vom Geschlecht ab.

Konkret bedeutet dies, *nicht* von vornherein von unterschiedlichen Bedürfnissen und Verhaltensweisen von Jungen und Mädchen auszugehen und diese festzuschreiben. In der Ansprache der Zielgruppen und Ausgestaltung der Maßnahmen sollte dann das gleiche Ernährungs- und Körperhandeln von Mädchen und Jungen vorausgesetzt und somit eingefordert werden. In der gesundheitsfördernden Arbeit (z.B. in Kochkursen, Sportgruppen, aber auch in Kindergarten, Schule und KITA) sollten Geschlechterstereotypen bewusst hinterfragt und irritiert werden. Man kann dies z.B. über die Konfrontation mit restriktiven Rollenbildern erreichen, weil so die Formulierung individueller Bedürfnisse und Interessen provoziert werden kann. Hierbei könnte das öffentlich-rechtliche Medienangebot für Kinder eine wichtige Funktion übernehmen und zum Abbau von geschlechterstereotypen beitragen (vgl. den Beitrag von Deuschle und Sonnberger in diesem Band). Um Kinder und Jugendliche – beide Geschlechter gleichermaßen – anzusprechen, ist es notwendig, von ihnen *keine* Differenz zu erwarten.

Literatur

Altgeld, T. 2008: Aspekte der Männergesundheit. In: Bundeszentrale für gesundheitliche Aufklärung (Hg.): Gender Mainstreaming in der Gesundheitsförderung/Prävention. Dokumentation des BZgA-Workshops am 18. April: 43–54.

Barlösius, E. 2008: Weibliches und Männliches rund ums Essen, in: Wierlacher, A. und Bendix, R. (Hg.): Kulinaristik. Forschung, Lehre, Praxis, Berlin: 35-44.

Berk, S.F. 1985: The Gender Factory. The Apportionment of the American Household. New York.

Brandes, H. 2002: Der männliche Habitus, Band 2, Opladen.

Bründel, H. und Hurrelmann, K. 1999: Konkurrenz, Karriere, Kollaps. Männerforschung und der Abschied vom Mythos Mann, Stuttgart.

DGE 2000: Ernährungsbericht 2000. Frankfurt a.M.

Frey, R., Hartmann, J. Heilmann, A. et al.: 2006: Gender Manifest. Plädoyer für eine kritisch reflektierende Praxis in der genderorientierten Bildung und Beratung, http://www.gender.de/mainstreaming/GenderManifest01_2006.pdf, verifiziert am 16.2.2008.

Hirschauer, S. 1989: Die interaktive Konstruktion von Geschlechtszugehörigkeit. Zeitschrift für Soziologie 18, 2: 100-118.

Hirschauer, S. 1996: Wie sind Frauen, wie sind Männer? Zweigeschlechtlichkeit als Wissenssystem. In: Eifert, C., Epple, A., Kessel, M. et al. (Hg.): Was sind Frauen? Was sind Männer? Geschlechterkonstruktionen im historischen Wandel. Frankfurt a.M.: 240-256.

Hirschauer, S. 2001: Das Vergessen des Geschlechts. Zur Praxeologie einer Kategorie sozialer Ordnung. In: Heintz, B. (Hg.): Geschlechtersoziologie. Wiesbaden: 208-235.

Jahn, I. 2003: Gender-Glossar. 74 Begriffe zum Gendermainstreaming unter besonderer Berücksichtigung von Gesundheitsförderung. Bremer Institut für Präventionsforschung und Sozialmedizin (BIPS), http://www.i-med.ac.at/ gleichstellung/files/spp3_genderglossar_03.pdf, verifiziert am 15.10.2010.

Jahn, I. 2004: Gender Mainstreaming im Gesundheitsbereich. Bremer Institut für Präventionsforschung und Sozialmedizin (BIPS), http://www.bips.uni-bremen.de/data/jahn_gm_2004.pdf, verifiziert am 15.12.2009.

Kahl, H., Hölling, H. und Kamtsiuris, P. 1999: Inanspruchnahme von Früherkennungsuntersuchungen und Maßnahmen zur Gesundheitsförderung, http://www.thieme.de/local_pdf/fz/341.pdf, verifiziert am 15.10.2010.

Kessler, S. J. und McKenna, W. 1978: Gender. An Ethnomethodological Approach, New York.

Kolip, P. 1997: Geschlecht und Gesundheit im Jugendalter. Die soziale Konstruktion von Geschlechtlichkeit über somatische Kulturen. Opladen.

Kolip, P. 2008: Was bietet die Forschung für die Facharbeit? In: Bundeszentrale für gesundheitliche Aufklärung (Hg.): Gender Mainstreaming in der Gesundheitsförderung/Prävention. Dokumentation des BZgA-Workshops am 18. April: 21–29.

Kromeyer-Hauschild, K. 2005: Definition, Anthropometrie und deutsche Referenzwerte für BMI. In: Wabitsch, M., Zwiauer, K., Hebebrand, J. et al. (Hg.): Adipositas bei Kindern und Jugendlichen, Berlin: 3-15.

Lange, C. 2009: Datengrundlage für eine geschlechtergerechte Prävention: Stand und Perspektiven. In: Bundeszentrale für gesundheitliche Aufklärung (Hg.): Gender Mainstreaming in der Gesundheitsförderung/Prävention. Dokumentation des BZgA-Workshops am 18. April: 30–42.

Medizinischer Dienst der Krankenkassen (Spitzenverband Bund) 2009: Präventionsbericht 2009, http://www.mds-ev.org/media/pdf/09-11-4503_Praeventionsbericht_2009_gV(1).pdf, verifiziert am 15.10.2010.

Meuser, M. 1998: Geschlecht und Männlichkeit, Opladen.

Meuser, M. 2001: „Ganze Kerle", „Antihelden" und andere Typen. Zum Männlichkeitsdiskurs in neuen Männerzeitschriften, in: Döge, P. und Meuster, M. (Hg.): Männlichkeit und soziale Ordnung, Opladen: 219-236.

Prahl, H.-W. und Setzwein, M. 1999: Soziologie der Ernährung, Opladen.

Preuss-Lausitz, U. 2003: Kinderkörper zwischen Selbstkonstruktion und ambivalenten Modernitätsanforderungen. In: Hengst, H. und Kelle, H. (Hg.): Kinder, Körper, Identitäten, Weinheim: 15-32.

Rerrich, M.S. 2002: Von der Utopie der partnerschaftlichen Gleichverteilung zur Realität der Globalisierung von Hausarbeit. In: Gather, C., Geissler, B. und Rerrich, M.S. (Hg.): Weltmarkt Privathaushalt. Bezahlte Hausarbeit im globalen Wandel, Münster: 16-29.

Setzwein, M. 2004: Ernährung – Körper – Geschlecht. Zur sozialen Konstruktion von Geschlecht im kulinarischen Kontext. Wiesbaden.

Starker, A., Saß, S. und Ziese, T. 2006: Inanspruchnahme von Gesundheits- und Früherkennungsuntersuchungen – Wer nutzt sie (nicht) und warum? In: Gesundheitswesen 68: 492.

Statistisches Bundesamt 2006: Frauen in Deutschland. Internet, http://www.beruf-und-familie.de/system/cms/data/dl_data/ 482c483779b21eae175d139cea14c2a9/StatBA_Frauen_in_D.pdf, verifiziert am 15.10.2010.

Stunkard, A.J., Sorenson, T. und Schulsinger, F. 1983: Use of the Danish Adoption Register for the study of obesity and thinness, in: Kety, S.S., Rowland, L.P., Sidman, R.L. et al. (Hg.): Genetics of Neurological and Psychiatric Disorders, New York: 115-120.

Wetterer, A. 1995: Dekonstruktion und Alltagshandeln. Die (möglichen) Grenzen der Vergeschlechtlichung von Berufsarbeit, in: Ders.: (Hg.): Die soziale Konstruktion von Geschlecht in Professionalisierungsprozessen. Frankfurt a.M.: 233–246.

WHO Europe 2001: Mainstreaming gender equity in health. Madrid Statement. Kopenhagen, http://www.euro.who.int/__data/assets/pdf_file/0008/76508/ A75328.pdf, verifiziert am 15.10.2010.

„You" vom 10. September 2009. Cover-Ansicht, http://www.shewired.com/ PrintFriendly.cfm?ID=23561, verifiziert am 02.11.2010.

Zwick, M.M. 2004: Männlichkeit als Risiko, in: Munder, I. und Selke, S. (Hg.): Cut and Paste. Die Reproduktion von Männlichkeit und ihre Folgen, Furtwangen, FHF: 7-26, www.michaelmzwick.de/maenner.pdf, verifiziert am 08.02.2011.

Ratings der Nachhaltigkeit und des Ausfallrisikos

Erkennung und Steuerung von durch Übergewicht und Adipositas ausgelösten Unternehmensrisiken der Nahrungsmittelbranche

Henry Schäfer / Elisabeth Ring

1. Aufgabe und Zielsetzung des Arbeitsbereichs Betriebswirtschaft

Geht man von dem heutigen Leitbild einer nachhaltigen Entwicklung aus, zeigt sich, dass die Zunahme von Übergewicht und Adipositas in der Bevölkerung nicht nur ein individuelles, gesellschaftliches oder wirtschaftliches Problem darstellt, sondern auch einer nachhaltigen Entwicklung entgegensteht.

Die Erhaltung und Förderung der Gesundheit einer Gesellschaft zählt zu den zentralen Forderungen einer *nachhaltigen Entwicklung*. Nachhaltigkeit und Gesundheit bedingen einander: Eine nachhaltige Entwicklung erhält und fördert Gesundheit. Gleichzeitig sind eine nachhaltige Entwicklung und ein nachhaltiges Wirtschaften ohne Gesundheit nicht möglich. Gesundheit ist also zugleich Ziel als auch Voraussetzung einer nachhaltigen Entwicklung der Gesellschaft (vgl. Trummer und Weisz 2004). Alles, was die Gesundheit einer Bevölkerung gefährdet, ist als Nachhaltigkeitsrisiko einzustufen, wobei unter Risiken üblicherweise mögliche Schadensereignisse verstanden werden (vgl. Zwick und Renn 2008: 77). Hierunter lassen sich auch Übergewicht, Adipositas und die damit verbundenen gesundheitlichen Folgen und Kosten subsummieren.

Die Nahrungsmittelindustrie zeichnet sich durch eine ambivalente Beziehung zu Themen der nachhaltigen Entwicklung und der sozialen Verantwortung von Unternehmen aus: Die Herstellung von Lebensmitteln dient grundsätzlich der Erfüllung von menschlichen Grundbedürfnissen, gleichzeitig aber wirkt kaum eine andere Branche entlang der Wertschöpfungskette von Nahrungsmitteln so auf die ökologische und soziale Umwelt ein wie die Nahrungsmittelindustrie.

Dabei wird dem Thema Übergewicht und Adipositas in zweifacher Hinsicht besondere Bedeutung beigemessen: Zum einen aufgrund der emotionalen Dimension der Themen Ernährung und Körpergewicht. Zum anderen wegen der Visibilität der Unternehmen der Nahrungsmittelindustrie und der damit verbundenen Angriffsflächen für Schuldzuweisungen gegen die Nahrungsmittelindustrie durch ihre Stakeholder.

Grundsätzlich zeichnen sich Veränderungen im Risikodiskurs zu Verantwortung, Risikobewertung und Risikomanagement ab, die enge Beziehungen zum Nachhaltigkeitsdiskurs aufweisen: Auf deutscher und europäischer Ebene findet ein Wandel statt, bei dem Maßnahmen des Risikomanagements sukzessive vom Staat auf die Gesellschaft und Wirtschaft übertragen werden (vgl. BMBF 2004). Vor allem systemisch wirkende Risiken, wie Übergewicht und Adipositas, können mit dem klassischen Risikomanagement nur unzureichend identifiziert, bewertet, gesteuert oder kontrolliert werden (vgl. Renn et al. 2007: 188). Risiken, die – wie Übergewicht und Adipositas – durch ein Zusammenspiel von individuellen, gesellschaftlichen, kulturellen und ökonomischen Faktoren entstehen, bedürfen zumeist innovativer politischer, institutioneller und auch ökonomischer Lösungsansätze (vgl. Zwick 2008: 10). Es ist anzunehmen, dass bei adipositasbedingten Nachhaltigkeitsrisiken geeignete Risikobewertungs- und Managementansätze auch von Seiten der Wirtschaft, also des Kapitalmarkts und der Unternehmen ausgehen werden.

Allerdings fehlte bislang die Integration des betriebswirtschaftlichen Wissens in Bezug auf die Allokation marktmäßigen Risikos bei der Ursachenforschung von Übergewicht und Adipositas sowie bei der Entwicklung von Präventionsmaßnahmen. Unser Ziel ist es daher, aufzuzeigen, welchen Beitrag die Wirtschaft und speziell die Unternehmen der *Nahrungsmittelbranche* hier leisten können und welche Rolle der Kapitalmarkt hierbei spielen kann.

Am Beispiel der adipositasinduzierten Risiken sollen exemplarisch Handlungs- und Steuerungspotentiale sowie die Möglichkeit einer Integration von Nachhaltigkeitsaspekten in *finanzwirtschaftliche Rating-Systeme* aufgezeigt werden. Zusätzlich werden die grundlegenden wirtschaftlichen Ausstrahlungseffekte sowie geeignete Fragestellungen für die empiriegeleitete Modellierung von verhaltensinduzierten Risiken dargestellt.

2. Die ökonomische Relevanz von Übergewicht und Adipositas

Aus ökonomischer Sicht gibt es in Bezug auf das Übergewichts- und Adipositasphänomen Gewinner und Verlierer: Auf der einen Seite stehen die Gewinne der Unternehmen der Nahrungsmittelindustrie und ihr materielles Interesse, die Grenze zwischen Hunger und Appetit zu verschieben, zugunsten des Konsums von Fast Food, Convenience Food, Snacks, Süßwaren und Soft Drinks (vgl. Rais 2003). Auf der anderen Seite führen Übergewicht, Adipositas und assoziierte Krankheiten zu

Kosten für den Einzelnen, für Unternehmen und auf gesellschaftlicher Ebene für die sozialen Sicherungssysteme.

Auf der individuellen Ebene können Stigmatisierung, verminderte Lebens- und Selbstverwirklichungschancen (vgl. Deuschle und Sonnberger in diesem Band), soziale Benachteiligung zusammen mit gesundheitlichen Beeinträchtigungen und Krankheiten, die in Zusammenhang mit Übergewicht und Adipositas gesehen werden, eine verminderte Erwerbsfähigkeit nach sich ziehen oder schlimmstenfalls zu einer Arbeitsunfähigkeit und damit verbundenen finanziellen Einbußen führen. Letzteres stellt einen messbaren Verlust dar, dennoch lassen sich die übergewichtsbezogenen Nachteile auf der individuellen Ebene oftmals schwer quantifizieren. So gibt es beispielsweise keinen standardisierten Ansatz, um die psychosozialen Folgen und damit verbundene Verluste zu messen (vgl. Lobstein et al. 2004: 32).

Grundsätzlich kann unterschieden werden zwischen *direkten* und *indirekten Kosten*, die auf der gesellschaftlichen Ebene durch Übergewicht und Adipositas entstehen können.

2.1 Direkte Kosten

Aus der Perspektive des öffentlichen Gesundheitssystems lassen sich als *direkte* Kosten die Aufwendungen zur Diagnose und Therapie der adipositasbedingten Begleiterkrankungen beziffern und, in begründeten Ausnahmefällen, die Therapie von Übergewicht und Adipositas selbst (vgl. Lobstein et al. 2004: 30). Die medizinischen Ausgaben sind erheblich höher im Vergleich zu denen für Normalgewichtige. Im Durchschnitt haben adipöse Erwachsene jährlich 36% höhere medizinische Behandlungskosten und einen um 77% gesteigerten Medikamentenbedarf verglichen mit Normalgewichtigen (vgl. Sturm 2002: 248). In Europa deuten Studien der WHO darauf hin, dass die direkten Gesundheitskosten zwei bis vier Prozent der nationalen Gesundheitsausgaben ausmachen, doch es gibt auch höhere Schätzungen, die von bis zu sieben Prozent ausgehen. In Deutschland beliefen sich diese direkten Kosten der Adipositas im Jahr 2001 nach Einschätzung der WHO auf 0,1% bis 0,3% des Bruttoinlandsprodukts und 1% der aktuellen Gesundheitsausgaben (vgl. WHO 2006b: 17). Besonders die langwierige Behandlung des chronischen Diabetes sowie die teils gravierenden Begleiterkrankungen, wie etwa der Verlust der Sehkraft bis hin zur Erblindung, Erkrankungen der Gliedmaßen oder deren Amputation, erweisen sich für das Gesundheitssystem als kostenintensiv. Aber auch anderen, hochgradig mit Adipositas assoziierten Erkrankungen wie Bluthochdruck, cardio-vaskuläre Störungen und Erkrankungen des Bewegungsapparates werden – zusammen mit dem Diabetes – rund ein Drittel der Kosten im deutschen Gesundheitswesen zugeschrieben. Dabei gilt, dass die erforderlichen Aufwendungen mit dem Grad des Überwichts der Patienten direkt korrelieren.

Auch die steigende Prävalenz dicker und adipöser Kinder bedeutet für die Krankenkassen steigende Kosten, und zwar vor allem in der längerfristigen Perspektive, wenn sich Übergewicht und Adipositas auch im Erwachsenenalter fortsetzen. Dessen ungeachtet werden in den wenigsten Studien die Kosten der Folgen von Übergewicht bei Kindern und Jugendlichen untersucht. Nach einer Studie zu den Kosten, die dem deutschen Gesundheitssystem durch Fettleibigkeit bei Kindern und Jugendlichen entstehen, betrugen die durchschnittlichen Kosten für medizinische Behandlungen eines adipösen Kindes in der Altersgruppe von 5 bis 20 Jahren 2003 im Mittel 3.484 Euro und lagen damit im Vergleich zu den durchschnittlichen Krankheitskosten normalgewichtiger Kinder in Deutschland um 2.489 Euro bzw. um den Faktor 3,3 höher. Allein die Kosten, die dem Gesundheitssystem durch den adipositasbedingten Anstieg von Diabetes Typ 2 im Kindes- und Jugendalter entstehen, betrugen 2003 rund 44 Millionen Euro, wobei 36,4 Millionen Euro auf Rehabilitation entfielen, 3,6 Millionen Euro auf Krankenhausaufenthalte und 3,9 Millionen Euro auf spezielle ambulante Programme für adipöse Kinder (vgl. Wolfenstetter 2006: 600).

Ungeachtet der Tatsache, dass in verschiedenen Ländern für Minderjährige unterschiedliche Grenzwerte für Übergewicht und Adipositas eingesetzt werden sowie die Anzahl anerkannter Komorbiditäten und damit verbundener Kosten für die Gesundheitssysteme variieren, kann gefolgert werden, dass eine eindeutige Korrelation zwischen Fettleibigkeit und Gesundheitskosten besteht. Je nach Schätzung dürften die direkten Kosten von Übergewicht und Adipositas zwischen 1% und 7% der nationalen Gesundheitsausgaben ausmachen (vgl. Federspiel 2005: 41), also jährlich ca. 2,4 bis 16,5 Mrd. Euro, legt man die Gesamtausgaben für Gesundheit im Jahr 2005 in Höhe von 239,4 Mrd. Euro zugrunde (Statistisches Bundesamt 2007).

2.2 Indirekte Kosten

Zu den direkten Kosten kommen zum Teil beträchtliche *indirekte* Kosten durch den krankheitsbedingten zeitweisen oder dauerhaften Arbeitsausfall. Die Folgen einer vorzeitigen Mortalität sind ambivalent: Sie können zwar einerseits die Sozialkassen entlasten, andererseits tragen sie u.U. ebenfalls zu verringerter Produktivität und Einkommenseinbußen auf Seiten der Unternehmen bei. Nach Schätzungen aus britischen Studien zu den adipositasbedingten Produktivitätsverlusten könnten sich die Kosten auf das Doppelte der direkten Gesundheitskosten belaufen. Allerdings sind die durch Adipositas bedingten Wohlstands- und Wohlfahrtsverluste von der

Situation auf dem Arbeitsmarkt und der Struktur der sozialen Sicherungssysteme abhängig (WHO 2006a: 16).

In einer schwedischen Studie wurde gezeigt, dass ungefähr 10 Prozent des gesamten Produktivitätsverlustes in Folge von krankheitsbedingten Fehltagen und Arbeitsunfähigkeit in Zusammenhang mit Adipositas stehen (vgl. Narbro et al. 1996: 890). Die Zahl der Krankschreibungen veranschaulicht das Problem: Sie lag in einer Untersuchung bei übergewichtigen Männern fast doppelt so hoch wie in der normalgewichtigen Vergleichsgruppe (vgl. Rais 2003, Narbro et al. 1996). Über einen Untersuchungszeitraum von sechs Jahren hinweg fand eine andere Studie heraus, dass die Produktivität adipöser Arbeitnehmer um 50 Prozent vermindert war und der betroffene Personenkreis 88% häufiger den Arzt aufsuchte, verglichen mit Normalgewichtigen (vgl. Wolf und Colditz 1994). Für Deutschland beliefen sich nach Einschätzung der WHO die durch Adipositas verursachten *indirekten* Kosten 2001 auf bis zu 0,5% des Bruttoinlandprodukts (vgl. WHO 2006a: 17). Diese Zahlen verdeutlichen, dass Übergewichtige und Adipöse teilweise einen geringeren ökonomischen Beitrag leisten und gleichzeitig krankheitsbedingt und durch Produktivitätseinbußen mehr Kosten verursachen.

Was die Abschätzung der indirekten Kosten durch Übergewicht und Adipositas bei Kindern und Jugendlichen betrifft, so besteht hier die Schwierigkeit, die variablen Auswirkungen von Kindern auf die volkswirtschaftliche Gesamtrechnung zu bestimmen. Während bei älteren Jugendlichen die Standardkriterien für indirekte Kosten, wie z.B. Krankheitstage oder verminderte Produktivität anwendbar sind, müssen für Kinder andere Variablen herangezogen werden. Diese könnten sich auf die Zeit beziehen, die Eltern wegen der Betreuung ihrer kranken Kinder von der Arbeit fern bleiben oder die Kinder wegen Krankheit in der Schule fehlen. Ebenso wäre eine spätere, eventuell schlechtere Vermittelbarkeit auf dem Arbeitsmarkt zu berücksichtigen oder Kosten, die den Bildungssystemen durch speziellen Betreuungs-, Ausrüstungs- und Ausbildungsaufwand entstehen. All diese und weiterreichende Überlegungen werden bislang bei Berechnungen der indirekten Kosten durch Übergewicht und Adipositas im Kindes- und Jugendalter noch nicht berücksichtigt (vgl. Lobstein et al. 2004: 31f.).

3. Handlungsoptionen und -felder für Unternehmen

Die allseits präsenten Empfehlungen und Ratschläge, die an die individuelle Verantwortung für gesunde Ernährung und mehr Bewegung appellieren, haben nicht zu den gewünschten Erfolgen geführt (zusammenfassend Zwick 2008: 8f.). Die erfolglose Bearbeitung der Öffentlichkeit hängt zum einen damit zusammen, dass *gesellschaftliche Verhältnisse*, die zum Entstehen von Übergewicht und Adipositas beitragen, ausgeblendet werden. Zum anderen sind abstrakte, wissenschaftliche Informationen und Erkenntnisse, die rational vermittelt werden und von der Alltagspraxis abgehoben sind, wenig geeignet, neue Routinen zu fördern und Alltagshandeln zu verändern. Dieses Konzept, das einen zwangsläufigen Zusammenhang zwischen Wissen und Handeln unterstellt, gilt nach Auffassung vieler Experten als gescheitert (Rehaag und Waskow 2006: 26ff.). Zwar kann eine sinnvolle Risikokommunikation grundsätzlich nicht auf das Wissen von Experten verzichten, sie muss aber ebenso die unterschiedlichen Belange der Bürger berücksichtigen. Übergewicht und Adipositas verweisen bei Deutschen und besonders bei Migranten auf fundamental veränderte kulturelle und sozialstrukturelle gesellschaftliche Verhältnisse und Bedürfnisse (vgl. Zwick in diesem Band). Zudem sind Freizeitverhalten und Ernährungsgewohnheiten kulturell bedingt und institutionell eingebunden; der entsprechende Lebensstil wird früh erlernt, internalisiert und bietet eher begrenzte Eingriffsmöglichkeiten. Vor allem die Missachtung des sozialen Kontextes, wie z.B. die isolierte Behandlung nur eines Familienmitglieds, war den Therapieerfolgen abträglich (vgl. Müller et al. 1998: 2028).

Aus den genannten Gründen gilt es, die Determinanten von Konsumentscheidungen im Fall von Lebensmitteln zu verstehen: Warum werden wider besseren Wissens hochkalorische Nahrungsmittel in großen Mengen gekauft und verzehrt? Bei allen in der Mikroökonomie behandelten Themen haben Entscheidungen, ihre Struktur und ihre Auswirkungen eine Schlüsselfunktion.

In der Rolle des Konsumenten treten Kinder und Jugendliche einmal als *primäre Konsumenten* auf, die den Großteil ihres Taschengeldes für Essen und Trinken ausgeben (vgl. McNeal 2000: 24). Zum Zweiten treten sie als *einflussnehmende Konsumenten* auf, die das Einkaufsverhalten ihrer Eltern mitlenken. Schließlich gewinnen sie als *zukünftige Konsumenten* Bedeutung für Unternehmen und Produkte, zu denen bereits in jungen Jahren eine Affinität aufgebaut werden kann, wobei diese drei Konsumenteneigenschaften im Lebenslauf variable Größen darstellen und nicht als diskrete Phasen missverstanden werden dürfen. So tritt z.B. der Zeitpunkt, zu dem Kinder erstmalig als primäre Konsumenten auftreten, früher ein, wenn Kinder bei einem alleinerziehenden Elternteil aufwachsen (vgl. McNeal 2000: 20). Zusammen machen diese drei Konsumenteneigenschaften verständlich, warum Kindern und Jugendlichen ein größeres *Marktpotential* zugeschrieben wird als irgendeiner anderen demographischen Gruppe. Vor diesem Hintergrund wird klar, warum Kinder und Jugendliche für viele Branchen eine so interessante und umworbene Zielgruppe darstellen (vgl. McNeal 2000: 12ff.).

Die Privatwirtschaft kann vom Primärerzeuger bis zum Einzelhandel durch eine Anpassung des Marketing Mixes von Product, Price, Placement und Promotion eine wichtige Rolle spielen und die Verantwortung für die Veränderung der adipogenen Umwelt sowie die Förderung gesunder Ernährung und Bewegung mittragen.

Unternehmen der Nahrungsmittelindustrie können für alle Seiten gewinnbringende Lösungen fördern, indem die wirtschaftlichen Chancen von Investitionen in gesündere Optionen hervorgehoben werden (vgl. WHO 2006b). So bestehen für Unternehmen der Nahrungsmittelbranche Chancen einer verbesserten Wertschöpfung und der Erschließung neuer Märkte durch die proaktive Kombination von Forschung und Entwicklung mit Marketing. Durch Einbeziehung von relevanten Stakeholdergruppen in den unternehmerischen Strategiefindungsprozess kann durch Preispolitik, Produktzusammensetzung, Informationsinitiativen und Allianzen ein positiver Beitrag zu einer gesünderen Ernährungskultur geleistet werden.

Verschiedene Studien (vgl. Bennett et al. 2006; EIRIS 2006; Eurosif 2007; Lang et al. 2006; Oekom 2007; UBS 2005 und 2006; Wiggins 2006) sowie die Recherchen im Rahmen des vorliegenden Forschungsprojekts zeigen, dass sich vor allem multinationale Unternehmen den Themen Nachhaltigkeit und – damit verbunden – Übergewicht und Adipositas annehmen. Die Aufmerksamkeit und Kritik seitens der Verbraucherverbände und der Politik zeigen offenbar Wirkung. Auch mittelständische Unternehmen haben oftmals eine lange Tradition der unternehmerischen Verantwortung gegenüber ihren Stakeholdern wie Mitarbeitern oder Kunden, denen sich die Unternehmer persönlich verpflichtet fühlen. Jedoch existieren Unterschiede in Bezug auf die Schwerpunkte und das Ausmaß des Nachhaltigkeitsengagements, wobei die Gastronomie und der Einzelhandel hinter den Bemühungen der verarbeitenden Industrie weit hinterherhinken. Meist handelt es sich um Aktivitäten auf mehreren Ebenen. Was das eigene Produktportfolio angeht, haben diese Unternehmen begonnen, Analysen in Bezug auf die Zusammensetzung ihrer Produkte durchzuführen, mit dem Ziel, ihre Produktpalette um fett- oder zuckerreduzierte Lebensmittel zu erweitern und Teile ihrer bereits bestehenden Produktpalette zu modifizieren. Große Fastfood-Anbieter haben ihr Sortiment mit kalorienärmeren Menü-Alternativen ergänzt.

Begleitet werden diese Maßnahmen im Bereich Produktentwicklung häufig durch Aktivitäten im Marketing: Hier kommt es zur Einführung von freiwilligen Selbstverpflichtungen. Insbesondere haben mehrere Unternehmen in den letzten Jahren Altersgrenzen eingeführt, unterhalb derer keine Bewerbung zucker- und fettreicher Lebensmittel mehr erfolgen darf. In Deutschland haben sich einige Vertreter der Nahrungsmittelindustrie neben freiwilligen Werbebeschränkungen vor allem der Initiative ‚*Plattform Ernährung und Bewegung*' angeschlossen. Auch die

Aufklärung der Verbraucher wird inzwischen offensiver betrieben: Die Unternehmen präsentieren auf ihren Verpackungen, im Restaurant oder auf ihrer Internetpräsenz eine ausführliche Auflistung der Nährstoffe. Zudem bieten sie allgemeine Informationen zu den CSR-Themen Ernährung, Bewegung und Gesundheit und regen die Verbraucher an, die Produkte des Unternehmens ‚maßvoll' zu konsumieren (vgl. Oekom 2007: 2f.).

Bislang konzentrieren sich viele Unternehmen der verarbeitenden Nahrungsmittelbranche aber auf Themen ‚innerhalb der Fabriktore', d.h. beispielsweise eine ressourcenschonende Produktion oder mitarbeiterfreundliche Arbeitsbedingungen. Dabei haben brisante, in der Öffentlichkeit kontrovers diskutierte Themen ihren Schauplatz ‚vor den Fabriktoren' oder noch weiter vorgelagert in der Wertschöpfungskette, etwa bei den Themen Überfischung, Kinderarbeit oder Tierschutz. Aber auch Übergewicht und Adipositas lassen sich als Themen verstehen, die aus der Unternehmensperspektive eher distalen Charakter tragen. Hier kann die Privatwirtschaft, insbesondere die verarbeitende Nahrungsmittelindustrie durch die beschriebenen Handlungsfelder und -instrumente eine bedeutende Rolle spielen, wenn es um die Veränderung der adipogenen Umwelt und die Förderung gesunder Ernährung und Bewegung geht, z.B. in Einkaufssituationen, am Arbeitsplatz oder in Schulen. Ein besonderes Augenmerk ist dabei auf sensible Gruppen wie Kinder und Jugendliche zu richten, deren Unerfahrenheit oder Leichtgläubigkeit nicht aufgrund kommerzieller Interessen ausgenutzt werden sollte.

4. Integration von Übergewicht und Adipositas in bankinterne Unternehmensratings

Die Themen Übergewicht und Gesundheit gewinnen vor dem Hintergrund eines *gesellschaftlichen Strukturwandels* zunehmend an Bedeutung: Die voranschreitende Verstädterung mit einer hohen Dichte an Fastfood und Snack-Angeboten in Ballungsgebieten einerseits und mit einem wenig Bewegung fördernden Raumangebot andererseits trägt zur Verschärfung der gesundheitlichen Problematik bei, die ihre volle Brisanz im Zuge der demographischen Alterungsprozesse entfalten könnte. Die Aufrechterhaltung der Volksgesundheit gewinnt damit, auch und gerade mit Blick auf eine nachhaltige Entwicklung, an Gewicht. Die Themen Übergewicht und Adipositas lassen sich unschwer hierunter subsummieren.

Wirken sich nachhaltigkeitsorientierte Unternehmensaktivitäten positiv auf den Unternehmenswert bzw. den Shareholder Value aus, spricht man vom *Business Case of Sustainability*. Zu den Werttreibern zählen beispielsweise Umsatzwachstum, Verbesserung der Umsatzrentabilität oder ein Rückgang der Steuerbelastung aufgrund ökologischer oder sozialer Aktivitäten.

Markterfolge können erzielt werden, wenn im Rahmen einer Differenzierungsstrategie die Produkte und Dienstleistungen an den Prinzipien der Nachhaltigkeit ausgerichtet werden. Auch können durch nachhaltige Innovationen neue Märkte besetzt werden. Für den Bereich Übergewicht und Adipositas wären beispielsweise Maßnahmen zu nennen, die die Gesundheit und Fitness der Mitarbeiter eines Unternehmen fördern. Auf der einen Seite ist dies ein öffentlichkeitswirksames Zeichen von mitarbeiterfreundlichen Arbeitsbedingungen, und auf der anderen Seite können hierdurch Krankenstand und Fluktuation reduziert werden. Doch nicht nur an innerbetrieblichen Nutzen ist zu denken: Als Beispiel sei auch die Einführung von Premium-Salaten von McDonald's und das Ende von Supersize-Portionen erinnert. Zusammen mit anderen Veränderungen zugunsten gesünderer Ernährung und Bewegung, führten diese Maßnahmen im entsprechenden Berichtszeitraum zu einem Anstieg der Unternehmensgewinne um 56% Prozent und zu einer Verdoppelung des Aktienkurses (vgl. Zadek et al. 2005: 15).

Die Bedeutung von Nachhaltigkeitsaspekten und -risiken wird zunehmend als sinnvolle Ergänzung zu fundamentalen, quantitativen Quellen der Rendite-Risikobewertung von Unternehmen angesehen. In zunehmendem Maße fordern daher Kapitalgeber Informationen über die Geschäftsaktivitäten von Unternehmen, die sich nicht auf finanzielle Kennzahlen zur Unternehmensperformance beschränken. Besonders für die für alle Kreditinstitute verbindlichen Eigenkapitalvorschriften durch das *Basel II Abkommen* und insbesondere den Internal-Rating-Based (IRB) Ansatz spielt eine umfassende, kreditnehmerindividuelle Bonitätsbeurteilung eine wichtige Rolle, da nun Kredite von Kreditnehmern mit einer guten Bonität mit weniger Eigenkapital unterlegt werden müssen als Kredite von Kreditnehmern mit einer schlechteren Bonität. Banken wenden sich nicht nur von einer Pauschalierung der Kreditrisiken ab, auch die durch das Kreditrating bestimmte jeweilige Unternehmensbonität nimmt so direkten Einfluss auf die Kapitalkosten für das Unternehmen (vgl. Hrebicek 2003: 5).

Nachhaltigkeitsrisiken können das Ausfall- bzw. Adressatenrisiko wesentlich beeinflussen und damit die Bonität des kreditnehmenden Unternehmens (vgl. Weber et al. 2005: 6). Die empirische Insolvenzforschung hat verschiedene Risikotypen von Unternehmen erkennen lassen, aus welchen sich wesentliche Anhaltspunkte zur grundsätzlichen Komplementarität von Nachhaltigkeits- und Ausfallrisiken ableiten lassen: So sind in der Insolvenzforschung enge Bezüge zu den Konzepten des Risikos von Nicht-Nachhaltigkeit besonders hinsichtlich Sozialfaktoren, wie mangelnde Managementqualität oder unkorrektes Mitarbeiterverhalten, erkennbar. Durch Berücksichtigung von Nachhaltigkeitsrisiken zusätzlich zu den herkömmlichen Bonitätskriterien können die Ausfallwahrscheinlichkeiten von Kreditnehmern umfassender dargestellt werden. Dennoch fand bisher die Verbindung zwischen Insolvenzursachen und Nachhaltigkeit in der traditionellen Analyse des Ausfallrisikos eines Kredites nur unzureichende Beachtung (vgl. Schäfer 2004: 7ff.).

Vergleicht man nun die Möglichkeiten einer Erhebung von nachhaltigkeitsrelevanten Kriterien und Risikoindikatoren (vgl. Michalik 2001: 64), wie es durch *Nachhaltigkeitsratings* geschieht, mit den grundlegenden Anforderungen des Baseler Ausschusses an die Datenerhebung im Rahmen von IRB-Modellen für Kredite an Unternehmen (vgl. Baseler Ausschuss für Bankenaufsicht 2001: 54), dann werden folgende Anknüpfungspunkte erkennbar: Der Minimalkatalog für IRB-Ratings lässt bereits die Integration einer zukunftsorientierten Analyse erkennen, die über die Beurteilung von traditionellen Finanzkennzahlen hinausgeht. Hier zeigen sich auch die breitesten Anknüpfungspunkte von Nachhaltigkeitsrisiken und geforderten Erhebungsaspekten eines IRB-Ratings: Neben *‚Fähigkeiten, die in der Vergangenheit eine Rolle spielten‘* wird also auch die *‚prognostizierte Fähigkeit, Erträge zu erwirtschaften‘* genannt. Es ist daher sinnvoll, Faktoren zu berücksichtigen, die diese Fähigkeit wesentlich beeinflussen. Hier bietet sich die gesamte Palette der Nachhaltigkeitsrisiken an, angepasst an die Besonderheiten der Branche und des Unternehmens. Sowohl *‚operative Risiken‘*, z.B. durch übergewichtsfördernde Produkte oder mangelhafte Nährwertinformationen, als auch Risiken, die aus dem *‚Fehlverhalten des Managements‘* beispielsweise gegenüber wichtigen Stakeholdergruppen resultieren, können ein Unternehmen schwächen. Die zukünftige Ertragsentwicklung eines Unternehmens kann darüber hinaus direkt oder indirekt gefährdet werden durch Marktrisiken, z.B. durch ein verändertes Konsumverhalten, die verpasste Anpassung an Trends, wie z.B. Convenience Food, aber auch durch rechtliche Risiken, beispielsweise durch Verbote von bestimmten übergewichtsfördernden Inhaltsstoffen oder Verkaufsverbote physiologisch problematischer Lebensmittel in Schulen.

Daneben wird mit dem Kriterium *‚Kapitalstruktur und Wahrscheinlichkeit, dass unvorgesehene Umstände zu einer Zahlungsunfähigkeit des Unternehmens führen‘* die neue Zukunftsorientierung der Baseler Anforderungen unterstrichen. Alle Arten von Nachhaltigkeitsrisiken und deren Vernachlässigung können zu diesen unvorhergesehenen, unerwünschten Umständen führen, besonders im Fall von systemischen Risiken und Megarisiken. Die *‚Position innerhalb der Branche und zukünftige Aussichten‘* wird in besonderer Weise von den qualitativen Aspekten der verschiedenen Nachhaltigkeitsrisiken tangiert. Neben der Erfassung operativer, management- und standortbezogener sowie rechtlicher Risiken ist im Zusammenhang mit dem Marktrisiko auch das Erkennen von Mikro- und Makrotrends in Betracht zu ziehen. Dabei geht es darum, Risiken aus einem nicht-nachhaltigen Unternehmenshandeln in finanziell bewertete Wettbewerbsvor- oder -nachteile zu transformieren.

Die offensichtlichste und direkteste Parallele findet sich in der IRB-Bewertungsanforderung *‚Stärke und Fähigkeit des Managements‘* und den Nachhaltigkeitsrisiken, die sich aus dem Verhalten des Managements ergeben. Denn es hängt von der Fähigkeit der Unternehmensführung ab, Nachhaltigkeitsrisiken rechtzeitig zu erkennen und die Unternehmensaktivitäten danach auszurichten. Ignoriert eine vom Management entwickelte Unternehmensstrategie die ökologische und soziale Verantwortung gegenüber den Stakeholdern eines Unternehmens, kann sich dies negativ auf die so genannte *‚Licence to Operate‘* und Reputation des Unternehmens auswirken. Butz zufolge bezeichnet die ‚Licence to Operate‘ eine Quasi-Lizenz für unternehmerische Aktivitäten, teilweise auch die Lizenz zur Zusammenarbeit – ‚Licence to Operate‘ bzw. ‚Licence to Cooperate‘ –, die auf *positiven Beziehungen* zwischen dem Unternehmen und seinem Management zur Gesellschaft beruhen. Solche Quasilizenzen werden dann erteilt, wenn Unternehmen ihrer Verantwortung gegenüber der Öffentlichkeit nachgekommen sind und sich eine gute Reputation erworben haben (Butz 2003: 14f.). Konstruktive und transparente Beziehungen zu öffentlichen und regionalen Institutionen sowie zu unternehmerischen Anspruchsgruppen sind einem positiven Unternehmensimage zuträglich und begünstigen die zukünftige Kommunikation.

Soll die *‚Qualität der Einkünfte‘* bestimmt werden, gilt es, operative und Managementrisiken differenziert zu bewerten, da ihre Reduktion zur Erhöhung des finanziellen Unternehmenserfolges führt. Dies sollten unsere Ausführungen zum nachhaltigen Unternehmenshandeln verdeutlichen. Sollten Nachhaltigkeitsrisiken die Beschaffung, die Produkt- bzw. Dienstleistungserstellung oder den Absatz beeinträchtigen, so gilt die Unternehmung hinsichtlich der genannten Kriterien der Baseler Anforderungen als gefährdet. Hierbei spielen, wie angedeutet, keineswegs nur ökonomische, sondern auch soziale Faktoren eine Rolle. Die *‚finanzielle Flexibilität‘* ist neben rein ökonomischen zudem von sozialen Faktoren abhängig. Ausschlaggebend für den Zugang zu Fremd- und Eigenkapitalmärkten ist beispielsweise auch eine positive Beziehung zu kritischen Stakeholdern.

Klassische quantitative Aspekte wie *‚Qualität und rechtzeitige Verfügbarkeit von Informationen‘* sowie der *‚Fremdfinanzierungsgrad und Auswirkungen von Nachfrageschwankungen‘* werden vorwiegend auf Basis von quantitativen Informationen erhoben. Durch die Analyse von Nachhaltigkeitsrisiken sind nur begrenzt zusätzliche Erkenntnisse zu erwarten, so im Bereich von operativen Problemen durch menschliches Fehlverhalten oder falsche organisatorische Entscheidungen, die auf eine Schwäche des Managements zurückzuführen sind (vgl. Schäfer 2004: 8).

Soll die Bonität eines Unternehmens umfassend bewertet werden, gilt es daher zunächst, den Kriterienkatalog um eine Reihe von qualitativen Kriterien zu ergänzen, welche die Risiken der *ökonomischen*, *ökologischen* und *sozialen Dimension* umfassen. Hierbei kann man sich an den Gemeinsamkeiten von Nachhaltigkeitsratings in Bezug auf die Kriterien und deren Erhebung orientieren, die sich wie folgt zusammenfassen lassen:

- Zur Erfassung operativer und rechtlicher Risiken wird bei der Bewertung der Produktion die ganze Wertschöpfungskette betrachtet. Die Bewertung der Produktpalette erfolgt über den gesamten Lebenszyklus der Produkte.
- Managementrisiken und Standortrisiken lassen sich beurteilen, indem man die Anforderungen von unternehmerischen Anspruchsgruppen und ihre Auswirkungen berücksichtigt. Ferner werden neben ökonomischen ökologische und soziale Mikro- und Makrotrends analysiert in ihrem Einfluss auf das Unternehmen und seine Marktrisiken.
- Ökonomische, soziale und ökologische Auswirkungen auf das Unternehmen lassen sich im Rahmen integrierter Ratingmodelle überprüfen und bewerten.
- Mit Blick auf einen ganzheitlichen Managementprozess kann die unternehmerische Nachhaltigkeitsperformance bewertet werden, welche die verschiedenen Schritte von der Strategieentwicklung, Umsetzung, Kontrolle bis hin zu Ergebnissen, Rechnungslegung und Diskussion mit einbezieht (vgl. Schäfer et al. 2006: 1).

Traditionell ist es die Stärke von *Nachhaltigkeitsratings*, nichtfinanzielle Parameter zu erheben und zu evaluieren (vgl. Hesse 2006 5). Nachhaltigkeitskriterien sind in ihrer Charakteristik zukunftsbezogen, da sie aus der ethischen Forderung nach einer zukunftsfähigen Entwicklung resultieren. Außerdem zeichnet diese Kriterien die hohe Bedeutung von weichen, d.h. *qualitativen Faktoren* aus, was der Identifizierung nicht nur ökonomischer, sondern auch sozialer, kultureller und ökologischer Makro- und Mikrotrends im gesamten Handlungsumfeld eines Unternehmens zugutekommt (vgl. Schäfer et al. 2004: 115f.).

Für eine Berücksichtigung von Nachhaltigkeitsaspekten im Rahmen von Kreditratings lassen sich fünf Argumente zusammenfassen:

- Wachstumschancen für bestehende und neue Produkte und Marken
- Forderungen der Öffentlichkeit und weiterer Stakeholder
- Neue und strengere gesetzliche Auflagen

- Direkte Betroffenheit durch erhöhten Krankenstand und Produktivitätsverlust
- Entwicklung von Best Practices innerhalb der Branche

Orientiert man sich an diesen fünf Kriterienbereichen – ‚*Wachstumschancen*', ‚*Stakeholder-Orientierung*', ‚*regulatorische Umwelt*', ‚*direkte Betroffenheit*' und ‚*Branchen-Benchmarks*' – und zusätzlich an den Kriterien und Indikatoren aus dem Bereich des Nachhaltigkeitsrating, die für die Bestimmung des Ausfallrisikos relevant sein könnten, ergibt sich für den Bereich ‚Markt und Produkt', in welchen die Übergewichtsthematik einzuordnen ist, ein möglicher Analyserahmen für Kreditinstitute, für den ein *Selbstevaluationsleitfaden* als Instrument des Risikomanagements und der Risikokommunikation für Unternehmen der Nahrungsmittelindustrie gegenüber Fremdkapitalgebern erstellt worden war.

Reichert man bankinterne Ratings mit Kriterien aus dem Nachhaltigkeitsrating, d.h. mit qualitativen, ‚weichen' Faktoren an, dann wird es auch im Fall von Übergewicht und Adipositas als Nachhaltigkeitsrisiken möglich, die gegenwärtige und zukünftige Unternehmerbonität in umfassender Weise einzuschätzen.

Die zunehmende Globalisierung und Marktkonzentration wird, zusammen mit einem verstärkten Gesundheitsbewusstsein, dazu führen, dass das Verhalten von Unternehmen der Nahrungsmittelbranche gegenüber dem Problemfeld Übergewicht und Adipositas bei der Bewertung ihrer Bonität zukünftig eine größere Rolle spielen wird. Um langfristig wirksame Verbesserungen im Nachhaltigkeitsverhalten von Unternehmen zu erreichen, ist es erforderlich, dass das Verfahren zur Nachhaltigkeitsbewertung durch die Einbindung relevanter Stakeholdergruppen legitimiert ist und die maßgeblichen Einflussfaktoren der jeweiligen Branche auf eine nachhaltige Entwicklung berücksichtigt werden (vgl. Busch und Orbach 2003: 3f.). Die Bereitstellung von Kapital für Unternehmen der Nahrungsmittelbranche ist mit der Bewertung einer Reihe von Herausforderungen verbunden, von denen das Problemfeld Übergewicht und Adipositas neben zahlreichen anderen, wie beispielsweise genmodifizierten Lebensmitteln oder Arbeitsbedingungen der Mitarbeiter und Lieferanten, steht. Diese Problemfelder können sowohl als *Risiken* als auch als *Chance* verstanden werden (vgl. Robins 2006: 11).

5. Risikomanagement für Unternehmen der Nahrungsmittelindustrie

In den letzten Jahren wurde Risikomanagement oftmals eher reaktiv beziehungsweise retrospektiv und situativ betrieben (vgl. Romeike 2004: 9). Reaktives Risikomanagement, das aus vergangenheitsbezogenen Daten einen für die Zukunft geltenden Ursache-Wirkungszusammenhang unterstellt, kann jedoch die Gefahr bergen, zum

Krisenmanagement zu verkommen. Mangelhafte Frühwarnsysteme, unzureichendes Controlling und Revisionsprozesse, intransparente Unternehmensstrukturen oder eine ungeeignete Risikokultur stehen in Zusammenhang mit Unternehmenskrisen.

Systemische Risiken, verbunden mit veränderten Erwartungen der Stakeholder, steigendem Kostendruck, der Volatilität globalisierter, vernetzter Märkte und kürzer werdende Reaktionszeiten erfordern ein prognostisches und prophylaktisches *Risikomanagement*, das gleichzeitig die Möglichkeit eines Chancenmanagements bietet (vgl. Romeike 2004: 17). Die herkömmliche Art des Risikomanagements nach Gefährdungspotenzial und Exposition orientiert sich traditionell an den direkten, physischen Folgen für Mensch und Umwelt. Im Gegensatz dazu entfalten systemische Risiken entgrenzte Schadenspotenziale, die, ausgehend von einer als harmlos eingeschätzte Risikoquelle, wie etwa Ernährung, nach einer bestimmten Latenzphase weiterreichende, systemüberschreitende Schäden entfalten können. Die Funktionsfähigkeit der betroffenen Systeme, wie das der sozialen Sicherung, Finanz- und Arbeitsmärkte oder des gesellschaftlichen Zusammenlebens, aber auch des Ursprungssystems selbst, wird dabei gefährdet. Systemisch wirkende Risiken zeichnen sich durch die Wechselwirkung physischer Konsequenzen mit den psychologischen, sozialen, ökologischen, kulturellen und ökonomischen Auswirkungen aus. Die Ursache-Wirkungsbeziehungen über die eigentliche Risikoquelle hinaus sind dabei oft nicht klar erkennbar, da systemische Risiken durch ein hohes Maß an Komplexität, Ungewissheit und Ambiguität gekennzeichnet sind (vgl. Renn et al. 2007: 165).

Die Adipositas kann nicht umstandslos als ein *systemisches Risiko* angesehen werden: Weder vermag sie die Funktionsfähigkeit des sozialen Sicherungssystems ernsthaft zu gefährden noch tangiert sie Systeme außerhalb dieser Sicherungsnetze in nennenswerter Weise (vgl. Zwick und Renn in diesem Band). Gegenwärtig bleibt das Gros der Folgen auf die betroffenen Individuen, ihre Gesundheit und Selbstverwirklichungschancen und die Frage der sozialstaatlichen Kosten beschränkt. Erst auf den zweiten Blick kann man dem Adipositasrisiko systemischen Charakter attestieren, und zwar auf Seiten der Risikogenese: Bei genauer Betrachtung lassen sich Übergewicht und Adipositas nur unzureichend als individuelle Fehlanpassung deuten, die sich in einem dauerhaften Überschuss an Energieaufnahme gegenüber dem Energieverbrauch manifestiert. Diese verkürzte Sichtweise unterschlägt, dass Adipositas in der bundesdeutschen Gegenwartsgesellschaft auf einer Verschränkung *gesellschaftlicher, institutioneller und individueller Faktoren* beruht. Auf der gesellschaftlichen Ebene wirken beispielsweise die *Überflussgesellschaft,* die hohe Technisierung des Alltags und an Bequemlichkeit orientierte kulturelle *Leitbilder* problemverstärkend. Seit den 70er Jahren weist die Institution der *Familie* zunehmende Erosionsprozesse und wachsende Funktionsdefizite auf. Dies zieht Sozialisations- und Kompetenzdefizite nach sich. Ein dritter, das Problem begünstigender Faktor ist in den individuellen Lebensstilen und Präferenzen zu sehen: Hypertrophe Ernährung und ein passives Freizeitverhalten ziehen die bekannten Konsequenzen nach sich (vgl. Zwick in diesem Band).

Da eine klare Eingrenzung und Gewichtung der Verantwortlichkeiten für Übergewicht und Adipositas nicht möglich ist, kann von einem so genannten *‚Governance Vakuum‘* gesprochen werden, und es könnte von Unternehmen erwartet werden, dieses durch Maßnahmen unternehmerischer Nachhaltigkeit und Verantwortung zu füllen (vgl. Crane und Matten 2004: 68). Gleichzeitig besteht die Gefahr von Verzerrungen, z.B. durch aggressive Medienberichterstattung oder Schadensersatzforderungen. Besteht die Schwierigkeit, Anschuldigungen entgegenzusteuern, kann sich das vor allem auf die intangiblen Unternehmenswerte, die ‚Licence to Operate‘ und somit durch Folgehandlungen wie Umsatzeinbußen durch Konsumverzicht oder Regulierungsmaßnahmen negativ auf die wirtschaftliche Lage von Unternehmen der Nahrungsmittelbranche auswirken. In der öffentlichen Wahrnehmung, die sich gerade bei unklaren Verantwortlichkeiten eines systemischen Risikos durch Medienberichte beeinflussen lässt, werden aus ‚guten Produkten‘, wenn nicht gegengesteuert wird, ‚schlechte Produkte‘ und damit ‚schlechte Unternehmen‘. Indem Verantwortlichkeiten gesucht werden bei den möglichen (Mit-) Verursachern von Übergewicht und Adipositas, sind die Unternehmen der Nahrungsmittelindustrie als indirekter, bislang oftmals passiver Akteur betroffen.

Übergewicht und Adipositas schaffen veränderte Rahmenbedingungen. Die Unternehmen der Nahrungsmittelbranche sehen sich mit dem Problem konfrontiert, wie diesen mit Hilfe eines *adäquaten Risikomanagements* aktiv begegnet werden kann. Die besondere Herausforderung besteht darin, dass systemische Risiken wie Übergewicht und Adipositas aufgrund ihrer vielfältigen und oft unscharfen Ursachen- und Wirkungsmechanismen *nicht* mit einem klassischen Risikomanagementansatz identifiziert, bewertet, gesteuert oder kontrolliert werden können.

Die Rechtssituation des unternehmerischen Risikomanagements und die finanziellen Möglichkeiten des Unternehmers vorausgesetzt, bietet sich hier ein indirektes Signalisieren der Vertrauenswürdigkeit und Qualität der Unternehmung durch Einschaltung eines *Finanzintermediärs* in Form eines beauftragten Ratings an. Für Unternehmen der Nahrungsmittelindustrie könnte eine Selbstevaluation, z.B. durch ein beauftragtes Rating in Form einer *SWOT-Analyse* (Strengths, Weaknesses, Opportunities und Threats), Transparenz schaffen und die Stärken und Schwächen in Hinblick auf die Herausforderungen des systemisch wirkenden Nachhaltigkeitsrisikos durch Übergewicht und Adipositas aufzeigen. So können

Schwachstellen und Verbesserungspotenziale des Nachhaltigkeitsmanagements auch im Vergleich mit anderen Unternehmen identifiziert werden.

Neben einer verbesserten Selbsteinschätzung könnte eine solche Analyse auch eine optimierte Position gegenüber Kapitalgebern bedeuten. In Hinblick auf den Kapitalmarkt können beauftragte Ratings grundsätzlich dazu dienen, ein Unternehmen auf den Ratingprozess einer kreditgebenden Bank besser vorzubereiten, eine Grundlage für Gespräche mit Kreditinstituten zu bilden oder alternative Finanzierungsquellen zu erschließen. Im besten Fall könnte durch eine solche Risikomanagementmaßnahme erreicht werden, dass ein Unternehmen in eine höhere Ratingstufe gelangt und einen ausreichend hohen Finanzierungsrahmen sowie günstigere Kreditkonditionen zur Verfügung gestellt bekommt.

Als ein erster Schritt wurde für Unternehmen der Nahrungsmittelindustrie im Rahmen dieses Forschungsprojekts die auf der Argus-Plattform des Lehrstuhls für Finanzwirtschaft der Universität Stuttgart (www.argus-responsibility.de) integrierte, internetbasierte *Selbstevaluation* entwickelt. Falls durch ein rotes oder auch gelbes Signal der im Evaluationsleitfaden installierten Ampelfunktion Handlungsbedarf für ein Unternehmen angezeigt ist, könnte ein daran anschließend beauftragtes Rating Transparenz schaffen über Stärken und Schwächen in Hinblick auf die Herausforderungen des systemisch wirkenden Nachhaltigkeitsrisikos durch Übergewicht und Adipositas.

Es sollten weitere Forschungsanstrengungen unternommen werden zur Selbstevaluation von Unternehmen hinsichtlich der Chancen für eine nachhaltige Unternehmensführung bzw. der Risiken, falls dieses Leitbild verfehlt wird (vgl. Schäfer 2004: 7ff.). So wie sich Unternehmen gegenüber ihren Kunden mittels spezieller Marketingstrategien positionieren, sollten sie sich auch gegenüber der Bank vermarkten, indem Kernkompetenzen und besondere Stärken im Wettbewerb durch entsprechende Informationen präsentiert und nachvollziehbar gemacht werden. Insbesondere günstigere Kreditkonditionen oder niedrigere Risikoprämien für Unternehmen, die sich durch eine vorbildliche Nachhaltigkeitsperformance auszeichnen, können hier Signalwirkung auf andere Unternehmen und ihr Verhalten in Bezug auf Übergewicht und Adipositas, aber natürlich auch bezüglich anderer sozialer oder ökologischer Risiken haben. Falls Unternehmen sich in diesem Prozess als aktiven Partner zusammen mit Ratingorganisationen und Stakeholdern sehen, stellt die integrierte Bewertung ihrer ökonomischen, sozialen und ökologischen Performance eine Chance für die Verbesserung ihrer Risikomanagementsysteme und Risikokommunikation dar, die gleichzeitig die Transparenz für die Unternehmen selbst und ihre Anspruchsgruppen erhöht. Solche Unternehmen werden für Investoren attraktiver (Schinschel et al. 2005: 21). Da im Rahmen dieses Forschungsprojekts ausschließlich die qualitativen Kriterien im IRB-Ansatz betrachtet wurden, wäre ein erster Schritt, für die vorherrschenden, *quantitativen* Faktoren von IRB-Modellen entsprechende Lösungsvorschläge zur Integration von Nachhaltigkeitsaspekten zu entwickeln. Dabei stellen die hohen Anforderungen an die Datenqualität in der Praxis des Kreditratings eine große Herausforderung dar, sie könnten jedoch zu einer Verbesserung der Modelle zur Schätzung von Ausfallwahrscheinlichkeiten beitragen.

Literatur

Basler Ausschuss für Bankenaufsicht 2001: Konsultationspapier – Die Neue Basler Eigenkapitalvereinbarung vom Januar 2001, Bank für Internationalen Zahlungsausgleich, Basel, www.bundesbank.de/download/bankenaufsicht/pdf/rules_translation.pdf, verifiziert im Mai 2007.

Bennett, J., Boles, O. und Crossley, R. 2006: A proposed framework for the corporate response to addressing consumer health and obesity; The Prince of Wales International Business Leader Forum (Hg.), London.

Bergius, S. 2006: Großinvestoren bekennen sich zu verantwortlichem Investieren; in: Handelsblatt vom 05. Mai 2006; www.handelsblatt.com/news/Default.aspx? _p=200729&_t=ft&_b=1073775, verifiziert im August, 2006.

BMBF – Bundesministerium für Bildung und Forschung 2004: Bekanntmachung von Richtlinien des BMBF zur Förderung von Forschungs- und Entwicklungsvorhaben im Rahmen der sozial-ökologischen Forschung Themenbereich: Strategien zum Umgang mit systemischen Risiken (2005-2008), www.bmbf.de/foerderungen/ 3069.php, verifiziert im September 2007.

Bundesverband der Deutschen Ernährungsindustrie – BVE 2009: Homepage des Bundesverband der Deutschen Ernährungsindustrie, www.bve-online.de, verifiziert im März 2009.

Busch, T. und Orbach, T. 2003: Zukunftsfähiger Finanzsektor: Die Nachhaltigkeit von Banken und Versicherungen; Wuppertal Papers Nr. 129.

Butz, C. 2003: Performance nachhaltiger Anlagen – Wertschöpfung durch Faktorzerlegung; Pictet-Arbeitspapier, Banque Pictet, Genf.

Crane, A. und Matten, D. 2004: Business Ethics – A European Perspective; Oxford University Press, Oxford.

EIRIS 2006: Obesity concerns in the food and beverage industry; SEE risk briefing, Februar 2006.

Eurosif 2007: Food Producers; Sector Report, Nr. 5, Mai 2007; Eurosif, Paris.

Federspiel, B. 2005: Gesundheitsförderung Schweiz – Kernthema ‚Gesundes Köpergewicht' – Ökonomische Perspektive; Bericht, Zürcher Hochschule Winterthur, Winterthurer Institut für Gesundheitsökonomie.

GRI 2007: Homepage der Global Reporting Initiative; http://www.globalreporting.org, verifiziert im Februar 2008.

Hesse, A. 2006: Corporate Governance und Sustainability – Steigerung des nachhaltigen Unternehmenswerts; Germanwatch (Hg.), Bonn; www.germanwatch.org/ corp/corgov06.pdf, verifiziert im November 2007.

Hrebicek, G. 2003: Corporate Governance – Brücke zwischen Anleger, Management und Mitarbeiter; in: Hrebicek, G. und Fichtinger, M. (Hg.); Handbuch Corporate Governance – Leitfaden und Praxisbeispiele für transparente Unternehmensführung und –überwachung. Verlag Aktienforum, Wien.

Kotler, P., Armstrong, G., Saunders, J. 2006: Grundlagen des Marketing, München

Lang, T., Rayner, G. und Kaelin, E. 2006: The food industry, diet, physical activity and health: A review of reported commitments and practice of 25 of the world's largest food companies; Centre for Food Policy, City University, London.

Leibundgut, E. 2002: Wie Sie Ihr Chancen-Risiko-Profil optimieren und erfolgreich die Gesamtrisikoposition des Unternehmens steuern, in: Eller, R., Gruber, W. und Reif, M. (Hg.); Handbuch Operationelle Risiken: aufsichtsrechtliche Anforderungen, Quantifizierung und Management, Praxisbeispiele Stuttgart: 299-326.

Lobstein, T., Baur, L. und Uauy, R. 2004: Obesity in children and young people: a crisis in public health; Studie für die IASO International Obesity Task Force; in: Obesity Reviews, 2004, 5, Suppl. 1: 4-85.

McNeal, J. 2000: Children as Consumers of Commercial and Social Products; Working paper für die Konferenz ‚Marketing health to kids 8 to 12 years of age', 21.-22. Oktober 1998; Pan American Health Organization.

Michalik, G. 2001: Kreditentscheidung und Nachhaltigkeit; Dissertation; Band 679 aus der Reihe 6, Psychologie der Europäischen Hochschulschriften, Frankfurt a.M.

Müller, M., Körtzinger, I., Mast, M., König, E. 1998: Prävention der Adipositas; in: Deutsches Ärzteblatt 95, Heft 34-35 vom 24. August 1998: A2027-2030.

Narbro K., Jonsson E., Larsson B., Waaler H., Wedel H. und Sjöström L.1996: Economic consequences of sick-leave and early retirement in obese Swedish women; in: International Journal of Obesity Related Metabolic Disorders, Vol. 20: 895-903.

Oekom 2007: Corporate Responsibility Industry Report – Food and Beverages; Oekom Research, München.

Rais, B. 2003: Alarmierende Zunahme von Übergewicht bei Kindern und Jugendlichen; VerbraucherNews, Meldung vom 20.01.2003, www.verbrauchernews.de/artikel/0000013773.html, verifiziert im März 2006.

Rehaag, R. und Waskow, F. 2006: Rahmenbedingungen von Ernährungskommunikation; in: Barlösius, E. und Rehaag, R. (Hg.); Skandal oder Kontinuität – Anforderungen an eine öffentliche Ernährungskommunikation; Veröffentlichungsreihe der Forschungsgruppe Public Health, Wissenschaftszentrum Berlin für Sozialforschung (WZB): 21-38.

Renn, O., Schweizer, P.-J., Dreyer, M. 2007: Systemische Risiken: Charakterisierung, Management und Integration in eine aktive Nachhaltigkeitspolitik; in: Beckenbach, F., Hampicke, U. und Leipert, C. (Hg.); Jahrbuch ökologische Ökonomik 5 – Soziale Nachhaltigkeit, Marburg: 157-188.

Robins, N. 2006: Capital Concerns; in: Bulletin of the Food Ethics Council; Sping 2006: 11.

Romeike, F. (Hg.) 2004: Modernes Risikomanagement, Weinheim.

Schäfer, H. 2004: Unternehmensnachhaltigkeit und Ausfallrisiko im Kontext von Basel II; in: Forum Wirtschaftsethik, 12. Jg., H. 2, 2004: 4-9.

Schäfer, H., Hauser-Ditz, A. und Preller. E. 2004: Transparenzstudie zur Beschreibung ausgewählter international verbreiteter Rating-Systeme zur Erfassung von Unternehmensnachhaltigkeit bzw. Corporate Social Responsibility für die Bertelsmann Stiftung, Gütersloh.

Schäfer, H. und Lindenmayer, P. 2004: Vergleichende Analyse der Kriteriensysteme und Prozesse von Konzepten der Nachhaltigkeitsbewertung unter besonderer Berücksichtigung des Sozialbereichs und von für den deutschsprachigen Raum relevanten Konzepten; Edition der Hans Böckler Stiftung, Düsseldorf.

Schäfer, H., Beer, J., Zenker, J. und Fernandes, P. 2006: Who is who in Corporate Social Responsibility Rating – a survey of internationally established rating systems that measure Corporate Responsibility; Transparenzstudie für die Bertelsmann Stiftung.

Schinschel, C., Roehl, A. und Schun, C. 2005: Beitrag zum Virtual Roundtable: Risikomanagement – Werttreiber oder regulatorische Bremse?, durchgeführt von RiskNET und Competence Site am 08. November 2005, www.competence-site.de/controlling.nsf/news/3D5AA39457F30B 37C12570A70035B8FF/$file/ VR-Risikomanagement_Zusammenfassung.pdf# Page=3, verifiziert im August 2008.

Statistisches Bundesamt 2007: Gesundheitsausgaben 2005 um 2,4% gestiegen; Pressemitteilung Nr. 170 vom 23.04.2007; www.destatis.de/jetspeed/portal/cms/Sites/ destatis/Internet/DE/Presse/ pm/2007/04/PD07__170__23611,templateId=render Print.psml, verifiziert im Oktober 2007.

Stiftung Warentest 2004: Kinderlebensmittel – Viel zu pfundig; test 06/2004; www.test.de/themen/ kinder-familie/test/Kinderlebensmittel-Viel-zu-pfundig-1179455-2179455/, verifiziert im September 2008.

Sturm, R. 2002: The Effects of Obesity, Smoking, and Drinking on Medical Problems and Costs; in: Health Affairs; Vol. 21, No. 1, Feb/March 2002: 245-253.

Trummer, U. und Weisz, U. 2004: Nachhaltigkeit und Gesundheit; Internetportal zur Nachhaltigkeit in Österreich des Bundesministeriums für Land- und Forstwirtschaft, Umwelt und Wasserwirtschaft; Thema des Monats 12/2004; www.nachhaltigkeit.at/reportagen.php3?id=22, verifiziert im Dezember 2007.

UBS 2005: Foods and Beverages: Corporate Responsibility; Sector Report, 24. Oktober 2005; UBS Ltd., London.

UBS 2006: Obesity – A matter of some weight for the food industry; SRI Newsletter, Issue 1/ April 2006.

Weber, O., Michalik, G. und Scholz, R. 2005: Incorporating sustainability criteria into credit risk management; GOE Report, 3-5005; GOE – Gesellschaft für Organisation und Entscheidung m.b.H., Zürich und ETH Zürich, Natural and Social Sciences Interface (Hg.).

WHO 2004: Obesity: Preventing and managing the global epidemic; WHO Technical Report Series, Nr. 894; Geneva.

WHO 2006a: Die Herausforderung Adipositas und Strategien zu ihrer Bekämpfung in der Europäischen Region der WHO; Bericht anlässlich der Europäischen Ministerkonferenz zur Bekämpfung der Adipositas in Istanbul, 15. – 17. November 2006; Weltgesundheitsorganisation – Regionalbüro für Europa (Hg.).

WHO 2006b: Europäische Charta zur Bekämpfung der Adipositas; Charta anlässlich der Europäischen Ministerkonferenz zur Bekämpfung der Adipositas in Istanbul, 15. – 17. November 2006; Weltgesundheitsorganisation – Regionalbüro für Europa (Hg.).

Wiggins, J. 2006: Food companies urged to weigh up risks; in: Financial Times vom 21. Juli 2006, http://search.ft.com/ftArticle?queryText=IBLF&y=0&aje=true&ct=0&x=0&id=060721000824 &nclick_check=1, verifiziert im Oktober 2008.

Wolf, A. und Colditz, G. 1994: The cost of obesity; in: Pharmacoeconomics Vol. 5, Suppl. 1: S34-S37.

Wolfenstetter, S. 2006: Adipositas und die Komorbidität Diabetes mellitus Typ 2 bei Kindern und Jugendlichen in Deutschland: Entwicklung und Krankheitskostenanalyse; in: Gesundheitswesen, Vol. 68: 600-612.

Zadek, S., Merme, M. und Samans, R. 2005: Mainstreaming Responsible Investment; Report für das World Economic Forum, Genf.

Zwick, M.M. 2008: Maßnahmen wider die juvenile Adipositas. Stuttgarter Beiträge zur Risiko- und Nachhaltigkeitsforschung Nr. 9, hg. vom Interdisziplinären Forschungsschwerpunkt Risiko und nachhaltige Technikentwicklung (ZIRN), Universität Stuttgart.

Zwick, M.M. und Renn, O. 2008: Risikokonzepte jenseits von Eintrittswahrscheinlichkeit und Schadenserwartung, in: Felgentreff, C. und Glade, T. (Hg.): Naturrisiken und Sozialkatastrophen, Springer, Berlin: 77-97.

Wirksame Prävention? Ergebnisse eines Expertendelphi

Michael M. Zwick / Regina Schröter

1. Einleitung

Im Rahmen des BMBF-Projekts *„Übergewicht und Adipositas bei Kindern, Jugendlichen und jungen Erwachsenen als systemisches Risiko“* wurde im Mai 2008 ein Gruppendelphi (zur Methode Webler et al. 1991, Lamnek 2005: 423ff. sowie Schulz und Renn (Hg.) 2010) durchgeführt. Gegenstand des Gruppendelphi war die Bewertung von Maßnahmen zur Prävention der juvenilen Adipositas, die sich bei Betroffenen- und Experteninterviews sowie einer Reihe von Fokusgruppen als triftig herausgestellt hatten (vgl. für Details Deuschle und Sonnberger 2009).

Das Expertendelphi ist ein Gruppendiskussionsverfahren, in welchem eine heterogen zusammengesetzte Gruppe von Experten das Ziel verfolgt, ein bestimmtes Themengebiet und eine abgegrenzte Fragestellung zu bewerten. Ziel ist es, in einem iterativen Prozess entweder ein *konsensuelles Urteil* der Experten zu erlangen bzw. bei *Dissens detaillierte Gründe* für die unterschiedliche Einschätzung von Sachverhalten zu gewinnen. Die Plenumsdiskussion kann ferner wichtige Aufschlüsse darüber gewähren, ob abweichende Urteile lediglich auf *semantischen Unklarheiten* basieren oder auf *sachbezogenem Dissens*. Im ersten Fall empfiehlt es sich, die Diskussion auf eine geeignete Präzisierung bzw. Reformulierung von Items zu lenken und den Fragebogen für die nachfolgende Delphirunde entsprechend zu modifizieren. Wird Dissens in der Sache offenkundig, dann kann dies heuristisch wertvolle Einsichten bringen und die Aufmerksamkeit auf neue, bislang unberücksichtigt gebliebene Strategien lenken, aber auch institutionelle Präferenzen, Eigenlogiken und Widerstände zutage fördern, die bei der Implementation von Maßnahmen wider die juvenile Adipositas zu erwarten sind.

Nach Bedarf können weitere Bearbeitungs- und Diskussionsrunden angeschlossen werden, mit dem Ziel einer sukzessiven Präzisierung von Items und weiterer Annäherung von abweichenden Urteilen an das vorherrschende Stimmungsbild. Im vorliegenden Falle wurde aus Ressourcengründen einem einfachen Delphi mit je zwei Bearbeitungs- und Diskussionsphasen der Vorzug gegeben.

Neben der allgemeinen Einschätzung der *Triftigkeit des Adipositas-Themas* im Vergleich zu anderen aktuellen gesellschaftlichen Problemen richtete sich unser Hauptinteresse vor allem auf die Frage, als wie *sinnvoll*, *effektiv* und *umsetzbar* die von uns vorgeschlagenen Präventivmaßnahmen eingeschätzt werden. Zusätzlich wurde nach der *institutionellen Verantwortung* für die Implementation und Durchführung der einzelnen Handlungsoptionen gefragt. Schließlich interessierten wir uns für die Frage, in welchem Ausmaß die vorgeschlagenen Maßnahmen zu konsensfähigen Resultaten oder aber zu institutionellen Blockadehaltungen führen – hierin liegt der prospektive Gehalt unserer Gruppendiskussion: Dürfen, wenn konkrete Maßnahmen zur Prävention anstehen, einvernehmliche Lösungen erwartet werden oder muss mit institutionellen Idiosynkrasien und Widerständen gerechnet werden – und wenn ja, wo liegen die institutionellen ‚Sensibilitäten'? (vgl. Grupp et al. 2000)

Von Seiten des Moderators, Professor Ortwin Renn, wurde unterstrichen, dass das Gruppendelphi eine analytische, jedoch keine normative Funktion habe; es geht weder um die Verantwortungszuschreibung an einzelne Institutionen, geschweige denn um moralische Schuldzuweisungen bezüglich des zu verhandelnden Problems, sondern um die Bewältigung einer gemeinsamen Herausforderung.

Im Folgenden wollen wir zunächst das Design und den Ablauf des im Mai 2008 durchgeführten Expertendelphi erläutern, einschließlich der Auswahl und Aufteilung der Teilnehmer in Arbeitsgruppen. Sodann werden wir die zu beurteilenden Maßnahmen und den Aufbau des Fragebogens vorstellen, ehe wir uns dem Kern dieses Artikels zuwenden, nämlich der Darstellung und Interpretation der erzielten Befunde.

2. Das Expertendelphi

2.1 Design und Ablauf des Delphi

Nach einem kurzen, inhaltlichen Impulsreferat und einer Einführung in das Delphi-Verfahren durch den Moderator, wurden aus den 13 teilnehmenden Experten vier Arbeitsgruppen zu drei bzw. vier TeilnehmerInnen gebildet, mit der Aufgabe, je einen Delphi-Fragebogen gemeinsam zu diskutieren und die Skalen auszufüllen.

Die Auswertung der Fragebögen erfolgte während der Mittagspause. Für jede Skala wurden das arithmetische Mittel und der Range ermittelt. Für die zweite Delphi-Runde am Nachmittag wurde ad hoc ein neuer Fragebogen konstruiert, der nur noch jene Items enthielt, über die in den Gruppen kein Konsens erzielt werden konnte (Abweichung mindestens eines Gruppenurteils vom arithmetischen Mittel um mehr als 3 Skalenpunkte). Zum anderen wurden einige wenige neue Fragen aufgenommen bzw. dort Reformulierungen der Items vollzogen, wo dies die Gruppendiskussion oder aber Anmerkungen auf offene Fragen nahelegten.

Der Nachmittag begann mit der Vorstellung der Ergebnisse, wobei nur diejenigen Inhalte im Plenum zur Diskussion gestellt wurden, die von den einzelnen Gruppen unterschiedliche Einschätzungen und Bewertungen hervorgerufen hatten. Es folgte die zweite Fragebogen-Runde mit verkürzter, revidierter bzw. reformulierter Itemliste und im Anschluss eine erneute Auswertung und Plenumsdiskussion von nach wie vor strittigen Punkten und den Antworten auf offene Fragen. Neben den quantitativen Auswertungen der Fragebögen stützt sich dieser Artikel auf die Protokolle der Gruppendiskussionen.

2.2 Die Teilnehmer am Gruppendelphi und die Aufteilung in Arbeitsgruppen

Die Arbeit unseres Adipositasprojekts wurde begleitet von Akteuren aus thematisch einschlägigen Institutionen, mit denen Projektzwischenergebnisse turnusmäßig diskutiert worden waren. Da sie einerseits professionell mit dem Thema Adipositas beschäftigt und andererseits mit den Projektergebnissen vertraut waren, bot es sich an, das Delphi aus diesem Expertenkreis zu rekrutieren. Insgesamt erklärten sich 13 ExpertInnen hierzu bereit. An unserem Gruppendelphi nahmen, in alphabetischer Sortierfolge, folgende ExpertInnen teil: [1]

- Friederike Ahlers, Frosta AG, Leiterin Öffentlichkeitsarbeit
- Prof. Dr. Christiane Bode, Deutsche Gesellschaft für Ernährung, Vorsitzende der Sektion Baden-Württemberg
- Ellen Frings, IFOK – Institut für Organisationskommunikation, Bereich Corporate Responsibility
- Christian Lahnstein, Munich Re, Corporate Underwriting, Global Clients
- Susanne Langguth, Bund für Lebensmittelrecht und Lebensmittelkunde, e.V., Direktorin
- Barbara Leykamm, Regierungspräsidium Stuttgart, Landesgesundheitsamt
- Dr. Rüdiger Meierjürgen, Barmer Ersatzkasse, Bereich Prävention
- Regine Merkt-Kube, Ministerium für Arbeit und Soziales Baden-Württemberg, Abteilung für Gesundheit, Referentin für Prävention

1 Wir schulden den nachfolgend genannten Expertinnen und Experten großen Dank. Unser Anliegen, einen konstruktiven Beitrag zur Prävention von Übergewicht und Adipositas im Kindes- und Jugendalter zu leisten, war ihnen wichtig genug, um aus dem gesamten Bundesgebiet anzureisen und sich engagiert am Gruppendiskussionsprozess zu beteiligen.

- Angelika Michel-Drees, Verbraucherzentrale Bundesverband e.V., Referentin Ernährung
- Dr. Anja Moss, Universität Ulm, Universitätsklinik für Kinder- und Jugendmedizin, Pädiatrische Endokrinologie und Diabetologie
- Dr. Claudia Müller, Universität Hohenheim, Institut für Biologische Chemie und Ernährungswissenschaft
- Dr. Markus Scholand, WestLB, UB Vorstandsvorsitzender

Aus diesem Expertenteam bildeten wir für jede der beiden Delphi-Runden je vier unterschiedlich zusammengesetzte Arbeitsgruppen mit drei bzw. vier TeilnehmerInnen. Ziel des Vorgehens mit Arbeitsgruppen war es, diskursive Elemente bei der Bearbeitung des Fragebogens zu stärken, aber auch, den Bearbeitungsaufwand zu begrenzen.

2.3 Der Aufbau des Fragebogens

Aus den qualitativen Analysen – Leitfadeninterviews mit betroffenen Kindern und Jugendlichen, Fokusgruppen und Experteninterviews (vgl. Zwick 2008: 13ff.) – erwuchs die Erkenntnis, dass die Zunahme der juvenilen Adipositas in der modernen Gesellschaft der Verschränkung dreier Problemebenen zu schulden ist:

Auf *makrosozialer Ebene* einem ubiquitär verfügbaren Angebot an Nahrungsmitteln – darunter vielen mit physiologisch problematischer Zusammensetzung –, einer hochgradigen Technisierung des gesamten Lebens mit der Folge eines weitgehenden Wegfalls körperlicher Anstrengungen zur Bewältigung des Alltags, flankiert von kulturellen Leitwerten, bei denen Kraftersparnis, Komfort und Bequemlichkeit eine große Rolle spielen. Diese Technisierung findet bei der Freizeitgestaltung ihre Fortsetzung, wobei bei vielen Kindern und Jugendlichen der Gebrauch von IT-Medien (und die damit verbundene körperliche Inaktivität) eine besondere Rolle spielt.

Mit den Präferenzen einer ‚wenig kompetenten', ‚nachlässigen', hochkalorischen Ernährung und eines medienorientierten, passiv-konsumtiven Freizeitverhaltens wechselt die Perspektive auf die *individuelle Ebene*, die gewöhnlich im Zuge der familialen Sozialisation von den Eltern kontrolliert und ‚moderiert' wird: Intakte Familien vermitteln ihren Kindern Kompetenzen und Regeln, die den kindlichen Lebensstil nachhaltig regulieren, bzw. die Selbstregulierungsfähigkeit stärken.

Doch die Familie ist parallel zur Modernisierung der Gesellschaft in die Krise geraten. Ein kleiner aber offensichtlich ansteigender Anteil von Familien erfüllt diese sozialisatorischen Leistungen nicht mehr hinreichend, z.B. weil die entsprechenden Familien strukturell unvollständig sind bzw. infolge einer problematischen

Familiendynamik sozialisatorische Funktionsdefizite ausbilden (vgl. Beitrag von Peter in diesem Band). Den betroffenen Kindern kommt das wichtige *institutionelle Korrektiv* gegen die Versuchungen der Überflussgesellschaft abhanden. Sich alleine überlassen, sind sie der Gefahr ausgesetzt, psychosoziale Beschädigungen zu erleiden, von denen Gewichtsprobleme eine mögliche Variante darstellen.

Unsere Analysen der mit den Laien und Experten gewonnenen Daten haben insgesamt 475 mögliche Präventivmaßnahmen erbracht (Zwick 2008: 17), wobei die Familie als potentiell wichtige Interventionsebene identifiziert wurde. Wenn sich unter den in das Expertendelphi eingeflossenen Präventivmaßnahmen kein einziger familienbezogener Vorschlag befindet, ist dies dem Umstand zu schulden, dass sich die betroffenen *Familien als Teil und Mitverursacher des Problems* erwiesen haben: Sie lassen oftmals ein hinreichendes Problembewusstsein missen, sind schlecht erreichbar – wobei dies vor allem für Familien mit Migrationshintergrund zutrifft – und zeigen allenfalls geringe Compliance.

Die Auswahl der wenigen Vorschläge, die in das Expertendelphi Eingang fanden, folgte dem Gedanken der ‚*Zentralität*' in unserem qualitativen Datenmaterial. ‚Zentral' meint, dass die entsprechenden Maßnahmen *mehrfach* von unterschiedlichen Protagonisten unterbreitet wurden, dass sie von den GesprächspartnerInnen selbst als *relevant* dargestellt und *eingehend begründet* wurden, bzw. dass glaubhafte Hinweise bezüglich ihrer *Umsetzbarkeit* und *Wirksamkeit* vorgebracht werden konnten. An die Stelle *familienbezogener Interventionen* treten dabei Maßnahmen, bei denen *andere Institutionen* die familialen Defizite zu kompensieren versuchen. Ein weiterer Schwerpunkt zielt darauf ab, das Angebot an und die Attraktivität von hochkalorischen *Nahrungsmitteln* für Kinder und Jugendliche herabzusetzen und komplementär bewegungsintensive *Sport*- und *Bewegungsmöglichkeiten* zu fördern. Ferner gilt es, die *strukturellen Rahmenbedingungen* für die Verstetigung und Vernetzung von Hilfsangeboten zu verbessern und – vor allem mit Blick auf Migrantenfamilien – deren *Erreichbarkeit* empirisch auszuloten.

Der eingesetzte *Fragebogen* lässt sich in zwei Abschnitte gliedern, wobei der erste Teil – gleichsam als Eisbrecherfrage – mit der schon erwähnten Einschätzung der Adipositas im Verhältnis zu anderen gesellschaftlichen Problemlagen beginnt. Der Hauptteil des Fragebogens eröffnete die Möglichkeit, die neun zentralen Maßnahmen zur Adipositasprävention zu diskutieren und einzuschätzen. Folgende Maßnahmen standen zur Disposition:

- Die Aufnahme des Faches Gesundheitserziehung in die Curricula aller Jahrgangsstufen an den allgemeinbildenden Schulen
- Ausweitung des Sportangebotes an den Schulen auf zwei Doppelstunden wöchentlich

- Den Verkauf von hochkalorischen Lebensmitteln (> 10% Zucker- oder > 20% Fettanteil) in Schulen und KITAs verbieten.
- Ausbau von wohnquartiernahen Spiel- und Sportstätten und Garantie des freien Zutritts, damit Kinder und Jugendliche bewegungsintensive Freizeitalternativen haben
- Schaffung von Stellen zur Koordination von Maßnahmen der Adipositasbekämpfung auf kommunaler, Länder- und Bundesebene.
- Durchsetzung einer leicht verständlichen Kennzeichnung von Lebensmitteln entsprechend dem britischen Ampel-System.
- Durchsetzung eines Werbeverbots für hochkalorische Lebensmittel (> 10% Zucker- oder > 20% Fettanteil).
- Umsetzung eines an Nachhaltigkeit orientierten Unternehmensrating, mit steigenden Kapitalbeschaffungskosten für Risiko produzierende Unternehmen (mit möglichen Einflüssen auf Adipositas bei Kindern und Jugendlichen).
- Durchführung von Studien zur Erreichbarkeit (z.B. Mediennutzung) von Kindern und Jugendlichen in Problemgruppen

Wir baten die versammelten ExpertInnen um die Einschätzung,

- wie *sinnvoll* diese Maßnahmen aus institutioneller Sicht sind,
- wie *effektiv* sie erscheinen,
- inwieweit sie die Maßnahmen für *umsetzbar* halten und
- wer für ihre Implementation und Durchführung *verantwortlich* sein soll.

Zusätzlich enthielten einzelne Itembatterien offene Fragen, um heuristisch wertvolle Anregungen zu erhalten. Bei der Implementation eröffneten wir beispielsweise die Möglichkeit, über die explizit aufgeführten Institutionen hinaus – Bund, Länder, Kommunen, Wohlfahrtsverbände, Krankenkassen und -versicherungen – weitere Akteure vorzuschlagen. Bei der Frage nach der Effektivität von Präventions- und Therapiemaßnahmen stellten wir zusätzlich die Frage nach der *Urteilssicherheit.*

Zur Bewertung wurden durchgehend Ratingskalen mit 10 Ausprägungen verwendet, wobei 1 eine ‚sehr schwache' Ausprägung des jeweiligen Items bedeutete, 10 eine ‚sehr starke'. Die Gruppen hatten außerdem die Möglichkeit, Minderheitenvoten abzugeben, falls sich auch nach eingehender Diskussion innerhalb der Gruppe kein einheitliches Urteil finden ließ. Das vollständige Erhebungsinstrument ist in Zwick und Schröter 2009 abgedruckt.

3. Ergebnisse und Interpretation

Die Darstellung der Ergebnisse folgt nicht dem zweiwelligen Delphi-Design. Ergebnisse aus der zweiten Delphirunde werden, mit Rücksichtnahme auf bessere Verständlichkeit, nicht in extra Kapiteln sondern jeweils direkt im Zusammenhang mit dem jeweiligen Item besprochen.

Da das Expertendelphi als Gruppendiskussionsverfahren einer qualitativen Forschungslogik folgt und nur wenige, gezielt rekrutierte Teilnehmer kennt, erfolgt die Präsentation des Datenmaterials zum einen durch inhaltliche Verdichtung und *Auflistung der zentralen Aspekte und Argumente*, wobei passagenweise *O-Töne* bzw. *Paraphrasen* aus den Plenumsdiskussionen dargestellt werden. Auf die Nennung der jeweiligen Sprecher wird bewusst verzichtet, da die dargestellten Positionen den einzelnen institutionellen Akteuren leicht zugeordnet werden können, vor allem aber, weil die gewonnenen Aspekte und Argumente gleichsam dem ‚Delphiverfahren' als Urheber zugerechnet werden. Für die Darstellung von Originalmaterial spricht auch, dass es die beteiligten ExpertInnen dank ihrer Professionalität verstehen, sehr dicht und zielgenau zu argumentieren und die dargestellten Sachverhalte auf diese Weise unmittelbar verständlich werden.

Zum anderen werden Daten aus den Fragebögen deskriptiv analysiert und *tabellarisch* bzw. als *Schaubilder* dargeboten. Auf statistische Tests zur Evaluation des Verfahrens, wie von Häder 1996 bzw. Häder et al. 2005 vorgeschlagen, wird hingegen verzichtet.

3.1 Einordnung der Adipositas als gesellschaftliches Problem

Verglichen mit anderen gesellschaftlichen Problemlagen nehmen Übergewicht und Adipositas im Kindes- und Jugendalter eine mittlere Position ein bei der wahrgenommenen *Folgenschwere „für Deutschland, wenn Sie an die nächsten 5-10 Jahre denken"*. Sie erhalten im Mittel 5.6 Skalenpunkte und liegen nahezu gleichauf mit der Sicherung der Renten (5.5) und dem Problem der neuen Armut (5.3). Als deutlich gravierender stuften die Experten die Finanzierung des Gesundheitswesens ein (7.0), den globalen Klimawandel und das Problem der Arbeitslosigkeit mit jeweils 6.8 Skalenpunkten. Am unteren Ende rangieren die Bedrohungen durch den Terrorismus, durch den Rechtsextremismus und durch Jugendgewalt mit je 4.8 Skalenpunkten.

Neben dem Terrorismus wurde vor allem die Tragweite des Adipositasproblems von den Experten höchst unterschiedlich eingeschätzt: es wurden zwischen 3 und 9 Skalenpunkte vergeben; in einer der Arbeitsgruppen kam es sogar zu einem Minderheitenvotum.

Die dramatischste Einschätzung (Skalenpunkt 9) geschah vor allem mit Blick auf die *Kosten*, die durch Folgeerkrankungen wie z.B. Diabetes und die verstärkte Zunahme von Übergewicht und Adipositas deutschland- und europaweit entstehen. Die Gegenposition (Skalenpunkt 3) wurde einerseits damit begründet, dass die Folgen von Übergewicht weder quantitativ noch hinsichtlich ihrer Schwere hinreichend *wissenschaftlich belegt* seien. Des Weiteren sei zu berücksichtigen, dass die Adipositas vor allem in spezifischen *Segmenten* der Bevölkerung auftrete, wohingegen andere Probleme gesellschaftsweite Folgen erwarten lassen. Auch dies rechtfertige es, die juvenile Adipositas, verglichen mit anderen aufgelisteten Problemen, als ein wenig gravierendes Problem anzusehen.

In der zweiten Delphirunde wurde die juvenile Adipositas insgesamt als *weniger gravierend* – bei Skalenpunkt 5.3 – und deutlich weniger divergierend bewertet.

3.2 Wie sinnvoll sind die Handlungsoptionen

Die Frage, als wie sinnvoll die unterbreiteten Präventionsmaßnahmen eingeschätzt werden, rief gleichfalls stark divergierende Einschätzungen unter den Experten hervor. Vor allem die auf *Lebensmittel* bezogenen Maßnahmen fallen durch kontroverse Urteile mit einer Abweichung von acht oder sogar neun Skalenpunkten auf. Der Vorschlag, den ‚Verkauf hochkalorischer Lebensmittel an Schulen und KITAs zu untersagen' und die ‚Durchsetzung eines Werbeverbots für übermäßig zucker- oder fetthaltige Speisen und Getränke', evozierten sogar Minderheitenvoten, was auf kontroverse Debatten in den Gruppen hindeutet. Aber auch die Anregung, ‚das Fach *Gesundheitserziehung* an allen allgemeinbildenden Schulen einzuführen' sowie die ‚Durchführung einer *Studie zur Erreichbarkeit* von Problemgruppen' riefen sehr unterschiedliche Reaktionen hervor. Letzteres sei zwar unbestritten sehr sinnvoll, doch gebe es aufgrund zahlreicher Studien genügend Erkenntnisse hierzu, die bislang jedoch aus verschiedenen Gründen nicht in konkrete Maßnahmen umgesetzt wurden.

Ein einziger Vorschlag findet eine ebenso hohe (9.0 Skalenpunkte) wie ungeteilte Zustimmung (Spannweite der Urteile: 0) unter den Experten, nämlich der bedarfsgerechte Ausbau von wohnquartiernahen *Sport- und Spielstätten* mit freiem Zutritt für Kinder und Jugendliche. Da sich unter den Experten kein kommunalpolitischer Vertreter befand, der ggf. die entstehenden Kosten und die Fragen des Bedarfs und der Wirksamkeit ins Spiel hätte bringen können, überrascht das Ergebnis aber wenig.

Abbildung 1: Beurteilung, wie sinnvoll die Präventionsmaßnahmen sind

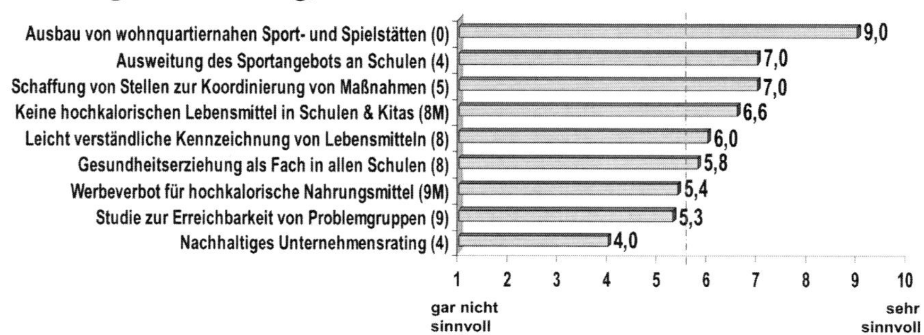

Quelle: Expertendelphi vom 5.5.2008; in Klammern: Spannweite der Urteile [Skalenpunkte]. M = Minderheitsvotum

Mäßig positiv und halbwegs übereinstimmend werden die Ausweitung des *Sportangebots* an Schulen und die *Schaffung von Koordinatorenstellen* zur Vernetzung der Maßnahmen zur Bekämpfung der juvenilen Adipositas beurteilt, wohingegen der Vorschlag zu einem nachhaltigkeitsbezogenen *Unternehmensrating* relativ übereinstimmend als wenig sinnvoll eingeschätzt wurde (Skalenwert 4.0, Range: 4).

Die Forderung nach einer einfachen ‚*Etikettierung von Lebensmitteln* entsprechend dem britischen Ampelsystem' rief gegensätzliche Argumente hervor: Für diese Form der Kennzeichnung spreche ihre Einfachheit, Transparenz und intuitive Verständlichkeit.

> „Das Ampelsystem hat Signalcharakter und bewegt den Verbraucher dazu, darüber nachzudenken. Auch die Verbraucherverbände haben sich … für das einfache Ampelsystem entschieden, weil die Einfachheit, leichte und unzweideutige Verständlichkeit wichtiger ist als Differenzierung. Was kompliziert ist, wird von vielen Menschen nicht verstanden, vor allem von solchen mit geringen Ernährungskompetenzen."

Moniert wurde von Seiten der Ernährungswissenschaften die damit einhergehende Pauschalisierung mit der Folge, dass auch sinnvolle Lebensmittel auf Grund ihres hohen Fett- oder Kaloriengehaltes negativ gekennzeichnet würden. Eine simplifizierende Kennzeichnung trage dem wissenschaftlichen Kenntnisstand der Ernähungsphysiologie nicht hinreichend Rechnung. Eine Kennzeichnung von Lebensmitteln sei sinnvoll, nicht jedoch die Ampel. Die Nahrungsmittelindustrie schloss sich diesem Argument an:

„Aus unserer Sicht ist die Ampel nicht einfach zu verstehen. Ein Produkt besteht aus unterschiedlichen Nährstoffen, oder Nährstoffgruppen die mit unterschiedlichen Ampelfarben ausgedrückt werden, in Abhängigkeit der Menge. D.h. ein Produkt bekommt mehrere Punkte z.B. zwei rote und einen grünen. Was soll daran einfach sein, wenn auf einem Produkt mehrere Farbpunkte angebracht sind?"

Infolge der konträren Urteile kommt keine der ernährungsbezogenen Maßnahmen nennenswert über mediokre Skalenmittelwerte hinaus. Als besonders umstritten erwiesen sich – mit ähnlichen Argumentationsmustern – die ,Durchsetzung eines Werbeverbotes für besonders energiereiche Lebensmittel', sowie das ,Verbot, solche Lebensmittel an Schulen und KITAs anzubieten'.

Von Seiten der Industrie wurde das Votum gegen diese Maßnahmen damit begründet, dass ein derartiges Verbot sehr viele Produkte betreffe und die Produktvielfalt künstlich einschränke. Ferner gebe es keine stichhaltigen Erkenntnisse über unterschiedliche Ernährungsgewohnheiten zwischen dicken und schlanken Kindern. Anstelle eines Verbotes sollte die Produktvielfalt ausgeweitet bzw. in Richtung gesünderer Produkte verändert werden.

Im Plenum wurde dieser Position der Industrie entgegengehalten, dass die Schule eine Verantwortung für die Gesundheit und Fitness von Kindern und Jugendlichen trage und mit einem Verbot von übermäßig energiehaltigen Speisen und Getränken – zumindest aber mit einer Selbstverpflichtung, gesunde Lebensmittel anzubieten – ihrer Vorbildrolle gerecht werde. Es müsse darauf geachtet werden, dass neben Speisen vor allem auch zuckerhaltige Getränke in dieses Verbot einbezogen werden.

Mit Ausnahme der Industrie fand die vorgeschlagene Maßnahme, besonders energiereiche Speisen und Getränke in Schulen und KITAs nicht mehr anzubieten, sehr starke Unterstützung, wenngleich eine Gruppe anregte, nochmals über die Grenzziehung nachzudenken.

Die knapp einstündige Diskussion drehte sich vor allem um die drei auf *Nahrungsmittel* bezogenen Vorschläge. Dabei erwies sich die bezüglich des Umganges mit Lebensmitteln liberale Position als wenig haltbar. Wie das nachfolgende Schaubild zeigt, profitierten aber auch die übrigen Handlungsvorschläge, welche in der ersten Runde nicht konsensfähig waren, von den *diskursiven Klärungsprozessen*. Insgesamt zeigen sich bei allen Items in der zweiten Runde deutlich geringere Streuungen der Urteile. Minderheitenvoten verschwanden gänzlich.

Tabelle 1: Wie sinnvoll sind die folgenden Handlungsoptionen?

Item	1. Delphi-Runde			2. Delphi-Runde *)		
	arith. Mittel	Range	Minderh. Votum	arith. Mittel	Range	Minderh. Votum
Die Aufnahme des Faches Gesundheitserziehung in die Curricula aller Jahrgangsstufen an den allgemeinbildenden Schulen	5,8	8	-	4,0	7	-
Die Aufgabe von theoretischer und praktischer Gesundheitsförderung als Querschnittsaufgabe in den Unterricht aller Schulen (neu aufgenommen)	-	-	-	8,5	2	-
Den Verkauf von hochkalorischen Lebensmitteln in Schulen und KITAS verbieten (> 10% Zucker- oder > 20% Fettanteil)	6,6	8	ja	8,7	1	-
Durchsetzung einer leicht verständlichen Kennzeichnung von Lebensmitteln entsprechend dem britischen Ampel-System	6,0	8	-	8,5	3	-
Durchsetzung eines Werbeverbots für hoch-kalorische Lebensmittel (> 10% Zucker- oder > 20% Fettanteil)	5,4	9	ja	5,0	5	-
Durchführung von Studien zur Erreichbarkeit (z.B. Mediennutzung) von Kindern und Jugendlichen in Problemgruppen	5,3	9	-	7,7	3	-

*) In der zweiten Runde wurden nur Items abgefragt, die in der ersten Runde nicht konsensfähig waren.

Durch die Diskussion wurden allerdings nicht nur *Klärungsprozesse* ausgelöst, sondern auch – mit Ausnahme des Werbeverbots für besonders energiereiche Lebensmittel – die *Akzeptanz* zunächst strittiger Maßnahmen *erhöht.* Im Falle der Reformulierung des Items ‚*Gesundheitserziehung an Schulen*' stieg die Zustimmung sogar beträchtlich, und zwar dadurch, dass eine ‚fächerübergreifende Lösung' bedeutend mehr Sympathien fand als die Einrichtung eines neuen Schulfaches:

> „So ein Fach gab es bereits einmal. Es wurde, weil es ein schlechtes Image und sich wenig bewährt hatte, wieder abgeschafft. Gesundheitserziehung ist sozusagen ‚out'. Wir glauben zwar … an die Kraft der Pädagogik, aber wir denken, dass diese Maßnahme umfassender angedacht und umgesetzt werden sollte. Man sollte besser von Gesundheitsförderung sprechen, in der auch die Verhältnisse, die Rahmenbedingungen zur Sprache kommen – das so genannte Setting –, in dem sich Menschen ernähren oder bewegen… Gesundheit sollte ein Querschnittsthema sein, denn Gesundheit hat vielfältige Bezüge, beispielsweise zu Sport, Bewegung, Biologie, Ökologie, eigentlich zu beinahe allen Fächern... In den Schulen sollten … zusätzlich praktische Kompetenzen erworben werden. Wenn man erreichen könnte, die Schulernährung in den Unterricht zu integrieren, könnte man die Kinder eventuell dazu bewegen, sich nicht nur in der Schule gesund zu ernähren."

Dieser Teil des Delphi liefert für den gesellschaftlichen Umgang mit Übergewicht und Adipositas im Kindes- und Jugendalter aus zwei Gründen zentrale Einsichten:

Zum einen werden nach der diskursiven Auseinandersetzung im Plenum alle vorgeschlagenen Maßnahmen als mäßig oder hochgradig sinnvoll eingeschätzt; lediglich das Werbeverbot für hochkalorische Lebensmittel wurde als mäßig und das nachhaltigkeitsorientierte Unternehmensrating als weniger sinnvoll beurteilt. Zweitens überzeugt das Resultat deshalb, weil bei allen institutionellen Interessen, Eigenlogiken und Idiosynkrasien diskursive Methoden zu tragfähigen, verallgemeinerungsfähigen Lösungen führen können. Der Weg dahin wurde freilich mit hohem Zeiteinsatz und einer engagierten Debatte erkauft, die sich auch in den Arbeitsgruppen der zweiten Delphiphase fortsetzte und dazu führte, dass nur die beiden ersten Fragebogenseiten, die auf Sinn oder Unsinn der vorgeschlagenen Präventiv- und Therapiemaßnahmen zielen, von allen Arbeitsgruppen beantwortet werden konnten.

Bleiben die Antworten auf die *offenen Fragen*: Der Vorschlag, ‚die großen Portionen wieder abschaffen' fand infolge seiner geringen Umsetzungschancen wenig Resonanz.

Ausgiebig wurde ein anderer Vorschlag diskutiert, nämlich in Analogie zu den U1 bis U7 Untersuchungen bei Kindern auch verbindliche ärztliche Untersuchungen für Jugendliche einzuführen; diese seien bislang freiwillig und die Auffassungen sowie die Handhabung in den einzelnen Bundesländern unterschiedlich. Die Einführung verbindlicher Untersuchungen im Jugendalter sei im übrigen verfassungsrechtlich unbedenklich. Unklar sei aber vor allem die Frage, was zu geschehen habe, wenn in einer solchen Untersuchung Übergewicht festgestellt werde und wer für eventuelle Behandlungskosten aufkommen solle.

Es schloss sich eine Diskussion über Prävention an. Da sich die Wirksamkeit von Präventivmaßnahmen nur schwer ermitteln lasse, stelle sich die Frage, ob nicht *Therapieren* preiswerter sei als *Prävention* und ersterem der Vorzug einzuräumen sei. Falls nicht, müsse die Kostenübernahme für primärpräventive Aufgaben neu verhandelt und geregelt werden. Die Krankenkassen müssen laut Sozialversicherungsgesetz jährlich knapp 3,-- € je Versichertem für Prävention ausgeben, was keine nachhaltigen Effekte erwarten lasse. Prävention müsse deshalb als eine ‚gesellschaftliche Querschnittsaufgabe' verstanden werden, an deren Finanzierung sich neben den Kassen auch Bund, Länder, Gemeinden und andere Institutionen beteiligen.

3.3 Die Effektivität der vorgeschlagenen Maßnahmen

Hinsichtlich der Effektivität der Präventivmaßnahmen zeigt sich ein ähnliches Bild. Auch hier wurden der ‚Ausbau von wohnquartiernahen Spiel- und Sportstätten und die Garantie des freien Zutritts' besonders positiv (Skalenmittelwert 9.0) und die ‚Umsetzung eines an Nachhaltigkeit orientierten Unternehmensratings‘ als besonders wenig effektiv (Skalenmittelwert 3.0) beurteilt.

Abbildung 2: Beurteilung der Effektivität von Präventionsmaßnahmen

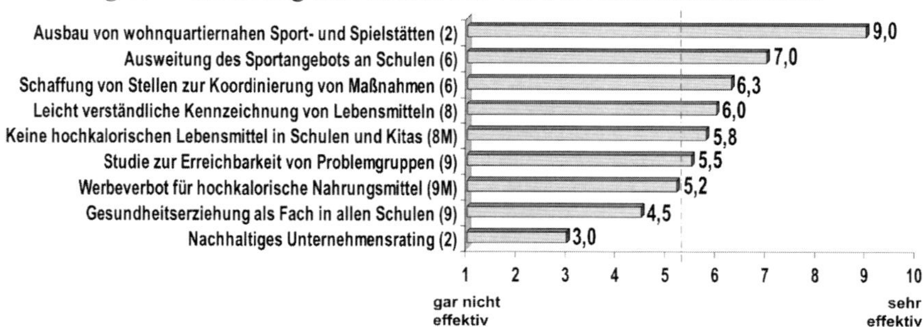

Quelle: ZIRN; Adipositasprojekt: Ergebnisse eines Expertendelphi vom 5.5.2008; in Klammern: Spannweite der Urteile [Skalenpunkte]. M = Minderheitsvotum

Bei genauer Betrachtung fällt auf, wie eng die wahrgenommene *Effektivität* von Maßnahmen mit ihrer *Sinnhaftigkeit* assoziiert ist – allem Anschein nach liegen beide Merkmale auf einer gemeinsamen Dimension. Allenfalls der auf schulische Gesundheitserziehung zielende Vorschlag schneidet, verglichen mit seiner Sinnhaftigkeit, hier deutlich schlechter ab, was angesichts der vorangegangenen Reformulierung allerdings wenig verwundert.

Erneut sind es wieder die sport- bzw. bewegungsbezogenen Maßnahmen, die übereinstimmend als besonders effektiv dargestellt werden. Fünf Maßnahmen zogen stark abweichende Bewertungen auf sich, darunter alle drei auf Nahrungsmittel bezogenen – zwei sogar mit Minderheitenvoten. Die Plenumsdiskussion richtete sich im Kern auf die Sinnhaftigkeit von Maßnahmen, nicht jedoch auf ihre Effektivität – man mag darin ein weiteres Indiz für die Konfundierung dieser beiden Merkmale sehen.

Die Neigung zu exzentrischen Urteilen wird auch dann sichtbar, wenn man – wie bei dieser Itembatterie geschehen – danach fragt, wie sicher sich die Experten ihrer Urteile sind. 25 von insgesamt 36 abgegebenen Urteilen – also rund 70% – wurden als sicher oder sehr sicher eingeschätzt. Eine geringe Urteilssicherheit zeigte sich vor allem beim Werbeverbot von hochkalorischen Nahrungsmitteln und in der Tendenz auch bei der Einrichtung von Koordinatorenstellen und dem nachhaltigkeitsorientierten Unternehmensrating. Das überraschend hohe Maß an Urteilssicherheit könnte als Hinweis auf vergleichsweise ausgeprägte institutionelle Interessen und Perspektiven gedeutet werden.

3.4 Die Umsetzbarkeit von Handlungsoptionen

Die Umsetzbarkeit der einzelnen Handlungsempfehlungen begründet fraglos eine eigene Dimension. Abgesehen von der besonders leicht umsetzbaren ‚Ausweitung des Sportunterrichts an Schulen' findet sich die ‚Studie zur Erreichbarkeit von Problemgruppen' nun auf Rang zwei, knapp gefolgt vom ‚Verbot, hochkalorische Speisen und Getränke an den Schulen anzubieten'.

Insgesamt fällt auch die bedeutend geringere Variabilität des Antwortverhaltens ins Auge: Nur beim nachhaltigen Unternehmensrating, beim Verbot hochkalorischer Lebensmittel an Schulen und wenn es um die Schaffung von Koordinatorenstellen zur Vernetzung von Maßnahmen geht, scheiden sich die Geister.

Abbildung 3: Beurteilung der Umsetzbarkeit von Präventionsmaßnahmen

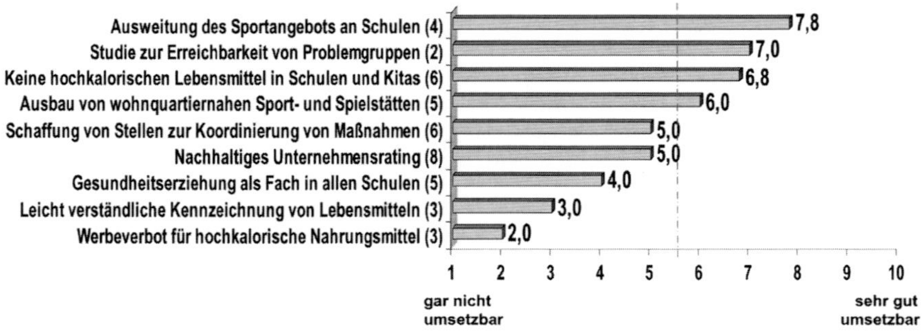

Quelle: ZIRN; Adipositasprojekt: Ergebnisse eines Expertendelphi vom 5.5.2008; in Klammern: Spannweite der Urteile [Skalenpunkte]. M = Minderheitsvotum

Das Ergebnis überrascht, denn sowohl der Spitzenreiter, die Ausweitung des Sportangebots an Schulen, als auch die Aufnahme der Gesundheitserziehung als Schulfach greifen in die Curricula ein, wobei den Experten die Implementation eines neuen Schulfaches erheblich schwieriger erscheint als eine Ausweitung des Sportunterrichts.

Interessanterweise besteht bei den befragten Experten hohe Übereinstimmung bei der Einschätzung, dass sowohl die Kennzeichnung als auch ein Werbeverbot für hochkalorische Lebensmittel kaum umsetzbar seien, obgleich es in anderen Ländern mit der Lebensmittelkennzeichnung entsprechende Vorbilder gibt und auch in Deutschland ein – viel komplizierteres – Kennzeichnungssystem erwogen wird. Bei Werbebeschränkungen gibt es einschlägige Erfahrungen im bereich Tabakwaren, das seinerzeit zwar gegen den Widerstand der Produzenten und der Werbewirtschaft aber doch erfolgreich umgesetzt worden war.

In einem weiteren Diskussionspunkt wurde die stark abweichende Einschätzung der Umsetzbarkeit eines an Nachhaltigkeit orientierten Unternehmensrating aufgegriffen. In der Sache geht es, grob vereinfacht, darum, dass sich die Kreditzinsen nach der Bonität von Unternehmen richten, die maßgeblich von so genannten Ratingagenturen bewertet wird, wobei neben ökonomischen Unternehmensdaten zunehmend auch nachhaltigkeitsbezogene Parameter einfließen. Unternehmen, die ihre Philosophie und ihr Handeln am Ziel der Nachhaltigkeit ausrichten, haben mit besseren Kreditkonditionen zu rechnen, wobei Gesundheit als ein Nachhaltigkeitskriterium gilt (vgl. Schäfer und Ring in diesem Band).

Die Diskussion deckte bei einem Teil der ExpertInnen unzureichende Sachkenntnis auf. Die Unterstützer dieser Maßnahme unterstrichen, dass Ratingstrategien im Grunde leicht umsetzbar seien, das gelte im Prinzip auch beim Thema Adipositas. Um Adipositas als Kriterium im Katalog der Ratingkriterien aufzuwerten, bedarf es der

> „gesellschaftlichen Aufmerksamkeit um einen bestimmten Nachdruck und entsprechende Wirksamkeit zu erzielen, wofür die Medienberichterstattung zentral ist. Dann wird ein bestimmtes Thema in der Öffentlichkeit relevant, wodurch das Image von Institutionen, aber auch die Nachfrage nach bestimmten Gütern beeinflusst wird. Diese Prozesse lassen sich aber nur sehr bedingt steuern. Beim Thema Adipositas ist das derzeit noch nicht der Fall. Bei den Fragebögen der Ratingagenturen zielt etwa eine viertel bis halbe von insgesamt etwa 25 Seiten auf das Thema Gesundheit. Es spielt bei den für die Kreditvergabe relevanten Kriterien bislang nur eine marginale Rolle. Wenn es allerdings gelingt, die Nachfrageseite zu mobilisieren, also Investorengruppen für dieses Thema zu sensibilisieren, dann kann das schnell ein wichtiges Thema werden."

Auf Seiten der Skeptiker blieb der Eindruck bestehen, dass es sich beim Nachhaltigkeitsrating um eine eher vage, schwer zu steuernde und deshalb hinsichtlich der Umsetzbarkeit und Wirksamkeit nur schwer einschätzbare Maßnahme handelt.

3.5 Wer ist verantwortlich für die Umsetzung?

Die Frage nach der Hauptverantwortlichkeit für die Umsetzung der einzelnen Maßnahmen wurde in beiden Delphirunden diskutiert. Vom ursprünglichen Fragebogen abweichend wurden in das Erhebungsinstrument der zweiten Runde noch die EU und die Zivilgesellschaft aufgenommen, da sie in der offenen Kategorie „wer sonst?" häufig genannt wurden. Die Kategorie „niemand" wurde hingegen kaum gewählt und infolgedessen gestrichen.

Die nachfolgende Tabelle basiert, wegen der Ausweitung des Fragebogens nach dem ersten Durchgang und der Tatsache, dass eine der vier Gruppen die Frage in der zweiten Runde nicht beantwortete, auf einer *Synthese der Fragebögen aus beiden Delphirunden*. Die Zahlen repräsentieren die *Zahl der Arbeitsgruppen*, die bestimmte Akteure in der Pflicht sehen. Mehrfachnennungen waren möglich.

Tabelle 2: Wer wird für die Umsetzung der Präventionsmaßnahmen verantwortlich gemacht? *)

Maßnahme	Bund	Länder	Kommunen	Industrie	Wohlfahrtsverbände	Krankenkassen/ -versicherungen	EU	Zivilgesellschaft
Die Aufnahme des Faches Gesundheitserziehung in die Curricula aller Jahrgangsstufen an den allgemeinbildenden Schulen	1	**4**	2	2	2	**3**		**3**
Ausweitung des Sportangebots an allen Schulen auf 2 Doppelstunden wöchentlich	1	**4**	2					1
Den Verkauf von hochkalorischen Lebensmitteln **) in Schulen und KITAS verbieten		**3**	**3**	1				**3**
Ausbau von wohnquartiernahen Spiel- und Sportstätten und Garantie des freien Zutritts, damit Kinder und Jugendliche bewegungsintensive Freizeitalternativen haben	1	**3**	**4**	1	**3**	2	1	**3**
Schaffung von Stellen zur Koordination von Maßnahmen der Adipositasbekämpfung auf kommunaler, Länder- und Bundesebene	**4**	**4**	**4**		1	1		1
Durchsetzung einer leicht verständlichen Kennzeichnung von Lebensmitteln entsprechend dem britischen Ampel-System	**3**			1			**4**	1
Durchsetzung eines Werbeverbots für hochkalorische Lebensmittel **)	**4**						**3**	
Umsetzung eines an Nachhaltigkeit orientierten Unternehmensrating, mit steigenden Kapitalbeschaffungskosten für risikoproduzierende Unternehmen (mit möglichen Einflüssen auf Adipositas bei Kindern und Jugendlichen)				**4**				1
Durchführung von Studien zur Erreichbarkeit (z.B. Mediennutzung) von Kindern und Jugendlichen in Problemgruppen	**4**	2		1	1	2	1	1

*) Die Zahlen symbolisieren die Anzahl der Arbeitsgruppen, die die entsprechende Institution in der Verantwortung für die Umsetzung einer bestimmten Maßnahme sehen.

**) Lebensmittel mit mehr als 10% Zucker- oder mehr als 20% Fettanteil

Addiert man die Punkte *spaltenweise*, wird erkennbar, dass die befragten Experten für die Umsetzung der Maßnahmen vor allem *politische Institutionen* im Auge haben, und zwar vorrangig Bund (18 Punkte) und Länder (20 Punkte), gefolgt von den Kommunen (15 Punkte), wohingegen die EU nur für zwei Spezialaufgaben eintreten soll: Die Umsetzung einer einfachen Kennzeichnung von besonders energiereichen Lebensmitteln und die Durchsetzung eines Werbeverbots für eben jene Produkte.

Da es im Wesentlichen um den Beschluss und die Durchsetzung verbindlicher Regeln geht, überrascht die Dominanz der politischen Institutionen bei Umsetzungsfragen kaum. Dies gilt auch für die kostenintensive Einrichtung von Koordinatorenstellen, die aus Steuermitteln finanziert werden müssen und infolgedessen ebenfalls in den politischen Entscheidungsbereich fallen.

Der Moderator problematisierte die *Politikdominanz* mit dem Hinweis, dass sich,

> „wenn das alles der öffentlichen Hand übertragen wird, die bestehende Problematik höchstwahrscheinlich wenig verbessern wird. Sehen Sie eine Möglichkeit, die Zivilgesellschaft stärker mit einzubeziehen, vielleicht auch bei Maßnahmen, die von uns nicht aufgeführt wurden?“

Einer der Experten verwies auf einerseits institutionell klar festgelegte Zuständigkeiten, andererseits auf fakultative Beteiligungsmöglichkeiten:

> „Wir sehen im Bereich der Schulen den Bund als Impulsgeber, die Länder als die Zuständigen im Bereich Kultus… aber auch die Kommunen als Schulträger. Ferner kommen die Industrie als Sponsor für Schulprojekte und die Wohlfahrtsverbände vor allem bei den KITAs in Frage. Die Krankenkassen sind mitverantwortlich für Prävention sowie zivilgesellschaftliches Engagement, beispielsweise durch Institutionen wie Sportvereine.“

Speziell bei der Frage, wer als Impulsgeber fungieren soll, dominierten in der Meinung der Experten klar politische Institutionen.

Der Vorschlag des Moderators, über eine institutionelle *Vernetzung* bei der Problembearbeitung nachzudenken, wurde mit Bezug auf die Lebensmittelkennzeichnung beantwortet: Diesbezüglich könnten bereits bestehende Kooperationen zwischen der Industrie und NGOs vertieft werden. Ziel könne es sein, ein Modell für eine adäquate Kennzeichnung zu erarbeiten und dies der Politik zur Entscheidung vorzuschlagen. Eine derartige Zusammenarbeit gebe es bereits zwischen dem Bund für Lebensmittelrecht und Lebensmittelkunde und dem BMELV.

> „Das Verzeichnis der Zutaten ist bereits sehr weit verbreitet; jetzt steht die Kennzeichnung der Nährwerte an. Es gibt Modelle, die von der EU-Kommission vorgeschlagen worden sind, nämlich möglichst viele Nährstoffe anzugeben im Bezug auf eine theoretische Tagesempfehlung.

> Andere Vorschläge belaufen sich darauf, die ‚big four' in den Vordergrund zu stellen, vor allem den Kaloriengehalt."

Nach Auffassung des Moderators sei die Kernfrage, ob es eine Lösung durch die Industrie – beispielsweise per Selbstverpflichtung – geben soll, oder eine allgemeinverbindliche gesetzliche Lösung. Letzteres fand den größten Zuspruch unter den Beteiligten.

Bei der Lösung der Querschnittsaufgabe einer ‚kind- und bewegunsgerechten Umgestaltung von Wohnquartieren' erwarten sich unsere Experten eine Unterstützung durch Wohlfahrtsverbände, von Krankenkassen und -versicherern eine Mitwirkung bei der schulischen Gesundheitsaufklärung und -erziehung. Bei der Lösung dieser Aufgabe komme auch zivilgesellschaftliches Engagement in Frage, wie auch beim Bemühen um eine adäquatere Schulspeisung und das Einfließen von Gesundheitsthemen in den Unterricht, und zwar in Theorie und Praxis.

Aus der ‚horizontalen' Perspektive der einzelnen Maßnahmen werden zwei Muster erkennbar: Ein Typ von Maßnahmen, der als ‚*Querschnittsaufgabe*' ein Engagement verschiedenster Institutionen und Akteure erfordert. Hierzu rechneten die Experten vor allem die Gesundheitserziehung an Schulen, den Umbau von Stadtteilen und die bedarfsgerechte Bereitstellung von frei zugänglichen Sport- und Spielstätten, wohingegen andere Aufgaben schwerpunktmäßig in der Verantwortung einer oder zweier Institutionen gesehen werden. Hierunter fallen vor allem die Ausweitung des schulischen Sportunterrichts – infolge der Kultushoheit eine Länderaufgabe – sowie die Implementation eines nachhaltigkeitsbezogenen Unternehmensrating, wofür vor allem Banken und Ratingagenturen in der Pflicht stehen. Für die Kennzeichnungspflicht von Lebensmitteln und ein darauf basierendes Werbeverbot kommen die Bundesregierung oder die EU in Frage.

Insgesamt, kann man das Urteil der Delphiteilnehmer resümieren, gebe es viel zu tun, wobei das breite Spektrum von Ansatzpunkten mit dem notwendigen Engagement einer Vielzahl von Akteuren und Institutionen korrespondiert. In diesem Befund drückt sich auch die aus Betroffeneninterviews, Fokusgruppen und Experteninterviews gewonnene Einsicht aus, dass das Thema Übergewicht und Adipositas im Kindes- und Jugendalter über die Problematik eines individuellen Fehlverhaltens hinausreicht und – zumal wenn Präventivaufgaben anstehen – gesamtgesellschaftlicher Interventionen bedarf. Die Verteilung der vielfältigen Aufgaben auf eine größere Zahl von Akteuren kann auch als ein Plädoyer für eine Vernetzung von Institutionen beim Problemmanagement gelesen werden, oder noch schärfer pointiert: In letzter Konsequenz ist das gesellschaftliche Problem der Adipositasprävention eine interdisziplinär zu leistende Querschnittsaufgabe.

4. Zusammenfassung und Fazit

Aufgrund einiger semantischer und sachlicher Klärungen aber auch infolge innovativer Aspekte, die gewonnen wurden, kann das Expertendelphi als Erfolg gewertet werden. Es erbrachte wertvolle Einsichten, und zwar auf unterschiedlichen Ebenen.

Ein unbestreitbarer Vorzug unseres Expertendelphi war es, dass im Unterschied zur verbreiteten ‚verbalpolitischen Problembearbeitung', zu vagen Absichten und Versprechungen, wie sie beispielsweise in den Positionspapieren der IOTF (2002), der AGA (2008) oder aber im ‚Nationalen Aktionsplan' (BMELV und BMG 2008) zu finden sind, ganz *konkrete Präventivmaßnahmen* zur Disposition standen, die nach bestem Wissen *interdisziplinär* auf ihre *Triftigkeit*, ihre mutmaßliche *Umsetzbarkeit* und *Effektivität* geprüft wurden, einschließlich der Beantwortung der Frage, wer für ihre Realisierung die *Verantwortung* zu tragen habe.

Die unterbreiteten Präventionsmaßnahmen riefen unter den Delphiteilnehmern aber auch erheblichen Dissens hervor, der nur peripher durch semantische Unklarheiten oder sachliche Einwände begründet war. Die Kontroversen spiegeln vielmehr wider, was Luhmann (1986: 83) als (sub-)systemspezifische Codes, Programme und Schließungsprozesse beschrieben hat: Institutionelle Interessen, Positionen und Strategien, die am Thema der juvenilen Adipositas zum Ausdruck kommen und zu teilweise gegensätzlichen Einschätzungen und Urteilen führen. Ihre leichtfertige Aufgabe kann nach Luhmann für die beteiligten Institutionen und ihre Protagonisten sehr nachteilige, vielleicht sogar bestandskritische Folgen haben. Institutionelle Abschottungen und Blockadehaltungen sind eine logische Konsequenz. Bei den DelphiteilnehmerInnen resultierten daraus hohe Erwartungen in gesetzgeberische Maßnahmen – und zugleich große Zurückhaltung und Skepsis, wenn die Umsetzung konkreter Maßnahmen zur Disposition stand: Die Mehrheit der unterbreiteten Präventivmaßnahmen wurde – wie Tab. 3 zeigt – sowohl als *sinnvoll* als auch potentiell *effektiv* eingeschätzt. Große Zweifel wurden jedoch bei der Frage der *Umsetzung* laut.

Tabelle 3: Bewertung von Präventionsmaßnahmen (Synopse)[2]

Maßnahme	Dimension			
	sinnvoll	effektiv	umsetzbar	umstritten **)
Die Aufnahme des Faches Gesundheitserziehung in die Curricula aller Jahrgangsstufen an den allgemeinbildenden Schulen	0	–	–	– –
Theoretische und praktische Gesundheitsförderung als Querschnittsaufgabe im Unterricht aller Schulen	+ + *)			
Ausweitung des Sportangebots an allen Schulen auf 2 Doppelstunden wöchentlich	+	+	+	0
Den Verkauf von hochkalorischen Lebensmitteln in Schulen und KITAS verbieten (> 10% Zucker- oder > 20% Fettanteil)	+ + *)	0	+	– –
Ausbau von wohnquartiernahen Spiel- und Sportstätten und Garantie des freien Zutritts, damit Kinder und Jugendliche bewegungsintensive Freizeitalternativen haben	+ +	+ +	0	+
Schaffung von Stellen zur Koordination von Maßnahmen der Adipositasbekämpfung auf kommunaler, Länder- und Bundesebene	+	0	0	–
Durchsetzung einer leicht verständlichen Kennzeichnung von Lebensmitteln entsprechend dem britischen Ampel-System	+ +	0	–	–
Durchsetzung eines Werbeverbots für hochkalorische Lebensmittel (> 10%Zucker- oder > 20% Fettanteil)	0 *)	0	– –	– –
Umsetzung eines an Nachhaltigkeit orientierten Unternehmensrating, mit steigenden Kapitalbeschaffungskosten für risikoproduzierende Unternehmen (mit möglichen Einflüssen auf Adipositas bei Kindern und Jugendlichen)	–	–	0	0
Durchführung von Studien zur Erreichbarkeit (z.B. Mediennutzung) von Kindern und Jugendlichen in Problemgruppen	+ *)	0	+	–

*) 2. Delphirunde

**) ++ = unumstritten + = wenig umstritten o = mäßig umstritten – = umstritten – – stark umstritten

Als kritische Punkte erwiesen sich weniger die unterbreiteten Präventivmaßnahmen selbst als vielmehr die Frage der *Umsetzbarkeit* und in Verbindung damit die zutage getretenen Meinungsverschiedenheiten, hinter denen sich *institutionel-*

2 Die Skalenpunkte wurden wie folgt umgerechnet: Skalenpunkt 1.0-2.8 = – – 2.8-4.6 = – 4.6-6.4 = O 6.4-8.2 = + und 8.2-10.0 = ++; bei den drei Dimensionen war eine Spannweite der Urteile von jeweils zwischen 0 und 9 Punkten möglich. Der zwischen 0 und 27 Punkten rangierende Dissens wurde in 5 gleich große Abschnitte unterteilt: 0.0-5.4 = ++ 5.4-10.8 = + 10.8-16.2 = O 16.2-21.6 = – und 21.6-27.0 = – –

le Interessen verbergen. Eine *Vernetzung* der beteiligten Akteure und Institutionen zu einer einvernehmlichen Problemlösung erscheint mehr als fraglich, zumal das politische Arrangement eher den Wettbewerb zwischen einzelnen Institutionen fördert, nicht deren Kooperation. Ob die Politik andererseits den hohen in sie gesetzten Erwartungen gerecht werden kann, wenn es um die Um- und Durchsetzung konkreter Maßnahmen zur Adipositasprävention auch gegen institutionelle Widerstände geht, wird die Zukunft zeigen. Im Kreis der von uns eingeladenen Experten bestehen hieran Zweifel.

Literatur

Arbeitsgemeinschaft Adipositas im Kindes- und Jugendalter (AGA) 2008: Therapie der Adipositas im Kindes- und Jugendalter, Ulm.

Bundesministerium für Ernährung, Landwirtschaft und Verbraucherschutz (BMELV) und Bundesministerium für Gesundheit (BMG) 2008: In Form. Der Nationale Aktionsplan zur Prävention von Fehlernährung, Bewegungsmangel, Übergewicht und damit zusammenhängenden Krankheiten, Berlin.

Deuschle, J. und Sonnberger, M. 2009: Das Gruppendelphi im Adipositas-Projekt, in: Schulz, M. und Renn, O. (Hg.) Das Gruppendelphi, Wiesbaden: 65-77.

Grupp, H., Blind, K. und Cuhls, K. 2000: Analyse von Meinungsdisparitäten in der Technikbewertung mit der Delphi-Methode. In: Häder, M. und Häder, S. (Hg.), Die Delphi-Technik in den Sozialwissenschaften – Methodische Forschungen und innovative Anwendungen, Opladen: 43-66.

Häder, M. 2000: Die Expertenauswahl bei Delphi-Befragungen, ZUMA How-to-Reihe, Nr. 5, hg. vom Zentrum für Umfragen, Methoden und Analysen (ZUMA), Mannheim.

International Obesity Task Force (IOTF) 2002: Obesity in Europe. The Case for Action, London.

Lamnek, S. 2005: Qualitative Sozialforschung, Weinheim.

Luhmann, N. 1986: Ökologische Kommunikation, Opladen.

Schulz, M. und Renn, O. 2010: Methodik des Delphis. Die Fragebogenkonstruktion, in: Dies. (Hg.): Das Gruppendelphi, Wiesbaden: 23-42.

Schulz, M. und Renn, O. (Hg.) 2010: Das Gruppendelphi, Wiesbaden.

Webler, T., Levine, D., Rakel, H. und Renn, O. 1991: The Group Delphi: A Novel Attempt at Reducing Uncertainty. Technological Forecasting and Social Change, Vol. 39, No. 3: 253-263.

Zwick, M. 2008: Maßnahmen wider die juvenile Adipositas. Stuttgarter Beiträge zur Risiko- und Nachhaltigkeitsforschung Nr. 9.

Zwick, M.M. und Schröter, R. 2009: Begrenzter Konsens. Präventions- und Therapiemaßnahmen von Übergewicht und Adipositas im Kindes- und Jugendalter. Analyse eines Expertendelphi. Stuttgarter Beiträge zur Risiko- und Nachhaltigkeitsforschung Nr. 11.

Das Adipositasrisiko als Folge sozialkonstruktivistischer Prozesse

Susanne Seitz / Michael M. Zwick

1. Die Problemstellung

Entscheidend bei der Betrachtung der Adipositas als Risiko ist die Frage, wie es auf gesellschaftlicher Ebene zur Wahrnehmung, Verarbeitung und Politisierung des Themas kommt. Risiken entstehen nicht ‚aus dem Nichts'. Aus einer Vielzahl konkurrierender potentieller ‚Schadensereignisse' werden sie in einer ‚sozialen Arena' definiert (Hilgartner und Bosk 1988, Renn 1993), wobei – zumal wenn sie sinnlich nicht wahrnehmbar sind –, die Wissenschaft und ihre Protagonisten gefragt sind. Wissenschaftler sind es oftmals, die Risiken entdecken, begrifflich bezeichnen und versuchen, ihre Schadensschwere abzuschätzen. Alsdann wird in aller Regel versucht, diese Risiken in die Öffentlichkeit und in das politische System hinein zu kommunizieren. Schon diese knappe Überlegung sollte die Kernthese unseres Beitrags verdeutlichen, die Paul Slovic folgendermaßen auf den Punkt gebracht hat: Risiken „are not considered as ‚objective' properties inherent in the source of danger, but a consequence of social perception and ascribing processes" (1992: 119). *Risiken sind soziale Konstrukte*, die ohne das Handeln von Institutionen und ihren Akteuren weder in gesellschaftliche Wissensbestände einfließen noch die Bühne der gesellschaftlichen Kommunikation erklimmen könnten. Zum Bestand der sozialwissenschaftlichen Binsenweisheiten gehört es, dass institutionelles Handeln nicht im ‚wertfreien' Raum abläuft, sondern – wie es Niklas Luhmann für soziale Systeme trefflich beschrieben hat –, bestimmten ‚Codes' und ‚Programmen' verpflichtet sind, womit er auf spezifische Interessen, Strategien und Ziele anspielt (1990: 89ff.).

Ob die Definition und die Etablierung ‚sozialer Sachverhalte' als politisch oder gesellschaftlich ‚anerkannte' Risiken tatsächlich gelingt, ist eine offene, empirische Frage. Mit unserem Beitrag verfolgen wir das Ziel, einige der Stationen und Hürden nachzuzeichnen, die das soziale Phänomen der ‚beleibten Kinder' nehmen musste, um im politischen System als ‚Risiko' ernst genommen zu werden und staatliches Handeln auszulösen, wobei plausible Mutmaßungen darüber angestellt werden, welche treibenden Kräfte die soziale Konstruktion und Prozessierung des ‚Risikos' auf die eine oder andere Weise beeinflusst haben.

Der ‚Social-Amplification-of-Risk Framework' (vgl. Kasperson et al. 2001, Pidgeon et al. 2003) bietet hierfür das passende theoretische Gerüst. Er erlaubt die Analyse jener notwendigen *Hürden*, die es über bestimmte *Selektions-, Definitions-, Kommunikations–, Dramatisierungs-, Mobilisierungs- und Politisierungsprozesse* zu überwinden gilt, wenn die gesellschaftliche ‚Anerkennung' *eines Sachverhaltes als ‚Risiko'* gelingen soll. Entscheidend dabei ist, dass diese Kette von der Problemdefinition bis zur Politisierung nicht unterbrochen werden darf, wenn die Etablierung eines Phänomens als ‚Risiko' erfolgreich sein will.

Diesem Ansatz folgend, kann das tatsächlich zu erwartende *‚Schadenspotential'* zum Teil erheblich von den gesellschaftlich kommunizierten Risiken abweichen. Das Ausmaß der erwarteten Schäden kann für die Frage, ob sich ein entsprechendes Phänomen als sozial ‚anerkanntes Risiko' entwickelt, dem dramatische Qualitäten zugeschrieben werden und Risikomanagement auszulösen vermag (wie etwa in den Fällen BSE und Schweinegrippe), oder aber gänzlich unbeachtet bleibt, ohne Belang sein. Dies ist auch im Fall von Übergewicht und Adipositas bedeutsam, weil hier die erwarteten Schadenspotentiale hochgradig offen für *institutionelle Definitions- und Interpretationsprozesse* sind.

In einem aktuellen Übersichtsartikel werden die durch Übergewicht und Adipositas entstehenden Kosten für das Gesundheitssystem – mit Bezug auf die KORA-Studie (Lengerke et al. 2006) und hochgerechnet anhand der Zahlen der Nationalen Verzehrsstudie II (Max-Rubner-Institut 2008: 129f.) – auf rund 6,55 Mrd. € beziffert (Expertengruppe Metabolische Chirurgie 2009: 1). Aktuelle Daten des statistischen Bundesamtes zeigen, dass die Anteile von übergewichtigen bzw. adipösen Erwachsenen in der Dekade zwischen 1999 und 2009 von 48% auf 51% also um 3 Prozentpunkte angestiegen sind (vgl. Statistisches Bundesamt 2006: 67 und 2010). Obgleich es sich bei Übergewicht und Adipositas – entgegen der verbreiteten ‚Epidemie-Rhetorik' (exemplarisch WHO 2000, Wabitsch et al. 2005: I, Fankhänel 2007: 418) – *nicht* um ein infektiöses Geschehen handelt, das *exponentielle Zuwächse* erwarten lässt, rechnen Müller et al. in einem 2007 an das Bundesgesundheits- und das Bundesministerium für Ernährung, Landwirtschaft und Verbraucherschutz gerichteten Papier bis 2020 mit dem sehr wahrscheinlichen Kollaps des Deutschen Gesundheitswesens: „Übergewicht und Adipositas verursachen hohe und vermeidbare Kosten im Gesundheitswesen, sie erklären momentan etwa 7% der gesamten Kosten, diese Kosten werden weiter ansteigen. Es ist sehr wahrscheinlich, dass die Strukturen und Kapazitäten unser derzeitiges Gesundheitswesen nicht ausreichen werden (sic!), um die zu erwartenden Auswirkungen der heutigen Adipositasepidemie zu bewältigen." (2007: 2).

Das Vorliegen sozialer Konstruktionsprozesse im Fall von Übergewicht und Adipositas wird aber auch dann deutlich, wenn man die direkten und indirekten Folgekosten der Adipositas (Behandlungskosten, Kosten für krankheitsbedingte Arbeitsausfälle, Frühverrentungen, erforderliche Versicherungsleistungen usw.) einseitig als Schäden behandelt und kommuniziert. Mit Hilfe des Social-Amplification-of-Risk-Ansatzes kann die in der Öffentlichkeit wahrgenommene und in den Medien favorisierte, *einseitige ‚Schadenssemantik'* der Adipositas als Fiktion enttarnt werden. Tatsächlich sind *Risiken ambivalent*. Gesellschaftlich ‚anerkannt', stellen sie einen wirksamen *Umverteilungsmechanismus* dar. Je nach Standort diskriminieren Risiken zwischen ‚Verlierern' und ‚Nutznießern', so auch im Fall von Übergewicht und Adipositas.

„Bei allen Diskussionen um die Tragweite des Adipositasrisikos und die Notwendigkeit seiner Bekämpfung darf nicht übersehen werden, dass bei einer Vielzahl von Akteuren und Institutionen Interessen an einer dauerhaften Etablierung des Adipositasrisikos in der öffentlichen Diskussion und in der Politik angenommen werden müssen, weil anerkannte Risiken die Erschließung von Ressourcen, wie etwa Aufmerksamkeit, Legitimation und vor allem Geld, ermöglichen. Verdient kann nicht nur an Präventions- und Therapiemaßnahmen werden – Ärzte, stationäre und ambulante Hilfen, Pharmazie, Ernährungs- und Lebensberatung, Psychotherapien, Therapiegruppen etc. –, sondern auch an der Entstehung der Adipositas – Ernährungsindustrie, Hersteller von IT- und Freizeittechnik, Groß- und Einzelhandel, sowie der Staat über das Steueraufkommen – und bei ihrer wissenschaftlichen Erforschung. Infolge seines hohen Aufmerksamkeitswertes können aber auch Politik und Massenmedien zu den Nutznießern dieses Risikos gezählt werden." (Zwick 2008: 3) Schließlich und endlich ist bei der Entwicklung, Herstellung und dem Vertrieb von Produkten und Dienstleistungen an einen wachsenden Nischenmarkt speziell für beleibte Menschen zu denken. Je nach Standort sind Risiken aus dieser Perspektive entweder erwünscht oder unerwünscht.

Aus der ökonomischen und politischen Sicht ist daher eine Kernfrage, in welchem Ausmaß risikobedingt Ressourcen umverteilt werden, wer (mit welcher Wirkung) die Nutznießer dieses Umverteilungsprozesses sind, wer in welchem Ausmaß die Kosten zu tragen hat und wie es um die Legitimität dieser Umverteilung bestellt ist. Solche *Interessengegensätze* manifestierten sich in den vergangenen Jahren in einer Vielzahl von Prozessen um die Kostenübernahme bei der Behandlung von Adipositas, wobei auf der einen Seite die Betroffenen, oftmals flankiert von ihren Ärzten, als Antragsteller fungieren und auf der anderen Seite Kassen und Versicherungen die Regulierung der mit dem ‚Adipositasrisiko' assoziierten Ansprüche abzuwehren versuchen.

2. Übergewicht und Adipositas. Zur ‚Definition' eines Risikos

Von Menschen mit übermäßiger Leibesfülle einmal abgesehen, ist die Frage einer normierten Messung, vor allem aber einer validen Einteilung in unterschiedliche Gewichtsklassen alles andere als trivial. Ein Blick in die Geschichte klärt auf über die im Zeitverlauf *wandelbaren Schönheitsideale und Körperbilder* (Klotter 1990), und selbst in der Gegenwart lassen sich *verschiedenartige kulturelle Vorstellungen* und Normen über die angemessene Körpergestalt finden. So gilt im traditionellen Anatolien den Menschen der schlanke Körper eher als krank, hat er doch im Krisenfall keinerlei Reserven (vgl. Zwick 2007: 16).

Die Vorstellungen über unterschiedliche Gewichtsklassen – untergewichtig, normalgewichtig, übergewichtig, adipös oder stark adipös – sind weder ‚naturalistisch' vorgegeben noch können sie als historisch invariante Normen vorausgesetzt werden. Als soziale Konstrukte sind die Gewichtstypen auf Definitions- und Interpretationsprozesse angewiesen. Ein geeignetes Verfahren auf dem Weg zu einer *validen Gewichtsklassifizierung* bestünde im Nachweis diskontinuierlicher Veränderungen physiologischer Parameter bzw. diskontinuierlich ansteigender Prävalenzraten von übergewichtsassoziierten Erkrankungen. Diskontinuierliche Anstiege – ‚Knicke' in den Kurvenverläufen – könnten stichhaltige Rechtfertigungen dafür erbringen, ab dem jeweiligen Punkt von einer ‚höheren' Gewichtsklasse zu sprechen, wäre sie doch direkt mit steigenden Gesundheitsrisiken assoziiert. Doch in der Praxis werden andere Wege beschritten. Trotz der bekannten Probleme bei der körpergrößennormierten Gewichtsbestimmung anhand des von Quételet ‚entdeckten' Body-Mass-Index, bei dem konstitutionelle Besonderheiten ebenso unberücksichtigt bleiben wie die Fettverteilung im Körper (vgl. Ulmer 2004) oder der Umstand, dass Muskelmasse durch ihr höheres spezifisches Gewicht einen überhöhten BMI ‚vortäuscht', werden Erwachsene gemäß der geltenden WHO-Definition dezisionistisch in ‚untergewichtig' (BMI < 18,5), ‚normalgewichtig' (18,5 < BMI < 25), ‚übergewichtig' (25 < BMI < 30) oder ‚adipös' (BMI > 30) eingeteilt, wobei – beginnend bei BMI 30 in 5er-Schritten – die Adipositas in drei weitere Klassen eingeteilt wird (WHO 2006).

Entscheidungen über das Ausmaß des Risikos

Die Risikobewertung wird gemeinhin rudimentär als Produkt aus dem Grad des Übergewichts, und damit assoziierter gesundheitlicher Folgen, und der Prävalenz abgeschätzt. Wissenschaftlich gestützte Definitions- und Bewertungsprozesse beeinflussen die Wahrnehmung von Adipositas als mehr oder minder großes Risiko entscheidend. Gleichwohl wäre es ein Missverständnis, die Größe eines Risikos allein aus verfügbarem Zahlenmaterial ableiten zu wollen.

Wird ‚Handlungsbedarf' allein aus dem Vorliegen steigender Prävalenzzahlen abgeleitet, wird der normative Teil des Risikos außer Acht gelassen. Nach Niehoff kann die Bedeutsamkeit eines Risikos jedoch nicht aus Häufigkeitsverteilungen deduziert werden (vgl. Niehoff 1990: 19). *‚Bedeutung' oder ‚Dringlichkeit* bedürfen zusätzlich zur Quantifizierung einer *Bewertung,* bei der auf gesellschaftliche Leitbilder, Normen und Werte aber auch auf die Akzeptabilität möglicher individueller oder gesellschaftlicher Folgen Bezug genommen werden muss. Im Gegensatz zur Sachzwanglogik gilt: „The facts don't decide matters – people do." (Rescher 1983: 26)

Es ist evident, dass die Erstellung von Normierungen und Grenzwerten ebenso mit erheblicher Verantwortung verbunden ist wie die Festlegung von Normbereichen oder von als kritisch zu bewertenden Skalenbereichen – und dass diese Schritte stets von den unterschiedlichsten Interessen begleitet sind (vgl. Rescher 1983: 125). Sobald ein definierter Zustand als riskant bezeichnet wird, muss sich unweigerlich die Frage anschließen, *von wem* und *für wen* der beschriebene Zustand als potentiell nachteilig bewertet wird. Die entscheidende Frage in Risikobewertungsprozessen ist demnach nicht die nach dem Vorliegen eines Risikos, sondern die nach der *Akzeptabilität* von möglichen Schadenseintritten.

Geht es um die Bestimmung der Risiken von Übergewicht und Adipositas, müssen demnach folgende Fragen geklärt werden: Fragen zur Legitimität der Definitionsmacht unterschiedlicher Institutionen und Akteure, Verfahrensfragen zu Normierungsprozessen, Fragen über den Umgang miteinander und mit Minderheiten bzw. benachteiligten Gruppen sowie Fragen nach Beteiligungsrechten und -chancen bei Entscheidungsprozessen über die Normsetzung und –anwendung bei konkreten Maßnahmen der Risikovorsorge und der Schadensregulierung.

Im Falle von Übergewicht und Adipositas eröffnet bereits die Gewichtsklassifikation Interpretationsspielräume über den Zusammenhang von Übergewicht und Krankheiten bzw. behandlungsbedürftigem Patientengut. Es ist evident, dass, je niedriger die BMI-Grenze gezogen wird, die zwischen gesund und behandlungsbedürftig diskriminieren soll, der Anteil an Menschen, die zu Patienten erklärt werden, ansteigt. In diesem Zusammenhang sei an unsere These erinnert, dass Risiken – hier die Zunahme von Patienten – die oben beschriebenen ökonomischen Umverteilungsprozesse in Gang setzt und zwischen Nutznießern und jenen, die die Lasten zu tragen haben, unterscheiden. Hauner hat diesen Zusammenhang 1996 folgendermaßen auf den Punkt gebracht: „Setzt man die Grenze des *behandlungsbedürftigen Gewichts* – einem amerikanischen Vorschlag folgend – für Männer bei 27,8 kg/m² und für Frauen bei 27,3 kg/m² fest, dann liegt jeder dritte Bundesbürger oberhalb dieses Wertes" (Hauner 1996: 1, Hervorhebung d.V.).[1]

Noch konsequenter agierte die WHO und versuchte, den Übergang zwischen Normalgewicht und dem risikobehafteten Übergewicht, nun schon als *‚preobese'* bezeichnet (IOTF 2005: 8), von BMI 25 deutlich abzusenken. Die WHO wird nicht müde, an den derzeit gültigen Grenzen zu rütteln. In einem 2005 erschienenen Papier ist zu lesen, dass bereits ab einem BMI von 20 bis 22 Erkrankungsrisiken ansteigen und es schon ab einem BMI von 21 zu einem merklichen Verlust an Lebensjahren komme (Branca 2005: 1). Ungeachtet der empirischen Belege dafür, dass Menschen mit leichtem bis mäßigem Übergewicht ceteris paribus am gesündesten sind und die längste Lebenserwartung haben (Flegal et al. 2005, Lenz et al: 2009), halten Branca und sein Team auch zwei Jahre später an ihrer These fest: „Bei Erwachsenen ist ein BMI oberhalb eines Optimalniveaus (ca. 21-23 kg/m²) mit einem erheblichen Anstieg der Krankheitslast verknüpft" (Branca et al. 2007: 9). In ihrem Papier beklagen sie die hohen Kosten durch die ‚Epidemie' (ebd.: xiii), offenbar ohne die Implikationen ihrer Aussagen zu reflektieren, denn die Anteile der für krank bzw. behandlungsbedürftig erklärten Bürger variiert unmittelbar mit der Normsetzung.

Dass auch im Falle der Adipositas Niehoffs Aussage zutrifft: „wer die Norm bestimmt, bestimmt … letztendlich das Gewicht des Problems und damit die Dominanz einer Auswahl von Interessen" (1990: 20), lässt sich aufzeigen: Nach ALLBUS-Daten[2] aus dem Jahr 2004 wären bei einer Grenzziehung von BMI 23 72,0% der Erwachsenen, bei BMI > 22 bereits 80,1% und – legt man die Aussage, dass bereits ab einem BMI von 21 ein Verlust an Lebensjahren eintritt, zugrunde – gälte der Löwenanteil der Öffentlichkeit, nämlich 87,5% als krank: Vermutlich eine kaum zu bewältigende und bezahlbare Nachfrage nach medizinischen Leistungen. Jedenfalls dann, wenn man – wie bei Hauner (1996: 1) – das Körpergewicht selbst als behandlungsbedürftig ansieht, worin eine gleichfalls folgenschwere Umdefinition von *Übergewicht als ‚Krankheit'* zu sehen ist. Nach der gültigen

1 Hauners exakte geschlechtsspezifische Diskriminierung zwischen gesund und krank bis auf eine Nachkommastelle genau überrascht aber auch deshalb, weil schon die WHO einräumen musste: „The health risks associated with increasing BMI are continuous" (2006: 1).

2 Wir danken der Gesis für die Überlassung des ALLBUS-Datensatzes zum Zweck der Sekundäranalyse.

Rechtsprechung (Urteil B 1 KR 1/02 R des Bundessozialgerichts vom 19.2.2003) gilt nämlich eine wesentlich strengere, lediglich auf *Adipositas bezogene Norm*, derzufolge „bei starkem Übergewicht (im Allgemeinen ab einem BMI > 30) eine Behandlung mit dem Ziel der Gewichtsreduktion erforderlich ist" (vgl. hierzu ausführlich Gottschalk-Mazouz in diesem Band).

Bereitet die *Gewichtsklassifizierung* bei Erwachsenen bereits Schwierigkeiten, so gilt das, wie Helmert et al. in diesem Band ausführlich darlegen, in besonderem Maße für *Kinder und Jugendliche*. Die drei üblichen Skalen von Cole et al. (2000), Rolland-Cachera et al. (1991) und Kromeyer-Hauschild (2005) fußen auf dezisionistischer, statistischer Grenzziehung, bar jeder sachlichen Begründung. Außerdem führen sie zu teilweise stark abweichenden Anteilen übergewichtiger und adipöser Kinder: So erbrachte eine Berliner Studie von Weiten und Hesse (2005: 202), dass unter deutschen SchulanfängerInnen in Berlin nach dem Referenzsystem von Cole 4.0%, nach Kromeyer-Hauschild 4.4% und nach Rolland-Cachera 11,3% der Kinder als adipös eingeschätzt werden müssen. Noch schwerer wiegt der von Helmert und seinem Team ermittelte (in diesem Band abgedruckte) Umstand, dass die Perzentilkurven, die zwischen den einzelnen Gewichtsklassen unterscheiden, bei Kindern und Jugendlichen im Referenzsystem von Kromeyer-Hauschild teilweise so nahe beisammen liegen, dass bereits eine Schwankung von ±2,5 kg Körpergewicht hinreicht, um ein Kind entweder als unter- oder als übergewichtig einzustufen. Wegen der fehlenden Validität der Körpergewichtsklassifizierung fordern sie die Etablierung eines neuen, valideren Klassifizierungssystems.

Obgleich das Team um Helmert (in diesem Band) eher ein uneinheitliches Bild der Problemdynamik bei übergewichtigen Kindern und Jugendlichen zeichnet, das mancherorts schwache Zunahmen, andernorts Stagnation erkennen lässt, erstrecken sich in Expertenkreisen die oben beschriebenen Dramatisierungsversuche auch auf das Kindes- und Jugendalter: „Childhood obesity is an acute health crisis... The epidemic is spreading at particularly alarming rates in children" (Branca 2005: 2f.)

Als *Zwischenfazit* kann Folgendes festgehalten werden: Bei der *Einteilung der Gewichtsklassen* bestehen bei Erwachsenen, vor allem aber bei Kindern und Jugendlichen erhebliche Definitions- und Interpretationsspielräume, die institutionell ‚ausgefüllt' werden, mit der Folge stark abweichender Anteile behandlungsbedürftiger Personen. Lediglich bei exzessiver Fettleibigkeit besteht unter Experten Einigkeit über wahrscheinliche *gesundheitliche Folgen*, die von Hypertonie und kardio-vaskulären Erkrankungen über Stoffwechselstörungen, Gicht, Gallensteine, Asthma und Schlaf-Apnoe bis zu einem breiten Spektrum an orthopädischen und psychiatrischen Erkrankungen, wie etwa Essstörungen, Depressionen oder Angstzuständen, reichen können (vgl. Hauner 1996, Lauterbach et al. 1998, Kap. 6 und Reinehr 2005, vgl. auch Barlösius und Philipps in diesem Band).

Daneben muss an *ökonomische Folgen* gedacht werden. Von Übergewicht und Adipositas werden unter anderem die Kosten für Folgeerkrankungen als direkte finanzielle Belastung des Versicherungswesens (bzw. der Solidargemeinschaft), der geringere Beitrag der Betroffenen zur Solidargemeinschaft infolge eines höheren Krankenstandes und entsprechender Arbeitsausfälle sowie die oftmals frühere Berentung der Übergewichtigen angenommen (vgl. Schäfer und Ring in diesem Band).

Schließlich sind Übergewicht und Adipositas vor allem im Kindes- und Jugendalter oftmals mit *psychosozialen Belastungen* assoziiert: Sie bilden die Basis für Vorurteile, Hänseleien und Stigmatisierung (vgl. Deuschle und Sonnberger in diesem Band), aber auch mit spezifischen Nachteilen in einer marktförmig organisierten Gesellschaft, etwa auf den Partner- oder Arbeitsmärkten. Aber auch der Rückzug aus sozialen Aktivitäten, die Beeinträchtigung der Sexualität oder Schuld- und Schamgefühle, ein negatives Selbstbild und geringes Selbstwertgefühl können damit einhergehen (vgl. Hebebrand et al. 2004: 1470, Wirth 2006: 5, Neugebauer 1976: 6f.). Die *Beeinträchtigungen der Lebensqualität* übergewichtiger Menschen durch die sozial induzierten Folgen des Übergewichts werden von diversen Autoren als erheblich beschrieben (vgl. Barnett 2005, Neugebauer 1976, Merta 2003 und Neumark-Sztainer 1999) und es stellt sich die Frage „whether the more detrimental consequences are primarily due to the condition itself (that is, obesity) or to society's reaction to obesity“ (Neumark-Sztainer 1999: 34). Hier geht es nicht darum, diese oftmals mit starker Fettleibigkeit assoziierten Belastungen und Erkrankungen wegzudisputieren – wichtig erscheinen uns vielmehr die Hinweise darauf, dass zum einen individuelles Leiden und beachtliche Schadenspotentiale alleine nicht ausreichen, um ein gesellschaftliches Risiko zu etablieren. Hierzu bedarf es der geschilderten Selektions- und Definitionsprozesse und institutionellem Zutun, wobei letzteres durch die Aussicht auf öffentliche Aufmerksamkeit, wissenschaftliche Reputation, die Erschließung von Ressourcen – v.a. Finanzmittel –, die Initiierung und Verstetigung von Projekten, Arbeitsgruppen, Task Forces etc. motiviert sein kann. Zum anderen kann der Krankheitsbegriff selbst sozialkonstruktivistisch gedeutet werden.

Zur sozialen Konstruktion und Funktion des Krankheitsbegriffes in der modernen Gesellschaft

Fragen wir uns zunächst, wozu das Konzept ‚Krankheit‘ innerhalb der Medizin als Handlungswissenschaft überhaupt benötigt wird. Letztendlich, um Forderungen zu legitimieren (zum Beispiel gegenüber den Krankenkassen) und Handlungen zu rechtfertigen (im Sinne der ärztlichen Be-Handlung) oder die Finanzierung weiterer Forschung zu rechtfertigen. Der Krankheitsbegriff dient somit als scheinbar deskriptiver Begriff, der freilich auf einem präskriptiven Konsens beruht und als solcher die Entscheidungen für oder gegen ärztliche Behandlung (auch rechtliche gegenüber den Krankenkassen) trägt (vgl. Schipperges 1999: 20).

Seit der Antike folgt die Beurteilung des Körperzustandes u.a. den jeweiligen gesellschaftlichen Anforderungen an den Körper. Ein möglicher Grund für die mit Übergewicht und Adipositas verbundene wachsende Zuschreibung von *Verantwortung auf individueller Ebene* mag vor allem ab dem 19. Jahrhundert durch das ständig wachsende ernährungswissenschaftliche Wissen und Pseudowissen begründet sein, das in Form ständig konkurrierender Theorien des ‚gesündesten' Ernährungskonzeptes nacheinander Eiweiße, Gemüse, Rohkost und ähnliches mehr favorisierte. Über die zunehmenden Wissensbestände wurden die einstmaligen ‚Gefahren' eines ausladenden Körpers in ‚Risiken' transformiert, auf die mit Handlungen reagiert werden kann. Damit geht die von Becker-Zieglschmidt beschriebene Vorstellung der *Individualisierung des Gesundheitsverhaltens* einher, ein Vorgang, der sich in den Forderungen von Politik und Institutionen der sozialen Sicherungssysteme nach persönlichem Engagement und individueller Gesundheitsvorsorge zeigt (vgl. Beckert-Zieglschmidt 2005: 207f.).

Basis dieser Vorstellungen eines ‚gesundheitsbewussten' und ‚richtigen' Lebensstils bildet nach Ansicht von Lütz die Tendenz unserer Gesellschaft, Gesundheit zum einen gemäß der *vorherrschenden Mittelschichtsnormen* der Akteure im Gesundheitssystem über ‚langes Leben', ‚körperliche Unversehrtheit' und ‚wichtigstes Gut' zu definieren. Zum anderen zielen die Vorstellungen von Gesundheit auf Leistungsbereitschaft; sie folgen damit den Erfordernissen der marktförmig organisierten Gesellschaft, vor allem des Arbeitsmarktes. Lütz (2008) spricht in diesem Zusammenhang vom Aufkommen einer ‚Gesundheitsreligion'.

Der Erhalt der persönlichen Gesundheit gerinnt damit zur Pflicht jedes einzelnen Bürgers. Schorb sieht darin eine Maßnahme der *Disziplinierung* von Menschen, mit dem vorrangigen Ziel, ihre Leistungsfähigkeit im kapitalistischen Produktionssystem sicherzustellen (vgl. Schorb 2006: 71) und der Allgemeinheit keine unbilligen Kosten aufzubürden.

3. Die Mobilisierung des Adipositas-Themas

Die skizzierten Problemdefinitionsprozesse stellen u.E. eine notwendige aber nicht hinreichende Bedingung für die Risikogenese dar. Um Eingang in und die

Ratifizierung durch das politische System zu erreichen, bedarf es in einem nächsten Schritt der erfolgreichen massenmedialen Kommunikation zusammen mit der Schaffung öffentlicher Aufmerksamkeit und der Behauptung politischer Zuständigkeit für die Problemlösung.

Ungeachtet der weiten Spannbreite der Adipositas-Berichterstattung, in der wissenschaftlich fundierte Reportagen freilich keineswegs fehlen, kam es vielfach dazu, dass selbst seriöse Blätter in Sachen Übergewicht und Adipositas ,ganze Arbeit' geleistet haben. Über die bekannte Globalisierungsformel „weltweite Epidemie" (Ärztezeitung vom 1.6.2007) hinaus, kamen weitere griffige Metaphern zur Anwendung. So titelte etwa das Hamburger Abendblatt am 8.10.2005: „Wir sitzen auf einer Zeitbombe", und die Münchener Abendzeitung erkannte am 12.3.07 in der kindlichen Adipositas „das tödliche Risiko" schlechthin. Diese Endzeit-Semantik wusste die Zeit am 5.8.2007 durch die Horror-Vision „Vom Moppelchen zum Monsterkind" zu ergänzen. Mit dem – wie das Team um Helmert in diesem Band belegen – unbegründeten Superlativ „Deutsche sind die dicksten Europäer" versuchte die Süddeutsche am 18.4.2007 zu punkten, und Spiegel Online titelte einen Tag später schmissig „Deutsche haben in Moppel-Liga den Bauch vorn". Die Dramatisierung der Adipositas gipfelte im Aufmacher des Online-Portals ‚Naturkost' am 21.3.2005: „Fettleibige Kinder sterben noch vor ihren Eltern".

Unsere keineswegs repräsentative Durchsicht durch die massenmediale Aufbereitung des Adipositas-Themas vermag allerdings die medienökonomische These *nicht* zu entkräften, dass superlative Formulierungen, Sensationsberichterstattung und die Identifizierung von Sündenböcken – im vorliegenden Fall vor allem die Betroffenen selbst – verkaufsfördernde Attribute sind (vgl. Dulinski 2003). Unter dem Titel „Die Kalorienbomber sind da" erfahren wir beispielsweise in der Frankfurter Allgemeinen Sonntagszeitung vom 17.9.2006, „das Problem ist beileibe keine Privatangelegenheit mehr. Dicke verteuern das Gesundheitssystem."

Zwar wird medial eine bedrohliche Stimmung verbreitet, jedoch treten die Verantwortungszuschreibungen und Appelle an die Politik, entschieden einzugreifen, in den Hintergrund. Offensichtlich wird die Staatsverantwortlichkeit für die Problemlösung zum einen *direkt* von *Experten*, zum anderen von *NGOs* und drittens von *politischen* bzw. *Institutionen*, die an der Schnittstelle zwischen Gesundheitssystem und Politik operieren, reklamiert.

4. Die Politisierung der Adipositasthematik

Ob die politische Etablierung eines Phänomens als ‚Risiko' gelingt, hängt nach Luhmann (1990) davon ab, ob sich ein Phänomen zum politischen System als *,re-*

sonanzfähig' erweist, oder, anders ausgedrückt: ob politische Institutionen oder Funktionsträger ein (Eigen-)Interesse an der Bearbeitung oder Abwehr eines bestimmten Themas zu erkennen glauben. Dies ist vor allem dann der Fall, wenn ihre Legitimität betroffen ist, wenn die politische Thematisierung des fraglichen Risikos den Gewinn oder Erhalt ihrer politischen Macht verspricht.

Das politische System kann für bestimmte Themen sensibilisiert werden, wenn großer Druck von Seiten der Öffentlichkeit, der Medien, von Institutionen der Europäischen Gemeinschaft oder von starken Unterstützergruppen ausgeht, wie beispielsweise von Ärzten, Verbraucherverbänden, NGOs etc. (Wiedemann et al. 2000: 15). Aber auch dann, wenn die Problemthematisierung und -bearbeitung im Sinne einer Legitimationsbeschaffung als funktional angesehen wird, haben bestimmte Sachverhalte eine Chance, als Risiken ins politische System Eingang zu finden und ‚bearbeitet' zu werden.

Wie bereits angedeutet, erscheint es lohnend, zwischen Institutionen zu unterscheiden, die teilweise als NGOs teilweise auch von der Politik eingerichtet wurden, und an der Schnittstelle zwischen Gesundheits- und politischem System stehen, jedoch selbst weder eine legislative Funktion ausüben noch über nennenswerte eigene Finanzmittel zur Problembearbeitung verfügen und klassischen politischen Organen, wie etwa Ministerien, deren Akteure direkten Einfluss auf Gesetzgebungsprozesse nehmen können und über eigene Finanzmittel verfügen, um etwa Forschungsprojekte oder Präventionsmaßnahmen finanzieren zu können.

Unter den Erstgenannten befinden sich beispielsweise die Deutsche Adipositas Gesellschaft, die deutsche Gesellschaft für Ernährung (DGE), die Deutsche Diabetes Gesellschaft (DDG) oder, auf internationaler Ebene, IASO (International Association for the Study of Obesity), ihr europäisches Pendant, die EASO, oder die International Obesity Task Force (IOTF) der Weltgesundheitsorganisation, die nachfolgend beispielhaft herausgegriffen werden soll.

Für sie darf die Thematisierung, Dramatisierung, Mobilisierung und Politisierung des Problems unterstellt werden, mit dem Ziel einer möglichst optimalen und nachhaltigen Ressourcenerschließung, die zum einen die Problembearbeitung, zum anderen das Wachstum der Organisation ermöglicht und ihre Ressourcenausstattung und Reputation verbessert. Im Idealfall kann es sogar gelingen, die gesellschaftspolitische Relevanz eines Problems zu verstetigen und damit den Fortbestand der Einrichtung langfristig zu sichern.

Den Versuch der gleichzeitigen Problemdramatisierung und -ausweitung fanden wir in ‚reiner' Form in den Papieren der IOTF (2005) und der WHO (Branca et al. 2005): Gelingt eine Absenkung der Norm, die zwischen Normalgewicht (‚gesund') und Übergewicht (‚gesundheitliche Risiken') unterscheidet, auf Werte deutlich unter 25, dann dürfte aus einer ‚Task Force' wegen der drohenden ‚Adipositasepidemie' und dem zu erwartenden Kollaps der Gesundheitssysteme wahrscheinlich eine dauerhafte Einrichtung werden. Aber auch Hinweise auf eine nachdrückliche Politisierung lassen sich finden. Wir lesen dazu: „Die Adipositas-epidemie ist eine der schwersten Herausforderungen für die Gesundheitspolitik in der europäischen Region der WHO… Der Trend ist umkehrbar und die Epidemie kann eingedämmt werden. Dies kann nur durch umfassende Maßnahmen geschehen, da die Wurzel des Übels in den sich rapide verändernden sozialen, wirtschaftlichen und umweltbedingten Determinanten der Lebensweise der Menschen steckt… Entschlossenheit und Führungswille auf höchster politischer Ebene und ein starkes Engagement des gesamten Staates sind die Voraussetzungen für sektorübergreifende Mobilisierung und entsprechende Synergieeffekte… Alle relevanten Ministerien… können bei der Entwicklung gesundheitsförderlicher Grundsätze und Maßnahmen einen entscheidenden Beitrag leisten. Dadurch fällt auch ein Nutzen für ihre eigenen Bereiche ab." (Branca et al. 2007: 64ff., vgl. für die Dramatisierung auch IOTF 2002, Puska et al. 2003: 1 und auf EU-Ebene Kyprianou 2005).

So einfach stellt sich die Problematik für die politischen Institutionen und ihre Protagonisten jedoch nicht dar, und zwar aus mehreren Gründen:

- Erstens deshalb, weil in der politischen Arena eine Vielzahl von mehr oder minder dringlichen Problemen miteinander konkurrieren und Gesundheitsthemen nur eine Rolle unter anderen einnehmen, wobei Übergewicht und Adipositas hier wiederum mit anderen gesundheitsrelevanten Themen – etwa Aids, Rauchen, Grippewelle, multiresistente Keime u.v.m. – im Wettbewerb um Aufmerksamkeit, ‚Bearbeitung' und Mittelzuweisung stehen.
- Zweitens sieht sich die Politik in wachsendem Maße mit dem *Problem leerer Kassen* und der Notwendigkeit zum Sparen konfrontiert. Das impliziert zum einen den weitgehenden Verzicht auf Maßnahmen, die sich über längere Zeiträume als kostenintensiv erweisen, wie beispielsweise die Schaffung von Koordinatorenstellen zur Bündelung und Optimierung der vielfältigen Projekte, Kampagnen und Initiativen oder die flächendeckende Einführung einer hochwertigen Schulspeisung in öffentlichen Schultypen (vgl. Zwick 2008). Aber auch die dauerhafte und flächendeckende Umsetzung evidenzbasierter Maßnahmen auf Projektbasis dürfte diesem Hindernis zum Opfer fallen. Leere Kassen zwingen zur *Priorisierung* von Maßnahmen. Deshalb erscheint eine Konzentration der knappen Ressourcen auf dringliche, punktuelle und befristete Interventionen plausibel.

Für die Adipositasthematik sind klamme öffentliche Kassen deshalb folgenschwer, weil andere ‚klassische' *politische Steuerungsinstrumente* zu deren Bearbeitung praktisch nicht zur Verfügung stehen bzw. aus bestimmten Gründen nicht gerne eingesetzt werden.

Ordnungspolitik findet ihre Grenzen dort, wo andere Rechte tangiert werden, etwa die Wahlfreiheit beim Konsum von Lebensmitteln. Werbe- oder Verkaufsverbote für bestimmte Lebensmittel in öffentlichen Gebäuden wären zwar theoretisch möglich, würden aber massive Widerstände von Seiten der Industrie nach sich ziehen und stellen einen vielfach nicht gewünschten Eingriff in die Marktwirtschaft dar (vgl. Nestle 2003). Einen Vorgeschmack hierfür bot die Debatte und das letztendliche Aus für eine einfache Ampelkennzeichnung von Lebensmitteln (vgl. Zwick und Schröter in diesem Band).

Die *Politik* befindet sich in einem offensichtlichen *Spagat zwischen verschiedenen Anforderungen*: Zum einen soll sie die an sie adressierten Probleme lösen, dabei jedoch entsprechend der Haushaltslage auf einen möglichst sparsamen Mitteleinsatz achten. In Demokratien bedarf der Erhalt politischer Macht ferner der Legitimierung, beispielsweise durch gute Performanz bei der Lösung oder besser noch Beseitigung von Problemen. Da dies in Anbetracht fehlender Ressourcen oder weil sich bestimmte Themen, wie etwa auch Übergewicht und Adipositas, als schwer beeinflussbar und ausgesprochen persistent erweisen, nicht gelingt, muss dieses Anforderungs-Legitimations-Dilemma auf andere Weise gelöst werden. Bei derartigen Dilemmata bietet sich die Strategie der *‚symbolic politics'* an (Edelman 1971 und 1977), die in zweifacher Hinsicht bei der Problembearbeitung eingesetzt werden kann.

Auf der einen Seite wird sie bei der *Inszenierung von Politik* eingesetzt. Wenn die Relevanz der bearbeiteten Themen und oftmals auch die Dramatik der Lage, die ‚entschiedenes Eingreifen' erfordert, unterstrichen werden soll, kann auf bewährte Skripte zurückgegriffen werden. So entwarf die ehemalige Bundesgesundheitsministerin Schmidt mit ihrem fatalen Determinismus zwischen Übergewicht im Kindes- und Erkrankungen im Erwachsenenalter eine düstere Prognose: „Übergewichtige Kinder von heute sind die Diabetiker und Diabetikerinnen und Herzinfarktopfer von morgen" (Schmidt 2007: 8). Statistisch betrachtet erweisen sich die Zusammenhänge zwischen kardio-vaskulären Störungen bzw. Diabetes und dem Körpergewicht als eher gering, und der Löwenanteil nicht nur der Schlanken, sondern auch der Adipösen leidet selbst im mittleren Erwachsenenalter *nicht* an den genannten Krankheiten (Zwick 2008: 5). Ebensowenig dürfte es Ex-Verbraucherministerin Künast um eine realitätsgerechte Tatsachenbeschreibung gegangen sein, als sie in einer Regierungserklärung am 17.6.2004 die Ernährungsseite des Problems thematisiert und beklagt, dass wir „bereits heute weit über 71 Milliarden Euro Folgekosten in unserem Gesundheitssystem für ernährungsmitbedingte

Krankheiten aufbringen“ müssen, ohne hierfür eine Quelle zu nennen oder die Kosten aufzuschlüsseln. Die Wichtigkeit des Ministeriums variiert mit der Dramatik der zu lösenden Probleme.

Auf der anderen Seite kann ‚symbolic politics‘ unmittelbar als Problemlösungsansatz eingesetzt werden. Hierfür mag der wegen seiner vielfältigen, aber zugleich vagen und unverbindlichen Maßnahmen viel kritisierte „Nationale Aktionsplan“ zur Prävention von Übergewicht (BMELV und BMG 2008) als Paradebeispiel dienen. Die Vorteile von ‚symbolic politics‘ liegen auf der Hand: Es werden Interesse, guter Wille bei der Problemlösung und ein breites Portfolio verschiedenartigster Ansatzpunkte demonstriert, die die Interessen und Vorlieben der unterschiedlichsten Institutionen bedienen. Gleichzeitig ist die symbolische Problembearbeitung beinahe zum Nulltarif zu haben: Kostenneutralität, aber eben keine Effektivität.

Unseres Erachtens muss die vorwiegend symbolische Problembearbeitung der Adipositasrisiken in der Bundesrepublik als ‚eher problematisch‘ eingeschätzt werden: Aus der *individuellen Perspektive* bedeutet Fettleibigkeit eingeschränkte Lebenschancen und persönliches Leiden. Dies zu vermeiden lässt wirksame Prävention wertvoll erscheinen.

Aus der *gesellschaftlichen Sicht* teilen wir die Einschätzung der zu einem Delphi eingeladenen ExpertInnen (Zwick und Schröter 2009: 15 und in diesem Band). Für sie ist Adipositas hinsichtlich ihrer gesellschaftlichen Folgenschwere im besten Sinne ein *durchschnittliches Risiko*, das sich zwischen andere ‚chronische‘ Themen einreiht, wie etwa die ‚neue Armut‘, die ‚Sicherung der Renten‘ oder die ‚Sicherung des Energiebedarfs‘. Ob dies – zumal vor dem Hintergrund akuter Problemlagen und Krisen – ein prioritäres, ressourcenintensives Eingreifen durch die Politik rechtfertigt, sei dahingestellt. Die befragten Experten haben andererseits keine Zweifel daran gelassen, dass, wenn es überhaupt *effektive Prävention* geben soll, hierfür *in allererster Linie politisches Handeln* erforderlich ist – eine Erwartung, deren Erfüllung sie freilich in weite Ferne gerückt sehen.

5. Resümee

Im Sinne des ‚Social-Amplification-of-Risk‘-Ansatzes bedarf es bei der Transformation eines sozialen Phänomens in ein gesellschaftlich anerkanntes Risiko eines mehrstufigen Definitions-, Selektion-, Kommunikations-, Mobilisierungs- und Politisierungsprozesses, der an keinem Punkt unterbrochen werden darf (Zwick 2008: 3). Das gilt auch im Fall des Adipositasrisikos. An exemplarischen Punkten wurde versucht, *Indizien* für die Prozessierung des Adipositasrisikos zusammenzutragen. Die Argumentationslinie sollte verdeutlicht haben, dass es sich bei der ‚Adipositas-Epidemie' um ein *soziales Konstrukt* handelt, an dessen Entstehung verschiedene Interessengruppen und Akteure mit jeweils spezifischer Interessenlage mitgewirkt haben – angefangen von der Expertenschaft, über die Medien, bis hin zu politischen Institutionen.

Begünstigt wird die *Risikokonstruktion* zum einen durch die semantische und operationale Unbestimmtheit des Phänomens Adipositas und seine weitgehende Definitions- und Deutungsoffenheit. Bei Übergewicht und leichter Adipositas treten unklare und unter Experten umstrittene Zusammenhänge mit Folgeerkrankungen hinzu. Zum anderen erweist sich die einseitige Schadenssemantik von Risiken als unbegründet. Risiken sind ambivalent. Je nach Standort unterscheiden sie zwischen ‚Verlierern' und Institutionen, Organisationen und Akteuren, die von politisch ratifizierten Risiken profitieren. Vieles spricht dafür, dass deutlich mehr Institutionen ein Interesse an der Persistenz des Adipositasrisikos haben, als an seiner Beseitigung. Risiken stellen hoch wirksame Umverteilungsmechanismen für Ressourcen dar, wobei es bei ihrer politischen Implementierung – das sollten unsere Überlegungen klarstellen –, nicht auf das ‚objektive' Schadensausmaß ankommt, sondern, ganz im Sinne eines sozialen Konstruktes, auf die für wahr gehaltene Dramatik eines Problems. Die entstehenden Kosten dürfen nicht einseitig als Schäden oder Verluste bezeichnet werden – sie stellen das Einkommen und die Lebensgrundlage für tausende von Menschen dar. Die Frage ist vielmehr: Wer bezahlt wieviel und wer ist Nutznießer dieser Risiken?

In diesem Beitrag kann es nicht darum gehen, die Dickleibigkeit von Personen, geschweige denn das damit verbundene individuelle Leiden – sei es das Leiden an der Körperfülle, an Folgeerkrankungen oder an gesellschaftlicher Stigmatisierung – zu eskamotieren: Bei manchen Leitfadeninterviews mit Betroffenen stockte uns der Atem angesichts des persönlichen Leidens und der dahinter stehenden Tragödien. Die Betroffenen haben unser Mitgefühl. Gleichwohl ist es, wenn es um den gesellschaftlichen Aspekt von Risiko geht, mit dieser individuellen Ebene realer Probleme nicht getan. Risiko meint eben auch, und das sollte dieser Beitrag ins Bewusstsein rufen, einen spezifischen, gesellschaftlichen Umgang mit entsprechenden Problemlagen. Die hierbei ablaufenden, weniger offensichtlichen, Definitions-, Selektions-, Kommunikations- und Mobilisierungsprozesse werden von gesellschaftlichen Institutionen und ihren Akteuren vorangetrieben, wobei sich spezifische Interessen identifizieren lassen, die auf die Etablierung und Institutionalisierung von Risiken gerichtet sind. Nichts ist freilich schwieriger als eine *dauerhafte* Thematisierung und Mobilisierung eines Risikos. Das lehrt der Social-Arenas-Ansatz. Auch in der öffentlichen Wahrnehmung, in der massenmedialen Berichterstattung und auch bei der politischen Bearbeitung lösen sich ‚Modethemen' ab. So überrascht es wenig, dass das Adipositas-Thema – ohne dass der reale Kern des Problems gelöst wäre – nach einem Hype in der ersten Hälfte der letzten Dekade sang- und klanglos aus der Tagespolitik, aus den Medien und auch aus der öffentlichen Wahrnehmung verschwunden ist, seit die Staatsverschuldung, die Banken- und Währungskrise die Agenda erklommen haben.

Literatur

Barnett, R. 2005: Historical keywords: Obesity, in: The Lancet 365 v. 28.5.: 1843.

Beckert-Zieglschmid, C. 2005: Individualisiertes Gesundheitsverhalten? Soziale Strukturen, Peereinflüsse und Lebensstile als Einflussfaktoren des Ernährungsverhaltens Jugendlicher. Soziale Präventivmedizin 50: 206-217.

Branca, F. 2005: The challenge of obesity in the WHO European Region. Fact Sheet EURO 13/05, Copenhagen, http://test.cp.euro.who.int/document/ mediacentre/fs1305e.pdf, verifiziert am 4.12.2010.

Branca, F., Nikogosian, H. und Lobstein, T. 2007: Die Herausforderung Adipositas und Strategien zu ihrer Bekämpfung in der Europäischen Region der WHO. Hg. von der WHO, Kopenhagen, http:// www.euro.who.int/__data/ assets/pdf_file/0003/98247/E89858G.pdf, verifiziert am 4.12.2010.

Bundesministerium für Ernährung, Landwirtschaft und Verbraucherschutz (BMELV) und Bundesministerium für Gesundheit (BMG) 2008: In Form. Der Nationale Aktionsplan zur Prävention von Fehlernährung, Bewegungsmangel, Übergewicht und damit zusammenhängenden Krankheiten, Berlin.

Cole, T.J., Bellizzi, M.C., Fleagal, K.M. et al. 2000: Establishing a standard definition for child overweight and obesity worldwide: international survey. British Medical Journal 320: 1240-1243.

Dulinski, U. 2003: Sensationsjournalismus in Deutschland, Konstanz.

Edelman, M. 1971: Politics as Symbolic Action: Mass Arousal and Quiescence, Chicago.

Edelman, M. 1977: Political Language: Words that succeed and policies that fail, New York.

Expertengruppe Metabolische Chirurgie 2009: Kosten der Adipositas, http://www.expertengruppe-mbc.de/materialien.html?file=tl_files/ materialien/factsheets/091210_Kosten%20der%20Adipositas_lang_final.pdf, verifiziert am 3.12.2010.

Fankhänel, S. 2007: Epidemie Adipositas. Jahrestagung der Deutschen Adipositas-Gesellschaft, in: Ernährung 1:418–420.

Flegal, K.M., Graubard, B.I., Williamson, D.F. et al. 2005: Excess Deaths Associated With Underweight, Overweight, and Obesity, JAMA 293, 15: 1861-1867.

Hauner, H. 1996: Gesundheitsrisiken von Übergewicht und Gewichtszunahme, in: Deutsches Ärzteblatt 93, 51-52: A3405-A3409.

Hebebrand, J., Dabrock, P., Lingenfelder, M. et al. 2004: Ist Adipositas eine Krankheit? Interdisziplinäre Perspektiven, in: Deutsches Ärzteblatt, Jg.101, Heft 37, 10.9.: 2468-2474.

Hilgartner, S. und Bosk, C.L. 1988: The Rise and Fall of Social Problems: A Public Arenas Model, in: AJS 94, 1: 53-78.

IOTF 2002: Obesity in Europe. The Case For Action, http://www.iotf.org/media/ euobesity.pdf, verifiziert am 05.05.2009.
IOTF 2005: EU-Platform on Diet, Physical Activity and Health, Brüssel, http://www.iotf.org/media/euobesity3.pdf, verifiziert am 4.12.2010.
Kasperson, R.E., Renn, O., Slovic, P., Brown, H.S., u.a. 2001: The social amplification of risk: A conceptual framework. In: Slovic, P. (Hg.): The perception of risk, 232-245, London.
Klotter, C. 1990: Adipositas als wissenschaftliches und politisches Problem: Zur Geschichtlichkeit des Übergewichts, Heidelberg.
Kromeyer-Hauschild, K. 2005: Definition, Anthropometrie und deutsche Referenzwerte für BMI, in: Wabitsch, M., Hebebrand, J., Kiess et al. (Hg.): Adipositas bei Kindern und Jugendlichen, Berlin: 3-15.
Kyprianou, M. 2005: Adipositasepidemie. EU press release IP/05/292 vom 15.3.2005, http://europa.eu/rapid/pressReleasesAction.do?reference=IP/05/292&format=HTML&aged=0&language=DE&guiLanguage=en, verifiziert am 30.11.2010.
Lauterbach, K. W., Westenhöfer, J., Wirth, A. et al. 1998: Adipositas Leitlinie, Köln.
Lengerke, von, T., Reitmeir, P. und John, J. 2006: Direkte medizinische Kosten der (starken) Adipositas: ein Bottom-up-Vergleich über- vs. normalgewichtiger Erwachsener in der KORA-Studienregion. Gesundheitswesen 2006, 2: 110-115.
Lenz, M., Richter, T. und Mühlhauser, I. 2009: Morbidität und Mortalität bei Übergewicht und Adipositas im Erwachsenenalter. Deutsches Ärzteblatt 40: 641-648.
Luhmann, N. 1990: Ökologische Kommunikation. Kann die moderne Gesellschaft sich auf ökologische Gefährdungen einstellen? Opladen.
Lütz, M. 2008: Erhebet die Herzen, beuget die Knie. Die ZEIT, 17.4.: 45-46.
Max Rubner-Institut 2008: Nationale Verzehrstudie II, Ergebnisbericht, Teil 1., Karlsruhe.
Merta, S. 2003: Wege und Irrwege zum modernen Schlankheitskult. Diätkost und Körperkultur als Suche nach neuen Lebensstilformen 1880-1930, Wiesbaden.
Müller, M.J., Maier, H. und Mann, R. 2007: Nationaler Aktionsplan gegen das Übergewicht. Eine Initiative der Deutschen Adipositas-Gesellschaft, http://www.adipositas-gesellschaft.de/daten/Nationaler-Aktionsplan-DAG.pdf, verifiziert am 3.12.2010.
Neugebauer, H. 1976: Der Einfluß von inneren und äußeren Reizbedingungen auf das Eßverhalten übergewichtiger und normalgewichtiger Kinder. Eine experimentelle Studie, Universität Köln.
Nestle, M. 2003: The Ironic Politics of Obesity. Science 299: 781.
Neumark-Sztainer, D. 1999: The weight dilemma: A range of philosophical perspectives. International Journal of Obesity 23, Suppl. 2: 31-37.
Niehoff, J.-U. 1990: Ernährung und Prävention. Körpergewichte – ein Beispiel präventionstheoretischer Probleme, Berlin (WzB).
Pidgeon, N., Kasperson, R.E. und Slovic, P. (Hg.) 2003: The social amplification of risk, Cambridge.
Puska, P., Nishida, C. und Porter, D. 2003: Obesity and Overweight, hg. Von der WHO, http://www.who.int/entity/dietphysicalactivity/media/en/ gsfs_obesity.pdf, verifiziert am 30.11.2010.
Reinehr, T. 2005: Folgeerkrankungen der Adipositas im Kindes- und Jugendalter, Witten-Herdecke, http://www.a-g-a.de/Folgeerkrankungen.doc, verifiziert am 4.12.2010.
Renn, O. 1993: The Social Arena Concept of Risk Debates. In: Krimsky, S. und Golding, D. (Hg.): Social Theories of Risk, Westport: 179-196.
Rescher, N. 1983: Risk. A Philosophical Introduction to the Theory of Risk Evaluation and Management, Washington: University Press.
Rolland-Cachera, M.F., Cole, T.J., Sempe, M. et al. 1991: Body Mass Index variation: Centiles from birth to 87 years. European Journal of Clinical Nutrition 45: 13-21.

Schipperges, H. 1999: Krankheit und Kranksein im Spiegel der Geschichte, Berlin.

Schmidt, U. 2007: Kinder müssen gesund ins Leben starten, in: Friedrich Ebert Stiftung (Hg.): Übergewicht und Adipositas bei Kindern und Jugendlichen, Berlin: 8-12.

Schorb, F. 2006: Gesellschaftliche Wahrnehmung und Behandlung von abweichendem Verhalten am Beispiel Übergewicht, Universität Bremen 27.03., www.zirn-info.de/indexp.html, verifiziert am 30.01.08.

Slovic, P. 1992: Perception of Risk: Reflections on the Psychometric Paradigm, in: Krimsky, S. und Golding, D. (Hg.): Social Theories of Risk, London: 117-152.

Statistisches Bundesamt 2006: Leben in Deutschland – Ergebnisse des Mikrozensus 2005, Wiesbaden.

Statistisches Bundesamt 2010: Pressemitteilung Nr.194: Mehr als jeder Zweite in Deutschland hat Übergewicht, http://www.destatis.de/jetspeed/portal/cms/Sites/ destatis/Internet/DE/Presse/pm/2010/06/ PD10__194__239,templateId=renderPrint.psml, verifiziert am 4.12.2010.

Ulmer, H.-V. 2004: BMI zu ungenau. Diskussion zum Beitrag ‚Ist Adipositas eine Krankheit'. Deutsches Ärzteblatt, 101, 37: 1213.

Wabitsch, M., Hebebrand, J., Kiess, W. et al. (Hg.) 2005: Adipositas bei Kindern und Jugendlichen. Grundlagen und Klinik, Berlin.

Weiten, J. und Hesse, V. 2005: Referenzsysteme und Normdaten im Vergleich. Pädiatrie hautnah, Heft 4: 200-204.

WHO 2000: Obesity: preventing and managing the global epidemic. Report of a WHO Consultation. WHO Technical Report Series 894. Genf, http://whqlibdoc.who.int/ trs/WHO_TRS_894.pdf, verifiziert am 4.12.2010.

WHO 2006: BMI classification, http://apps.who.int/bmi/index.jsp?introPage= intro_3.html, verifiziert am 4.12.2010.

Wiedemann, P.M., Carius, R., Henschel, C. et al. 2000: Risikokommunikation für Unternehmen, hg. Vom VDI, Düsseldorf.

Wirth, A. 2006: Stellungnahme im Rahmen der Änderung der Anlage 8 der AMR über den Ausschluss von Lifestyle-Arzneimitteln nach §34, Absatz 1, Satz 7 nF SGB V, Deutsche Adipositas-Gesellschaft, www.adipositas-gesellschaft.de/ daten/Stellungnahme-2006-08-28.pdf, verifiziert am 08.10.10.

Zwick, M.M. 2007: Migration, Ernährung und Körper – das Beispiel türkischer MigrantInnen in Deutschland. SIETAR 2/07:13-17.

Zwick, M.M. 2008: Maßnahmen wider die juvenile Adipositas, Stuttgarter Beiträge zur Risiko- und Nachhaltigkeitsforschung Nr. 9, Stuttgart.

Adipositas im Kindes- und Jugendalter – Ein systemisches Risiko?

Michael M. Zwick / Ortwin Renn

1. Adipositas – zwischen sozialem Realismus und Konstruktivismus

Ob *‚soziale Phänomene'* als *‚Risiken'* wahrgenommen und behandelt werden und welches Ausmaß an potentiellen Schäden ihnen zugerechnet werden, hängt keineswegs nur von der Zahl potentiell Betroffener und dem erwartbaren Schadensausmaß ab. Entsprechend dem *‚Social-Amplification-of-Risk*" Ansatz (vgl. Kasperson et al. 2001, Pidgeon et al. 2003) unterliegen die ‚Entstehung' und ‚Etablierung' von Risiken wirksamen *Selektionsprozessen* – welches aus der Vielzahl potentieller Themen, die die soziale Arena betreten (vgl. Hilgartner und Bosk 1988, Renn 1993), wird zur ‚Bearbeitung' ausgewählt? – und *Definitionsprozessen*: Ob Menschen als normal-, übergewichtig oder adipös gelten, variiert in erheblichem Maß mit den von Experten entwickelten Standards. In Ermangelung ‚naturalistischer' Grenzen eröffnen sich den Experten hierbei erhebliche Interpretations- und Handlungsspielräume. Schorb und Helmert haben in diesem Band drei verschiedenartige Klassifizierungssysteme für das Körpergewicht von Kindern und Jugendlichen vorgestellt und kritisiert. Ob Cole (et al. 2000), Rolland-Cachera (et al. 1991) oder Kromeyer-Hauschild (2005), keines der drei Referenzsysteme fußt auf physiologischen Parametern bzw. naturalistischen Schwellenwerten und kann Validität für sich beanspruchen. Sie repräsentieren vielmehr willkürlich gezogene Grenzen in statistischen Gewichtsverteilungskurven und produzieren teilweise erheblich abweichende Quantitäten übergewichtiger bzw. adipöser Kinder und Jugendlicher (Weiten und Hesse 2005: 202).

Gottschalk-Mazouz weist in seinem Beitrag darauf hin, dass Gleiches auch für die keineswegs immer klare Grenze zwischen ‚gesund' und ‚krank' gilt; auch hierbei kommen in bestimmten Grenzen Definitions- und Zuschreibungsprozesse zum Tragen und es entstehen Deutungs- und Handlungsspielräume. Im Gegensatz zum häufig kommunizierten, *deterministischen* Zusammenhang zwischen Übergewicht und Adipositas auf der einen und fatalen Gesundheitsrisiken auf der anderen Seite (exemplarisch Schmidt 2007: 8), sind, von hochgradiger Fettleibigkeit abgesehen, die Zusammenhänge zwischen Korpulenz und dem Auftreten einiger Krankheiten selbst im Erwachsenenalter eher schwach (exemplarisch Zwick 2008: 5). *Übergewicht* wurde in jüngeren Studien fast gänzlich vom Vorwurf exkulpiert, krank zu machen oder die Lebenserwartung zu verkürzen (Flegal et al. 2005, Braun 2007, Kuhn 2007: 1, Lenz et al. 2009: 27).

Seitz und Zwick halten die in politischen Kreisen gerne suggerierte und kommunizierte *einseitige Schadenssemantik* im Bezug auf Risiken (exemplarisch Künast 2004) für unbegründet (vgl. auch Zwick 2008: 3). In ihrem Beitrag argumentieren sie, dass Risiken vielmehr zwischen ‚Verlierern' – im Falle der Adipositas sind dies neben den Betroffenen selbst vor allem die Beitragszahler in die Solidargemeinschaft – und ‚Nutznießern' diskriminieren: Ganze Branchen profitieren von der Erzeugung, der Erforschung und Diagnose, über die Behandlung bis zur Prävention der Adipositas, wenn nur der Versuch erfolgreich war, Adipositas als ein Risiko zu etablieren, das vom politischen System ‚ratifiziert' wird (vgl. ebd.). Seitz und Zwick zufolge stellen *Risiken* wirksame *Umverteilungsmechanismen* dar. Es ist hochplausibel, anzunehmen, dass verschiedenste Institutionen unterschiedliche *Interessen* mit ‚Risiken' verbinden. Je nach Standort können Institutionen an einer Risikoabwehr, an einem erfolgreichen Risikomanagement bzw. an der endgültigen Beseitigung des Problems oder im Gegenteil sogar an seiner Verursachung, Vergrößerung und Dramatisierung interessiert sein.

Unter Experten wird die Adipositas in der modernen Gesellschaft gemeinhin als dramatisches Problem gehandelt. Trotz uneinheitlicher Befunde zur Prävalenz und ihrer Entwicklungsdynamik wird sie selbst in Fachkreisen gerne als ‚Epidemie' bezeichnet (exemplarisch Wabitsch et al. 2005: I, Fankhänel 2007: 418). Die politische Risikobewertung schließt sich den Vorgaben durch die Experten im Wesentlichen an. In der ‚Europäischen Charta zur Bekämpfung der Adipositas' lesen wir dazu: „Die Adipositasepidemie ist eine der schwersten Herausforderungen für die Gesundheitspolitik in der Europäischen Region der WHO. Die Prävalenz der Adipositas hat sich in den letzten zwei Jahrzehnten in manchen Ländern verdreifacht… Der Trend ist besonders bei Kindern und Jugendlichen alarmierend, da diese die Epidemie ins Erwachsenenalter mitnehmen und so die Gesundheit der nächsten Generation zunehmend belasten" (Branca et al. 2007: 64).

Wie ist das Adipositasrisiko also ‚wirklich' beschaffen? Ist es gerechtfertigt, aus deutscher Perspektive von der Adipositas als einem systemischen Risiko zu sprechen? Hierfür gilt es zunächst, einige Indizien vorzustellen, die den ‚realen Kern' des Problems von seiner ‚symbolischen' Vermittlung zu unterscheiden helfen.

1.1 Adipositas in Deutschland im Zeit- und internationalen Vergleich

Für Erwachsene weist das Statistische Bundesamt im Zeitraum zwischen 1999 und 2009 folgende Entwicklungen aus: Die Anteile der Übergewichtigen (25 < BMI < 30) sind geringfügig von 36,2% auf 36,7%, die der Adipösen (BMI ≥ 30) von 11,5% auf 14,7%, also um 3,2%Punkte, angestiegen (Statistisches Bundesamt 2006: 67 und 2010).

Bei Kindern und Jugendlichen sind derartige Aussagen schwieriger zu treffen, zum einen wegen einer ungünstigeren Datenbasis, zum anderen, weil die Gewichtsklasseneinteilung bei Minderjährigen nicht direkt aus dem BMI erfolgen kann, sondern auf alters- und geschlechtsspezifischen Referenzdaten basiert (vgl. hierzu ausführlich Schorb und Helmert in diesem Band).

Verlässliche Zeitreihen liegen jedoch aus Schuleingangsuntersuchungen vor. Sie zeigen zwar über die Bundesländer hinweg ein etwas uneinheitliches Bild, weisen jedoch – grosso modo – einen gemeinsamen Trend auf, den Kuhn folgendermaßen beschreibt: „In fast allen Pressemeldungen wird pauschal festgestellt, dass die Kinder in Deutschland immer dicker werden. Das ist aber seit einiger Zeit nicht mehr der Fall, vielmehr sind inzwischen differentielle Entwicklungen in den einzelnen Altersgruppen zu beobachten. Bei den Schulanfängern scheint der Anstieg der Adipositas-Prävalenz zum Stillstand gekommen zu sein, zumindest in einigen Bundesländern.“ (Kuhn 2007: 4) Noch aktuelleres Datenmaterial lässt erkennen, dass sich beispielsweise in Brandenburg zwischen 2000 und 2009 bei den Schuleingangsuntersuchungen die Anteile adipöser Jungen von 5,6% auf 3,2% und bei den Mädchen von 4,9% auf 2,7% sogar verringert haben (Land Brandenburg 2010).

Im europäischen Vergleich stellt man fest, dass die Anteile übergewichtiger und adipöser Jugendlicher im Alter zwischen 13 und 17 Jahren in der Bundesrepublik mit Anteilen von 8% und 3% weit unten rangieren. In einem 16-Länder-Vergleich (Rathmanner et al. 2006: 89) wird Deutschland nur noch von der Slowakei, Tschechien und den Niederlanden unterboten, wohingegen die ‚Spitzenpositionen‘ von England, Italien, Zypern, Irland und Griechenland eingenommen werden, mit einer Prävalenz von 17% bis 19% übergewichtigen und zwischen 5% und 6% adipösen Kindern und Jugendlichen.

1.2 Adipositas als systemisches Risiko? Eine erste Annäherung

Unter Experten gilt es als erwiesen, dass *ausgeprägte Fettleibigkeit* eine Reihe zum Teil schwerwiegender Erkrankungen und eine Verkürzung der Lebenserwartung nach sich ziehen kann (vgl. Hauner 1996, Lauterbach et al. 1998, Kap. 6 und Reinehr 2005). Ungeachtet der Tatsache, dass die Anteile fettleibiger Menschen in Deutschland nur geringe Zuwachsraten verzeichnen, dass Übergewicht und Adipositas von Minderjährigen hierzulande im europäischen Vergleich ein eher bescheidenes Problem darstellen und sich bei Kindern sogar Anzeichen einer Stagnation der Prävalenz abzeichnet, ist Adipositas mit spezifischen Nachteilen behaftet: Fettleibigkeit kann verschiedene Folgeerkrankungen nach sich ziehen, die Kosten verursachen und die Lebens- und Selbstverwirklichungschancen der Betroffenen beeinträchtigen. Korpulente Kinder und Jugendliche sind außerdem oftmals Hänseleien und Stigmatisierungsprozessen ausgesetzt, die sich negativ auf ihre Lebensqualität und psychische Verfassung auswirken (vgl. Beitrag von Deuschle und Sonnberger sowie Barlösius und Philipps in diesem Band), übergewichtige Mädchen sehen sich in besonderer Weise mit den herrschenden Schlankheitsnormen konfrontiert (vgl. den Beitrag von Schiek). Doch sind damit bereits die Kriterien erfüllt, um Übergewicht und Adipositas der Kategorie ‚systemischer Risiken‘ zuordnen zu können?

In seiner *‚Risikogesellschaft‘* beschreibt Ulrich Beck das Spezifikum moderner Risiken als potentiell globalisierte und durch die bestehenden nationalen Institutionen des Risikomanagements kaum noch kontrollierbare Schadenspotentiale, die entweder direkt aus der modernen Produktions- und Lebensweise entstehen oder indirekt über Nebenfolgen erzeugt werden (1986: 25ff. und 2006: 24ff.) Hieran schließt das Konzept ‚systemischer Risiken‘ an, die Ortwin Renn und sein Team wie folgt charakterisieren: „Systemische Risiken reichen in den negativen Effekten, die sie produzieren können, weit über den physischen Schadensbereich und den Ort ihrer Entstehung hinaus… Sie überschreiten System- und Staatsgrenzen und können vielfältige Formen wie Markteinbrüche, Marktverschiebungen, Kapitalentwertung, Handelskonflikte, institutionelle Umbrüche oder politischen Vertrauensverlust annehmen. Systemische Risiken beziehen sich … auf hochgradig vernetzte Problemzusammenhänge, die mit schwer abschätzbaren Breiten- und Langzeitwirkungen… verbunden sind“ (Renn et al. 2007: 176).

Gemessen am Paradebeispiel, dem Attentat auf das World-Trade-Center, welches u.a. eine weltweite Rezession und bis heute andauernde kriegerische Auseinandersetzungen auslöste, kann Adipositas kaum als ein ‚systemisches Risiko‘ gelten. In Deutschland wird die Adipositas für etwa 5% bis 7% der Gesamtkosten im Gesundheitswesen verantwortlich gemacht (Fankhänel 2007: 418). Ungleich schwerer fällt es, Schadenspotentiale zu beziffern, die über die Kosten im Gesundheitswesen hinausreichen (vgl. den Beitrag von Schäfer und Ring in diesem Band). Zwar wird über krankheitsbedingte Kosten für Arbeitgeber, über Frühverrentung oder über steigende Treibstoffpreise bei Fluggesellschaften durch schwergewichtige Passagiere spekuliert, jedoch dürften diese Schadenspotentiale, zumal in Deutschland, – sofern überhaupt kalkulierbar – weit unter den direkten Gesundheitskosten liegen. Allenfalls dann, wenn adipositasbedingt ein *Kollaps der Gesundheitssysteme* drohte (vgl. Müller et al. 2007: 2), schiene es wegen der weit reichenden politischen Folgen gerechtfertigt, das Label ‚systemisches Risiko' anzuwenden. Die skizzierte Entwicklungsdynamik der Adipositas lässt solches in Deutschland jedoch unrealistisch erscheinen, zumal wenn die Adipositas im Kindes- und Jugendalter zur Disposition steht mit vergleichsweise (noch) geringen gesundheitlichen Auswirkungen und den berichteten Stagnationstendenzen.

Von der Seite der Schadenspotentiale aus betrachtet, nimmt die *Adipositas* zumindest in Deutschland und vor allem mit Bezug auf Kinder und Jugendliche *kein ‚systemisches Ausmaß'* an. Hierfür sprechen auch die geringen externen Wirkungen und die äußerst geringe Wahrscheinlichkeit eines Systemzusammenbruchs. Auch die von Renn und seinem Team identifizierten, charakteristischen Eigenschaften systemischer Risiken, nämlich *Komplexität, Unsicherheit und Ambiguität* (Renn et al. 2007: 176) lassen sich nur bedingt auf das Adipositasrisiko anwenden.

Die *Komplexität* der *Schadenspotentiale* ist eher gering, die individuellen und gesellschaftlichen Folgelasten hierzulande gut überschaubar. Unter systemübergreifenden Wirkungen erscheinen vor allem Folgen für den Arbeitsmarkt plausibel, wenn auch schlecht kalkulierbar. Die Adipositasfolgen werden innerhalb nationaler Kontexte bilanziert und sozialstaatlich kompensiert. Eine besondere Vernetzung des Risikos mit anderen Systemen und große räumliche Ausstrahlungseffekte sind weder gegeben noch zu erwarten.

Ähnliches gilt für das Merkmal *‚Unsicherheit'*. Bei Übergewicht und Adipositas handelt es sich im Gegensatz zur ‚Epidemierhetorik' um kein infektiöses Geschehen, das innerhalb kurzer Zeiträume ‚epidemische' Zuwächse in der Prävalenz erwarten ließe. Wenn unsere Diagnose zutrifft, dass Adipositas mit bestimmten Lebenslagen einerseits – z.B. Migrationsstatus, Bildungsferne (vgl. den Beitrag von Zwick in diesem Band) – und mit erodierten Familienstrukturen und –dynamiken andererseits (vgl. den Beitrag von Peter) assoziiert und gewissermaßen *‚milieuspezifisch begrenzt'* ist, kann nicht mit einer raschen Zu- oder Abnahme des Problems gerechnet werden. Realistischerweise wird man von einer längerfristigen, kontinuierlichen Entwicklung des Risikos ausgehen müssen, wie dies beispielsweise bei der Entwicklung der Adipositas im Erwachsenenalter im Verlauf der letzten Dekade oder aber auch beim Trend der Stagnation von Adipositas bei Schulanfängern beobachtet werden kann. Über die Entwicklung der Prävalenz herrscht keine *Ungewissheit*, allenfalls eine gewisse *Unsicherheit* darüber, in welchem Korridor sich die Tendenzen von Zu- oder Abnahme in Zukunft bewegen werden.

Ausgeprägt ist lediglich die *Ambiguität des Adipositasrisikos*. Wie erläutert, diskriminiert die Adipositas als Risiko zwischen ‚Gewinnern' und ‚Verlierern', wobei zu Letzteren zunächst die von Fettleibigkeit Betroffenen zählen. Diese versuchen oftmals, ihre Ansprüche gegenüber den Kostenträgern des Gesundheitssystems durchzusetzen, die jedoch gleichfalls zu den ‚Verlierern' gerechnet werden müssen, zusammen mit dem Gros derjenigen, die zur Finanzierung des Gesundheitswesens beitragen. Dessen ungeachtet dominieren auf der institutionellen Ebene Interessengruppen, Institutionen und Akteure, die als (potentielle) Risikogewinner spezifische Interessen mit der Adipositas verbinden und auf ihre möglichst dauerhafte Anerkennung im politischen System hoffen. Seitz und Zwick haben in ihrem Beitrag unterschiedliche Institutionen und ihre Zielsetzungen skizziert, die sich keineswegs in der Erschließung von Geldmitteln erschöpfen. Auch symbolischer Nutzen, wie etwa Aufmerksamkeits- oder Reputationsgewinn, kommt in Frage, wenn kommuniziert werden kann, durch eigene Aktivitäten ‚zur Rettung des Abendlandes' beizutragen.

Die zweifellos hohe Ambiguität des Adipositasrisikos und darauf gründende soziale Konflikte rechtfertigen es allerdings *nicht*, im vorliegenden Fall ein systemisches Risiko zu diagnostizieren.

1.3 Adipositas als systemisches Risiko. Eine zweite Annäherung

Im Laufe der Projektarbeit sind zwei weitere Aspekte zutage getreten, die ein neues Licht auf die Frage der Risikobewertung werfen.

Bei der Analyse der *Entstehungsbedingungen* hat Zwick aus Strukturdaten und qualitativem Datenmaterial zahlreiche Indizien dafür gewonnen, dass die Adipositas bei ihrer Entstehung auf einem *‚systemischen'* Zusammenspiel von *Ursachen* beruht: Ursachen, die nur vordergründig auf inadäquaten Ernährungs- und Bewegungsgewohnheiten beruhen (vgl. auch Beitrag von Müller et al.). Bei genauer Betrachtung verbergen sich hinter diesen individuellen Präferenzen und Gewohnheiten gesamtgesellschaftliche und Probleme auf institutioneller Ebene. Bei Letzteren muss an die Erosion und die Funktionsdefizite gedacht werden, von denen ein kleiner, aber möglicherweise beständig wachsender Teil der Familien betroffen ist. Unzureichend sozialisierte Kinder und Jugendliche sind den Verlockungen der Märkte oftmals hilflos ausgeliefert. Womit wir auf der dritten, gesellschaftlichen Ebene angelangt wären: Anders als in Mangelgesellschaften, die Schlanksein gleichermaßen strukturell erzwingen, offeriert die *Überflussgesellschaft* eine Fülle von Produkten – darunter ein Überangebot an Nahrungsmitteln, Alltags-, Freizeit- und Mobilitätstechnik –, die, werden sie massenhaft konsumiert und angewendet, die Entstehung von Übergewicht und Adipositas ‚normal erwartbar' machen. Komplementiert werden diese Segnungen der modernen Industriegesellschaft durch Werte und Leitbilder – z.B. Komfort, Bequemlichkeit, Kraftersparnis –, die der Problemgenese zuträglich sind.

Im Zusammenspiel von *individuellen*, *institutionellen* und *gesamtgesellschaftlichen* Faktoren, erscheint die Adipositas auf ihrer *Entstehungsseite* durchaus als ein *‚systemisches Risiko'*. Hierin liegt eine neue, ‚originelle' Wendung des Konzepts systemischer Risiken.

1.4 Adipositas als systemisches Risiko. Eine dritte Annäherung

Die Ursachenforschung im Fall Adipositas verweist auf einen dritten Gesichtspunkt, dem hier Beachtung geschenkt werden soll. Ist die Diagnose zutreffend, dass es sich bei der Verursachung der Adipositas um ein systemisches Zusammenspiel von individuellen, institutionellen und makrosozialen Faktoren handelt, dann wird es nicht mehr ausreichen, *Präventivmaßnahmen* vor allem auf die individuelle Verhaltensebene zu beschränken (vgl. den Beitrag von Krömker und Vogler in diesem Band). Im Projektverlauf konnte eine Vielzahl möglicher Ansätze für eine wirksame Adipositasprävention identifiziert werden, deren wichtigste wir im Frühjahr 2009 einem Expertendelphi zur Begutachtung vorgelegt haben (vgl. Zwick 2008 sowie den Beitrag von Zwick und Schröter). In dem Maßnahmen-Papier heißt es: „Unser … Problemaufriss lässt die juvenile Adipositas weniger als ein individuelles Verhaltensproblem erscheinen, sondern vielmehr als eine … ‚logische' Begleiterscheinung moderner Industrie- und Überflussgesellschaften. In der abschließenden Zusammenfassung soll deshalb ein Bündel an Maßnahmen zur *Verhaltens- und Verhältnisprävention* … der juvenilen Adipositas vorgeschlagen werden, dessen Einzelkomponenten … der Komplexität des Problems Rechnung tragen. Infolge des Scheiterns eindimensionaler Präventions- und Therapiekonzepte in der Vergangenheit besteht die Aufgabe darin, ein Paket sich komplementär ergänzender und dabei Synergien entfaltender Einzelmaßnahmen zu schnüren, das die gesellschaftliche, institutionelle und individuelle Dimension des Problems gleichermaßen einschließt." (Zwick 2008: 11)

So gesehen trägt die Adipositas – wenn auch auf eine unkonventionelle, nämlich nicht Folgen-bezogene Weise – gleichwohl Merkmale eines ‚systemischen Risikos'.

Literatur

Beck, U. 1986: Risikogesellschaft, Frankfurt a.M.

Beck, U. 2006: Weltrisikogesellschaft, Frankfurt a.M.

Branca, F., Nikogosian, H. und Lobstein, T. 2007: Die Herausforderung Adipositas und Strategien zu ihrer Bekämpfung in der Europäischen Region der WHO. Hg. von der WHO, Kopenhagen, http://www.euro.who.int/data/assets/ pdf_file/ 0003/98247/ E89858G.pdf, verifiziert am 4.12.2010.

Braun, B. 2007: Eine Bilanz der Interventionsstudien zum Übergewicht. In: Bertelsmann Stiftung (Hg.). Gesundheitsmonitor Sonderheft, 8-12.

Cole, T.J., Bellizzi, M.C., Fleagal, K.M. et al. 2000: Establishing a standard definition for child overweight and obesity worldwide: international survey. British Medical Journal 320: 1240-1243.

Fankhänel, S. 2007: Epidemie Adipositas. Jahrestagung der Deutschen Adipositas-Gesellschaft, in: Ernährung 1:418–420.

Flegal, K.M., Graubard, B.I., Williamson, D.F. et al. 2005: Excess Deaths Associated With Underweight, Overweight, and Obesity, JAMA 293, 15: 1861-1867.

Hauner, H. 1996: Gesundheitsrisiken von Übergewicht und Gewichtszunahme, in: Deutsches Ärzteblatt 93, 51-52: A3405-A3409.

Hilgartner, S. und Bosk, C.L. 1988: The Rise and Fall of Social Problems: A Public Arenas Model, in: AJS 94, 1: 53-78.

Kasperson, R.E., Renn, O., Slovic, P., Brown, H.S., u.a. 2001: The social amplification of risk: A conceptual framework. In: Slovic, P. (Hg.): The perception of risk, 232-245, London.

Kromeyer-Hauschild, K. 2005: Definition, Anthropometrie und deutsche Referenzwerte für BMI, in: Wabitsch, M., Hebebrand, J., Kiess et al. (Hg.): Adipositas bei Kindern und Jugendlichen, Berlin: 3-15.

Kuhn, J. 2007: Adipositas: Berichterstattung zwischen Aufklärung und Vernebelung. In: Prävention extra, 1: 1-5.

Künast, R. 2004: Rede der Bundesministerin für Verbraucherschutz, Ernährung und Landwirtschaft. Regierungserklärung vom 17.6., Berlin.

Land Brandenburg 2010: Gesundheitsplattform. Zeitreihe zum Indikator: Adipositas bei Einschülern im Land Brandenburg, http://www.gesundheitsplattform.brandenburg.de/sixcms/detail.php?gsid=bb2.c.479429.de&template=gesi_zeitreihe_d, verifiziert am 8.12.2010.

Lauterbach, K. W., Westenhöfer, J., Wirth, A. et al. 1998: Adipositas Leitlinie, Köln.

Lenz, M., Richter, T. und Mühlhauser, I. 2009: Morbidität und Mortalität bei Übergewicht und Adipositas im Erwachsenenalter. Deutsches Ärzteblatt 40: 641-648.

Müller, M.J., Maier, H. und Mann, R. 2007: Nationaler Aktionsplan gegen das Übergewicht. Eine Initiative der Deutschen Adipositas-Gesellschaft, http://www.adipositas-gesellschaft.de/daten/Nationaler-Aktionsplan-DAG.pdf, verifiziert am 3.12.2010.

Pidgeon, N., Kasperson, R.E. und Slovic, P. (Hg.) 2003: The social amplification of risk, Cambridge.

Rathmanner T, Meidlinger B, Baritsch C. et al. 2006: Erster österreichischer Adipositasbericht 2006, Wien, http://www.adipositas-austria.org/pdf/ 3031_AMZ_Adipositas_3108_final.pdf verifiziert am 3.5.2009.

Reinehr, T. 2005: Folgeerkrankungen der Adipositas im Kindes- und Jugendalter, Witten-Herdecke, http://www.a-g-a.de/Folgeerkrankungen.doc, verifiziert am 4.12.2010.

Renn, O. 1993: The Social Arena Concept of Risk Debates, in: Krimsky, S. und Golding, D. (Hg.): Social Theories of Risk, Westport: 179-196.

Renn, O., Schweizer, P.-J., Dreyer, M. et al. 2007: Risiko, München.

Rolland-Cachera, M.F., Cole, T.J., Sempe, M. et al. 1991: Body Mass Index variation: Centiles from birth to 87 years. European Journal of Clinical Nutrition 45: 13-21.
Schmidt, U. 2007: Kinder müssen gesund ins Leben starten, in: Friedrich Ebert Stiftung (Hg.): Übergewicht und Adipositas bei Kindern und Jugendlichen, Berlin: 8-12.
Statistisches Bundesamt 2006: Leben in Deutschland – Ergebnisse des Mikrozensus 2005, Wiesbaden.
Statistisches Bundesamt 2010: Pressemitteilung Nr.194: Mehr als jeder Zweite in Deutschland hat Übergewicht, http://www.destatis.de/jetspeed/portal/cms/ Sites/destatis/Internet/DE/Presse/pm/2010/06/PD10__194__239,templateId=renderPrint.psml, verifiziert am 4.12.2010.
Wabitsch, M., Hebebrand, J., Kiess, W. et al. (Hg.) 2005: Adipositas bei Kindern und Jugendlichen. Grundlagen und Klinik, Berlin.
Weiten, J. und Hesse, V. 2005: Referenzsysteme und Normdaten im Vergleich. Pädiatrie hautnah, Heft 4: 200-204.
Zwick, M.M. 2007: Migration, Ernährung und Körper – das Beispiel türkischer MigrantInnen in Deutschland. SIETAR 2/07:13-17.
Zwick, M.M. 2008: Maßnahmen wider die juvenile Adipositas, Stuttgarter Beiträge zur Risiko- und Nachhaltigkeitsforschung Nr. 9, Stuttgart.

Kommentare zum Adipositasprojekt

Adipositas als Änderungsrisiko

Christian Lahnstein

Adipositas als medizinisches Phänomen mit seinen unterschiedlichen kulturell bedingten Ursachen und Effekten ist, versicherungstechnisch gesprochen, ein ‚Änderungsrisiko'. Während das ‚Zufallsrisiko', die Abweichung des tatsächlichen Schadenbedarfs durch zufällig eintretende Großschäden, mit zunehmender Bestandsgröße abnimmt, ist dies beim Änderungsrisiko – der Veränderung von Risikofaktoren – gerade nicht der Fall: sie beeinflussen den gesamten Bestand. Hier betrifft dies in erster Linie die Sozialversicherungen und privaten Personenversicherungen: die Kranken- und Pflegeversicherungen, die Lebensversicherung über die vielfältigen Folgeerkrankungen von Adipositas, die Invaliditätsversicherung bei langer Arbeitsunfähigkeit wegen orthopädischer oder psychischer Krankheiten, die Unfallversicherung durch häufigere Unfälle und schwerere Unfallfolgen, und nicht zuletzt, in gleicher Weise wie die allgemeine Invaliditäts- und Unfallversicherung, die Arbeiterunfallversicherung. Darüber hinaus sind – meist indirekt durch Rückgriff seitens der Personenversicherer – die Haftpflichtversicherungen betroffen.

Vor allem, aber nicht nur, im Hinblick auf Haftungsfragen setzt die Einschätzung eines derartigen Änderungsrisikos Verständnis nicht nur des medizinischen Phänomens, sondern auch der gesellschaftlichen Faktoren voraus. Das Stuttgarter Adipositas-Projekt beschreibt einerseits die individuellen, familiären und gesamtgesellschaftlichen Ursachen, andererseits die Definitions- und Normierungsprozesse, die für die Wahrnehmung des Risikos maßgeblich sind. Auch ein Rückversicherer sollte überblicken, welche Interessen, Einflüsse und Nebeneffekte sich im Umgang mit Änderungsrisiken manifestieren. So betraf beispielsweise der bislang weitaus teuerste Pharmahaftpflichtschaden – Fen-Phen – ein in den USA massiv konsumiertes Schlankheitsmittel; die Gesamtbelastung der Hersteller wird auf 15 bis 20 Mrd. US$ geschätzt. Offensichtlich überwogen die Risiken des Produkts – Herz- und Kreislaufbeschwerden – bei weitem den versprochenen Nutzen einer ohnehin bescheidenen Gewichtsverminderung. Die massive Vermarktung des Produkts war nur in einer fragwürdigen körpergewicht-fixierten Diätkultur möglich. Sie wird unverändert bedient von einem Industrie- und Servicesektor, dessen jährlicher Umsatz in den USA auf 50 Mrd. US$ geschätzt wird, dessen wechselnde

Empfehlungen allerdings mittelfristig meist zu scheitern scheinen. Sinn und Unsinn von Magenverkleinerungsoperationen hält die US-amerikanischen Arzthaftpflichtversicherer beschäftigt.

Gleichzeitig wurden auch (erfolglos) Fast-Food-Hersteller von Obesity-Patienten verklagt. Haftpflichtversicherer finden sich oft auf allen Seiten eines Problems. Dabei bestehen wiederum interessante Bezüge – etwa bei der Frage nach dem Verhältnis von Haftung und Regulierung – zu den Prozessen gegen Alkohol-, Tabak- oder Waffenhersteller, also anderen ‚Lifestyle'-Risiken betreffenden Massenprozessen.

Risikoeinschätzung – Kernkompetenz eines Rückversicherers – muss also systemische Effekte einbeziehen und sollte Überreaktion vermeiden. Es ist sicher die Aufgabe der Versicherungen, auf Risiken und ihre Kosten hinzuweisen und dafür auch Preisschilder zu erstellen. Andererseits ist Dramatisierung kein nachhaltiges Geschäftsmodell, zumal sie eben diese Kernkompetenz in Frage stellt. Dramatisiert wird ohnehin – auch darauf weist die Stuttgarter Studie hin – mit Folgen, die gelegentlich in Risikoanalysen antizipiert werden können.

Es bleibt allerdings der Auftrag an die Versicherungen, durch Informationspolitik, Bedingungs- und Tarifgestaltung verhaltenssteuernde oder Regulierungs-Funktionen dort zu übernehmen, wo immer Einflussmöglichkeiten bestehen und keine formellen oder informellen Antidiskriminierungsregeln verletzt werden.

Übergewicht und Adipositas bei Kindern und Jugendlichen

Susanne Langguth

Die hohe Prävalenz von Übergewicht und Adipositas und die damit einhergehenden gesundheitlichen Folgerisiken für den Einzelnen – egal welcher Altersstufe – beinhalten auch eine Beeinträchtigung der individuellen Lebensqualität und führen ggf. zu Therapiekosten, die das Gesundheitssystem belasten. Die Prävention von Übergewicht und die Förderung der Gesundheit stellen eine gesamtgesellschaftliche Herausforderung und Aufgabe dar, denen sich auch die Lebensmittelwirtschaft stellt.

Die Ursachen der Übergewichts- und Adipositasproblematik in unserer Gesellschaft sind äußerst vielschichtig. Genetik, Ernährung, Bewegung, sozioökonomische Faktoren sowie Einflüsse in der frühen Kindheit oder sogar vor der Geburt zählen zu den Risikofaktoren (Bundesgesundheitsblatt 2010), aber auch situative und psychologische Faktoren.

Das Körpergewicht ist eine komplex regulierte Größe, die nicht einfach zu beeinflussen ist, wie z.B. Jojo-Effekte nach Diätprogrammen zeigen. Ernährungsweise und das Essverhalten werden u.a. in hohem Maße auch von emotionalen Faktoren beeinflusst. Nahrungsaufnahme erfolgt nicht nur getrieben durch Hunger, sondern kann z.B. auch durch Stress, Einsamkeit, depressive Verstimmungen oder einfach Langeweile motiviert sein.

Übergewicht: ein multifaktorielles Problem

In den Industriegesellschaften besteht ein Ungleichgewicht zwischen Kalorien-Input und Kalorien-Output: Nicht, dass die Kalorienaufnahme in den letzten Jahren noch gestiegen wäre, aber die Alltagsbewegung hat abgenommen. Insbesondere Kinder und Jugendliche bewegen sich heute deutlich weniger als ihre Altersgenossen vor 10 oder 20 Jahren. Die Experten sind auch der Auffassung, dass der Rückgang der körperlichen Aktivität im Alltag (sitzender, inaktiver Lebensstil) entscheidend zur Übergewichtsproblematik beiträgt.

In dem nationalen Kinder- und Jugendgesundheitssurvey (KiGGS-Studie) wurden als Risikofaktoren für Übergewicht folgende Faktoren identifiziert (vgl. Kleiser et al. 2009): niedriger Sozialstatus, Übergewicht der Eltern, Migrantenstatus, Rauchen während der Schwangerschaft, hohes Geburtsgewicht, hohe Gewichtszunahme während der Schwangerschaft, ein hoher Medienkonsum (TV, Video, Computer), kurze Schlafdauer bei den 3- bis 10-Jährigen sowie Ernährungsfaktoren, wie z.B. die Energiezufuhr.

Ungeachtet der Tatsache, dass Übergewicht multifaktoriell bedingt ist, bezieht sich das Interesse von Wissenschaft und Öffentlichkeit sehr stark auf die Faktoren Ernährung und Lebensstil.

Die Kieler Adipositas Präventionsstudie (KOPS) belegt, dass sich normal- und übergewichtige Kinder kaum in ihren Ernährungsgewohnheiten unterscheiden: Das Vorkommen von Übergewicht ist bei Kindern und Jugendlichen, die täglich Chips und Süßigkeiten essen, im Vergleich zu denen, die das nicht oder selten tun, nicht unterschiedlich. Die Lebensmittelauswahl hat danach keinen Einfluss auf Übergewicht bei Kindern: 13,3% der Kinder mit einem „guten“ und 15,7% mit einem „schlechten“ Ernährungsmuster sind übergewichtig. Dieser Unterschied ist statistisch nicht signifikant (vgl. Mast et al. 1998). Eine Studie, die bei bayerischen 5- bis 6-jährigen Kindern die Verzehrshäufigkeit von Schokolade, gesüßten Getränken, Kuchen sowie Chips, Erdnüssen und Keksen untersuchte, kam zu dem gleichen Ergebnis (vgl. Koletzko et al. 2004). Die Auswertung der Health Behaviour in School-Aged Children Study (HBSC) zeigt eine negative Korrelation zwischen dem Verzehr von Süßigkeiten und dem BMI: In 31 von 34 untersuchten Ländern (91 Prozent) ist die Verzehrshäufigkeit von Süßwaren bei übergewichtigen Kindern niedriger als bei normalgewichtigen (vgl. Janssen et al. 2005).

Die mengenmäßig wichtigen Kalorienlieferanten in der Ernährung sind Brot und Getreideerzeugnisse, Milch- und Käseprodukte. Süßwaren, die in Sachen Übergewicht unter Generalverdacht stehen, sind nach den Ergebnissen der Nationalen Verzehrsstudie II mit durchschnittlich 4 Prozent der Energiezufuhr als Energiequelle von untergeordneter Bedeutung (vgl. Nationale Verzehrsstudie II 2008). Übergewichtige Kinder essen nicht unbedingt mehr Zucker als normalgewichtige Kinder. Zahlreiche Verzehrserhebungen von Kindern und Erwachsenen haben gezeigt, dass diejenigen, die relativ mehr Zucker als der Durchschnitt konsumierten, einen niedrigeren BMI hatten, als diejenigen, die weniger Zucker konsumierten. Der Kohlenhydratverzehr und auch der Zuckerverzehr sind negativ korreliert zum Body-Mass-Index, wie die Nationale Verzehrsstudie I zeigte (vgl. Schneider und Heseker 1999).

Besonders kontrovers ist das Thema Soft Drinks und Übergewicht. In aktuellen Metaanalysen kann ein eindeutiger Zusammenhang zwischen dem Verzehr zuckerhaltiger Getränke und der Entstehung von Übergewicht nicht gefunden werden (vgl. Forshee et al. 2008), es liegen widersprüchliche Ergebnisse vor (vgl. Gibson 2008). Eine Längsschnittstudie fand ebenfalls keinen Zusammenhang zwischen dem Konsum von zuckergesüßten Softdrinks und Säften mit der Gewichtszunahme bei Jugendlichen über einen Zeitraum von 5 Jahren (vgl. Vanselow et al. 2009). Auch die EFSA hat auf die kontroverse Studienlage zu dieser Thematik hingewiesen (vgl. EFSA 2010).

Die Analyse (vgl. Lanfer et al. 2010) des „Einflusses des Ernährungs- und des Essverhaltens auf die Entwicklung der Adipositas bei Kindern und Jugendlichen" des Bremer Instituts für Präventionsforschung und Sozialmedizin kam zu der folgenden zusammenfassenden Bewertung der gesichteten longitudinalen Studien, Übersichtsarbeiten und Meta-Analysen:

- *Die longitudinale Datenlage zu ernährungsbezogenen Risikofaktoren bei der Entstehung von Übergewicht und Adipositas bei Kindern und Jugendlichen ist unzureichend.*
- *Dies erlaubt keine abschließende Bewertung des Einflusses von Energiedichte, Kohlenhydrat- und Proteinaufnahme, sogenannten Snackfoods und Fast Food sowie der Rolle der Mahlzeitenstruktur und Essgeschwindigkeit.*
- *Die Evidenzlage zur Rolle der Gesamtenergieaufnahme, des Fettkonsums und des Konsums von gezuckerten Getränken bei Kindern und Jugendlichen ist breiter, jedoch wenig konsistent.* Die widersprüchlichen Befunde werden einerseits mit methodischen Schwierigkeiten bei der Erfassung der Ernährung bei Kindern und Jugendlichen erklärt, andererseits wird auf die Einflüsse anderer umwelt- und verhaltensbezogener Faktoren bei der Entstehung von Übergewicht hingewiesen.
- *Trotzdem muss die Ernährung als direkter Modulator der Energiebilanz als Teil einer umfassenden Strategie zur Bekämpfung von Übergewicht und Adipositas berücksichtigt werden.*

Das Bild über mögliche Risikofaktoren von Übergewicht und Adipositas ist somit sehr facettenreich. Es liegt danach keine wissenschaftliche Evidenz dafür vor, dass der Verzehr einzelner Lebensmittel für die Entstehung von Übergewicht verantwortlich gemacht werden kann. Lebensmittel sind nicht per se gesund oder ungesund, vielmehr finden alle Lebensmittel in einer kalorisch ausgewogenen Ernährung ihren Platz. Entscheidend ist der Lebensstil.

Prävention von Übergewicht

Der notwendige Lösungsansatz für die Prävention von Übergewicht muss daher alle Einflussfaktoren berücksichtigen. Gegensteuern bedeutet hier, möglichst frühzeitig dafür zu sorgen, dass Bewegung wieder ein alltäglicher und bewusster Bestandteil unseres Lebens, vor allem das unserer Kinder und Jugendlichen wird. Präventionsprogramme sollten eine gesunde Ernährungsweise und vermehrte regelmäßige körperliche Bewegung fördern, um eine ausgeglichene Energiebilanz zu erreichen.

Bildung ist Voraussetzung für Eigenverantwortung

Eine ausgewogene Ernährung und ein aktiver Lebensstil können nur durch entsprechende Bildung erreicht werden. Oberstes Ziel muss es deshalb sein, die Eigenverantwortung des Einzelnen für seine Gesundheit zu stärken. Dies erfordert u.a. die Vermittlung eines gesunden Lebensstils und das Angebot von gesundheitsfördernden Aktivitäten bereits im Kindesalter.

Literatur

Bundesgesundheitsblatt 2010: Leitthema Adipositas; Nr. 53, 7: 641-732.

EFSA 2010: Scientific Opinion on Dietary reference values for carbohydrates and dietary fibre. EFSA Journal 8, 3: 1462-1539.

Forshee, R.A., Anderson, P.A. und Storey, M.L. 2008: Sugar-sweetened beverages and body mass index in children and adolescents: a meta-analysis. American Journal of Clinical Nutrition 87, 6: 1662-1671.

Gibson, S. 2008: Sugar-sweetened soft drinks and obesity: a systematic review of the evidence from observational studies and interventions. Nutr Res Rev 21: 134-147.

Janssen, I., Katzmarzyk, P.T., Boyce, W.F. et al. 2005: Comparison of overweight and obesity prevalence in school-aged youth from 34 countries and their relationships with physical activity and dietary patterns. Obesity Reviews 6, 2: 123-132.

Kleiser, C., Schaffrath Rosario, A., Mensink, G. et al. 2009: Potential determinants of obesity among children and adolescents in Germany: results from the cross-sectional KiGGS Study. BMC Public Health 9: 46.

Koletzko, B., Toschke, A.M. und von Kries, R. 2004: Herausforderungen bei der Charakterisierung und der Verbesserung der Ernährungssituation im Kindes- und Jugendalter. Bundesgesundheitsblatt 47, 3: 227-234.

Lanfer, A., Hebestreit, A. und Ahrens, W. 2010: Einfluss der Ernährung und des Essverhaltens auf die Entwicklung der Adipositas bei Kindern und Jugendlichen. Bundesgesundheitsblatt 53: 690-698.

Mast, M., Körtzinger, I. und Müller, M.J. 1998: Ernährungsverhalten und Ernährungszustand 5-7-jähriger Kinder in Kiel. Aktuelle Ernährungs-Medizin 23: 282-288.

Max Rubner-Institut 2008: Nationale Verzehrsstudie II. Ergebnisbericht Teil 2, Karlsruhe.

Schneider, R. und Heseker, H. 1999: Zusammenhang zwischen der Zucker-, Energie- und Fettaufnahme sowie der Verbreitung von Übergewicht. Ernährungs-Umschau 46: 292-299 und 330-335.

Vanselow, M.S., Pereira, M.A., Neumark-Sztainer, D. et al. 2009: Adolescent beverage habits and changes in weight over time: findings from Project EAT. American Journal of Clinical Nutrition 90, 6: 1489-1495.

Übergewicht und Adipositas bei Kindern und Jugendlichen

Ein Beitrag zum Projekt ‚Übergewicht und Adipositas bei Kindern, Jugendlichen und jungen Erwachsenen als systemisches Risiko' und zur aktuellen Diskussion

Angelika Michel-Drees

Übergewicht und Adipositas stellen weltweit und insbesondere in Europa eine große gesundheitspolitische Herausforderung dar. Betroffen sind zunehmend auch Kinder und Jugendliche. Aktuelle Studien der letzten Jahre zeigen, dass spätestens seit 1985 die Prävalenz von Übergewicht, insbesondere bei Kindern und Jugendlichen, sich dramatisch nach oben entwickelt hat. So sind laut der Studie zur Gesundheit von Kindern und Jugendlichen in Deutschland (KiGGS) – die Prävalenzzahlen für Übergewicht um 50% gestiegen – berechnet auf Basis der Referenzdaten von 1985-1999. Die Häufigkeit von Adipositas hat sich sogar verdoppelt – ebenfalls auf der Basis der o.a. Referenzdaten (Robert-Koch-Institut 2007).

Die Ursachen für Übergewicht und Adipositas sind multifaktoriell, so die Aussage vieler Mitdiskutanten. Dieser Feststellung kann zwar im Grundsatz zugestimmt werden. Sie wird aber oft, insbesondere von der Lebensmittelwirtschaft, aber auch von der Politik und von der Wissenschaft, als Vorwand benutzt, keine Verantwortung zu übernehmen. Man lehnt sich zurück, weist dem Einzelnen die Schuld zu, indem man auf dessen individuelles Fehlverhalten verweist, wälzt damit auch die Verantwortung auf die Betroffenen ab und verhindert dadurch die Entwicklung weiterführender, innovativer Konzepte und Strategien. Jüngstes Beispiel ist die Ablehnung einer verbraucherfreundlichen Nährwertkennzeichnung – der so genannten Ampel-kennzeichnung – durch das Europäische Parlament am 16. Juni 2010.

Obwohl sich in einer Untersuchung, die das Bundesernährungsministerium vor einigen Jahren durchführte, 70% der Bundesbürger für die Ampelkennzeichnung ausgesprochen hatten – und es in anderen EU-Staaten ebenfalls Zustimmung gibt – ignorierte das EU-Parlament unter massivem Druck der Lobbyverbände der Lebensmittelwirtschaft den Verbraucherwillen sträflich. Es wurde immer wieder berichtet, dass besonders die deutschen Lobbyisten hierbei federführend waren.

Die Verbraucherverbände sind nicht müde geworden, diese Verhaltensweisen anzuprangern und haben mit Abmahnungen und weitergehenden Verfahren versucht, Druck zu erzeugen, damit Veränderungen des Verhaltens der Lebensmittelwirtschaft erreicht werden. Sie werden ihre diesbezügliche Arbeit auch weiterhin fortsetzen und noch verstärken müssen. Denn nach wie vor ist die Bereitschaft gering, dem Verbraucherschutz in diesem sensiblen Bereich mehr Gehör und Durchsetzung zu verschaffen. Stattdessen wurde vor allem von Seiten der Lebensmittelwirtschaft immer wieder darauf verwiesen, dass es keine hinreichenden Hinweise oder Belege für einen Zusammenhang zwischen Werbung, Marketingaktivitäten und Übergewicht gebe.

Das hat sich jedoch in den letzten Jahren geändert, denn es mehren sich die Anhaltspunkte dafür, dass sowohl das Lebensmittelangebot, die Lebensmittelwerbung und das oft aggressive Lebensmittelmarketing sehr wohl Einfluss auf schlechtes Ernährungsverhalten nimmt, das neben mangelnder Bewegung maßgeblich für die Entstehung von Übergewicht und Adipositas mitverantwortlich ist. So sind die Werbung und das Lebensmittelmarketing aufgrund gesättigter Märkte aggressiver geworden und machen auch gerade vor den Jüngsten nicht halt.

Insbesondere ist zu beobachten, dass das wachsende Angebot energiereicher – meist zuckerreicher – Lebensmittel und Getränke und vor allem deren Verzehr zwischen den Mahlzeiten zugenommen hat. Auch der Einfluss der Werbung und hier besonders der Fernsehwerbung, wird als Ursache von schlechten Ernährungsgewohnheiten nicht mehr negiert. Darüber hinaus kann verstärkt beobachtet werden, dass Lebensmittelwerbung, die im Kinderfernsehen ausgestrahlt wird, den Konsum energiereicher Lebensmittel und Getränke anregt (vgl. Becker et al. 2005, Koletzko 2010, University of Liverpool 2007, WHO-Regionalbüro Europa 2007). Des Weiteren kann festgestellt werden, dass immer mehr gesundheitsbezogene Werbung auf Produkten zu finden ist, die ursprünglich ein ungünstiges Nährwertprofil aufweisen – also auf solchen Produkten, die zu viel Zucker, Fett oder Salz, hingegen wenig Ballaststoffe enthalten –, die aber mit Vitaminen oder Mineralstoffen angereichert werden, um als vermeintlich ‚gesund' beworben werden zu können.

Folgt man beispielsweise den Ausführungen des o.a. WHO-Reports „Die Herausforderung Adipositas und Strategien zu ihrer Bekämpfung in der Europäischen Region der WHO" (WHO-Regionalbüro Europa 2007), so wird deutlich, dass neben staatlichen Interventionen auch die Lebensmittelwirtschaft in die Pflicht genommen werden muss. Wie in der Vergangenheit immer wieder deutlich wurde, wird es wahrscheinlich nicht ausreichen, immer wieder neue Selbstverpflichtungen der Lebensmittel- und Medienwirtschaft zu fordern. Bekanntlich werden diese oft – meist subtil – umgangen oder finden keine Beachtung, d.h. sie werden nicht eingehalten. Deshalb muss letztlich verstärkt Druck über gesetzliche Regelungen erfolgen, wie es beispielsweise von der Europäischen Kommission (2007) im Zuge der laufenden Änderungen der Richtlinie 89/552/EWG des Rates vom 3. Oktober 1989 „Fernsehen ohne Grenzen" – zuletzt geändert in 2007 – geplant ist. Die konkrete Umsetzung erfolgt jedoch in den Mitgliedsstaaten.

Erfolgversprechend könnte es aber auch sein, ökonomischen Druck auf die Unternehmen der Lebensmittelbranche auszuüben. In diesem Zusammenhang sollte geprüft werden, ob die Ansätze der Kompetenzplattform ARGUS, die auch im Rahmen des vorliegenden Forschungsprojektes erarbeitet wurden, weiterführen könnten. Dieses hat sich zum Ziel gesetzt, ein umfassendes Problemverständnis zu erreichen und wirksame Handlungsoptionen zur Prävention zu entwickeln. Analysen zur Verknüpfung der Aspekte Gesundheit und ökonomische Auswirkungen im Zusammenhang mit der Zunahme von Übergewicht und Adipositas verdeutlichen, dass es sich dabei nicht nur um ein individuelles, sondern auch um ein *wirtschaftliches Problem* handelt. Man darf gespannt sein, ob die hier gewonnenen Erkenntnisse Einfluss auf die Handlungsweisen von Unternehmen der Lebensmittelbranche haben werden (Universität Stuttgart 2008, Schäfer und Ring in diesem Band).

Auch der Gesetzgeber ist nach wie vor gefordert aktiv zu werden. So hatte er noch zu Recht von der Lebensmittel- und Medienwirtschaft im „Nationalen Aktionsplan zur Prävention von Fehlernährung, Bewegungsmangel, Übergewicht und damit zusammenhängenden Krankheiten (IN FORM)" (BMELV und BMG 2008) im Handlungsfeld 2 „Information über Ernährung, Bewegung und Gesundheit" sowie im Kapitel 2.2.4 „Verantwortlicher Umgang mit Informationen" freiwillige weitergehende Verhaltenskodizes und insbesondere auch Einschränkungen bzw. den Verzicht auf Werbung, die sich an Kinder unter 12 Jahren richtet, gefordert. Da die Mehrzahl der Unternehmen hierzu jedoch bisher anscheinend keinerlei Bereitschaft zeigt, ist der Gesetzgeber gefordert, im Interesse der Jüngsten tätig zu werden. Sei es beispielsweise durch die Initiierung entsprechender Gesprächsrunden mit der Wirtschaft oder – wenn alles nicht fruchtet – durch entsprechende gesetzliche Regelungen.

Letztlich wird noch viel unabhängige Forschungsarbeit notwendig sein, um Erkenntnisse darüber zu gewinnen, welche Strategien zur Bekämpfung des Übergewichts und der Adipositas bei Kindern und Jugendlichen erfolgreich sein können. In diesem Sinne kann es von großem Nutzen sein, die Ansätze des ZIRN-Projekts „Übergewicht und Adipositas bei Kindern, Jugendlichen und jungen Erwachsenen als systemisches Risiko" entsprechend weiterzuverfolgen.

Literatur

Becker, C., Bizer, K., Martin, M. et al. 2005: Lebensmittelwerbung für Kinderprodukte – Strategieentwürfe für den vorbeugenden Verbraucherschutz, Sonderforschungsgruppe Institutionenanalyse – sofia (Hg.), Endbericht, Darmstadt.

BMELV und BMG 2008: IN FORM – Nationaler Aktionsplan zur Prävention von Fehlernährung, Bewegungsmangel, Übergewicht und damit zusammenhängenden Krankheiten, Berlin, www.in-form.de, verifiziert am 16.1.2011.

Europäische Kommission 2007: Änderungen der Richtlinie 89/552/EWG des Rates vom 3. Oktober 1989 – Fernsehen ohne Grenzen – (Richtlinie zur Koordinierung bestimmter Rechts- und Verwaltungsvorschriften der Mitgliedstaaten über die Ausübung der Fernsehtätigkeit), Amtsblatt vom 18.12.2007.

Koletzko, B. 2010: Macht Werbung unsere Kinder dicker? Hintergrundpapier zu einem Forschungsvorhaben, Pressemeldung der Verbraucherzentrale Bundesverband e.V. vom 20. Oktober, Berlin.

Robert-Koch-Institut 2007: Studie zur Gesundheit von Kindern und Jugendlichen in Deutschland (KiGGS), Berlin.

WHO-Regionalbüro für Europa 2007: Die Herausforderung Adipositas und Strategien zu ihrer Bekämpfung in der Europäischen Region der WHO, Kopenhagen.

University of Liverpool 2007: Studie: Lebensmittelwerbung beeinflusst übergewichtige Kinder, Pressemitteilung vom 26. April.

Universität Stuttgart 2008: Kompetenzplattform ARGUS – Pressemitteilung zum gleichnamigen Forschungsprojekt, Stuttgart.

Strategien der Prävention von Übergewicht und Adipositas bei Kindern und Jugendlichen

Einige Anmerkungen zur aktuellen Diskussion

Rüdiger Meierjürgen

In Deutschland werden Übergewicht und Adipositas ebenso wie Armut und Arbeitslosigkeit oftmals vorschnell als Folge *individuellen Versagens* oder Fehlverhaltens gedeutet. Die Sichtweise als *systemisches Risiko* eröffnet dagegen den Blick auf die gesellschaftlichen Ursachen und Bedingungsfaktoren von Übergewicht und Adipositas. Hierin liegt auch das große Verdienst des vorliegenden Forschungsprojekts. Entsprechend steht seitens der Lösungskonzepte nicht mehr ausschließlich die Förderung der Eigenverantwortung im Mittelpunkt der Adipositasprävention, sondern strukturelle Maßnahmen, die an den komplexen Zusammenhängen und Wechselwirkungen zwischen individuellem Verhalten, sozio-ökonomischen und kulturellen Rahmenbedingungen anknüpfen.

Untersuchungen zeigen eine deutliche und stetige Zunahme der Prävalenz von Übergewicht und Adipositas. Die Prävalenz ist dabei in niedrigen sozialen bzw. bildungsfernen Schichten etwa dreimal höher als in besser gestellten sozialen Gruppen. Kinder mit Migrationshintergrund sind deutlich häufiger übergewichtig als deutsche Kinder. Bereits in jungen Jahren werden damit die Weichen für vermeidbare Folgeerkrankungen wie Diabetes, Herz-Kreislauf-Erkrankungen, Erkrankungen des Bewegungsapparates und psychische Störungen gestellt. Die Ursachen für die Entwicklung von Übergewicht und Adipositas bei Kindern und Jugendlichen sind komplex und lassen sich nur aus dem Zusammenwirken unterschiedlicher Faktoren erklären. Hierzu werden insbesondere soziale und soziokulturelle Faktoren diskutiert, die einen starken Einfluss auf Familien sowie auf das Ernährungs- und Bewegungsverhalten ausüben.

Die besorgniserregende Entwicklung hat in den vergangenen Jahren zahlreiche Initiativen und Programme der politischen Entscheidungsträger sowie eine Vielzahl von Aktivitäten und Maßnahmen in den Bereichen von Prävention und Therapie von Übergewicht und Adipositas bei den verschiedenen Akteuren des Gesundheitswesens ausgelöst.

Nach den bisherigen Erfahrungen wird ein ‚einfaches' Herangehen der Komplexität des Problems von Übergewicht und Adipositas nicht gerecht. Ein Großteil der Initiativen, Programme und Interventionen werden zwar engagiert durchgeführt, es gilt jedoch nach wie vor häufig: „Gut gemeint ist lange noch nicht gleich gut gemacht!“. Insbesondere zeigen die vorliegenden Ergebnisse nur geringe Langzeiterfolge von Interventionen. Da ein Patentrezept bislang nicht gefunden wurde, bedarf es weitergehender Anstrengungen, frühzeitige und wirksame Maßnahmen der Prävention und Gesundheitsförderung zu entwickeln, um der hohen Prävalenz von Übergewicht und Adipositas entgegenzuwirken (Graf und Starke 2009).

Aufbauend auf der Unterscheidung von grundlegenden Strategien der Prävention sollen im Folgenden Möglichkeiten und Grenzen der verschiedenen Ansätze der Prävention von Übergewicht und Adipositas diskutiert werden.

1. Strategien der Prävention

Prävention und Gesundheitsförderung sind gesamtgesellschaftliche Aufgaben, die weit über die Institutionen des Gesundheitswesens hinausweisen. Wesentliche Determinanten des Gesundheitszustandes der Bevölkerung liegen außerhalb des Einflussbereichs der Gesundheitspolitik und –versorgung im engeren Sinne. Aufbauend auf diesem Verständnis lassen sich drei grundlegende Strategien der Prävention unterscheiden:

- Die gezielte oder indizierte Prävention richtet sich an bereits adipöse Kinder und Jugendliche (z.B. Patientenschulung adipöser Kinder).
- Die selektive Prävention wendet sich an Gruppen mit einem erhöhten Risiko, adipös zu werden, wie beispielsweise übergewichtige Kinder und (noch nicht) übergewichtige Kinder adipöser Eltern.
- Die universale Prävention wendet sich an die gesamte Bevölkerung bzw. Teilpopulationen (z.B. Ampelkennzeichnung von Lebensmitteln).

Darüber hinaus werden Maßnahmen der *Verhaltensprävention* und der *Verhältnisprävention* unterschieden. Während verhaltenspräventive Interventionen sich an den Einzelnen wenden und versuchen, ihn zu befähigen und zu motivieren, Möglichkeiten einer gesunden, Störungen und Erkrankungen vorbeugenden Lebensführung auszuschöpfen, zielen verhältnispräventive Maßnahmen primär auf Lebensräume ab und wollen durch Strukturbildung Gesundheit fördern (Settingansatz). Mit dem Settingansatz lassen sich insbesondere sozial benachteiligte Zielgruppen in ihren Lebenswelten (z.B. KITA, Schule, Familie, Betrieb) erreichen.

1.1 Strategien der gezielten Prävention

Strategien der *gezielten oder indizierten Prävention* wenden sich an Personen, die gesicherte individuelle Risiken für eine Erkrankung aufweisen. Es handelt sich um präventive und therapeutische Maßnahmen, die verhindern sollen, dass aus dicken Kindern und Jugendlichen übergewichtige und adipöse Erwachsene werden sollen. Die Maßnahmen zielen darauf ab, durch vermehrte körperliche Aktivität im Alltag und ein verändertes Essverhalten das Körpergewicht zu stabilisieren bzw. zu vermindern sowie Adipositas-assoziierte Risiken und Begleiterkrankungen zu verhindern.

Entsprechend dieser Zielstellung finden sich im *Leistungskatalog der gesetzlichen Krankenversicherungen* Programme der Primärprävention (§20 SGB V) für Übergewichtige und Schulungsprogramme für Adipöse (§43 SGB V). Die primärpräventiven Programme wenden sich an Kinder und Jugendliche ohne weitere Risikofaktoren, Erkrankungen oder Essstörungen; sie umfassen eine i.d.R. auf wenige Kurseinheiten begrenzte verhaltensorientierte Gruppenschulung mit einer ggf. ergänzenden sportlichen Aktivierung ohne ärztliche Begleitung.

Moderne Schulungsprogramme für adipöse Kinder und Jugendliche sind dagegen „komplexe und (kosten-) aufwendige Gesundheitsinterventionen" (Böhler 2005). Die multidisziplinären Programme bestehen aus verschiedenen zusammenhängenden Bausteinen und Modulen aus den Bereichen Medizin, Bewegung, Ernährung, psychosoziale Unterstützung und Elternschulung und werden ambulant oder stationär i.d.R. mit einer Dauer von 6 bzw. 12 Monaten durchgeführt. Im Allgemeinen betragen die Kosten für eine ambulante Schulung, je nach Programm, zwischen 1500 und 2000 Euro.

In den vergangenen Jahren sind in der Bundesrepublik zahlreiche Anstrengungen unternommen worden, die *Qualität der Schulungsprogramme* zu steigern. Dies spiegelt sich vor allem in der Entwicklung von Leitlinien zur Prävention und Therapie von Übergewicht und Adipositas, der Erarbeitung von Qualitätskriterien und –rastern sowie von Trainermanualen wider. Allerdings ist bislang eine generelle Wirksamkeit entsprechend der Kriterien der evidenzbasierten Medizin der Adipositasschulungen für Kinder und Jugendliche nicht belegt. Zwar zeigen Studien, dass durch einen multidisziplinären verhaltenstherapeutischen Ansatz unter Einbeziehung von Eltern das Übergewicht bei einem Teil der Kinder reduziert werden kann. Es mangelt nach wie vor an Studien, die die dauerhafte Wirkung von Programmen belegen (Böhler 2005, Müller et al. 2006, Gruber und Hüls 2009). Zudem gibt es in der Bundesrepublik keine flächendeckenden Therapieangebote.

Insgesamt setzt sich mehr und mehr die Erkenntnis durch, dass es unrealistisch ist, bei der Mehrheit der von Übergewicht und Adipositas Betroffenen allein durch eine verstärkte Kontrolle des Verhaltens den Einfluss einer individuellen Prädisposition und obesigenen Umwelt anhaltend zu überwinden oder neutralisieren zu können (Böhler 2005, Blättner et al. 2006).

Schulungsprogramme sind zudem keine geeigneten Instrumente, das Problem von Übergewicht und Adipositas bevölkerungsbezogen zu lösen, da eine Schulung aller übergewichtigen und adipösen Kinder und Jugendlichen nur schwer zu finanzieren wäre. Angesichts der Bedeutung sozialer und ökonomischer Rahmenbedingungen für das Entstehen von Adipositas bedarf es über therapeutische Maßnahmen hinausgehender *Public Health Ansätze* und Strategien. Diese gehen über die traditionellen Bereiche der Gesundheitsversorgung hinaus und nehmen die gesellschaftlichen Ursachen von Übergewicht und Adipositas in den Blick.

1.2 Strategien der selektiven Prävention

Mit der *selektiven Prävention* sind insbesondere Strategien für Kinder und Jugendliche angesprochen, die aus sozialen und biologischen Gründen ein besonders hohes Risiko tragen, adipös zu werden. Der inverse soziale Gradient von Übergewicht und Adipositas – je niedriger sozialer Status bzw. Bildungsstand, desto höher ist die Prävalenz von Übergewicht – macht gezielte Maßnahmen für die betroffenen Bevölkerungsgruppen erforderlich. Dabei geht es primär um die Veränderung von Lebenserfahrungen und die Veränderung von sozialen Interaktionen, denn die alltäglichen Arbeits-, Lern-, und Lebensbedingungen haben einen erheblichen Einfluss auf die gesundheitliche Entwicklung des Einzelnen und prägen gesundheitsbezogene Werte, Einstellungen und Verhaltensweisen. In diesem Kontext haben sog. *Settingansätze der Prävention* von Übergewicht in KITAs und Schulen einen besonderen Stellenwert erlangt, da sich damit insbesondere sozial Benachteiligte erreichen lassen.

KITAs und Schulen eignen sich neben der Familie in besonderer Weise als Setting der Gesundheitsförderung, weil hier fast alle Kinder und Jugendlichen und insbesondere sozial Benachteiligte in einer Lebensphase erreicht werden, in der gesundheitsförderliche Erlebens- und Verhaltensweisen entscheidend beeinflusst und geprägt werden können. Vor allem Ganztagsschulen erweitern die Chance, gesundheitsfördernde Interventionen in den Schulalltag zu integrieren. Nicht zuletzt besteht gerade in der frühen Lebensphase bei Eltern ein großes Interesse an der gesunden Entwicklung ihres Kindes, so dass Maßnahmen, wie in KITAs, dazu beitragen können, das Ernährungsverhalten in den Familien positiv zu beeinflussen. In Fällen geringen elterlichen Problembewusstseins oder bei Fehlen von Compliance können diese Institutionen helfen, familiäre Defizite auszugleichen.

Bei Strategien der settingbezogenen Gesundheitsförderung können zwei Formen unterschieden werden:

- *„Gesundheitsförderung im Setting"* nutzt das Setting als Zugangsweg zu der Zielgruppe der übergewichtigen und adipösen Kinder, um dort gesundheitliche Information und Aufklärung zu betreiben sowie einfache gesundheitserzieherische Programme durchzuführen.
- *„Gesundheitsförderung durch Settingentwicklung"* zielt dagegen auf die Modifikation gesundheitsrelevanter bzw. -abträglicher Lebensbedingungen ab.

In der Bundesrepublik sind zahlreiche settingbezogene Projekte und Programme der Ernährungserziehung und -bildung, der Schulverpflegung (z.B. Getränkeautomaten, Kiosk, Mittags- bzw. Pausenverpflegung) sowie der Prävention von Übergewicht und Adipositas von verschiedenen Trägern durchgeführt worden. Die Qualität und Wirksamkeit der Projekte und Programme ist jedoch häufig defizitär. Die Interventionsformen beschränken sich oftmals auf verhaltenspräventive Maßnahmen im Setting. Viele Programme finden zudem ohne belastbare Evaluation statt.

Eine jüngst von Brandt et al. (2010) publizierte Übersichtsarbeit belegt, dass insbesondere systematische *multimodale Programme* der Prävention von Übergewicht und Adipositas in der schulischen Gesundheitsförderung effektiv sind. Die Autoren empfehlen in diesem Zusammenhang ein kombiniertes Vorgehen für Ernährung, Bewegung und Fernsehverhalten über mindestens ein Schuljahr hinweg, das Aufstellen von Wasserspendern, die Aufnahme von Gesundheitsthemen (zuckerhaltige Getränke, Fernsehen) im Unterricht, verbesserter Sportunterricht sowie Bewegungsförderung im Schulalltag. Müller et al. (2010: 81) weisen darauf hin, dass ein niedriger sozialer Status und v.a. Bildungsferne eine Barriere gegenüber Maßnahmen der Prävention und Gesundheitsförderung darstellen. So konnten in der Kieler Adipositaspräventionsstudie durch Maßnahmen der schulischen Gesundheitsförderung lediglich Kinder aus hohen sozialen Schichten erreicht werden. Bei Kindern aus mittleren und niedrigen Sozialgruppen wurden dagegen keine oder sogar negative Effekte beobachtet (Müller et al. 2010: 81). Insgesamt ist nach wie vor die Breitenwirksamkeit vieler Einzelprogramme der schulischen Gesundheitsförderung ebenso ungesichert wie die des Settingansatzes gesundheitsförderlicher Organisationsentwicklung für Schulen (Kliche et al. 2010).

Neuere Studien, darunter auch das vorliegende Projekt, unterstreichen die hohe Bedeutung von Bildung. Vieles spreche dafür, Gesundheitsförderung stärker mit dem Bildungs- und Erziehungsauftrag von KITA und Schule zu verbinden und besser aufeinander abzustimmen. Denn: Gesundheit ist eine wichtige Voraussetzung für Lernen und Lehren. Bildung eröffnet wiederum den Zugang zu gesundheitlichem Wissen und erhöht die Chance für gesundheitsförderliches Verhalten.

In den vergangenen Jahren ist das sog. *Konzept der ‚guten gesunden Schule'* in verschiedenen Bundesländern erfolgreich erprobt worden (Paulus 2010). Es bedarf gleichwohl weiterer Forschungsanstrengungen, um seine Eignung für die Prävention von Übergewicht und Adipositas zu belegen.

1.3 Strategien der universalen Prävention

Um die *Effektivität der Adipositasprävention* zu verbessern, werden verstärkt *universale Strategien* der Prävention von Übergewicht gefordert (Müller 2010). Universelle Präventionsstrategien wenden sich an die gesamte Bevölkerung. Ziel ist es, die gesellschaftlichen Ursachen für die steigende Adipositasprävalenz zu minimieren. Im Mittelpunkt stehen dabei politische Strategien, die dazu beitragen, nicht-obesigene Lebensräume zu schaffen und für nicht-obesigene Versorgungsstrukturen in der Ernährung zu sorgen (Blättner et al. 2006: 44, Müller et al. 2006).

Auf der staatlichen Ebene sind vor allem drei Ansatzpunkte für Strategien der Prävention von Übergewicht und Adipositas von Bedeutung (Altgeld 2010, Eichhorn und Nagel 2010):

- *Direkte Regulation* über staatliche Ge- und Verbote (Nährwertkennzeichnung verarbeiteter Lebensmittel, gesetzliche Regelungen zur Schulverpflegung, Einschränkung der Werbung für energiedichte Lebensmittel oder von kindbezogener Werbung, Verbot von Getränkeautomaten mit gesüßten Getränken in Schulen)
- *Ökonomische Anreize* oder Subventionen (Abschaffung der reduzierten Mehrwertsteuer bei bestimmten Lebensmitteln; stärkere Besteuerung energiedichter Lebensmittel; Subventionierung gesunder Lebensmittel oder Schulverpflegung)
- *Gesundheitliche Information* und Aufklärung (Gesundheitskampagnen, „Mehr bewegen, besser Essen. Kinderleicht"; „In Form. Nationaler Aktionsplan Ernährung und Bewegung")

Vom Grundsatz eröffnen sich somit weitreichende Gestaltungsoptionen für Strategien der universalen Prävention auf der Ebene der staatlichen Akteure in Bund, Ländern, und Gemeinden.

Während zahlreiche Maßnahmen der Prävention über *direkte Regulation*, d.h. über staatliche Ge- und Verbote erfolgreich in gesellschaftliche Routinen übergegangen sind, wie etwa am Beispiel des Arbeitsschutzes, der Gurtpflicht oder dem Verbot harter Drogen, liegen ähnlich weitreichende Maßnahmen zur Prävention von Übergewicht und Adipositas bei Kindern und Jugendlichen bislang nicht vor.

Die realen Handlungsspielräume für wirksame Regulierungsmaßnahmen des Staates sind oftmals begrenzt und Maßnahmen keineswegs leicht durchsetzbar. Altgeld (2010) zeigt am Beispiel des Nichtraucherschutzgesetzes auf, dass der Wille zur Regulierung insbesondere von der gesellschaftlichen Verankerung des jeweiligen Gesundheitsrisikos abhängt: „Bei dem Zusammenspiel von Verbreitung eines gesundheitsriskanten Verhaltens innerhalb der Mehrheitsgesellschaft und massiven wirtschaftlichen Interessen in dem jeweiligen Feld stößt staatlicher Paternalismus sehr schnell an seine Grenzen, weil politische Mehrheiten kaum zu erhalten sind" (Altgeld 2010: 8).

In ähnlicher Weise hat in jüngster Zeit die Diskussion um die Einführung einer ‚Ampel-Kennzeichnung' der Nährstoffgehalte deutlich gemacht, dass staatliche Ge- und Verbote, die mit wirtschaftlichen Interessen konfligieren, schwer durchsetzbar sind. Der ‚lange Arm der Lebensmittelindustrie' verhinderte in 2010 letztlich eine Regelung auf europäischer Ebene.

In den vergangenen Jahren haben zudem nicht zuletzt aus ökonomischen Gründen Konzepte und Strategien in der Sozial- und Gesundheitspolitik Karriere gemacht, die die *Förderung von Eigenverantwortung* in den Mittelpunkt rücken. Im Rahmen einer „Politik der sozialen Entsicherung durch den Staat" (Hengsbach 2008) ist der Ausbau einer privaten Gesundheitsverantwortung zu einem Schlüsselkonzept der Gesundheitspolitik geworden und dient dabei zugleich als Begründungsmuster, öffentliche Gesundheitsausgaben einzusparen (Schmidt 2010). Gesundheitliche Benachteiligung wird dabei schnell als *selbstverschuldetes Fehlverhalten* gedeutet. Die ‚Loser' verfügen über keine ausreichende Willenskraft und Weitsichtigkeit, ihr Leben gesundheitsbewusst und -gerecht zu gestalten.

Im Präventionsbereich mündet dieser Ansatz in die Aufforderung, sich hinreichend zu bewegen, sich ausgewogen zu ernähren und Suchtmittel zu vermeiden. Oder, wie die Akteure der Nahrungsmittelindustrie nicht müde werden, zu betonen: Im Kern gehe es darum, individuelle Eigenverantwortlichkeit für die Gesundheit zu fördern. Aufgabe von Eltern und dem Bildungswesen sei es, die Vorstellungen und Kompetenzen zur Aufrechterhaltung eines gesunden Lebensstils von der Kindheit an zu fördern und auf eine sportliche Freizeitgestaltung hinzuwirken, da die Einflüsse der Ernährung auf Übergewicht und Adipositas wissenschaftlich keineswegs zweifelsfrei belegt seien.

Auch wenn der Zusammenhang zwischen dem persönlichen Lebensstil und dem individuellen Gesundheitszustand nicht in Abrede gestellt werden soll, kommt die Förderung der individuellen Eigenverantwortung gegenwärtig ‚einem universellen Heilsversprechen nahe' Schmidt (2010b: 30). Die sozialen und strukturellen Determinanten gesundheitlicher Risiken werden damit heruntergespielt. Der persönliche Lebensstil ist immer aber auch „Symptom der sozialen Lebenslage und liegt folglich nicht allein im individuellen Kontrollbereich" (Schmidt 2010a).

Appelle zur Förderung von Eigenverantwortung sind integrale Bestandteile von verschiedenen Initiativen und konsensualen Aktionsplänen zur Bekämpfung von Übergewicht und Adipositas. Diese sind in den vergangenen Jahren z.B. entweder von Seiten des Staates, wie etwa der „*Nationale Aktionsplan Ernährung und Bewegung – In Form*" oder vom Staat gemeinsam mit Partnern aus Industrie und Verbänden ins Leben gerufen worden, wie etwa die „*Plattform Ernährung und Bewegung (peb)*". Sie stoßen auf weitaus geringere Widerstände als eine Präventionsstrategie, die auf Ge- und Verbote setzt.

Die Wirkungen einer sich in erster Linie auf *gesundheitliche Information* und Aufklärung stützenden staatlichen Strategie der universalen Prävention von Übergewicht und Adipositas bleiben gering. Die Initiativen, Aktionspläne und Plattformen haben eher *symbolischen Charakter*. Die dafür bereitgestellten Ressourcen fallen zudem bescheiden aus. Die Markteinführung eines Schokoriegels dürfte die Aufwendungen der Lebensmittelindustrie für die ‚Plattform Ernährung und Bewegung' um ein Mehrfaches übersteigen.

2. Fazit

Übergewicht und Adipositas sind multifaktoriell bedingte gesellschaftliche Risiken. Ihre Lösung erfordert eine zielgerichtete gesamtgesellschaftliche Präventionsstrategie. Dies ist einer der zentralen Befunde des vorliegenden Forschungsprojekts. Neuere Diskussionen im Bereich von Public Health knüpfen an die Idee des systemischen Risikomanagements an und fordern eine neue gesamtgesellschaftliche Verantwortungskultur zur Lösung des Adipositasproblems (Schmidt 2010).

Eine auf dem *systemischen Risikomanagement* aufbauende Präventionsstrategie ignoriert nicht länger den begrenzten Verantwortungsspielraum des Einzelnen sowie die ungenutzten Verantwortungsfelder sonstiger Akteure. Dabei steht nicht die Suche nach dem individuellen Verursacher, sondern nach einer effektiven Lösung des Problems im Fokus des Risikomanagements. Damit verbunden ist ein *Perspektivenwechsel von der Individualverantwortung zu einer kooperativen Verantwortungsübernahme*. Statt der Suche nach den ursächlich Verantwortlichen wird jeder relevante Akteur gestuft nach seiner Potenz zur kooperativen Verantwortungsübernahme in die Pflicht genommen (Schmidt 2010b: 32).

Dies setzt jedoch voraus, dass die key player aus den Bereichen von Politik, Wirtschaft und Gesellschaft tatsächlich bereit sind, kurzfristige Eigeninteressen zu Gunsten einer solidarischen Verantwortungsübernahme bei der Prävention von Übergewicht und Adipositas zurückzuschrauben. Dies dürfte jedoch nicht ohne Weiteres zu erwarten sein. Es ist daher auch vor dem Hintergrund der unzulänglichen wissenschaftlichen Evidenz der verschiedenen präventiven Ansätze sowie dem mangelnden politischen Gestaltungswillen Skepsis angezeigt, dass in naher Zukunft eine wirksame Strategie zur Lösung des Adipositasproblems zustande kommt.

Literatur

Blättner, B., Grewe, A., Kohlenberg-Müller, K. 2006: Prävention von Adipositas bei Kindern und Jugendlichen, in: Prävention: 42-46.

Blättner, B., Kohlenberg-Müller, K, Grewe, A. 2008: Adipositasprogramme für Kinder und Jugendliche, in: Prävention und Gesundheitsförderung: 121-127.

Böhler, T. 2005: Schulungsprogramme zur Behandlung der Adipositas bei Kindern und Jugendlichen. Möglichkeiten und Grenzen aus Sicht des Sozialmediziners, in: Ernährungsumschau 52: 359-362.

Brandt, S., Moß, A., Berg, S. und Wabitsch, M. 2010: Schulbasierte Prävention der Adipositas, in: Bundesgesundheitsblatt, Gesundheitsforschung, Gesundheitsschutz 53: 207-220.

Graf, C. und Starke, D. 2009: Prävention von Übergewicht und Adipositas im Kindes- und Jugendalter – vom Modell zur Anwendung, in: Deutsche Zeitschrift für Sportmedizin 60, 5: 108-111.

Gruber, W. und Hüls, G. 2009: Ambulante und stationäre Adipositastherapie im Kindes- und Jugendalter, in: Deutsche Zeitschrift für Sportmedizin 60, 5: 112-116.

Kliche, T., Hart, D., Kiehl, U., Wehmhöhner, M. und Koch, U. 2010: (Wie) wirkt gesundheitsfördernde Schule? Effekte des Kooperationsprojekts „gesund leben lernen“, in: Prävention und Gesundheitsförderung: 1-12.

Müller, M.J., Reinehr, T. und Hebebrand, J. 2006: Prävention und Therapie von Übergewicht im Kindes- und Jugendalter, in: Deutsches Ärzteblatt 103: C 277-282.

Müller, M.J., Lange, D., Landsberg, B. und Plachta-Danielzik, S. 2010: Soziale Ungleichheit im Übergewicht bei Kindern und Jugendlichen. Auf dem Weg zu Lösungen eines gesellschaftlichen Problems, in: Ernährungsumschau, 2: 78-83.

Paulus, P. (Hg.) 2010: Bildungsförderung durch Gesundheit. Bestandsaufnahme und Perspektiven für eine gute gesunde Schule, Weinheim.

Schmidt, B. 2010a: Neo-Gesundheitsförderung: Wer kann muss ran – Auf der Suche nach dem feinsten gemeinsamen Nenner wirksamer Gesundheitsförderung, in: Gesundheit+Gesellschaft Wissenschaft 10: 15-21.

Schmidt, B. 2010b: Der eigenverantwortliche Mensch, in: Das Gesundheitswesen 72: 29-34.

Bedeutung des Ernährungsverhaltens für die Prävention von Übergewicht und Adipositas

Eva Hummel / Friederike Wittig / Ingrid Hoffmann

Die Prävalenz von Übergewicht und Adipositas hat weltweit epidemische Ausmaße mit gravierenden Folgen angenommen (WHO 2007). So zeigen die Ergebnisse der Nationalen Verzehrsstudie II, dass von den Erwachsenen in Deutschland 66% der Männer und 51% der Frauen sowie von den 14- bis 18-jährigen Jugendlichen in Deutschland 18% der Jungen und 16% der Mädchen übergewichtig oder adipös sind (MRI 2008).

Die zahlreichen Projekte zur Prävention von Übergewicht und Adipositas zeigen bisher nicht den erhofften Erfolg. Trotz aller Forschung ist nicht bekannt, mit welchen Maßnahmen Übergewicht und Adipositas wirksam vorgebeugt werden kann. Einer der Gründe dafür kann darin liegen, dass bei Präventionsmaßnahmen zu wenig der Tatsache Rechnung getragen wird, dass es sich bei Übergewicht und Adipositas um ein komplexes Geschehen handelt, bei dem eine Vielzahl an Einflussfaktoren interagiert (Hilbert et al. 2007, WHO 2000). Dies haben auch die Ergebnisse des vorliegenden Forschungsprojekts gezeigt.

Um einschätzen zu können, an welcher Stelle dieses komplexen Gefüges eine Maßnahme oder ein Maßnahmenbündel ansetzt bzw. wo es sinnvoll und wirksam ist, in das Gefüge einzugreifen, ist es erforderlich, das komplexe Geschehen von Übergewicht und Adipositas darzustellen und zu untersuchen. Mit einem entsprechenden qualitativen Ursache-Wirkungs-Modell von Schneider et al. (2009)[1] (Abb. 1) werden in der Literatur beschriebene Einflussfaktoren auf sowie Auswirkungen von Übergewicht und Adipositas in ihrem Zusammenspiel visualisiert. Dabei wird deutlich, dass lediglich zwei Einflussfaktoren *direkt* auf Übergewicht und Adipositas wirken, nämlich die Energiebilanz als Verhältnis von zugeführter Nahrungsenergie zu Energieverbrauch des Körpers aufgrund von Bewegung und Stoffwechselaktivitäten, sowie biologische Faktoren wie die genetische Ausstattung einer Person.

---

1 Das umseitig abgedruckte Modell wurde mithilfe der ernährungsökologischen Modellierungstechnik NutriMod (Nutrition-ecological Modelling) entwickelt (Schneider und Hoffmann 2011, Schneider et al. 2011).

Abbildung 1: Das komplexe Zusammenspiel der Einflussfaktoren auf und Auswirkungen von Übergewicht und Adipositas

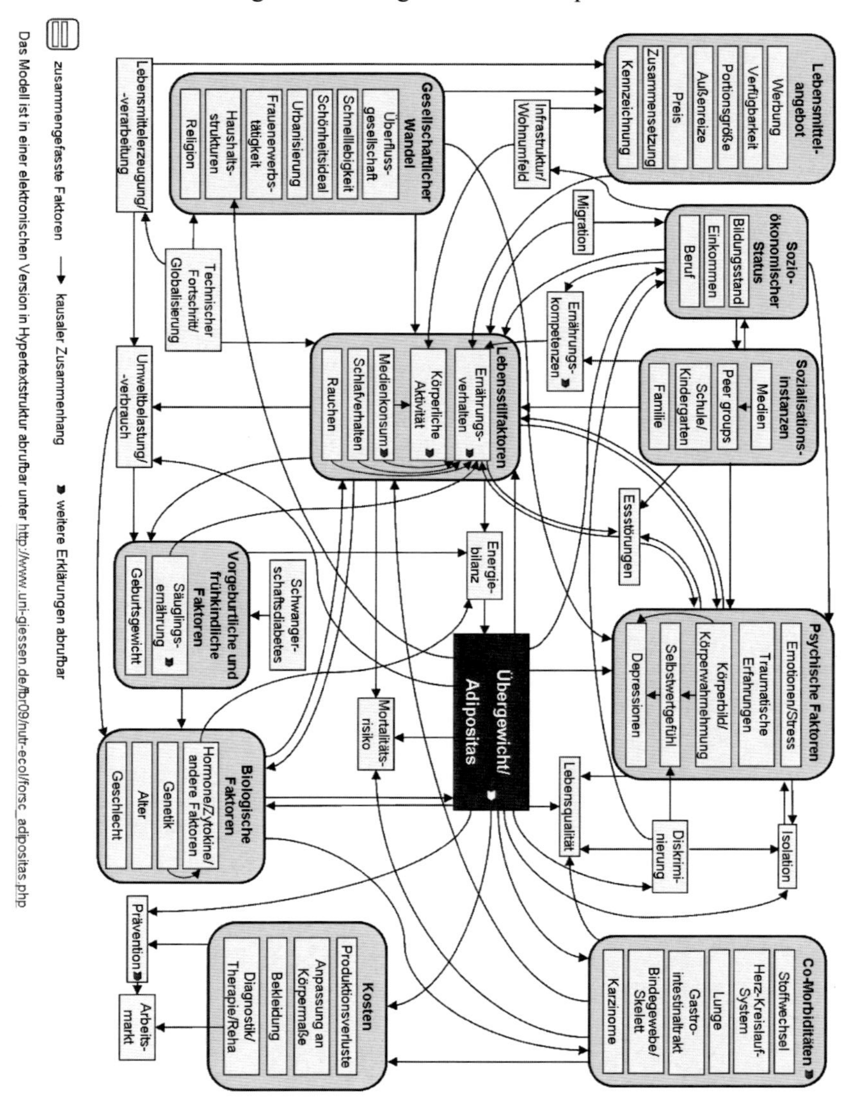

Quelle: Schneider et al. 2009

Alle weiteren in der Literatur beschriebenen Faktoren beeinflussen die Entstehung von Übergewicht und Adipositas *indirekt* über diese beiden Faktoren (Mertens et al. 2009, Wittig et al. 2009). Da die biologischen Faktoren nicht oder nur sehr begrenzt beeinflussbar sind, spielt die positive Energiebilanz, bei der die zugeführte Energie einer Person die verbrauchte übersteigt, die entscheidende Rolle für die Entstehung und Prävention von Übergewicht und Adipositas.

Da es vor diesem Hintergrund augenscheinlich am erfolgversprechendsten ist, setzen zahlreiche Präventionsmaßnahmen beim Ernährungs- und Bewegungsverhalten an. Allerdings ist zu beachten, dass diese beiden Einflussfaktoren wiederum von vielen weiteren Faktoren beeinflusst werden. Ernährungs- und Bewegungsverhalten stellen damit auch nur Auswirkungen anderer Faktoren und nicht die eigentliche Ursache für Übergewicht und Adipositas dar. Dies verdeutlicht das Ursache-Wirkungs-Modell von Schneider et al. (2009) bereits auf einer sehr aggregierten Ebene: zahlreiche Faktoren haben unmittelbaren Einfluss auf das Ernährungsverhalten.

Dazu zählen u.a. sozioökonomischer Status, Ernährungskompetenzen, Sozialisationsinstanzen (Medien, Peer groups, Schule, Kindergarten, Familie), psychische Faktoren, Essstörungen, Co-Morbiditäten von Übergewicht und Adipositas, Säuglingsernährung, Lebensstilfaktoren (Rauchen, Schlafverhalten, Medienkonsum), technischer Fortschritt bzw. Globalisierung, gesellschaftlicher Wandel (z.B. Überflussgesellschaft, Schnelllebigkeit, Haushaltsstrukturen) sowie Lebensmittelangebot (z.B. Verfügbarkeit, Preis, Kennzeichnung).

Jeder dieser Einflussfaktoren lässt sich weiter untergliedern, beispielsweise die Ernährungskompetenzen unter anderem in Ernährungswissen, Ernährungsbewusstsein sowie Fähigkeiten und Fertigkeiten im Zusammenhang mit Ernährung (Schneider et al. 2009). Damit beeinflusst letztendlich eine große Vielzahl von Faktoren direkt das Ernährungsverhalten. Diese sogenannte Multikausalität bedeutet für Präventionsmaßnahmen, dass möglicherweise mehrere auf einen Faktor wirkende Einflüsse gleichzeitig berücksichtigt werden müssen, um eine wirksame Veränderung herbeizuführen. So ist es beispielsweise bei Maßnahmen mit dem Ziel, den Gemüseverzehr zu steigern, nicht ausreichend, nur entsprechende Ernährungskompetenzen zu fördern. Vielmehr ist es wichtig, zusätzlich Preis und Verfügbarkeit von Gemüse sowie parallel weitere Einflussfaktoren zu berücksichtigen.

Des Weiteren liegen vor jedem dieser Einflussfaktoren zahlreiche weitere Einflussfaktoren bzw. ganze Wirkketten. Ein Beispiel für einen solchen indirekten Einflussfaktor des Ernährungsverhaltens ist Diskriminierung. So erfahren Personen, die aus verschiedenen Gründen diskriminiert werden, häufig einen hohen Leidensdruck, der zu einem Rückzug aus bestimmten Lebens- und Sozialbereichen und damit zu Isolation führen kann. Die damit verbundenen Einsamkeitsgefühle wiederum können zu einer Depression führen, deren Symptome das Ernährungsverhalten beeinflussen können. Dies bedeutet für Präventionsmaßnahmen, dass es wirksamer sein kann, Diskriminierung als indirekte Ursache für ein ungünstiges Ernährungsverhalten und damit Übergewicht und Adipositas vorzubeugen als direkt auf das Ernährungsverhalten einzuwirken.

Damit wird deutlich, dass bei der Frage nach den Ursachen bzw. Präventionsmöglichkeiten von Übergewicht und Adipositas einerseits den naheliegenden Einflussfaktoren wie dem Ernährungsverhalten eine Schlüsselrolle zukommt. Andererseits ist aber den davor liegenden indirekten Einflüssen und Wirkketten sowie der Multikausalität, d.h. dem Zusammenspiel mehrerer Ursachen, Rechnung zu tragen. Für eine wirksame Prävention von Übergewicht und Adipositas bedeutet dies in der Konsequenz, dass bei der Wahl von Ansatzpunkten zwar direkte Einflussfaktoren wie die Energiebilanz und damit das Ernährungs- und Bewegungsverhalten berücksichtigt werden sollten, es aber notwendig ist, gleichzeitig die zahlreichen, dahinter liegenden indirekten Ursachen in ihrem multikausalen Zusammenspiel einzubeziehen (vgl. Hummel 2011). Diesen systemischen Anforderungen, die auch in dem vorliegenden Forschungsprojekt des BMBF eine maßgebliche Rolle spielten, sollte bei der Planung von Präventionsprogrammen Rechnung getragen werden.

Literatur

Hilbert, A., Ried, J., Schneider, D. et al. 2007: Primäre Prävention der Adipositas bei Erwachsenen. Eine interdisziplinäre Analyse. Herz 32, 7: 542-552.

Hoffmann, I., Schneider, K. und Leitzmann, C. (Hg.) 2011: Ernährungsökologie – komplexen Herausforderungen im Bereich Ernährung integrativ begegnen. oekom, München [im Erscheinen].

Hummel, E. 2011: Komplexe und mehrdimensionale Probleme: Herausforderungen für die Problemlösung. In: Hoffmann, I., Schneider, K. und Leitzmann, C. (Hg.): Ernährungsökologie – komplexen Herausforderungen im Bereich Ernährung integrativ begegnen. oekom, München [im Erscheinen].

Mertens, E., Wittig, F., Schneider, K. et al. 2009: Overweight/obesity -- the complex interaction of causing and resulting factors. Poster auf dem 17th European Congress on Obesity (ECO) 2009, Amsterdam, Mai 2009. Obesity Facts. The European Journal of Obesity 2, Suppl. 2: 72.

MRI (Max Rubner-Institut Bundesforschungsinstitut für Ernährung und Lebensmittel) 2008: Nationale Verzehrsstudie II. Ergebnisbericht, Teil 1, Karlsruhe, http://www.was-esse-ich.de/uploads/media/ NVS_II_Abschlussbericht_Teil_1.pdf, verifiziert am 09.12.2010.

Schneider, K. und Hoffmann, I. 2011: Potentials of qualitative modelling of complex health issues [im Druck]. American Journal of Health Behaviour.

Schneider, K., Hummel, E. und Hoffmann, I. 2011: Komplexität erfassen und darstellen: die Modellierungstechnik NutriMod. In: Hoffmann, I., Schneider, K. und Leitzmann, C. (Hg.) 2011: Ernährungsökologie – komplexen Herausforderungen im Bereich Ernährung integrativ begegnen. oekom, München [im Erscheinen].

Schneider, K., Wittig, F., Mertens, E. et al. 2009: Übergewicht/Adipositas: komplexes Zusammenspiel von Einflussfaktoren und Auswirkungen. Hyperlinkmodell, www.uni-giessen.de/fbr09/nutr-ecol/forsc_adipositas.php, verifiziert am 09.12.2010.

WHO (World Health Organisation) 2000: Obesity: preventing and managing the global epidemic. Report of a WHO consultation. WHO technical report no. 894. Genf.

WHO (World Health Organization Regionalbüro für Europa) 2007: Die Herausforderung Adipositas und Strategien zu ihrer Bekämpfung in der Europäischen Region der WHO. Zusammenfassung, Kopenhagen. http://www.euro.who.int/document/E89858G.pdf?language=German, verifiziert am 09.12.2010.

Wittig, F., Mertens, E., Schneider, K. et al. 2009: Übergewicht/Adipositas – das komplexe Zusammenspiel von Einflussfaktoren und Auswirkungen. Poster auf dem 46. Wissenschaftlichen Kongress der Deutschen Gesellschaft für Ernährung vom 12.-13. März 2009, Gießen. Proceedings of the German Nutrition Society 13: 36.

Verzeichnis der Autorinnen und Autoren

Prof. Dr. Eva Barlösius, Soziologin, hat die Professur für Makrosoziologie am Institut für Soziologie der Leibniz Universität Hannover inne. Zu ihren Forschungsschwerpunkten gehören die Soziologie des Essens, die Wissenschafts- und Ungleichheitssoziologie und die Soziologie ländlicher Räume.

e.barloesius@ish.uni-hannover.de

Prof. Dr. Christiane Bode hatte die Professur für Ernährungsphysiologie und Genderforschung an der Universität Hohenheim inne. Zu ihren Forschungsschwerpunkten gehören die pathophysiologischen Folgen einer Fehlernährung unter besonderer Berücksichtigung der Konsequenz eines chronischen Alkoholmissbrauchs.

christiane.bode@uni-hohenheim.de

Jürgen Deuschle, Soziologe und Geograph, ist als wissenschaftlicher Mitarbeiter am ‚Interdisziplinären Forschungsschwerpunkt Risiko und Nachhaltige Technikentwicklung' der Universität Stuttgart beschäftigt. Zu seinen Forschungsschwerpunkten gehört der menschliche Umgang mit belastenden Situationen.

juergen.deuschle@sowi.uni-stuttgart.de

Christina Fecht ist gegenwärtig Studierende im Masterstudiengang ‚Public Health' an der Universität Bremen und University of Auckland (Neuseeland) und als studentische Mitarbeiterin im Zentrum für Sozialpolitik der Universität Bremen tätig.

cfecht@uni-bremen.de

Prof. Dr. Niels Gottschalk-Mazouz ist Professor für Sozialphilosophie an der Universität Bayreuth und Leiter einer Arbeitsgruppe zu wissenschaftstheoretischen Aspekten von Computersimulationen im Rahmen des Exzellenzclusters ‚Simulation Technology' der Universität Stuttgart. Seine Forschungsschwerpunkte liegen in den Bereichen der Wissenschaftsphilosophie, Technikphilosophie, Sozialphilosophie, Handlungstheorie, Entscheidungstheorie und Ethik.

niels.gottschalk-mazouz@uni-bayreuth.de

Prof. Dr. Uwe Helmert studierte Soziologie und promovierte an der Universität Bremen. Es folgte ein Postgraduate-Studium in Epidemiology an der School of Public Health, Columbia University, New York. Habilitation im Fachgebiet Public Health mit dem Schwerpunkt Sozialepidemiologie an der Universität Bremen. Seit 1996 ist er am Zentrum für Sozialpolitik der Universität Bremen tätig.

uhelmert@zes.uni-bremen.de

Prof. Dr. Ingrid Hoffmann, Ökotrophologin, ist Leiterin des Instituts für Ernährungsverhalten am Max Rubner-Institut, Bundesforschungsinstitut für Ernährung und Lebensmittel. Zu ihren Forschungsschwerpunkten zählen Auswirkungen unterschiedlicher Ernährungsweisen auf Gesundheit, Umwelt, Gesellschaft und Wirtschaft, Ernährungsepidemiologie, Komplexität im Bereich Ernährung sowie nachhaltige Ernährung.

ingrid.hoffmann@mri.bund.de

Eva Hummel, Ernährungswissenschaftlerin, ist am Institut für Ernährungsverhalten des Max Rubner-Instituts, Bundesforschungsinstitut für Ernährung und Lebensmittel, beschäftigt. Zu ihren Forschungsschwerpunkten zählen das komplexe Geschehen ernährungsassoziierter Themen wie Übergewicht und Adipositas sowie Ernährungsverhalten, Charakteristika komplexer Systeme sowie Umgang mit Komplexität ernährungsassoziierter Probleme.

eva.hummel@mri.bund.de

Prof. Dr. Dörthe Krömker, Psychologin, ist Juniorprofessorin für Sozial- und Innovationspsychologie an der Universität Kassel. Forschungsschwerpunkte sind umweltrelevantes Handeln, nachhaltiger Konsum, Naturverständnisse sowie Ernährung und Gesundheit.

doerthe.kroemker@uni-kassel.de

Christian Lahnstein, Jurist, ist bei Munich Re verantwortlich für Grundsatzfragen des Haftungs- und Versicherungsrechts sowie für die Analyse gesellschaftlicher Einflüsse auf die Entwicklung dieser Rechtsgebiete.

clahnstein@munichre.com

Susanne Langguth, Lebensmittelchemikerin, ist Direktorin/Leiterin der Zentralabteilung Lebensmittelqualität und Allgemeine Verbraucherpolitik der Südzucker AG Mannheim/Ochsenfurt. Darüber hinaus ist sie Mitglied im Vorstand des Bundes für Lebensmittelrecht und Lebensmittelkunde e.V. (BLL). In dieser Funktion hat sie beratend an dem Adipositasprojekts mitgearbeitet.

susanne.langguth@suedzucker.de

Dr. Rüdiger Meierjürgen, Dipl. Volkswirt, war nach dem Studium der Volkswirtschaftslehre und Soziologie zwischen 1982 und 1987 Wissenschaftlicher Mitarbeiter am Institut für Sozialpolitik der Freien Universität Berlin und promovierte dort. 1987-1989 war er als Sozialpolitischer Referent in einem Industrieverband tätig. Seit 1989 ist Rüdiger Meierjürgen bei der BARMER GEK Leiter des Bereichs Prävention. Von ihm sind zahlreiche Publikationen zur Sozialpolitik, Prävention und Gesundheitsförderung erschienen. Rüdiger Meierjürgen ist Mitglied in verschiedenen Gremien und Beiräten.

ruediger.meierjuergen@barmer-gek.de

Angelika Michel-Drees, Diplom-Trophologin, war von 1975 bis zum Eintritt in den Ruhestand im März 2010 in verschiedenen Verbraucherorganisationen (zuletzt beim vzbv) als Referentin für Ernährung und Lebensmittel tätig. Schwerpunkte ihrer beruflichen Tätigkeit: Ernährung – insbesondere Ernährungsprobleme bei Kindern; spezielle Themen mit Schwerpunkt Verbraucherschutz des deutschen und Europäischen Lebensmittelrechts wie Lebensmittel-Kennzeichnung, Health Claims, Lebensmittelhygiene, Verbraucherinformationsgesetz, Schadstoffe und Rückstände in Lebensmitteln.

michel-drees@gmx.de

Dr. Claudia Müller, Ernährungswissenschaftlerin, ist am Institut für Life Sciences und Facility Management der Zürcher Hochschule für angewandte Wissenschaften tätig. Zuvor arbeitete sie am Institut für Ernährungsmedizin (Fachgebiet Ernährungsphysiologie) der Universität Hohenheim, wo sie ihre Dissertation zum Thema ‚Übergewicht und Adipositas bei Jugendlichen – Zusammenspiel individueller Verhaltensweisen sowie sozialer, kultureller und familiärer Rahmenbedingungen' verfasste.

claudia.mueller@zhaw.ch

Dr. habil. Alexandr Parlesak, PhD, staatlich geprüfter Lebensmittelchemiker, spezialisierte sich im Rahmen seiner vieljährigen Forschungsarbeit auf die Pathophysiologie ernährungsbedingter Erkrankungen. Zentraler Fokus dieser Arbeit sind alkoholbedingte Organerkrankungen, die Interaktion des menschlichen Körpers mit der intestinalen Mikroflora, Xenobiotika-abbauende Enzymsysteme sowie systemische Ursachen der Adipositas im Kindes- und Jugendalter. Zur Zeit arbeitet er als Associate Professor an der Technischen Hochschule Dänemarks (DTU) am Zentrum für Systembiologie (Center for Systems Biology, CBS).

alpa@bio.dtu.dk

Dr. Claudia Peter hat Ernährungswissenschaft studiert und anschließend eine soziologische Dissertation geschrieben, in der sie anhand von qualitativen Familienstudien Entstehungskontexte von juveniler Dickleibigkeit einschließlich der jeweiligen Experten- und Laien-Deutungen untersucht hat. Sie arbeitet heute am Frankfurter Institut für Sozialforschung vor allem zum Thema der familialen Sozialisation unter den Bedingungen chronischer Krankheit und schweren gesundheitlichen Beeinträchtigungen.

c.peter@em.uni-frankfurt.de

Dr. Axel Philipps, Soziologe, ist wissenschaftlicher Mitarbeiter am Institut für Soziologie der Leibniz Universität Hannover. Zu seinen Forschungsschwerpunkten zählen die Wissenschafts- und Risikosoziologie, die Soziologie des Essens und die Protestforschung.

a.philipps@ish.uni-hannover.de

Prof. Dr. Dr. h.c. Ortwin Renn ist Lehrstuhlinhaber für Technik- und Umweltsoziologie an der Universität Stuttgart, Direktor des zur Universität Stuttgart gehörigen ‚Interdisziplinären Forschungsschwerpunkts Risiko und Nachhaltige Technikentwicklung' sowie Direktor des gemeinnützigen Forschungsinstituts Dialogik. Sein Arbeitsfeld liegt hauptsächlich auf dem Gebiet der Risikoforschung, insbesondere der Erforschung des gesellschaftlichen und psychologischen Umgangs mit technischen Risiken und Umweltgefahren. Im Rahmen dieses Forschungsschwerpunktes ist Renn vor allem an der Konzeption und Erprobung von diskursiven Verfahren der Planung und Konfliktschlichtung und Maßnahmen zur Prävention interessiert.

ortwin.renn@sowi.uni-stuttgart.de

Dr. Elisabeth Ring ist wissenschaftliche Mitarbeiterin des Lehrstuhls ‚Allgemeine Betriebswirtschaftslehre und Finanzwirtschaft' der Universität Stuttgart. Ihr Forschungsschwerpunkt ist die Analyse von Ratings bei der Schaffung von Transparenz im Bereich Corporate Social Responsibility und Socially Responsible Investments.

elisabeth.ring@t-online.de

Kirsten Roscher, Ernährungswissenschaftlerin und Sozialpädagogin, arbeitet derzeit in Dresden in einer Wohngruppe für junge Frauen mit Essstörungen. Zuvor war sie als wissenschaftliche Mitarbeiterin am Institut für Ernährungsmedizin (Fachgebiet Ernährungsphysiologie) der Universität Hohenheim beschäftigt.

kirstenroscher@web.de

Prof. Dr. Henry Schäfer ist Inhaber des Lehrstuhls ‚Allgemeine Betriebswirtschaftslehre und Finanzwirtschaft' der Universität Stuttgart. Seine Forschungsschwerpunkte liegen im Bereich der Bewertung von Investitionsobjekten und -programmen vor allem unter Berücksichtigung von Unsicherheit, Risiko und nicht-finanziellen Parametern.

h.schaefer@bwi.uni-stuttgart.de

Dr. Daniela Schiek, Soziologin, ist am Institut für Soziale Arbeit und Sozialpolitik der Universität Duisburg-Essen beschäftigt. Zu ihren Arbeitsgebieten zählen Arbeitsmarkt-, Biographie- und Geschlechterforschung sowie qualitative Methoden der empirischen Sozialforschung.

daniela.schiek@uni-due.de

Friedrich Schorb, Soziologe, ist am Institut für Public Health und Pflegeforschung der Universität Bremen beschäftigt. Zu seinen Forschungsschwerpunkten zählen die Problemkarriere des Übergewichts, Selbstführungsdiskurse in der Sozial- und Gesundheitspolitik sowie Soziale Ungleichheit und Gesundheit.

schorb@uni-bremen.de

Regina Schröter studierte Politikwissenschaften und Soziologie an der Universität Stuttgart. Sie ist wissenschaftliche Mitarbeiterin bei DIALOGIK, gemeinnützige Gesellschaft für Kommunikations- und Kooperationsforschung mbH. Inhaltliche Schwerpunkte ihrer Arbeit sind neben der Nachhaltigkeits- und Risikoforschung auch die sozialwissenschaftliche Systemtheorie.

schroeter@dialogik-expert.de

Susanne Seitz, Philosophin und Soziologin, ist freiberufliche Projektbetreuerin im Großraum Stuttgart. Sie bearbeitete unter anderem Projekte für die Alcatel-Lucent Stiftung und die Abteilung für Philosophie der Universität Stuttgart. Ihre Arbeit umfasst vor allem die Luhmannsche Systemtheorie sowie Bereiche der Wissenschaftstheorie und Technikphilosophie.

susanneertelt@gmx.de

Marco Sonnberger, Soziologe und Politikwissenschaftler, ist als wissenschaftlicher Mitarbeiter am ‚Interdisziplinären Forschungsschwerpunkt Risiko und Nachhaltige Technikentwicklung' der Universität Stuttgart beschäftigt. Zu seinen Forschungsschwerpunkten zählen Partizipationsmethoden, Konsumforschung und Nachhaltige Entwicklung.

marco.sonnberger@sowi.uni-stuttgart.de

Juliane Vogler, Diplom-Psychologin, studierte an der Humboldt-Universität zu Berlin und schrieb ihre Diplomarbeit an der Charité Berlin im Bereich der Tabaksuchtprävention. Im Anschluss daran war sie als wissenschaftliche Mitarbeiterin am Lehrstuhl für Sozial- und Innovationspsychologie der Universität Kassel tätig.

julianevogler@gmx.de

Friederike Wittig, Ernährungswissenschaftlerin, ist am Institut für Ernährungsverhalten des Max Rubner-Instituts, Bundesforschungsinstitut für Ernährung und Lebensmittel, beschäftigt. Zu ihren Forschungsschwerpunkten zählen Einflussfaktoren auf und Auswirkungen von Übergewicht und Adipositas sowie Ernährungs- und Gesundheitsmuster.

friederike.wittig@mri.bund.de

Dr. Michael M. Zwick, Soziologe, ist am ‚Interdisziplinären Forschungsschwerpunkt Risiko und Nachhaltige Technikentwicklung' der Universität Stuttgart beschäftigt. Zu seinen Forschungsschwerpunkten zählen Risiko-, Technik- und Umweltforschung sowie quantitative und qualitative Methoden der empirischen Sozialforschung.

zwick@soz.uni-stuttgart.de